# 骨科诊治对策及案例实践

GUKE ZHENZHI DUICE
JI ANLI SHIJIAN

主编 李国强 等

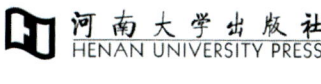

·郑州·

图书在版编目（CIP）数据

骨科诊治对策及案例实践 / 李国强等主编 . -- 郑州：河南大学出版社, 2023.3
ISBN 978-7-5649-5427-7

Ⅰ．①骨… Ⅱ．①李… Ⅲ．①骨疾病 – 诊疗 Ⅳ．① R68

中国国家版本馆 CIP 数据核字 (2023) 第 059822 号

责任编辑：韩　璐
责任校对：陈　巧
封面设计：河南树青文化

出版发行：河南大学出版社
　　　　　地址：郑州市郑东新区商务外环中华大厦 2401 号
　　　　　邮编：450046
　　　　　电话：0371-86059750（高等教育与职业教育出版分社）
　　　　　　　　0371-86059701（营销部）
　　　　　网址：hupress.henu.edu.cn
印　　刷：广东虎彩云印刷有限公司
版　　次：2023 年 3 月第 1 版
印　　次：2023 年 3 月第 1 次印刷
开　　本：787 mm × 1092 mm　1/16
印　　张：27.5
字　　数：618 千字
定　　价：128.00 元

（本书如有印装质量问题，请与河南大学出版社营销部联系调换）

# 编委会
## BIANWEIHUI

主 编

  李国强 曹县人民医院
  叶阮炷 梅州市中医医院
  宋 萌 深圳市第三人民医院
  邓 颖 国药中铁中心医院
  姚帅辉 郑州人民医院

副主编

  张以财 惠州市第三人民医院（广州医科大学附属惠州医院）
  何灿杰 广州市番禺区中医院
  周继学 南阳市骨科医院
  刘 毅 老河口市第一医院
  俞学子 杭州市西溪医院（杭州市第六人民医院）
  马梓昆 郑州人民医院

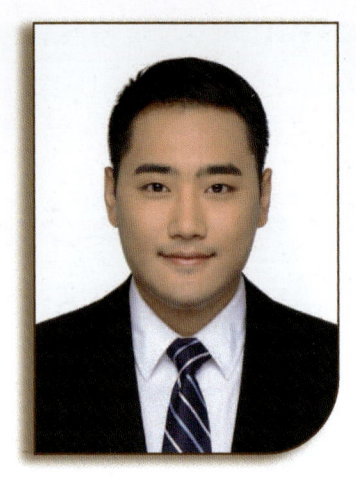

### 宋 萌

  硕士毕业于吉林大学，现工作于深圳市第三人民医院脊柱外科，主治医师。擅长胸腰椎结核，腰椎间盘突出症，腰椎管狭窄症，腰椎滑脱症，四肢骨折的诊断与治疗。参与国家自然科学基金项目1项，发表论文3篇。

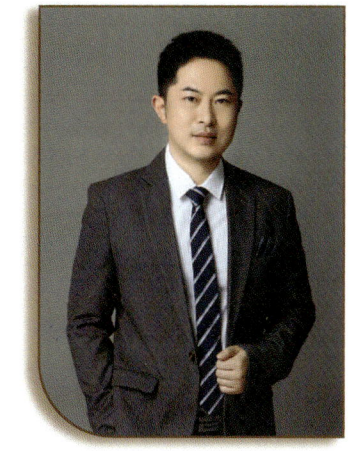

## 邓 颖

毕业于东南大学临床医学专业。现工作于国药中铁中心医院骨科，副主任医师，科室副主任。擅长复杂四肢骨折、各类血管神经损伤、指（肢）离断再植、先天性或创伤性手足畸形、急慢性骨髓炎、骨与软组织缺损、创伤后功能障碍等疾病的诊疗。现担任安徽省医师协会再植再造学会委员，国药医疗骨科医生集团理事，合肥市医学会显微骨科分会委员，《安徽医药》杂志社审稿专家。发表论文数篇。

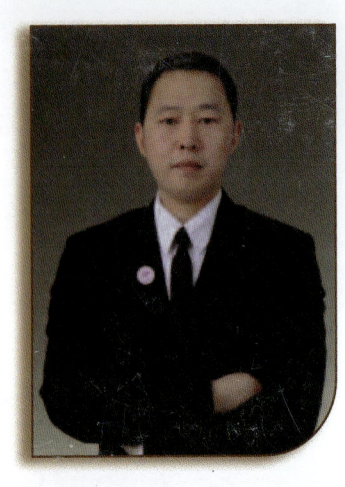

### 姚帅辉

硕士毕业于西南医科大学骨科学专业。现工作于郑州人民医院骨科，主治医师。2021年于北京积水潭医院进修创伤、手外专业。从事骨科专业工作8年，独立完成手术2000余台，年门诊接诊患者800人次，擅长骨科常见病、多发病的诊治，尤其对四肢创伤骨折、脊柱骨折、断指（肢）再植有一定造诣，熟练掌握骨科常规手术及微创技术的操作，如四肢骨折切开复位内固定术，脊柱骨折经皮椎弓根内固定术、脊柱压缩骨折经皮穿刺椎体成形术/经皮椎体后凸成形术，四肢骨折脱位，脊柱骨折创伤性截瘫的手术治疗，脊髓损伤的细胞分子学研究，关节软骨/椎间盘退变性疾病治疗。先后于2017年、2021年主持并参与河南省科技攻关计划项目1项、河南省医学科技攻关计划项目1项，发表论文5篇。

# 前言

近年来，随着骨科材料器械的发展和手术治疗理念的不断更新，骨科疾病的治疗踏上了一个新的平台。除了经典的非手术治疗外，各类内固定及微创手术治疗成为骨科医师的外科治疗利器，许多患者都获得了良好的临床疗效。骨科疾病的治疗是一个复杂的功能恢复过程，骨愈合、关节修复和肌肉软组织功能的恢复是一个互相影响和促进的生理过程。因此，我们在对常见骨科疾病治疗的时候要兼顾合理的外科治疗和积极的康复锻炼，选择合适的外科治疗方法，配合积极的康复手段，使治疗达到更好的效果。

本书从上肢损伤、下肢损伤、骨盆损伤、脊柱损伤等疾病的病因、发病机制、基本的临床诊断方法讲起，重点叙述了骨科常见术式，各手术的手术入路、手术步骤及手术中的注意事项。个别章节后还添加了临床真实案例，把每个案例真实地予以再现，从疾病的主诉入手，利用已有的检查资料，由浅入深，通过逻辑推断，获得正确的临床诊断，进行相关的个性化治疗。通过这些案例让更多的临床医师快速掌握疾病的诊疗思路，提高诊疗水平。

现代科技的发展，不断推动着医疗行业的发展，也促成了很多骨科技术逐渐走向成熟。各个骨科的医疗技术不断革新，相继涌现了很多高精尖的新技术、新疗法、新药物、新器械。作为新一代的骨科临床医师，更要不断学习，不断地超越自我，才能与时俱进，适应日新月异的医疗大环境。

编　者

# 目录

## 第一章　上肢损伤　// 1

第一节　肩胛骨骨折　// 1

第二节　锁骨骨折　// 5

第三节　肩锁关节脱位　// 8

第四节　胸锁关节脱位　// 16

第五节　肩袖损伤　// 18

第六节　肱骨近端骨折　// 28

第七节　肘关节脱位　// 37

◎ 右肩袖损伤　// 40

◎ 右肩关节盂唇 Bankart 损伤　// 42

◎ 左肱骨髁上骨折　// 47

◎ 肱骨近端骨折　// 52

◎ 左肘关节恐怖三联征　// 54

◎ 尺、桡骨骨折　// 59

## 第二章　下肢损伤　// 65

第一节　股骨颈骨折　// 65

第二节　股骨髁上骨折　// 68

第三节　股骨髁间骨折　// 73

第四节　胫腓骨干骨折　// 78

第五节　膝关节侧副韧带损伤　// 86

第六节　膝关节交叉韧带损伤　// 90

第七节　膝关节半月板损伤　// 103

◎ 股骨内侧髁骨折、胫骨平台骨折、后交叉韧带损伤　// 109

◎ 股骨转子间骨折　// 114

◎ 股骨干骨折　// 118

◎ 右股骨颈骨折 // 124

◎ 左膝前、后交叉韧带断裂 // 126

◎ 右膝前交叉韧带断裂 // 129

◎ 胫腓骨近端骨折 // 134

◎ 胫骨髁间棘骨折 // 138

◎ 右股骨假体周围骨折 // 141

◎ 左股骨假体周围骨折 // 143

## 第三章 骨盆损伤 // 146

第一节 髋关节脱位 // 146

第二节 髋臼骨折 // 152

第三节 骨盆骨折 // 158

◎ 骨盆多发性骨折 // 189

## 第四章 脊柱损伤 // 195

第一节 寰椎骨折 // 195

第二节 齿突骨折 // 199

第三节 枢椎骨折 // 203

第四节 胸腰椎骨折脱位 // 206

第五节 单纯椎体压缩骨折 // 216

第六节 颈椎病 // 217

第七节 腰椎间盘突出症 // 230

◎ 胸、腰椎压缩骨折 // 248

◎ 脊柱结核 // 253

◎ 胸椎结核 // 257

◎ 胸椎结核合并周围脓肿 // 260

◎ 神经根型颈椎病 // 264

◎ 腰椎管狭窄症 // 269

◎ 急性创伤性颈椎间盘突出症合并脊髓损伤 // 274

◎ 腰椎间盘突出症 // 278

# 目 录

## 第五章　手部损伤　// 281

　　第一节　手部皮肤损伤　// 281

　　第二节　手部骨及关节损伤　// 288

　　第三节　手部肌腱损伤　// 295

　　第四节　拇指及手指缺损的功能重建　// 299

　　第五节　断指显微解剖及其再植手术　// 302

　　第六节　断掌显微解剖及其再植手术　// 325

　　◎ 右中指瘢痕挛缩合并屈曲畸形　// 333

## 第六章　足踝部损伤　// 337

　　第一节　踝关节骨折　// 337

　　第二节　踝关节脱位　// 345

　　第三节　足舟骨骨折　// 349

　　◎ 跟骨骨折　// 351

　　◎ 三踝骨折　// 355

　　◎ LisFranc 损伤合并骰骨骨折　// 358

## 第七章　骨关节疾病　// 362

　　第一节　骨关节炎　// 362

　　第二节　股骨头缺血性坏死　// 373

　　第三节　膝关节疼痛　// 378

　　◎ 左膝内侧间室骨性关节炎　// 382

　　◎ 右膝关节病　// 386

　　◎ 右肩关节钙化性肌腱炎　// 389

　　◎ 右膝关节骨性关节炎　// 394

　　◎ 左膝关节骨性关节炎　// 397

　　◎ 双侧人工全膝关节置换　// 400

　　◎ 右侧人工全膝关节置换　// 405

　　◎ 双侧人工全髋关节置换　// 409

## 第八章 中医骨科 // 414

第一节 膝痹病（膝骨关节炎） // 414

第二节 腰痹病（腰椎间盘突出症） // 418

第三节 项痹（颈椎病） // 423

第四节 肩周炎 // 426

第五节 腰肌劳损 // 429

## 参考文献 // 433

# 第一章 上肢损伤

## 第一节 肩胛骨骨折

肩胛骨位于两侧胸廓后上方，周围有丰厚的肌肉覆盖，骨折较为少见。但肩胛骨对上肢的稳定和功能起着重要的作用，骨折后如不能得到正确治疗，可能会对上肢功能造成严重影响。

### 一、分类

#### （一）按部位分类

肩胛骨骨折按解剖部位可分为肩胛体骨折、肩胛冈骨折、肩胛颈骨折、肩胛盂骨折、喙突骨折和肩峰骨折等。肩胛体和肩胛冈骨折最为常见，其次为肩胛颈骨折，然后是肩胛盂骨折、肩峰骨折、喙突骨折，不少骨折属于上述各类的联合骨折。另外，还有肌肉和韧带附着点的撕脱骨折、疲劳或应力骨折。

1. 肩胛盂关节内骨折可进一步分为六型

Ⅰ型盂缘骨折：通常合并肩关节脱位。

Ⅱ型骨折：是经肩胛盂窝的横形或斜形骨折，可有肩胛盂下方的三角形游离骨块。

Ⅲ型骨折：累及肩胛盂的上 1/3，骨折线延伸至肩胛骨的中上部并累及喙突，经常合并肩锁关节脱位或骨折。

Ⅳ型骨折：骨折线延伸至肩胛骨内侧。

Ⅴ型骨折：是Ⅱ型和Ⅳ型的联合类型。

Ⅵ型骨折：是肩胛盂的严重粉碎性骨折。

2. 喙突骨折根据骨折线与喙锁韧带的位置关系分成两型

Ⅰ型骨折：位于韧带附着点后方，有不稳定倾向。

Ⅱ型骨折：位于韧带前方，稳定。

#### （二）按关节内外分类

根据骨折是否累及肩盂关节面，肩胛骨骨折可分为关节内骨折和关节外骨折。关节外骨折根据稳定性，又可进一步分为稳定的关节外骨折和不稳定的关节外骨折两种。

1. 关节内骨折

关节内骨折为涉及肩胛盂关节面的骨折，常合并肱骨头脱位或半脱位。肩胛盂骨折中只有10%有明显的骨折移位。

2. 稳定的关节外骨折

稳定的关节外骨折包括肩胛体骨折、肩胛冈骨折和一些肩胛骨骨突部位的骨折。单独的肩胛颈骨折，一般较稳定，也属稳定的关节外骨折。

3. 不稳定的关节外骨折

不稳定的关节外骨折主要指合并锁骨中段移位骨折的肩胛颈骨折，即"漂浮肩"损伤，该损伤常由严重暴力引起，此种骨折造成整个肩胛带不稳定。由于上臂的重力作用，它有向尾侧旋转的趋势。常合并同侧肋骨骨折，也可损伤神经血管束，包括臂丛神经。

## 二、诊断

肩胛骨骨折根据外伤史、症状、体征及X线检查，可明确诊断。

### （一）病史

（1）体部骨折常为直接暴力引起，受伤局部常有明显肿胀，皮肤常有擦伤或挫伤，压痛也很明显，由于血肿的刺激可引起肩袖肌肉的痉挛，使肩部运动障碍，表现为假性肩袖损伤的体征。但当血肿吸收后，肌肉痉挛消除，肩部主动外展功能即恢复。喙突骨折或肩胛体骨折时，当深吸气时，由于胸小肌和前锯肌带动骨折部位活动可使疼痛加剧。

（2）肩胛盂和肩胛颈骨折多由间接暴力引起，即跌倒时肩部外侧着地，或手掌撑地，暴力经肱骨传导冲击肩胛盂或颈造成骨折。多无明显畸形，易漏诊。但肩部及腋窝部肿胀、压痛，活动肩关节时疼痛加重，骨折严重移位者可有肩部塌陷，肩峰相对隆起呈方肩畸形，犹如肩关节脱位的外形，但伤肢无外展、内收、弹性固定情况。

（3）肩峰突出于肩部，肩峰骨折多为自上而下的直接暴力打击，或由肱骨突然强烈的杠杆作用引起，多为横断面或短斜面骨折。肩峰远端骨折，骨折块较小，移位不大；肩峰基底部骨折，远侧骨折块受上肢重量的作用及三角肌的牵拉，向前下方移位，影响肩关节的外展活动。

### （二）X线检查

多发损伤患者或怀疑有肩胛骨骨折时，应常规拍摄肩胛骨X线平片，常用的有肩胛骨正位、侧位、腋窝位和穿胸位X线平片。注意肩胛骨在普通胸部正位片上显示不清，因为肩胛骨与胸廓冠状面相互重叠。此外，还可根据需要加拍一些特殊体位平片，如向头侧倾斜45°的前后位平片可显示喙突骨折。CT检查能帮助辨认和确定关节内骨折的程度和移位，以及肱骨头的移位程度。因为胸部合并损伤的发生率高，胸片应作为基本检查方法的一部分。

### (三)合并损伤

诊断骨折的同时,应注意检查肋骨、脊柱以及胸部脏器的损伤。肩胛骨周围有肌肉和胸壁保护,所以只有高能量创伤才会引起骨折。由于肩胛骨骨折多由高能量直接外力引起,因此合并损伤发生率高达35%~98%。合并损伤常很严重,甚至危及生命。然而,在初诊时却常常漏诊。最常见的合并损伤是同侧肋骨骨折并发血气胸,其次是锁骨骨折、颅脑闭合性损伤、头面部损伤、臂丛损伤。肩胛骨合并第1肋骨骨折时,因可伤及肺和神经血管,故特别严重。

## 三、治疗

绝大多数肩胛骨骨折可采用非手术方法治疗,只有少数患者需行手术治疗。由于肩胛骨周围肌肉覆盖多,血液循环丰富,骨折愈合快,骨折不愈合很少见。

### (一)肩胛体和肩胛冈骨折

肩胛体和肩胛冈骨折一般采用非手术治疗,可用三角巾或吊带悬吊制动患肢,早期局部辅以冷敷,以减轻出血及肿胀。伤后1周内,争取早日开始肩关节钟摆样功能锻炼,以防止关节粘连。随着骨折愈合,疼痛减轻,应逐步锻炼关节的活动范围和肌肉力量。

### (二)肩峰骨折

如肩峰骨折移位不大,或位于肩锁关节以外,用三角巾或吊带悬吊患肢,避免做三角肌的抗阻力功能训练。如骨折块移位明显,或移位到肩峰下间隙,影响肩关节运动功能,则应早期手术切开复位内固定。手术取常规肩部切口,内固定可采用克氏针张力带钢丝,骨块较大时也可选用拉力螺钉内固定。如合并深层肩袖损伤,应同时行相应治疗。

### (三)喙突骨折

对不稳定的Ⅰ型骨折应行手术治疗。对单纯喙突骨折可以保守治疗,因为喙突是否解剖复位对骨折愈合及局部功能没有影响。但如合并有肩锁分离、严重的骨折移位、臂丛受压、肩胛上神经麻痹等情况,则需考虑手术复位,松质骨螺钉固定治疗。

### (四)肩胛颈骨折

对无移位或轻度移位的肩胛颈骨折,可采用非手术方法治疗。用三角巾制动患肢2~3周,4周后开始肩关节功能锻炼。

肩胛颈骨折在冠状面和横截面成角超过40°或移位超过1 cm时,需要手术治疗。根据骨折片的大小和骨折的类型,内固定物是在单纯的拉力螺钉和支撑接骨板之间选择。使用后入路,单个螺钉可从后方拧入盂下结节。骨折片很大时,应在后方使用1/3管状接骨板支撑固定,使带有关节面的骨片紧贴于肩胛骨近端的外缘。接骨板与直径为3.5 mm的皮质骨拉力螺钉的结合使用,增加了固定的稳定程度。合并同侧锁骨骨折的肩胛颈骨折,即"漂浮肩"损伤,由于肩胛骨很不稳定,移位明显,应采用手术治疗。通常先复位固定锁骨,锁骨骨折复位固定后,肩胛颈骨折常常也可得到大致的复位,如肩胛骨稳定就不需切开内固定肩胛颈骨折;如锁骨复位固定后肩胛颈骨折仍不能有效复位,或仍不稳定,就需进一步手术治疗肩胛颈骨折。

**(五)肩胛盂骨折**

肩胛盂骨折只占肩胛骨骨折的10%,而其中有明显骨折移位者占肩胛盂骨折的10%。对大多数轻度移位的骨折可用三角巾或吊带保护,早期开始肩关节活动范围的练习。一般制动6周,去除吊带后,继续进行关节活动范围及逐步开始肌肉力量的锻炼。

1. Ⅰ型盂缘骨折

如骨折块面积占肩盂面积的25%(前方)或33%(后方),或移位大于10 mm将会影响肱骨头的稳定并引起半脱位现象,应考虑手术切开解剖复位和内固定。目的在于重建骨性稳定,以防止慢性肩关节不稳。以松质骨螺钉或以皮质骨螺钉采用骨块间加压固定(图1-1)。如肩盂骨块粉碎,则应切除骨碎片,取髂骨植骨固定于缺损处。小片的撕脱骨折,一般是肱骨头脱位时由关节囊、唇撕脱所致。前脱位时发生在盂前缘,后脱位时见于盂后缘。肱骨头复位后,采用三角巾或吊带保护3~4周。

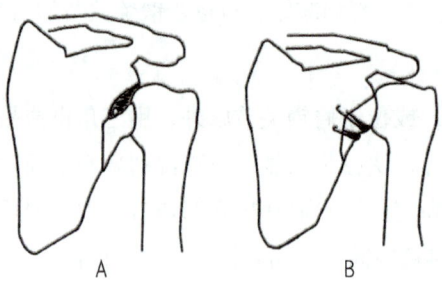

**图1-1 盂缘骨折松质骨螺钉内固定**

A.盂缘骨折;B.松质骨螺钉内固定

2. Ⅱ型骨折

如果出现台阶移位5 mm时,或骨块向下移位伴有肱骨头向下半脱位,应行手术复位固定。可采用后方入路,复位盂下缘骨折块,以拉力螺钉向肩胛颈上方固定。也可采用易调整外形的重建钢板,置于颈的后方或肩胛体的外缘固定。

3. Ⅲ~Ⅴ型骨折的手术指征

骨折块较大合并肱骨头半脱位,采用肩后方入路,复位盂下缘骨折块,以拉力螺钉向肩胛颈上方固定。也可采用易调整外形的重建钢板,置于肩胛颈的后方或肩胛体的外缘固定;关节面台阶大于或等于5 mm,上方骨块向侧方移位或合并喙突、喙锁韧带、锁骨、肩锁关节、肩峰等所谓肩上部悬吊复合体(SSSC)损伤时,可采用后上方入路复位骨折块,采用拉力螺钉,将上方骨折块固定于肩胛颈下方主骨上。手术目的是防止肩关节的创伤性骨关节炎、慢性肩关节不稳定和骨不愈合。

4. Ⅵ型骨折

较少见，也缺乏大宗病例或对照研究结果指导治疗。由于盂窝严重粉碎，不论骨块移位与否或有无肱骨头半脱位的表现，一般都不行切开复位。可采用三角巾悬吊制动，或用外展支架制动，也可采用尺骨鹰嘴牵引，早期活动锻炼肩关节。如果肩上方悬吊复合体有严重损伤，可行手术复位、固定，如此可间接改善盂窝关节面的解剖关系。

### （六）上肩部悬吊复合体损伤

上肩部悬吊复合体（SSSC）是在锁骨中段和肩胛体的外侧缘间组成的一个骨和软组织环，由肩盂、喙突、喙锁韧带、锁骨远端、肩锁关节和肩峰组成。SSSC 的单处损伤，不会影响其完整性，骨折移位较小，只需保守治疗；两处损伤则会影响其完整性，可能会引起一处或两处明显移位，对骨折愈合不利，影响其功能。对这种骨折，只要有一处或两处存在不能接受的移位，就应行切开复位内固定。即使只固定一处，也有利于其他部位骨折的间接复位和稳定。

（何灿杰）

## 第二节 锁骨骨折

锁骨骨折是全身最常见骨折之一，占全身骨折的 4%，主要发生在锁骨中 1/3（占 76%～82%）。锁骨远 1/3 骨折占锁骨骨折的 12%～21%。锁骨近 1/3 骨折占锁骨骨折的 3%～6%。

### 一、解剖概要

锁骨全长为 S 形，无明显的髓腔，外侧半弯向后，内侧半前弓，外 1/3 呈扁平状，内 1/3 呈棱柱状，锁骨中 1/3 直径最小，无韧带和肌肉附着，是前弓、后弓及扁平状骨与棱柱状骨交界部位，因此易发生骨折。锁骨内侧端与胸骨的锁骨切迹形成关节，肩峰外侧端弧向前与锁骨外侧端构成肩锁关节，由肩锁韧带、喙肩韧带、喙锁韧带加强。喙锁韧带连接喙突外缘与肩峰末端前缘之间，三者形成喙肩弓，此韧带两端厚，中部很薄呈膜状，有防止肩关节上脱位的作用。喙锁韧带由内侧的锥状韧带和外侧的方形韧带构成，锥状韧带的止点是锁骨外 1/3 和内 2/3 的分界点。锁骨与第 1 肋骨之间称为肋锁间隙，锁骨下动静脉及臂丛神经由此间隙经过，锁骨骨折时，骨折移位或骨痂形成可使肋锁间隙变窄，压迫或损伤神经血管。

锁骨外 1/3 是斜方肌的止点，也是三角肌的起点。胸锁乳突肌锁骨头起自锁骨内 1/3 的后缘，胸大肌锁骨头起自锁骨前缘。锁骨下肌起自胸骨柄和第 1 肋，止于锁骨下面。锁骨折常位于该肌止点的外侧。

## 二、损伤机制

上肢外展位跌伤和肩部着地跌伤是锁骨骨折最常见损伤机制。高能量直接暴力如车祸伤是成人锁骨骨折主要损伤机制。

## 三、诊断

患者头歪向患侧，以健手托患肘。锁骨骨折处畸形（图1-2）、压痛、瘀斑，拍锁骨正位X线片及45°切线位X线片。应用此两个位置诊断锁骨中1/3及远1/3骨折，可显示锁骨的上下及前后移位，双腕缚重物拍片可更好地观察锁骨远端骨折或肩锁分离。内侧1/3骨折有时需做CT扫描以准确诊断骨折。

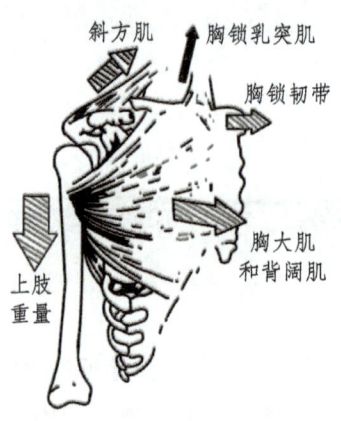

图1-2 锁骨骨折移位

## 四、分型

锁骨骨折按部位分3型。

### （一）锁骨中1/3骨折

锁骨中1/3骨折占锁骨骨折的80%。锁骨在此处从管状移行为扁平，因此相对薄弱，易发生骨折。97%的有移位，可采用非手术治疗，3%的患者有完全移位和短缩，占这类骨折不愈合的90%，需手术治疗。

### （二）锁骨外1/3骨折

锁骨外1/3骨折占锁骨骨折的12%～21%。由于骨折和喙锁韧带的不同损伤程度，此型骨折分5个亚型（图1-3）。

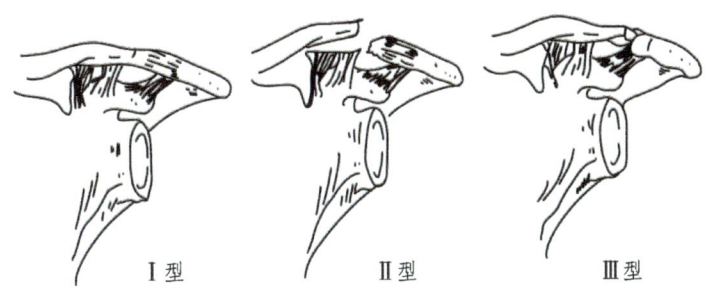

图1-3 锁骨外1/3骨折的分类（Ⅳ型、Ⅴ型未图示）

（1）Ⅰ型在喙锁韧带外侧，占外1/3骨折的大部分，因喙锁韧带仍与锁骨连接维持其位置，此型多无移位。

（2）Ⅱ型喙锁韧带断裂，近折段失去牵拉固定而向上错位，而上肢重量和肌肉牵拉使远折段下移。

（3）Ⅲ型为外侧端包括关节面的骨折。该型骨折几乎全能愈合但可引起肩锁关节退行性关节炎。

（4）Ⅳ型见于儿童喙锁韧带与骨膜相连而近骨折段移位。

（5）Ⅴ型为关节骨折，喙锁韧带附着的骨折片与远近骨折端分离。

### (三) 锁骨内1/3骨折

锁骨内1/3骨折占锁骨骨折的3%～6%。多无错位，骨折可能累及锁骨内侧骺板，该骺板大约在30多岁时才闭合。

## 五、治疗

### (一) 非手术治疗

多数锁骨骨折非手术治疗效果满意。闭合复位方法是让患者挺胸，双肩向后以使远折段拉向后上，使骨折复位，用"8"字绷带或悬吊做有限固定。症状好转后尽早开始理疗及肩部活动。

### (二) 手术治疗

1. 锁骨中1/3骨折手术指征

（1）开放性骨折。

（2）骨折端嵌入皮下。

（3）SSSC结构中2处损伤。

（4）骨折移位不少于2 cm。

（5）多发骨折：同侧上肢损伤需早期活动，下肢损伤需拄拐行走。

（6）患者有神经肌肉疾病不能支配自己的活动，也不能忍受石膏。

中 1/3 骨折行髓内固定、钢板固定、外固定架固定、记忆合金固定均可。髓内固定可选用螺纹克氏针，弹性髓内针。

髓内固定的优点是剥离少，内固定突起小。缺点是，钉易移位，上肢上举时抗旋转能力差。钢板固定：应用 3.5 mm 动力加压钢板或有限接触钢板，每侧骨折端至少有 3 枚螺钉固定。锁定钢板技术在锁骨固定上有特别的优势，能够增强钢板对抗远端大量直接力矩的影响优点是固定可靠，缺点是切口长，骨膜剥离多。

2. 锁骨外 1/3 骨折

Ⅰ型，非手术治疗。Ⅱ型，如果只有应力拍片下骨折移位明显，则非手术治疗 6～8 周，反之则手术治疗。Ⅲ型，大多数可保守治疗，如果骨折不稳定可仿照Ⅱ型手术治疗，如果粉碎严重可行手术切除锁骨远端。

3. 锁骨内 1/3 骨折

很少需要手术治疗，除非有严重移位或神经血管损伤。

**（三）术后处理**

上肢悬吊 1～2 周，但每天去悬吊 2 次，行钟摆运动，肩关节水平以下活动锻炼，3～4 周后骨折基本愈合，肩关节水平以上功能锻炼，逐渐恢复日常活动，多数患者 8～12 周可恢复正常活动。

（李国强）

## 第三节　肩锁关节脱位

### 一、应用解剖及功能

肩锁关节为滑膜关节，由锁骨的肩峰端与肩峰的关节面构成。锁骨的肩峰端扁平，指向外下。肩峰关节面位于肩峰内缘，指向内上。

肩锁关节的稳定由 3 分部装置维持：①关节囊及其加厚部分形成的肩锁韧带，控制肩锁关节水平方向上的稳定性；②前方三角肌及斜方肌的腱性附着部分；③由喙突至锁骨的喙锁韧带，控制肩锁关节垂直方向上的稳定性。喙锁韧带分为斜方韧带和锥状韧带 2 部分。斜方韧带呈四边形，起于喙突上面的后部，附着于锁骨肩峰端前外侧的粗线即斜方线，其上内面为锁骨下肌，下外面为冈上肌，前方游离。锥状韧带呈三角形，在斜方韧带之后，起自喙突出缘的后部，附着于锁骨外侧端的下后面。锥状韧带与斜方韧带之间有滑囊或脂肪相隔。如单纯切断肩锁韧带仅出现半脱位；如同时切断肩锁及喙锁韧带则可引起全脱位；

切断关节囊，同时切断斜方韧带或锥状韧带，亦可引起全脱位，故喙锁韧带对维持肩锁关节的完整性极为重要。

肩锁关节内有一棱柱状纤维软骨盘，软骨盘的大小和形状变异很大。仅1%的人有完整的软骨盘。发育正常时可以将关节腔完全分开成2个部分。

Bosworth认为锁骨与喙突之间的间隙不超过1.3 cm，Bearden报道喙锁间隙为1.1～1.3 cm。

肩锁关节的运动：对肩锁关节活动范围的研究是一个循序渐进的过程，目前普遍认为：无论肩关节做任何动作，肩锁关节仅有5°～8°的活动范围。这样解释肩锁关节融合以及喙锁间拉力螺钉的使用，对肩关节没有明显的限制。在上肢完全上举的过程中，锁骨旋转40°～50°，这样的旋转范围与肩胛骨的同步旋转关系密切，与肩锁关节没有明显的关系。

## 二、损伤机制

### （一）直接暴力

最常见的损伤动作是摔倒时，上肢保持内收位，肩部的前上或后上撞地，外力将肩峰推向下、内方导致肩锁关节囊、肩锁韧带不全或完全断裂、三角肌和斜方肌附着点撕裂、喙锁韧带不全或完全断裂。

### （二）间接暴力

1. 作用于上肢向上的间接暴力

摔倒时，外力经手掌向上传导，通过肱骨头作用于肩峰。造成肩锁韧带损伤，而喙锁韧带完整，喙锁间隙减小。如果暴力非常大，则会出现肩峰骨折、肩锁韧带断裂和盂肱关节向上脱位。这是一种非常少见的损伤机制。

2. 作用于上肢向下的间接暴力

外力通过向下牵拉上肢，间接作用于肩锁关节。这也是一种少见的损伤机制。

## 三、分型

基于肩锁关节解剖学的特殊性，与其他的关节不同，肩锁关节损伤的不同诊断取决于关节囊韧带（肩锁韧带），关节外韧带（喙锁韧带）和周围肌肉结构（三角肌和斜方肌）损伤的程度。

Rockwood分型：肩锁关节损伤共分为6型（图1-4）。

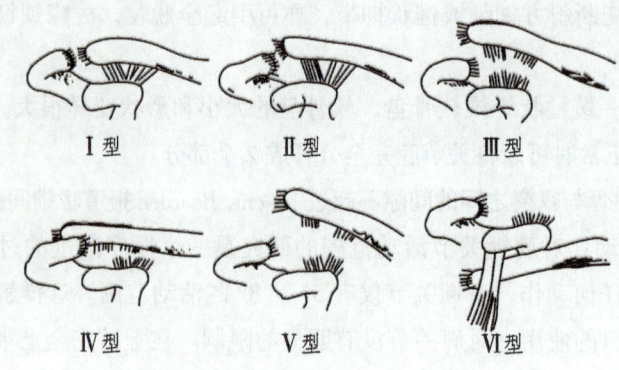

图1-4 Rockwood分型

Ⅰ型：轻度损伤，肩锁关节部分韧带损伤，肩锁关节完整，喙锁韧带完整，三角肌和斜方肌完整。

Ⅱ型：中度损伤，有肩锁关节囊破裂，肩锁关节间隙增宽，与健侧对比有轻度的垂直方向上的分离，喙锁韧带部分损伤，喙锁间隙轻度增宽，三角肌和斜方肌完整。

Ⅲ型：重度损伤，肩锁韧带完全断裂，肩锁关节脱位，肩部复合体向下移位，喙锁韧带完全断裂，与健侧对比，喙锁间隙增加25%~100%。三角肌和斜方肌在锁骨远端附着处剥离。Ⅲ型的另一种表现：肩锁关节脱位合并喙突骨折，软组织严重损伤，或锁骨外端顶破关节囊呈纽扣式损伤。

Ⅳ型：肩锁韧带完全断裂，肩锁关节脱位，锁骨向后脱位，位于肩峰的后面，刺入或穿透三角肌。喙锁韧带完全断裂，与健侧对比喙锁间隙可以正常或改变（增宽或减小），三角肌和斜方肌在锁骨远端附着处剥离。

Ⅴ型：肩锁韧带完全断裂，喙锁韧带完全断裂，肩锁关节脱位，锁骨与肩峰距离明显增宽（与健侧对比增加100%~300%），三角肌和斜方肌在锁骨远端附着处剥离。

Ⅵ型：肩锁韧完全断裂，喙突下型喙锁韧带完全断裂，肩峰下型喙锁韧带保持完整，肩锁关节脱位，锁骨移位至肩峰或喙突下方。喙突下型喙锁关系颠倒（锁骨位于肩峰下方），肩峰下型喙锁间隙减少（锁骨在肩峰下方）。三角肌和斜方肌在锁骨远端附着处剥离。

## 四、临床表现和诊断

（一）损伤表现

1. Ⅰ型损伤

肩锁关节有轻到中度压痛和肿胀，不能触及关节脱位，喙锁间隙无压痛。

2. Ⅱ型损伤

肩锁关节半脱位，关节处有中到重度疼痛。如果在伤后较短的时间内对患者进行查体，可触及锁骨远端稍高于肩峰。活动肩关节时，肩锁关节疼痛。锁骨远端不稳定和呈现漂浮感。在喙锁间隙内可有压痛。

3. Ⅲ型损伤

肩锁关节完全脱位，患者典型的体征是患肢内收贴近躯干，并稍上提以缓解肩锁关节的疼痛。肩部复合体向下移位，锁骨将皮肤挑起而显得更加明显。患肢的活动特别是外展活动受限。

肩锁关节、喙锁间隙和锁骨外侧1/4上方压痛。锁骨远端在水平及垂直方向上均不稳定，Delbet将其形象地比作钢琴键。

4. Ⅳ型损伤

Ⅳ型肩锁关节损伤的患者除了具有Ⅲ型损伤的临床表现外，还有在患者坐位时，从上方检查患肩，与健侧相比，锁骨远端向后移位。有时甚至向后明显移位，穿透三角肌，将后侧的皮肤挑起。肩关节的活动更加受限，常常伴有胸锁关节脱位。

5. Ⅴ型损伤

Ⅴ型肩锁关节损伤较Ⅲ型损伤更为严重，锁骨远端向上明显脱位至颈部基底，这是上肢向下移位的结果。因附着在锁骨上的肌肉组织和软组织撕裂范围更加广泛，患者肩部疼痛的症状较Ⅲ型损伤更为严重。如果肢体向下移位严重，则可发生臂丛神经牵拉损伤的症状。

6. Ⅵ型损伤

从上面看，与健侧肩关节的圆形轮廓相比，患肩变得较为平坦，肩峰明显突起。造成锁骨喙突下脱位的暴力非常大，有时锁骨骨折、上位肋骨骨折和臂丛上根神经的损伤。合并这些损伤时，肩部肿胀明显，肩锁关节损伤易被忽略。Patterson、McPhee、Schwarz及Kudera、Gerber及Rockwood所报道的病例中，没有并发血管损伤的病例。但在复位之前有短暂的感觉异常，复位后，神经症状消失。

（二）放射学诊断

应用常规的肩关节技术对肩锁关节进行放射学检查，会发生X线曝光过度，使一些细小的骨折被漏诊。

1. 前后位

常规的前后位X线片应在站立或坐位时拍摄。Zanca认为肩锁关节真正的前后位X线片上，锁骨远端与肩胛骨的肩胛冈相重叠，故推荐行头倾10°～15°进行投射，这样可以显示细小的骨折和脱位。

2. 侧位

当怀疑肩锁关节脱位时，应行患侧及健侧的肩部轴侧位，这样可以显示锁骨的前后移位以及在前后位X线片上不能见到细小骨折。

3. 应力位X线片

临床上有明显肩锁关节损伤病史，并有完全脱位的典型畸形的病例，在常规的X线片上表现为喙锁间隙增宽。但有些病例因健侧上肢的保持性上托作用，使脱位的肩锁关节复位，其在常规 X 线片上不能发现。另外在常规 X 线片上，很难区别肩锁关节 II 型损伤和肩锁关节 III 型损伤。因此怀疑肩锁关节脱位时，应常规行肩锁关节的应力位 X 线片，来检查喙锁韧带的完整程度。

### （三）放射学评估

1. 正常关节

肩锁关节的宽度和形状在冠状位个体之间差异很大。Urist 研究 100 例正常肩锁关节的 X 线片后发现：49% 的肩锁关节由外上斜向内下，锁骨远端关节面在肩峰关节面之上；27% 垂直；3% 由内上斜向外下，锁骨远端关节面在肩峰关节面之下；另外 21% 肩锁关节不一致，锁骨位于肩峰关节面的上方或下方。Nguyen 研究了 300 例正常的肩锁关节发现：51% 锁骨远端关节面在肩峰关节面之上；18% 垂直；2% 锁骨远端关节面在肩峰关节面之下，29% 肩锁关节不一致。Nguyen 认为肩锁关节间隙随着年龄的增加而减少，肩锁关节的正常宽度为 0.5～7 mm。60 岁以上的老年患者肩锁关节间隙为 0.5 mm，可以视为正常。男性肩锁关节间隙大于 7 mm、女性大于 6 mm 则为异常。喙锁间隙在个体之间也存在明显差异。Bearden 认为喙锁间隙的正常 1.1～1.3 mm，患侧间隙较健侧增宽 50%，提示肩锁关节完全脱位。

2. 损伤的肩锁关节

（1）I 型损伤：I 型损伤在 X 线片上肩锁关节正常，仅软组织有轻微肿胀。

（2）II 型损伤：II 型损伤锁骨外侧端稍高于肩峰。肩胛骨轻微的内旋和因斜方肌的牵拉，锁骨向后轻度脱位，与健侧相比患肩稍增宽。应力 X 线片上双肩的喙锁间隙相同。

（3）III 型损伤：肩锁关节完全脱位，锁骨外侧端高于肩峰上缘，喙锁间隙明显增大。有时可有锁骨远端或肩峰的骨折。肩锁关节完全脱位伴喙突骨折非常少见，且在常规 X 线片上很难发现。所以在肩锁关节完全脱位而喙锁间隙正常时，应高度怀疑喙突骨折。

（4）IV 型损伤：IV 型肩锁关节损伤在 X 线片上表现除了锁骨远端向上移位、喙锁间隙增加之外，最显著的特征是在轴侧位 X 线片上锁骨远端的向后移位。必要时行 CT 检查判断锁骨向后移位的情况。

（5）V 型损伤：V 型肩锁关节损伤的特性 X 线表现是喙锁间隙的明显增加（是健侧的 2～3 倍）。

（6）VI 型损伤：肩锁关节向下脱位有两种类型：肩峰下型和喙突下型。肩峰下型喙锁间隙减小，锁骨远端在肩峰下方。喙突下型的特点是喙锁关系颠倒，锁骨在喙突下方。因为这种损伤通常是严重创伤所致，经常伴有锁骨和肋骨的骨折。

## 五、治疗

### （一）Ⅰ型损伤

Ⅰ型肩锁关节损伤的特点是肩锁关节部分韧带损伤，肩锁关节完整，喙锁韧带完整。通常休息7～10天后症状消失。冰袋冷敷有助于减轻不适。但应防止肩关节进一步损伤，直到损伤处无疼痛，关节活动正常。

### （二）Ⅱ型损伤

Ⅱ型肩锁关节损伤，肩锁韧带撕裂，喙锁韧带紧张、完整。

1. 非手术治疗

大多数学者认为Ⅱ型肩锁关节损伤可应用非手术方法治疗，但Bergfeld与其同事的报道以及Cox的研究认为：Ⅰ型、Ⅱ型肩锁关节损伤保守治疗后会发生严重的肩锁关节不稳定，这与以前的认识不同。

Ⅱ型肩锁关节损伤保守治疗的方法很多，一些学者试图应用加压绷带和三角巾、黏着性胶带、挽具、支具、牵引技术和许多的石膏管型将半脱位的肩锁关节复位。Allman推荐使用Kenny-Howard挽具固定3周，他认为需要3～6周持续的压力作用于锁骨上面，才能使韧带愈合。

2. 手术治疗

Ⅱ型肩锁关节损伤后常出现持续的疼痛，可能是因为锁骨创伤后的骨溶解，撕裂的关节囊韧带进入关节，关节软骨或关节盘脱落进入关节等因素引起，Bateman将其描述为关节内紊乱，有时需要肩锁关节成形术来缓解疼痛，如果锁骨远端关节面退变，应将锁骨远端2 cm切除，同时行关节清理和关节盘切除术。

### （三）Ⅲ型损伤

1. 非手术治疗

在早期，有的学者主张采用闭合复位，用加压绷带保持锁骨复位后的位置即在下压锁骨远端的同时，用三角巾或绷带将上臂上提。并认为：除了存在不可避免的肩锁关节畸形外，疗效较好。目前最为常用的2种方法为：①闭合复位，用悬带或支具维持锁骨复位后的位置；②短期悬吊后，早期活动，即所谓的技巧性忽略，伤后行1～2周的三角巾悬吊，然后行康复锻炼。Hawkins，Dias，Schwarz分别报道了对Ⅲ型肩锁关节损伤的患者采用技巧性忽略的方法治疗，90%～100%的患者疗效满意。

2. 手术治疗

由于肩锁关节及周围解剖的特殊性和创伤解剖变化的复杂性，有关Ⅲ型肩锁关节损伤的治疗方法虽有百余种，但效果都不十分理想。Ⅲ型肩锁关节损伤的修复主要有4种手术方法：①肩锁关节复位内固定、韧带修复与重建；②喙锁间内固定、韧带修复与重建；③锁骨外端切除；④肌肉动力性转移。目前的治疗方法多在这4种方法的基础上进行改进，或将其中的几种方法结合应用。

肩锁关节损伤的不同手术方法：①克氏针内固定；②钢丝或丝线重建喙锁韧带；③松质骨螺钉重建喙锁韧带；④喙锁韧带完整，行锁骨远端切除；⑤喙锁韧带断裂缺失，行锁骨远端切除，喙锁间行韧带、筋膜或丝线重建。

肩锁关节脱位手术治疗应符合以下原则：①使肩锁关节恢复正常的解剖位置；②修整清除破裂或退变的关节面和关节间软骨盘；③修复重建稳定关节的韧带、关节囊以维持正常的肌力平衡；④可靠地固定至修复重建的韧带牢固愈合；⑤防止肩周围组织并发症。

固定肩锁关节的方法较多，包括：①肩锁关节张力带钢丝技术；② Stehli 钢板；③ Bosworth 螺钉；④ Wolter 钢板；⑤ Rahmanzadeh 钢板；⑥ Basler 钢板等。多数学者不主张应用克氏针，认为克氏针太细，容易发生断裂和移位。

喙锁韧带重建的方法有：①喙肩韧带转移；②喙突转移；③钢丝或丝线替代；④阔筋膜条或掌长肌腱重建；⑤生物聚酯人工韧带、碳纤维人工韧带、涤纶毡片人工韧带。喙肩韧带转移喙突上移术后再脱位发生少，但手术损伤大，会产生新的畸形，故对陈旧性脱位较适用。早期手术常取大腿的阔筋膜制成筋膜条或用掌长肌腱重建喙锁韧带，创伤大，患者较难接受，术后效果也不稳定。人工韧带具有良好的生物相容性、柔韧性和强度，损伤小，且能避免2次手术，对青年及运动员尤为适用。

对于急性损伤，推荐使用肩锁关节张力带钢丝技术，同时尽量一期修复喙锁韧带。采用 Robers 切口，沿肩峰前上缘和锁骨外侧 1/4 处做一弧形切口，保护头静脉，分离肩峰和锁骨外侧缘的三角肌起点，显露肩锁关节囊及肩峰，向外侧剥离或牵开三角肌可以暴露喙突。探查脱位的肩锁关节，将损伤的关节软骨切除，清除关节内嵌入的软组织，使其脱位的锁骨下端复位，在保持良好的复位情况下，从肩峰外侧缘，向锁骨远端钻入2枚克氏针，2枚克氏针间距为 1.5 cm，穿入锁骨约 3 cm。在锁骨上钻孔，穿过钢丝，8字绕过克氏针尾端并拧紧固定。将针尾折弯 90°，留于肩峰外侧皮下，最后用羊肠线或粗丝缝合断裂的喙锁韧带。

3. 术后处理

术后均用三角巾悬吊患侧上肢，并屈肘、内收、内旋2周。嘱患者早期锻炼手腕及肘关节活动，3周后逐渐练习肩关节前屈、后伸。禁止外展。8~10周去除内固定。

但有学者认为直接用克氏针或斯氏针穿越肩锁关节，会引起关节的创伤性退变。故推荐应用松质骨螺钉直接固定锁骨与喙突。对于陈旧脱位，有学者推荐使用喙突转移来重建喙锁韧带，如果锁骨远端病变严重，可行锁骨远端切除。

（四）Ⅳ型、Ⅴ型和Ⅵ型损伤

目前普遍认为，Ⅳ型、Ⅴ型和Ⅵ型损伤因锁骨远端移位较大，并向后穿入斜方肌或移位至喙突下，需行手术治疗。治疗方法同Ⅲ型损伤。

近年来有2种专用钢板治疗肩锁关节脱位。

1. Wolter 钢板

由德国 LINK 公司制造。此钢板分左右侧，由与锁骨贴合的窄钢板及其延长部分的坚强、钝性的钩组成，并有三孔及五孔之分。

使用时，Wolter 钢板的钢板部分放到锁骨上，Wolter 钢板的钩放到在肩峰上钻好的孔中，钩应在关节囊外，并位于肩锁关节的后方。

（1）手术适应证：①肩锁关节脱位Ⅱ度和Ⅲ度；②肩锁关节脱位 Rockwood 分型Ⅳ、Ⅴ、Ⅵ型；③合并锁骨远端骨折。

（2）手术操作步骤：①患者取仰卧位，抬高患侧肩背约30°，头部转向对侧。沿锁骨至肩峰弧形切开皮肤，暴露锁骨远端，肩锁关节和肩峰（如果未显露出肩峰，可以弧形延长切口或将抬高的锁骨向下压低即可显露）。②复位肩锁关节使其恢复解剖位置，可用复位钳或克氏针临时固定。将模板置于锁骨上方，确认板上螺钉定位孔都在锁骨上，在肩锁关节囊的外侧依据模板选取 Wolter 钢板的肩峰位点，用 4.5 mm 的钻头向肩峰上钻孔。肩峰孔点大约距肩峰内侧缘 1.5 cm。③在关节囊外、位于肩锁关节后方置入 Wolter 钢板钩。将钩贴着肩峰后内侧边缘的肩峰下骨面向钻孔处滑行，感到钩进入骨孔时下压钢板，使钩从孔内穿出。下压钢板使钢板与锁骨相贴，如钢板近端有一定的弹力而肩锁关节仍位于解剖位则刚合适；如钢板近端上翘不能压在锁骨上时，则须取出钢板以钩板连接处为弯点向下折弯；如钢板近端无弹力即能压贴在锁骨上时，则须取出钢板以钩板连接处为弯点向上折弯，否则会造成肩锁关节未完全复位的情况。如钩的末端过长时可剪除。④将 Wolter 钢板向近侧拉紧，避免肩锁关节间隙增宽，用螺钉固定 Wolfer 钢板的钢板部分。修补肩锁韧带，喙锁韧带可不行修补。

2. AO 肩锁钢板

此钢板亦分左右侧，由与锁骨帖服的钢板及其呈枪刺状的延长端构成。

手术适应证与 Wolter 钢板相同。

手术方法与 Wolter 钢板相似，但不用在肩峰处钻孔，将呈枪刺状的延长端插入肩锁关节后方的肩峰下即可，其枪刺状的延长端常需向上折弯。

AO 肩锁钢板无法拉紧肩锁关节间隙，术后 X 片常可发现肩锁关节间隙增宽。AO 肩锁钢板更适用于锁骨远端骨折。

## 六、并发症

喙锁韧带骨化，Arner 报道喙锁韧带骨化的发生率为 57%～69%。一些学者认为喙锁韧带骨化的发生与手术有关。但 Millbourn 发现喙锁韧带骨化也发生在Ⅰ型和Ⅱ型损伤中。多数学者认为喙锁韧带骨化的发生与最终疗效无关，无须进一步处理。

喙突骨折不愈合，非常罕见。常表现为上举时不适，肩关节无力。需植骨固定。

手术并发症包括：伤口感染、骨髓炎、关节炎、软组织骨化、骨吸收、克氏针或斯氏针的移位、内固定物折断和再次脱位。

非手术治疗的并发症：软组织嵌入关节，关节僵硬，需及时观察和调整，固定器械引起的皮肤刺激甚至出现皮肤溃疡、日常活动受限、畸形、软组织骨化、关节炎。

（李国强）

## 第四节　胸锁关节脱位

胸锁关节脱位，临床上较少见，约占人体所有关节脱位的1%，其关节是由锁骨内端与胸骨柄的锁骨切迹及第1肋骨间所构成，被关节囊和韧带围绕固定，前后还有肌肉加强，故此关节稳定不易脱位。按损伤性质，可分为急性和慢性胸锁关节脱位；按脱位程度，分半脱位和全脱位两种；按锁骨内端脱出方向，分为前脱位和后脱位。其中，胸锁关节前脱位多，后脱位较少见。

### 一、病因

#### （一）直接暴力

直接暴力如车祸、运动，暴力直接冲击锁骨内端，使其向后、向下脱出，形成胸锁关节后脱位。

#### （二）间接暴力

外伤间接暴力作用于肩部，使肩部急骤地向后、向下用力，在锁骨内端与第1肋上缘为支点的杠杆作用下，可引起锁骨内端向前向上脱出，形成胸锁关节前脱位。

#### （三）持续劳损

劳动和运动等动作，经常地使锁骨过度外展，胸锁关节逐渐形成慢性外伤性脱位。

胸锁关节脱位的病理变化是关节异位、关节囊和胸锁韧带的撕裂。严重者，肋锁韧带亦发生撕裂。严重的后脱位，可压迫纵隔内重要脏器，引起呼吸困难、咽下不便和颈部血管被压等症状。

### 二、临床表现

（1）伤后局部出现肿胀、疼痛，或有瘀斑。
（2）胸锁关节部位高突或凹陷，头倾向患侧，患侧肩部下垂，患侧上肢功能障碍。
（3）检查时，患侧上肢活动更感疼痛不适，局部压痛。

### 三、诊断

（1）胸锁关节处畸形，局部出现肿胀疼痛。

（2）患侧上肢运动功能丧失。锁骨内端高突者，为前脱位；凹陷者，为后脱位。严重的后脱位，内端可压迫气管、食道及颈部血管而出现一系列严重症状。

（3）若属慢性损伤而引起脱位者，关节出现高突疼痛，但常无明显的外伤史。

（4）X线片可明确诊断和确定有无合并骨折。

## 四、治疗

### （一）手法整复

1. 胸锁关节前脱位

采用高度后伸外旋及轻度外展肩关节的方法来整复脱位。患者取坐位，医生一手将患肩关节向上、后、外方推动；另一医生推挤其高突的锁骨远端，协调用力，使之复位。

2. 胸锁关节后脱位

患者仰卧于床上，以枕头垫高患侧肩胛骨部，一助手固定患者右侧胸廓；左上肢下垂于床沿之外，医师握住左上肢向后牵引，2~3 min后，医师双手挟住患者左肩，用力向上后方按捺，锁骨胸骨端即突然跃起，恢复正常形态。此为左侧胸锁关节后脱位的复位手法，右侧与此相仿。

### （二）固定方法

用双圈固定两侧肩关节，与锁骨骨折固定方法相同。或将上肢屈肘90°，用三角巾绕悬吊于胸前。约固定四周即可。

### （三）功能锻炼

初期注意活动患肢关节，多做指、腕、肘关节的屈伸活动，以促进气血流通。中后期或解除固定后，逐渐以"上提下按"，"前俯分掌"等动作锻炼其功能，促进损伤关节的迅速恢复。

### （四）切开复位固定

经手法复位未成功的或有小片骨折，可行切开复位内固定。用两枚克氏针经过关节固定，并将克氏针尾端弯成钩状，以防止克氏针移位。缝合修补撕裂或断裂的胸锁前韧带，术后用"8"字石膏绷带固定4周。一般6周左右拔除克氏针，活动关节。

（李国强）

## 第五节 肩袖损伤

### 一、解剖概要

肩袖（rotator cuff）是由冈上肌、冈下肌、肩胛下肌、小圆肌的肌腱在肱骨头前、上、后方形成的袖套样肌样结构（图1-5）。Clark等认为肩袖肌群在近肱骨大结节止点处融合为一。喙肱韧带在冈上肌、冈下肌之间的深浅两面使肩袖的联结得到加强。肩袖的冈上肌起自肩胛骨冈上窝，经盂肱关节上方止于肱骨大结节近侧，由肩胛上神经支配，主要功能是上臂外展并固定肱骨头于肩盂上使盂肱关节保持稳定，此外冈上肌还能防止三角肌收缩时肱骨头的向上移位。冈下肌起自肩胛骨冈下窝，经盂肱关节后方止于肱骨大结节外侧中部，也属肩胛上神经支配，其功能在上臂下垂位时使上臂外旋。肩胛下肌起自肩胛下窝，经盂肱关节前方止于肱骨小结节前内侧，受肩胛下神经支配，在臂下垂位时具有内旋肩关节功能。小圆肌起自肩胛骨外侧缘后面，经盂肱关节后方止于肱骨大结节后下方，由腋神经支配，功能是使臂外旋。

肩袖的共同功能是在任何运动或静止状态使肱骨，头与肩盂保持稳定，使盂肱关节成为运动的轴心和支点，维持上臂各种姿势和完成各种运动功能。此外，冈上肌还能够防止肱骨头在三角肌收缩时向上移位。

冈上肌、肩胛下肌的肌腱位于第二肩关节（肩峰下关节）的肩喙穹下，肩关节的内收、外展、上举及后伸等运动时，上述两组肌肉在肩喙穹下往复移动，易受夹挤、冲撞而致损伤。冈上肌、冈下肌肌腱在止点近侧的终末段1～1.5 cm范围内是无血管区，又称危险区域（critical zone），是肌腱近侧端滋养血管的终末端与肌腱大结节止点部来自骨膜滋养血管的交界区域，此处是血供薄弱部位，也是肌腱退化变性和断裂的好发部位。

肩袖及其表面结构可以分为五层：喙肱韧带、平行排列的大束腱纤维、排列不整齐的小束腱纤维、疏松结缔组织（含有厚束的胶原纤维）薄层的相互交织的胶原纤维（止于肱骨头上的称为Sharpy纤维）。

肩袖腱性部分是由水分（占湿重的50%）、Ⅰ型胶原（占干重的85%）、少量其他胶原、蛋白多糖和细胞组成的。

# 上肢损伤 第一章

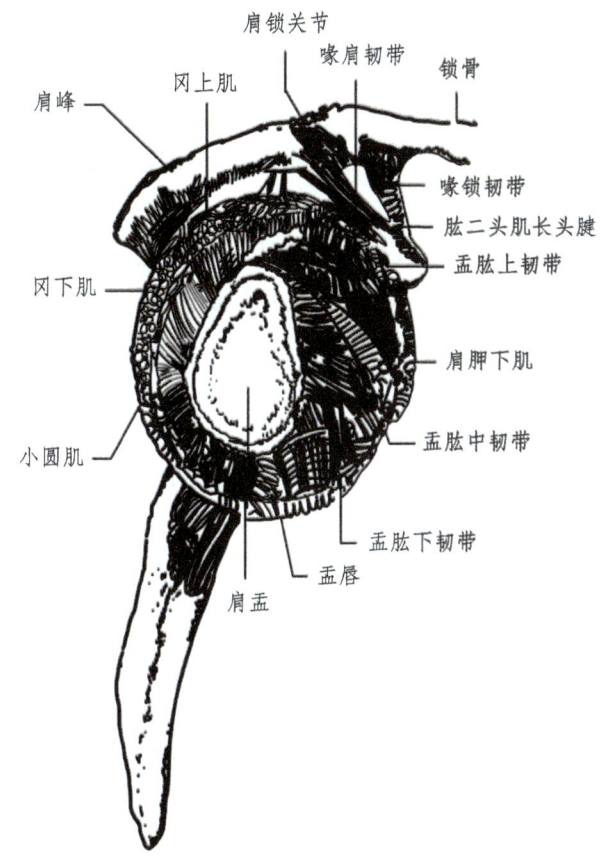

图1-5 肩袖结构断面

## （一）胶原

正常肩袖腱性部分的Ⅰ型胶原占95%以上，Ⅲ型胶原主要位于腱内膜，在病理状态时可在基质中出现。退变和撕裂的肩袖中Ⅲ型胶原含量增加，大大降低了肌腱的抗张力能力，使之在生理负荷下就易发生断裂。胶原的成分及组成不受年龄、性别及解剖部位差异的影响。

## （二）蛋白多糖

蛋白多糖（proteoglycan）是共价结合多糖（氨基葡聚糖，GAG）链的大分子蛋白。免疫组化分析已证实肩袖中含聚集蛋白多糖的类似物质、双糖链蛋白多糖和核心蛋白多糖。GAG含量在肱二头肌腱近端比远端高4~6倍；肩袖平均GAG含量是肱二头肌腱近端的2~5倍。Berenson认为蛋白多糖种类、数量上的差异是适应冈上肌、肱二头肌近端承受的力学环境的结果。衰老和制动使其含量降低，而锻炼可延缓或逆转这一过程。

蛋白多糖及其组分GAG还影响胶原纤维的合成，GAG的组成与胶原纤维的直径相关，小直径（≤60 mm）的原纤维透明质酸的含量较丰富，冈上肌腱 GAG 中维透明质酸高达 50%，因为冈上肌腱比一般屈肌腱的原纤维直径要小。蛋白多糖物质可以分隔肌纤维束，使肌束间的剪切应力降到最低。

### （三）主要细胞

纤维细胞是肩袖组织的主要细胞成分。散布于胶原纤维束间的杆状或梭形细胞，生理功能是参与非胶原成分的合成与修复。随年龄增长，压力作用区的纤维细胞向软骨细胞转变。衰老使腱细胞活性下降，合成蛋白多糖的能力降低，肌腱内细胞与肌腱内硫酸软骨素、硫酸皮肤素含量同时下降，维持肌腱基质的能力降低，从而使肌腱抗机械力和损伤后修复的能力下降。

## 二、病因

对肩袖损伤的病因与发生机制有血运学说、退变学说、撞击学说及创伤学说等 4 种主要论点。

### （一）退变学说

Yamanaka 从尸检标本描述肌腱退变的组织病理表现，肩袖内细胞变形、坏死，钙盐沉积，纤维蛋白样增厚，玻璃样变性，部分性肌纤维断裂，原纤维形成和胶原波浪状形态消失，小动脉增殖，肌腱内软骨样细胞出现。肩袖止点退化表现为潮线的复制和不规则，正常的 4 层结构（固有肌腱、潮线、矿化的纤维软骨和骨）不规则或消失，或出现肉芽样变。这些变化在 40 岁以下的成人中很少见，但随年龄增长呈加重的趋势。

Uhthoff 等研究表明，肌腱止点病变的病理特点，肌纤维在止点处排列紊乱、断裂及骨赘形成。肱骨头软骨边缘与冈上肌腱止点间距离——袖沟，退变程度与袖沟宽度成正比。肌腱止点变性降低了肌腱张力，成为肩袖断裂的重要原因。

肌腱的退化变性、肌腱的部分断裂及至完全性断裂在老年患者中是常见的病因。

### （二）血运学说

Codman 最早描述了"危险区"（critical zone）位于冈上肌腱远端 1 cm 内，这一无血管区域是肩袖撕裂最常发生部分。尸体标本的灌注研究都证实了"危险区"的存在，滑囊面血供比关节面侧好，与关节面撕裂高于滑囊面侧相一致。Brooks 发现冈下肌腱远端 1.5 cm 内也存在乏血管区。但冈上肌的撕裂发生率远高于冈下肌腱，因此，除了血供因素外，应当还存在其他因素。

### （三）撞击学说

肩撞击征的概念首先由 Neer Ⅱ 于 1972 年提出，他认为肩袖损伤是由于肩峰下发生撞击所致。这种撞击大多发生在肩峰前 1/3 部位和肩锁关节下面或喙肩穹下方。Neer Ⅱ 依据撞击征发生的解剖部位分为冈上肌腱出口撞击征和非出口部撞击征。Neer Ⅱ 认为 95% 肩袖断裂由于撞击征引起。冈上肌腱在肩峰与大结节之间通过，肱二头肌长头腱位于冈上肌深面，越过肱骨头上方止于顶部或肩盂上粗隆。肩关节运动时，这两个肌腱在喙肩弓下往复移动。肩峰及肩峰下结构的退变或发育异常或者因动力原因引起的盂肱关节不稳定，均可导致冈上肌腱、肱二头肌长头腱及肩胛下肌腱的撞击性损伤。早期为滑囊病变，中晚期出现肌腱的退化和断裂。

但一些临床研究表明肩袖撕裂的病例中有相当部分与肩峰下的撞击无关，单纯由于损伤或肌腱退化所致，此外存在肩峰下撞击的解剖异常的病例中也并非都会发生肩袖破裂。因此，肩峰下撞击征是肩袖损伤的一个重要病因，但绝不是唯一的因素。

### （四）创伤

创伤作为肩袖损伤的重要病因已被广泛接受。劳动作业损伤、运动损伤及交通事故都是肩袖创伤的常见原因。Neviaser 等在 40 岁以上的患者中发现，凡发生盂肱关节前脱位者，在复位之后，患肩仍不能外展者，其肩袖损伤的发生率为 100%，而腋神经损伤仅占 78%。在老年人中，未引起骨折或脱位的外伤也可以引起肩袖撕裂。任何移位的大结节骨折都表明存在肩袖撕脱性骨折。创伤就其暴力大小而言分为重度暴力创伤与反复的微小创伤。后者在肩袖损伤中比前者更重要。日常生活活动或运动中反复微小损伤造成肌腱内肌纤维的微断裂（microtear）。这种病理过程在从事投掷运动的急性损伤中常见。常见的暴力作用形式如下。

（1）上臂受暴力直接牵拉，致冈上肌腱损伤。

（2）上臂受外力作用突然极度内收，使冈上肌腱受到过度牵拉。

（3）腋部在关节盂下方受到自下向上的对冲性损伤，使冈上肌腱受到相对牵拉，并在喙肩弓下受到冲击而致伤。

（4）来自肩部外上方的直接暴力，对肱骨上端产生向下的冲击力，使肩袖受到牵拉性损伤。

此外较少见的损伤有锐器刺伤及火器伤等。

综上所述肩袖损伤的内在因素是肩袖肌腱随年龄增长而出现的肌腱组织退化，以及其解剖结构上存在乏血管区的固有弱点。而创伤与撞击引起肩袖断裂并加速了肩袖退化。正如 Neviaser 强调指出 4 种因素在不同程度上造成了肩袖退变过程，没有一种因素能单独导致肩袖的损伤，其中的关键性因素应依据具体情况分析得出。

## 三、病理及分类

肩袖损伤按损伤程度可分为挫伤、不完全断裂及完全断裂 3 类。

肩袖挫伤使肌腱充血、水肿乃至纤维变性，是一种可复性损伤。肌腱表面的肩峰下滑囊伴有相应的损伤性炎症反应，滑囊有渗出性改变。肩袖肌腱纤维的部分断裂可发生于冈上肌腱的关节面侧（下面）或滑囊面侧（上面），以及肌腱内部。不完全性断裂处理不当或未能修复常发展为完全性断裂。完全性断裂是肌腱全层断裂。使盂肱关节与肩峰下骨囊发生贯通性的损伤。此种损伤最多见于冈上肌腱，其次为肩胛下肌腱，冈下肌及小圆肌腱较少发生。冈上肌腱与肩胛下肌腱同时被累及者也不少见。

依肌腱断裂后裂口方向与肌纤维方向垂直者，称为横形断裂，裂口方向与肌纤维方向一致者，称作纵形断裂。肩袖间隙的分裂也属于纵形断裂，是一种特殊损伤类型。根据肌腱断裂范围又可分为小型撕裂、大型撕裂与广泛撕裂3类。Lyons的分类法：小型小于3 cm；中型3～4 cm；大型小于5 cm；超大型大于5 cm，并有两个肌腱被累及。分类法的原则是，小型断裂，即单一肌腱断裂范围小于肌腱横径1/2；大型断裂，即单一肌腱断裂长度大于肌腱横径的1/2；广泛断裂，即范围累及2个或2个以上的肩袖肌腱，伴有肩袖组织的退缩和缺损。

一般认为3周以内损伤属于新鲜损伤，3周以上属于陈旧性损伤。新鲜肌腱断裂断端不整齐，肌肉水肿，组织松脆，盂肱关节腔内渗出。陈旧性断裂断端已形成瘢痕，光滑圆钝，比较坚硬，关节腔有少量纤维素样渗出物，大结节近侧的关节面裸区被血管翳或肉芽组织覆盖。

### 四、临床表现与诊断

#### （一）临床表现

1. 外伤史

凡有急性损伤史、重复性或累积性损伤史者，对本病的诊断有参考意义。

2. 疼痛与压痛

常见部位是肩前方痛，位于三角肌前方及外侧。急性期呈持续性剧痛，慢性期呈自发性钝痛。在肩部活动后或增加负荷后症状加重。被动外旋肩关节或过度内收也使疼痛加重。夜间症状加重是常见的临床表现之一。压痛多见于肱骨大结节近侧，或肩峰下间隙部位。

3. 功能障碍

肩袖大型断裂者，肩上举及外展功能均受限。外展与前举范围均小于45°。主动上举受限而被动上举无明显受限，是肩袖大型撕裂的一个重要临床特征。

4. 肌肉萎缩

病史超过3周，肩周肌肉有不同程度的萎缩，以三角肌、冈上肌及冈下肌较常见。

5. 关节继发性挛缩

病程超过3个月，肩关节活动范围有程度不同的受限。以外展、外旋及上举受限程度较明显。

#### （二）特殊体征

1. 肩坠落试验（arm drop sign）

被动抬高患臂至上举90°～120°范围，撤除支持，患臂不能自主支撑而发生臂坠落和疼痛即为阳性。

2. 撞击试验（impingement test）

向下压迫肩峰，同时被动上举患臂，如在肩峰下间隙出现疼痛或伴有上举不能时为阳性。

3. 疼痛弧征（pain arc syndrome）

患臂上举 60°～120° 范围内出现肩前方或肩峰下区疼痛。对肩袖挫伤和部分撕裂有一定诊断意义。

4. 盂肱关节内摩擦音

盂肱关节在主动运动或被动活动中出现摩擦声或轧砾音，常由肩袖断端的瘢痕组织引起。

对肩袖断裂做出正确诊断并非易事。凡有肩部外伤史，肩前方疼痛伴大结节近侧或肩峰下区域压痛的患者，若同时合并存在上述四项中任何一项特殊阳性体征者，都应考虑肩袖撕裂的可能性。如同时伴有肌肉萎缩或关节挛缩，则表示病变已进入后期阶段对肩袖断裂可疑病例应做进一步的辅助检查。

### （三）影像学诊断

1. X 线摄片

X 线平片检查对本病诊断无特异性。在 1.5 m 距离水平投照时肩峰与肱骨头顶部间距应不小于 12 mm，如小于 10 mm 一般提示存在大型肩袖撕裂。在三角肌牵引下，可促使肱骨头上移。平片显示出肩峰下间隙狭窄。部分病例大结节部皮质骨硬化表面不规则或骨疣形成，松质骨呈现骨质萎缩和疏松。此外存在肩峰位置过低，钩状肩峰，肩峰下关节面硬化、不规则等 X 线表现，则提供了存在撞击因素的依据。在患臂上举运动的动态观察中，可以观察到大结节与肩峰相对关系及是否存在肩峰下撞击现象。X 线平片检查还有助于鉴别和排除肩关节骨折、脱位及其他骨、关节疾患。

2. 关节造影

盂肱关节正常解剖情况下与肩胛下肌下滑液囊及肱二头肌长头腱腱鞘相通，但与肩峰下滑囊或三角肌下滑囊不相交通。若在盂肱关节造影中出现肩峰下滑囊或三角肌下滑囊的显影，则说明其隔断结构——肩袖已发生破裂，导致盂肱关节腔内的造影剂通过破裂口外溢，进入了肩峰下滑囊或三角肌下滑囊内。盂肱关节腔的造影对肩袖完全断裂是一种十分可靠的诊断方法，但对于肩袖的部分性断裂不能做出正确诊断。

盂肱关节造影方法。患者仰卧，于喙突尖部做出标记。皮肤灭菌，铺无菌巾。在喙突尖外侧及下方各 1 cm 处，做局部皮肤浸润麻醉。随后以细长针垂直穿刺，进入关节腔内，或在 X 线引导下把针尖引入盂肱间隙。以预先配制的造影剂：60% 泛影葡胺 20 mL，加 2% 利多卡因 1 mL 及注射用水 10 mL，制备成含 30% 泛影葡胺及 0.5% 利多卡因的混合溶液 40 mL。先行注入混合性造影剂 1 mL，观察造影剂在肱骨头及盂肱关节表面的分布。若造影剂顺肱骨头或盂肱关节均匀分布，则表明穿刺成功，把其余造影剂徐徐注入，使之充分充盈盂肱关节腔内。一般盂肱关节腔容量在 15～25 mL。于患臂下垂位的内旋及外旋位，和上举位的内、外旋位，以及外展 90° 位的内、外旋侧位分别观察盂肱关节容量形态及造影剂有否外溢等情况，并在最清晰的位置摄片记录。

盂肱关节造影不仅能显示肩袖破裂，并根据造影剂溢出部位及范围判断裂口大小，此外还能识别肩袖间隙分裂、盂肱关节挛缩、冻结肩及盂肱关节不稳定等病理改变。如做泛影葡胺及气体的双重对比造影（前者 4～5 mL，后者 20～25 mL），于肩外展 90° 的轴位相还能清晰显示盂唇及关节囊的解剖形态，对于没有条件做 CT 扫描的医疗单位，无疑是一种有用的辅助诊断方法。应注意的是：在做盂肱关节造影术前应先做碘过敏试验。

3. CT 断层扫描检查

单独使用 CT 扫描对肩袖病变的诊断意义不大。CT 扫描与关节造影合并使用对肩胛下肌及冈下肌的破裂以及发现并存的病理变化有一定意义。在肩袖广泛性撕裂伴有盂肱关节不稳定时 CT 扫描有助于发现肩盂与肱骨头解剖关系的异常及不稳定表现。

4. 磁共振成像

对肩袖损伤的诊断是一种重要的方法。磁共振成像能依据受损肌腱在水肿、充血、断裂以及钙盐沉积等方面的不同信号显示肌腱组织的病理变化。磁共振成像的优点是非侵入性检查方法，具有可重复性，而且对软组织损伤的反应灵敏，有很高的敏感性（达 95% 以上）。但是高的敏感性很难区分与鉴别，导致较高的假阳性率。进一步提高诊断的特异性还有待深入进行影像与病理对照研究以及病例数量和实践经验的积累。

5. 超声诊断方法

超声诊断也属于非侵入性诊断方法。简便、可靠，能重复检查是其优点。对肩袖损伤能做出清晰分辨。高分辨率的探头能显示出肩袖水肿、增厚等挫伤性病理改变，肩袖部分断裂则显示肩袖缺损或萎缩、变薄。完全性断裂能显示断端和裂隙并显示肌腱缺损范围。对肌腱部分断裂的诊断优于关节造影。

（四）关节镜诊断

肩关节镜技术是一种微创性检查方法，一般用于疑诊为肩袖损伤、盂唇病变、肱二头肌长头腱止点撕裂（SLAP）病变以及盂肱关节不稳定的病例。肩袖损伤的关节镜诊断通常采用侧卧上肢外展 70° 牵引位或半坐卧位（沙滩位）。由后方入路，于肩峰后外侧角顶点下 2～3 cm 为入口，以喙突尖为标志，经冈下肌与小圆肌之间插入关节镜，并在关节镜引导下由前方插入排水导针。内镜于关节腔内观察顺序依次为，关节前方，包括肩盂及前缘盂唇及前下缘，盂肱韧带、肩胛下肌腱和冈上肌腱，以及肩袖间隙；上方，冈上肌腱及其大结节近侧止点，肱二头肌长头腱及其肩盂上粗隆止点与周围盂唇，对于肩胛下肌的损伤，关节镜宜由前方入路进行观察；后方，肱骨头关节面及头后上方有否缺损，肩盂下后方与盂唇是否完整。必要时可从肩峰下间隙插入内镜，观察肩袖滑囊面有否损伤或部分性肌腱断裂，同时可以观察肩峰下面是否存在骨赘或其他撞击性因素。在内镜观察的同时作盂肱关节不同方向的推拉、牵引，可以了解关节的稳定性。

## 五、治疗及预后

治疗方法的选择取决于肩袖损伤的类型及损伤时间。肩袖挫伤，部分性断裂或完全性断裂的急性期一般采用非手术疗法。

### （一）肩袖挫伤的治疗

肩袖挫伤的治疗包括休息，三角巾悬吊、制动 2～3 周，同时局部物理疗法，消除肿胀及止痛。疼痛剧烈者可采用 1% 利多卡因加皮质激素注入肩峰下滑囊或盂肱关节腔内，疼痛缓解之后即开始做肩关节功能康复训练。

肩袖断裂急性期于卧位上肢零度位（zero position）牵引，即上肢于外展及前上举外展 155° 位皮肤牵引，持续时间 3 周。牵引同时做床旁物理治疗，2 周后，每日间断解除牵引 2～3 次，做肩、肘部功能练习，防止关节僵硬。也可在卧床牵引 1 周后改用零位肩人字石膏或零位支具固定，便于下地活动。零位牵引有助于肩袖肌腱在低张力下得到修复和愈合。在去除牵引之后也有利于利用肢体重力促进盂肱关节功能的康复。

### （二）手术治疗适应证

肩袖大型撕裂，非手术治疗无效的肩袖撕裂，以及合并存在肩峰下撞击因素的病例。大型的肩袖撕裂一般不能自行愈合，影响自行愈合的因素是：①断端分离、缺损；②残端缺血；③关节液漏；④存在肩峰下撞击因素。

经 4～6 周的非手术治疗，肩袖急性炎症及水肿消退，未能愈合的肌腱残端形成了较坚硬的瘢痕组织，手术有利于进行肌腱修复和止点重建。

肩袖修补的手术方法可分为以下 3 类。

1. 经典的切开手术修补方法

方法很多，常用的有：Mclaughlin 法，在肩袖原止点部位一大结节近侧制作一骨槽。于患臂外展肩袖近侧断端植入于该骨槽内。此方法适应证广泛，适用于大型、广泛型的肩袖撕裂。为防止术后肩峰下间隙的粘连和撞击，在行肩袖修复同时应切断喙肩韧带，并做肩峰前外侧部分切除成形术。对存在肩峰下撞击征患者，肩峰成形术是其适应证。

对于冈上肌腱和冈下肌腱广泛撕裂造成的肩袖缺损，也可把肩胛下肌上 2/3 自小结节附着部位游离，形成肩胛下肌肌瓣向上转移，覆盖固定于冈上肌腱和冈下肌腱的联合缺损部位。此外 Debeyre 的冈上肌的推移修复法对冈上肌腱巨大缺损也是一种选择方法。在冈上窝游离冈上肌，保留肩胛上神经冈上肌支及伴行血管束，使整块冈上肌向外侧推移，覆盖肌腱缺损部位，并使冈上肌重新固定在冈上窝内。对大型肩袖缺损还可以利用合成织物移植进行修复。肩袖修复患者经过术后物理疗法，康复训练，肩关节功能可以达到大部分恢复。疼痛能得到缓解，日常生活活动能够得到满足。

### 2. 小切口的修复肩袖方法

在肩峰前下方做 3 cm 左右小切口。纵向分开三角肌纤维，切开肩峰下滑囊。向内、外旋转肱骨头，显露肩袖撕裂部位，用直接的边对边缝合或将肌腱断端与骨组织的缝合，也可采用缝合锚钉固定的缝合修补方法。此方法的指征是 1 个月以内的中小型肩袖撕裂，可在关节镜辅助下进行。

### 3. 关节镜内修补方法

随着镜内手术器械的发展与完善，近 20 年来，关节镜下治疗肩袖损伤由简单的镜下滑膜刨削清创进步到了完全的镜下修补。与传统的切开手术相比，镜下手术软组织损伤小，避免了三角肌的剥离；术后疼痛较轻；可以更早地进行功能锻炼；可以同时对盂肱关节腔病变进行全方位的评估，并治疗关节内的并存损伤。

手术时采用半坐卧手术体位，首先检查盂肱关节腔并且同时处理关节腔内病变，接着进入肩峰下间隙同时建立外侧通道清理肩峰下滑囊。彻底松解回缩的肩袖组织使之易于缝合，注意清理肩袖的滑囊面时不要损伤到肱二头肌长头腱和盂唇。松解肌腱和肩胛冈之间的粘连，接着在关节囊面松解肩袖组织包括松解盂肱韧带。然后在大结节处建立骨槽，行肩峰和肩锁关节成形术。最后先应用边缘辐辏法进行边对边缝合，而后用缝合锚将肩袖断端缝合至大结节处骨槽。

在手术操作熟练的前提下，镜下修复小型肩袖撕裂（小于 3 cm）取得了很好的效果，而关节镜下大的肩袖撕裂（3 ~ 5 cm）和巨大的肩袖撕裂（大于 5 cm）的修补一直是肩袖修补领域中争论的焦点。至于新近开展的肩胛下肌腱撕裂的修补、肩袖撕裂的翻修手术，还有待长期的随访结果来评估。相信随着关节镜器械的改良和手术医生技术的提高，未来镜下治疗肩袖撕裂的适应证将不断地扩大。

日本信原病院报道了迄今国际上最大的一组肩袖修补手术病例（1148 例，1235 个肩），平均随访 6.73 年的手术结果。70.1% 患者的疼痛完全消除，肌力恢复达到 5 级者占 79.4%，活动范围正常能满足日常生活需要者达 94%。正确诊断、早期处理、术后系统的康复治疗是取得满意疗效的基本条件。反之若不进行修复，顺其自然发展，最终会导致肩袖性关节病，出现关节不稳定或继发性关节挛缩症，导致关节功能的病变。

## 六、肩袖间隙分裂

喙突外侧，肩胛下肌和冈上肌之间的肌间隙称肩袖间隙。Post 于 1978 年曾对该解剖部位进行描述。该间隙有疏松结缔组织，联结冈上肌和肩胛下肌，间隙前方有喙肱韧带使之得到加强。DePalma（1973 年）发现正常人群中的 9% 肩袖间隙呈开口状。Rowe（1981 年）报告 37 例复发性肩关节半脱位患者中 20 例肩袖间隙为开口状，认为两者具有明显的相关性。肩袖间隙分裂多见于青壮年，发病年龄在 20 ~ 40 岁较多。肩袖间隙分裂是肩袖组织顺肌腱纤维方向的纵形撕裂。与一般的肩袖损伤相比，病因、病理及预后都有不同的特点。肩袖间隙是肩袖结构的薄弱部位，一旦发生分裂，冈上肌与肩胛下肌在上臂上举过程中的合力作用减弱，肱骨头在肩盂上的固定力量下降，易使盂肱关节发生松弛与滑脱。盂肱关节不稳定又可造成肩峰下滑囊的炎症和粘连，可进一步继发关节挛缩。

（一）病因

常因劳动作业损伤、运动损伤或多次重复的累积性损伤引起。投掷运动引起肩袖间隙分裂的损伤机制是由上臂的外旋、外展状态急速转变为内收、内旋状态，导致肌间隙疏松结缔组织破裂，冈上肌腱与肩胛下肌腱分裂。盂肱关节囊前壁可自该间隙疝出或同时发生撕裂。

（二）临床表现

（1）疼痛位于肩前方，为持续性钝痛，肩关节运动后症状加重。在喙突外侧肩袖间隙部位有局限性压痛。

（2）乏力和疲劳感。

（3）肩关节不稳或松弛感。

（4）关节内弹响。

（5）患臂最大上举位摄 X 线片，有时出现盂肱间滑脱现象。

（6）盂肱关节造影：显示出肩袖间隙部位造影剂溢出，在喙突外侧形成带状，乳头状或小片状不规则影。

（7）关节镜检查：可见肩袖间隙部位充血、渗出。

（三）诊断

（1）肩部外伤史。

（2）肩前痛及肩部乏力、疲劳感。

（3）喙突外侧局限压痛。

（4）盂肱关节不稳定。

（5）臂上举的前后位 X 线片存在盂肱关节滑脱现象。关节造影出现肩袖间隙异常显影。

（四）治疗

凡属新鲜损伤，首先应采用非手术治疗，如制动、口服消炎镇痛剂、物理疗法。也可采取卧床作患臂零位牵引 3 周，或牵引 1 周后改用肩人字石膏或支具继续做零位固定。零位时肩胛冈和肱骨处于同一轴线，并在同一平面上。达到解剖轴与生理轴的一致性，肩袖处于松弛的休息状态，肌电位最低。低应力状态下有利于新鲜的裂隙重新愈合。固定期内可作物理治疗，去除固定后开始关节功能康复训练。

手术治疗的指征是：①经 2 个月以上非手术治疗无效；②盂肱关节明显不稳定或已有关节挛缩的陈旧性肩袖间隙分裂；③并存喙肩弓下撞击因素者。

手术采用经肩峰前方入路，分裂三角肌，切开肩峰下滑囊，显露喙突及其外侧的冈上肌、肩胛下肌间隙，并在内旋位及外旋位分别向下牵引患臂。检查关节盂内是否松动。观察肩袖间隙部位有否撕裂或出现指腹大小的凹陷。如前关节囊臂亦已破裂，切断喙肱韧带，适当扩大裂口，探查关节腔，包括关节软骨、滑膜、盂唇等。如关节囊前壁尚完整，则以7号丝线行冈上肌腱和肩胛下肌腱边对边的间断缝合3～4针，修补完毕，应在内旋位与外旋位重复向下牵引，若肩袖间隙的凹陷不复出现，则修补已告完成。喙肩韧带切除及肩峰下间隙粘连的松解，有利于术后肩关节功能的康复。术后一般均能获得较满意的疗效。

（李国强）

## 第六节 肱骨近端骨折

肱骨近端骨折是指包括肱骨外科颈在内及其以上部位的骨折。临床上较为多见，与髋部骨折相似，老年患者骨质疏松是肱骨近端骨折发生率较高的主要原因。肱骨近端骨折大多数病例可采用非手术方法治疗，并可望得到较为理想的结果。但少数损伤严重、移位较大的骨折，治疗上仍较困难。

### 一、损伤机制

#### （一）上肢伸展位摔伤

造成肱骨近端骨折最常见的外伤机制是上肢伸展位摔伤所致。造成骨折的外力多较轻微或为中等强度，而发生骨折的内在因素是骨质疏松、骨强度减弱。年轻患者遭受严重的外力，可造成严重的损伤，常表现为骨折伴盂肱关节脱位，有时可发生多发损伤，如初期有意识丧失时，因肩部骨折位置深在，常易漏诊。造成延误诊断，影响治疗效果，应引起临床医师警惕。

#### （二）上臂过度旋转

造成肱骨上端骨折的另一种外伤机制是上臂过度旋转，尤其在上臂外展位过度旋转时，肱骨上端与肩峰相顶触时易于发生。常见于骨质疏松的老年患者。

#### （三）遭受直接外力

第三种外伤原因是肩部侧方遭受直接外力所致，可造成肱骨大结节骨折。

#### （四）其他

造成肱骨近端骨折的其他少见原因和外伤机制是癫痫发作或电休克治疗时，由于肌肉痉挛性的收缩可造成肱骨近端的骨折脱位。此外，肿瘤、转移性病变可使骨质破坏、骨强度减弱，遭受轻微外力即可发生骨折。肱骨上端是病理骨折的好发部位之一。

上肢损伤 第一章

## 二、分类

理想的骨折分类系统应当是在解剖及创伤解剖基础上，借助于 X 线平片将骨折进行分类，并指导治疗和判断预后。当今国际上广泛采用的分类方法有 Neer 分类和 AO 分类。

### （一）Neer 分类

Neer（1970 年）在 Codman 的四部分骨块分类基础上提出新的分类方法。此种分类方法包含有骨折的解剖部位、骨块移位的程度和不同组合等因素，可概括肱骨上端不同种类的骨折，并可提供肌肉附着对骨折移位的影响和对肱骨头血液循环状况的评估，从而可更加准确地判断和评价肱骨近端骨折的预后，以便指导选择更合理的治疗方法。

Neer 分类方法考虑到骨折的部位和骨折的数目。但分类的主要依据是骨折移位的程度——即以移位大于 1 cm 或成角畸形大于 45° 为标准进行分类（图 1-6）。

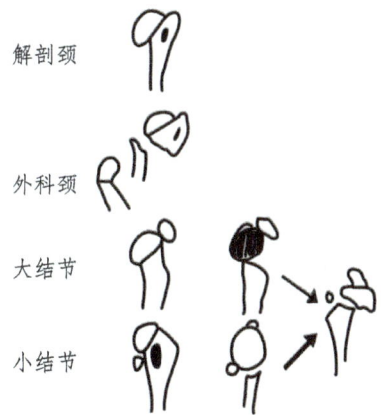

**图 1-6 肱骨近端骨折 Neer 分类**

1. 四部分骨折分法

肱骨上端骨折，包括几处的骨折，只要未超过上述的明显移位的标准，说明骨折部位尚有一定的软组织附着连接，尚保持一定的稳定性。这种骨折为轻度移位骨折，属一部分骨折。二部分骨折是指某一主要骨折块与其他三个部分有明显的移位。三部分骨折是指有两个主要骨折块彼此之间以及与另两部分之间均有明显的移位。四部分骨折是肱骨上端四个主要骨折块之间均有明显移位，形成四个分离的骨块，此时肱骨头为游离状态并失去血液供应。

2. 骨折脱位分法

Neer 对肱骨近端骨折脱位的诊断有明确、严格的定义。真正的骨折脱位是骨折伴有肱骨头脱出盂肱关节，而不能将肱骨近端骨折时伴有的肱骨头向下半脱位（关节内）或肱骨头的旋转移位混为一谈。根据脱位的方向可分为前脱位、后脱位。根据骨折移位的数目又可分为二部分骨折脱位、三部分骨折脱位和四部分骨折脱位。肱骨头的劈裂骨折和关节面嵌压骨折是特殊类型的肱骨上端骨折，根据肱骨头关节面嵌压的范围大小可分为小于20%、20%～45%和大于45%三种。肱骨头劈裂骨折可参照上述标准分类。

### （二）AO分类

在Neer分类的基础上，AO分类是对Neer分类进行改良，分类时更加重视肱骨头的血液循环供应状况，因为肱骨头的血液循环状况与缺血性坏死的发生和骨折治疗的预后有密切关系。根据损伤的程度，AO分类系统将肱骨近端骨折分为A、B、C三种类型（图1-7）。

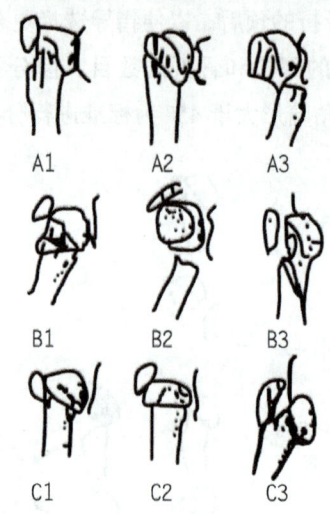

图1-7 肱骨上端骨折AO分型

1. A型骨折

A型骨折是关节外的一处骨折，肱骨头血液循环正常，因此不会发生肱骨头缺血性坏死。

（1）A1型骨折：是肱骨结节骨折。再根据结节移位情况分为三个类型。

A1.1：结节骨折，无移位。

A1.2：结节骨折，伴有移位。

A1.3：结节骨折，伴有盂肱关节脱位。

（2）A2型骨折：是干骺端的嵌插骨折（外科颈骨折）。根据有无成角及成角方向也分为三个类型。

A2.1：冠状面没有成角畸形，侧位前方或后方有嵌插。

A2.2：冠状面有内翻成角畸形。

A2.3：冠状面有外翻成角畸形。

（3）A3型骨折：是干骺端移位骨折，骨端间无嵌插。分为三个类型。

A3.1：简单骨折，伴有骨折块间的成角畸形。

A3.2：简单骨折，伴有远骨折块向内或向外侧的移位，或伴有盂肱关节脱位。

A3.3：多块骨折，可有楔形骨折块或伴有盂肱关节脱位。

2. B型骨折

B型骨折是更为严重的关节外骨折。骨折发生在两处，波及肱骨上端的三个部分。一部分骨折线可延及到关节内，肱骨头的血液循环部分受到影响，有一定的肱骨头缺血性坏死发生率。

（1）B1型骨折：是干骺端有嵌插的关节外两处骨折。根据嵌插的方式和结节移位的程度可分为三个类型。

B1.1：干骺端骨折有嵌插，伴有大结节骨折。

B1.2：干骺端骨折嵌插，伴有轻度的内翻畸形和肱骨头向下移位，合并有小结节骨折。

B1.3：干骺端骨折有嵌插，侧位有向前成角畸形，同时伴有大结节骨折。

（2）B2型骨折：是干骺端骨折无嵌插。骨折不稳定，难以复位，常需手术复位内固定。

B2.1：干骺端斜形骨折伴有移位及结节骨折移位。

B2.2：干骺端横断移位骨折，肱骨头有旋转移位，伴有结节移位骨折。

B2.3：干骺端粉碎移位骨折，伴结节移位骨折。

（3）B3型骨折：是关节外两处骨折伴有盂肱关节脱位。

B3.1：干骺端斜形骨折，伴盂肱关节脱位，虽然只有一骨折线，但通过结节及干骺端。

B3.2：与B3.1型相似，伴有结节骨折及盂肱关节脱位。

B3.3：干骺端骨折伴盂肱关节后脱位及小结节骨折。

3. C型骨折

C型骨折是关节内骨折，波及肱骨解剖颈。肱骨头的血液循环常受损伤，易造成肱骨头缺血性坏死。

（1）C1型骨折：为轻度移位的骨折，骨端间有嵌插。

C1.1：肱骨头、结节骨折，颈部骨折处有嵌插，成外翻畸形。

C1.2：头、结节骨折，颈部骨折处有嵌插，成内翻畸形。

C1.3：肱骨解剖颈骨折，无移位或轻度移位。

（2）C2型骨折：头骨折块有明显移位，伴有头与干骺端嵌插。

C2.1：头、结节骨折，头与干骺端在外翻位嵌插，骨折移位较明显。

C2.2：头、结节骨折，头与干骺端在内翻位嵌插。

C2.3：通过头及结节的骨折，伴有内翻畸形。

（3）C3型骨折：关节内骨折伴有盂肱关节脱位。

C3.1：为解剖颈骨折伴有肱骨头脱位。

C3.2：解剖颈骨折伴有肱骨头脱位及结节骨折。

C3.3：头和结节粉碎性骨折，伴有头脱位或头的部分骨折块脱位。

尽管 Neer 分类和 AO 分类系统是目前国际上广为应用的分类方法。但是由于肱骨近端骨折复杂、组合多变，X 线平片上骨折块的影像重叠以及在 X 线平片上准确测出 1 cm 移位或 45° 成角畸形有一定困难。应用 CT 重建是目前明确骨折细节的较好方法。

## 三、临床表现

外伤 24 小时以后肩部可出现皮下瘀血斑，范围可延及胸背部，由于肩部肿胀，局部畸形可不明显，但主动、被动活动时均可引起疼痛加重，有时可感到骨擦音。

## 四、诊断及鉴别诊断

肱骨近端骨折的分型诊断必须依赖 X 线平片。但是详细的病史和体检对分析判断损伤的性质、合并损伤的诊断是非常重要的。绝不能只靠 X 线诊断而忽视病史和体检，否则易漏诊严重的合并损伤或造成延误诊断。一般肱骨近端骨折均有明显的外伤史，伤后患肩疼痛、肿胀、活动受限。

诊断骨折的同时必须排除有无神经、血管的损伤。

### （一）肱骨上端骨折

肱骨上端骨折也应注意对肩胛骨、锁骨以及胸部的检查。此外也需注意肩袖损伤、病理性骨折的鉴别诊断。

### （二）肱骨近端骨折伴盂肱关节脱位

肱骨近端骨折伴盂肱关节脱位应与近端骨折伴肱骨头在关节内向下半脱位或称假性脱位相鉴别。肱骨近端骨折后，由于关节内创伤出血或反应性积液，可使关节腔膨胀，使肱骨头与肩盂间隙加大。肢体重量使肱骨头向下移位，正位 X 线平片有类似向下方脱位的表现。但在液体吸收后，半脱位现象可自行消失，不要将此种现象误诊为肱骨头的脱位。

### （三）肩部骨折

由于制动，三角肌可发生失用性萎缩，失去正常的张力。由于持续的重力作用，肱骨头可发生向下半脱位的现象，一般当肩部肌肉通过康复锻炼恢复张力后，半脱位现象即可消失。

### （四）X 线摄片

标准的 X 线平片投照位置和高质量的 X 线平片是肱骨近端骨折正确诊断、分型的必要条件，也是决定治疗方案和总结评价治疗效果的重要依据。

目前对肱骨近端骨折诊断通常采用创伤系列投照方法，包括肩胛前后位、肩胛侧位及腋位。三个投照平面相互垂直，可以从不同角度显示骨折线、骨折块的移位方向。因此可比较准确地评价骨折的分型。肩胛骨平面与胸廓的冠状面之间有一夹角，通常肩胛骨向前倾斜 35°～40°（图 1-8）。因此盂肱关节平面既不在冠状面，也不在矢状面上。

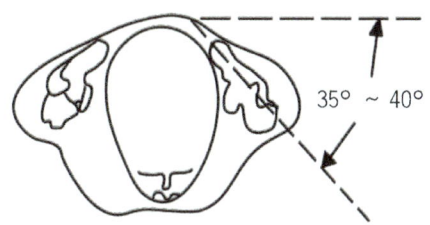

图 1-8　肩胛骨与胸廓冠状面夹角

1. 肩胛前后位片

通常的肩关节正位片（即前后位片）实际是盂肱关节有一定倾斜角度的投影。肱骨头和肩盂有一定的重叠，不利于对骨折线的观察，而肩胛正位片是盂肱关节的真正前后位的投影，避免了骨与骨的重叠，因此影像清晰。拍摄肩胛正位片时，需将患侧肩胛骨平面贴向胶片，对侧肩向前旋转 40°，X 线光束垂直于 X 线胶片（图 1-9）。

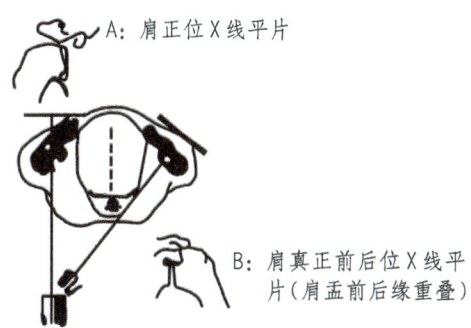

图 1-9　肩真正前后位 X 线平片拍摄法及其投影

正位片上颈干角平均为 143°，是垂直于解剖颈的线与平行肱骨纵轴线的交角，此角随肱骨外旋而减小，随内旋而增大，可有 30° 的变化范围，可用来测外科颈骨折时的成角畸形。

2. 肩胛侧位片

肩胛侧位片也称肩胛骨切线位或"Y"形位片。投照影像类似英文大写字母"Y"。其垂直一竖是肩胛体的侧位投影，上方两个分叉分别为喙突和肩峰的投影，三者相交处为肩盂所在。正常肩关节肱骨头的投影位于"Y"形三个臂的中央，即在盂内。肱骨头脱位时，头可移向前方或后方。侧位片上颈干角数值平均为 25°。

拍摄肩胛侧位片时，将 X 线平片匣放于患肩前外侧，对侧肩向前旋转 40° 位，X 线球管在背后平行于肩胛冈。垂直于底片拍摄即可获得肩胛侧位片（图 1-10）。

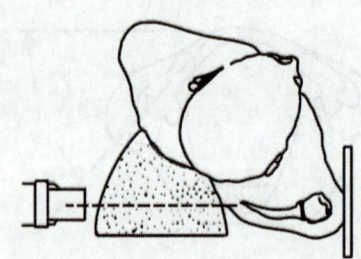

图 1-10　肩真正侧位 X 线平片拍摄法

3. 腋位 X 线平片

腋位 X 线平片能为盂肱关节的前、后脱位、肱骨近端骨折的前后移位及成角畸形提供最为清晰、明确的影像，因此在可能时应力求拍摄。

新鲜损伤后，由于患肩疼痛，外展活动受限，拍摄腋位片会有一定的困难。但仰卧位，患肩外展达 30°时，片匣放于肩上，球管自腋下方向上投照即可拍得腋位片。

此外，也可采用 Velpeau 腋位拍摄。患者可不去除颈腕吊带或三角巾，可站位或坐位身体向后倾斜 45°，底片放在肩下方，X 线球管由肩上方向下垂直拍照。

4. 穿胸位片

穿胸位片对诊断盂肱关节骨折脱位也有一定价值。但由于与肋骨胸部重叠，影像多不清晰。

5. 其他旋转体位拍片

其他旋转体位拍片对某些特定骨块移位大小的判断有一定帮助。断层摄影、CT 检查时对判断肱骨头关节面骨折的范围以及骨折移位的程度有很大帮助。

## 五、治疗

肱骨近端骨折治疗目的是解除疼痛并恢复正常的活动度。要根据骨折的不同类型而选择不同的方法，如颈腕吊带固定，闭合复位经皮穿针固定，多种切开复位内固定技术（顺行或逆行髓内针、钢针、加压螺钉等）以及人工关节置换术。肱骨头切除术和肩关节融合术现已经极少采用。选择哪种治疗方案还要根据有无合并损伤、患者骨质条件、患者年龄、活动量、健康状况、治疗方法的风险和益处以及术者对操作的熟悉程度等来决定。

### （一）一部分骨折（轻度移位骨折）

一部分骨折多见于老年人，尤其是老年妇女。由于患者多骨质疏松，在遭受外部暴力时即可发生骨折。骨折多呈粉碎性骨折，但移位相对不大，且多嵌插。总的治疗原则是单纯固定，早期进行功能锻炼，以减少肩关节粘连。

### (二)二部分骨折

1. 解剖颈骨折

解剖颈骨折较为少见,但肱骨头缺血性坏死率较高。因肩带肌抵止点绝大部分均保留,故人工肩关节置换后效果较好,因此早期人工关节置换是手术适应证。但对于年轻患者,早期仍建议采用切开复位内固定。术中操作应力求减少软组织的剥离,减少进一步损伤肱骨头的血运。尤其头后内侧仍连有部分干骺端的骨折块时,肱骨头有可能经由后内侧动脉得到部分供血而免于坏死。此外有碎骨折块或解剖复位有困难时,可接受一定的骨折移位,不必强求解剖复位而增加更多的软组织剥离,内固定应力求简单有效,多采用克氏针螺钉或用钢丝张力带固定,以减少手术创伤。

2. 外科颈骨折

成人移位的外科颈骨折以肱骨外科颈骨折最多见,占移位骨折的60%~70%,原则上应首选闭合复位治疗。肱骨外科颈骨折在治疗中应首选闭合复位方法,这是由于盂肱关节是人体活动范围最大的关节,肱骨外科颈15°以下的成角、错位小于肱骨近端直径1/3、重叠2 mm以下的骨愈合对肩关节活动几乎不会造成影响,而切开复位内固定最易发生后遗症是肩关节粘连。此外还有骨折延迟愈合、不愈合,肩关节撞击症等。移位的外科颈骨折可分为骨端间成角嵌插、骨端间完全移位以及骨端间粉碎移位三种类型。

(1)骨端间嵌插成角:畸形大于45°者,应予手法矫正。外科颈骨折侧位片上多有向前成角畸形,正位常为内收畸形。整复时需先行轻柔牵引,以松动骨干与近骨折端间的嵌插,然后前屈和轻度外展骨干、矫正成角畸形。整复时牵引力不要过大,避免骨端间的嵌插完全解脱,否则会影响骨端间的稳定。复位后用颈腕吊带或绷带包扎固定。也可以采用石膏夹板固定。

(2)骨端侧间移位的骨折:近侧骨折块因大、小结节完整,旋转肌力平衡,因此肱骨头少有旋转移位。远侧骨折段因胸大肌的牵拉向前、内侧移位。整复时应先沿上臂向远侧牵引。当骨折断端达到同一水平时,轻度内收上臂以中和胸大肌牵拉的力量,同时逐渐屈曲上臂以使骨端复位。最好能使骨端复位后正位片上呈轻度外展关系。整复时助手需在腋部行反牵引,并以手指固定近骨折块同时帮助推挤骨折远端配合术者进行复位。复位后如果稳定,则可以吊带及绷带包扎固定或以石膏固定,如果骨折复位后不稳定,可行经皮穿针固定。骨折复位后,自三角肌止点以上部位进针斜向内上至肱骨头,一般以2枚克氏针固定,然后再从大结节部位进针向内下以第三针固定。最好在C形臂机监视下操作,核实复位固定后,将克氏针尾剪断并折弯留于皮下。必要时可在前方经远骨折端向头方向以第四枚针固定。术后以三角巾保护,早期进行肩关节功能锻炼,术后4~6周,可拔除固定针,有时骨端间由于软组织嵌入,影响骨折的复位。肱头肌长头肌腱夹于骨块之间是常见的原因。此时只能采用切开复位内固定治疗。手术操作应减少软组织的剥离。可以松质骨螺钉、克氏针、钢丝缝合固定或以钢板螺钉固定。

（3）骨端间粉碎移位：①粉碎性的外科颈骨折，如果移位不明显，可以改善复位后以吊带、绷带或以石膏夹板固定。有时也可采用肩"人"字石膏固定或应用尺骨上端骨牵引维持复位。上臂置于屈曲、轻度外展位。待骨折处相对稳定或有少量骨痂时，可去除牵引以三角巾保护，并开始肩关节功能锻炼；②如粉碎性骨折移位明显，不能行闭合复位或很不稳定时，则需行切开复位内固定。一般可用钢板、螺丝钉固定。如内固定后仍不能达到骨端稳定时，则需加用外固定保护。

3. 大结节二部分骨折

大结节二部分骨折约占移位的肱骨近端骨折的14%。手术的指征是移位大于5 mm。早期手术可以避免肩袖组织的挛缩。未做处理的移位大结节骨折可与关节面愈合而限制肩关节上举及外旋，导致肩关节僵硬、疼痛。盂肱关节前脱位合并大结节骨折发生率较高。一般应先行闭合复位肱骨头，脱位复位后大结节骨块多也即复位，可采用非手术方法治疗。如骨块不能复位时，则需行手术复位固定。

4. 小结节二部分骨折

单独小结节骨折罕见，约占肱骨近端骨折的0.27%，占移位骨折的0.5%。这种骨折易与钙质沉着相混淆。如果不伴有肩关节脱位，此型骨折治疗主要是颈腕吊带保护早期活动，常合并盂肩关节后脱位。骨块较小，不影响肩关节内旋时，可行保守治疗；如骨块较大，且影响内旋活动时，则应行切开复位、缝合固定。

（三）三部分骨折

三部分骨折治疗方法以切开复位内固定最多用。非手术治疗则适用于对功能要求不高的老年人，或其他一些术后不能很好配合的患者，手法复位难以成功。由于肱骨头的血液循环受到部分损伤，因此肱骨头有缺血性坏死的可能。

1. 手术治疗原则

手术治疗适用于健康成人，它可以重建正常的解剖结构，修复肩袖损伤。

2. 手术的关键

手术的关键是将移位的结节骨块与肱骨头及干骺端骨块复位固定，无须力求解剖复位而剥离更多的软组织，以免增加损伤肱骨头的血液循环。内固定以克氏针、钢丝、不吸收缝线固定为主，不宜采用钢板、螺钉固定。年老、严重骨质疏松者，难以行内固定维持复位时，可行人工肱骨头置换术。

（四）四部分骨折

四部分骨折常发生于老年人、骨质疏松者，比三部分骨折有更高的缺血性坏死发生率。对于四部分骨折非手术治疗多数不能达到满意的结果。现在绝大多数学者主张只要患者能耐受手术且能积极进行术后功能锻炼就应切开复位内固定，其中人工关节置换术是治疗中首要手段。

## （五）骨折脱位

1. 二部分骨折脱位

二部分骨折脱位有三种情况：①盂肱关节脱位合并结节移位骨折时，应先复位肱骨头，关节脱位复位后，结节骨块也多可复位，复位后以吊带或绷带固定患肩。肩脱位复位后，如果结节骨块仍有明显移位时，则需手术复位固定结节骨折块；②肱骨头脱位合并解剖颈移位骨折时，多需行人工肱骨头置换术；③肱骨头脱位合并外科颈移位骨折时，可先试行闭合复位肱骨头，然后再复位外科颈骨折。如闭合复位不成功，则需行切开复位内固定。

2. 三部分骨折脱位

一般均需切开复位肱骨头及移位的骨折，选择克氏针、螺钉、钢丝缝合固定，术中注意减少组织剥离。

3. 四部分骨折脱位

四部分骨折脱位由于肱骨头失去血液循环，因此应行人工肱骨头置换术。

## （六）肱骨头嵌压和劈裂骨折

肱骨头嵌压骨折可同时伴有或不伴有肩关节脱位，常常和其他肱骨近端骨折同时出现。治疗需要明确是否有部分关节面骨折块与大结节或小结节相连，如果相连，可用前述的各种相应方法进行处理；如果关节面骨折块完全碎裂，与大小结节不相连，则应早期行人工关节置换术，以避免肱骨头坏死并可早期活动。

## （七）肩关节功能评价标准

目前国际上最常采用 Neer 标准用为评定肩关节功能结果。Neer 评定标准总分为 100 分。疼痛占 35 分，功能使用情况占 30 分，活动范围占 25 分，解剖位置占 10 分。总分大于 89 分为优，大于 80 分为满意，大于 70 分为不满意，70 分以下为失败。

（俞学子）

# 第七节　肘关节脱位

肘关节脱位是常见的关节脱位，在全身各大关节脱位中占 50%，任何年龄均可发生，多见于青少年，儿童与老年人少见。多为间接暴力所致。可分为肘关节后脱位、肘关节前脱位、肘关节侧方脱位等。由于肘关节脱位类型较复杂，常合并肘部其他结构损伤，发生后需及早复位，延迟复位会引起长期肘部肿胀和关节活动受限，还会因过度肿胀而减少前臂的血液循环，产生前臂缺血性痉挛。

## 一、病因

肘部关节脱位主要是由间接暴力引起，肘部系前臂和上臂的连接结构，暴力的传导和杠杆作用是引起肘关节脱位的基本外力形式。

### （一）肘关节后脱位

这是最多见的一种脱位类型。当跌倒时手撑着地肘关节完全伸展，前臂旋后位，由于人体重力和地面反作用力引起肘关节过伸，尺骨鹰嘴的顶端猛烈冲击肱骨下端的鹰嘴窝，即形成力的支点。外力继续加强，引起附着于喙突的肱前肌和肘关节囊的前侧部分撕裂，则造成尺骨鹰嘴向后移位，而肱骨下端向前移位的肘关节后脱位。

由于构成肘关节的肱骨下端内外髁部宽而厚，前后又扁薄，侧方有副韧带加强其稳定，但如果发生侧后方脱位，很容易发生内外髁撕脱骨折，重度向后移位，可有正中神经与尺神经过度牵拉损伤。

### （二）肘关节前脱位

较少见，常合并尺骨鹰嘴骨折。其损伤原因多为直接暴力。如肘后直接遭受外力打击或肘部在屈曲位撞击地面，导致尺骨鹰嘴骨折和尺骨近端向前脱位，这种脱位损伤肘部软组织较严重。

### （三）肘关节侧方脱位

以青少年为多见，当肘部遭受传导暴力时，肘关节处于内翻或外翻位，致肘关节的侧副韧带和关节囊撕裂，肱骨的下端可向桡侧或尺侧（即关节囊破裂处）移位，因在强烈内外翻作用下，由于前臂伸或屈肌群猛烈收缩引起肱骨内、外髁撕脱骨折，尤其是肱骨内上髁更易发生骨折。有时骨折片可嵌在关节间隙内。

### （四）肘关节分裂脱位

这种类型脱位极少见。由于上下传导暴力集中于肘关节时，前臂呈过度旋前位，环状韧带和尺桡骨近侧骨间膜被劈裂，引起桡骨小头向前方脱位，而尺骨近端向后脱位，肱骨下端便嵌插在二骨端之间。

## 二、临床表现

（1）肘关节疼痛、肿胀。

（2）关节置于半屈曲状，伸屈活动受限。如肘关节后脱位，则肘后空虚，鹰嘴部向后方明显突出；侧方脱位肘部呈现肘内翻或外翻畸形，肘窝部充盈饱满。

（3）骨内外侧髁及鹰嘴构成的倒等腰三角形关系改变。

## 三、诊断

（1）外伤病史，如跌倒时肘关节伸直，手掌撑地。

（2）关节疼痛、肿胀，不能活动，患者以健手托住患侧前臂，肘关节处于半伸直位，被动运动时伸不直肘部。

（3）肘后空虚感或可摸到凹陷处。

（4）肘部三点关系完全破坏，失去正常关系。

（5）X线检查可确定尺骨鹰嘴、桡骨小头与肱骨下端之间的关系，判断关节脱位类型和合并骨折及移位状况。

## 四、治疗

### （一）手法复位

新鲜性肘关节脱位或合并骨折的脱位主要治疗的方法为手法复位，对某些陈旧性骨折，为期较短者亦可先试行手法复位。单纯肘关节脱位，取坐位，局麻或臂丛麻醉，如损伤时间短（30 min）亦可不施麻醉。令助手双手紧握患者上臂，术者双手紧握腕部及前臂，着力牵引将肘关节屈曲60°～90°，并稍加旋前，常可听到复位响声或复位的振动感。复位成功时关节恢复正常活动，肘部三点关系转为正常。

合并肱骨内上髁撕脱骨折的肘关节脱位，复位方法基本同单纯肘关节脱位，肘关节复位之时，肱骨内上髁通常可得以复位。如果骨折片嵌夹在关节腔内，则在上臂牵引时，将肘关节外展（外翻），使肘关节内侧间隙增大，内上髁撕脱骨片借助于前臂屈肌的牵拉作用而脱出关节并得以复位。若骨折片虽未脱出关节，但仍有移位时，加用手法复位，及在石膏固定时加压塑形，也有如"纽扣"样嵌顿无法复位者，亦考虑手术切开。

对肘关节陈旧性脱位的手法复位，在臂丛麻醉下，做肘部轻柔的伸屈活动，使其粘连逐渐松解，将肘部慢慢伸展，在牵引力作用下逐渐屈肘，患者用双手拇指按压鹰嘴，并将肱骨下端向后推按，即可使之复位。

### （二）固定方法

复位后，检查肘关节自动或被动屈伸是否正常，伸肘0°，屈肘135°，手指能触摸到肩峰，肘后三角正常，即为复位成功。用三角巾悬吊前臂或肘后石膏托固定于屈肘90°～135°位7～10天。解除固定后开始自动伸屈肘关节活动，禁忌粗暴的被动活动，以防止骨化性肌炎的发生。

合并骨折时，骨折局部可用加压垫和小夹板，石膏托固定，固定时间2～3周；或根据骨折愈合情况，解除固定，进行肘关节的自动伸屈活动。一般2～3月后，肘关节功能即可恢复正常。

### （三）功能锻炼

在固定期间即应开始肌肉锻炼，嘱患者做肱二头肌收缩动作，并活动手指与腕部，解除固定后应及早进行肘关节屈、伸和前臂旋转活动。可用中药熏洗、浸泡作为辅助治疗；理疗及体疗也有很大好处，不可请他人强力拉扳，更不可在麻醉下做手法扳正。粗暴动作可以造成肘关节周围更多软组织损伤，有血肿形成，会演变成骨化性肌炎，使关节丧失功能。

### （四）手术治疗

（1）肘关节脱位，无论哪种类型，经手法复位绝大部分均能复位，对于陈旧性肘关节脱位手法不能复位的，可采用切开复位。

（2）切开复位：手术取肘后纵向切口，暴露肘关节后侧，清除关节内血肿、肉芽组织及瘢痕。辨别关节骨端关系加以复位。缝合关节周围组织。为防止再脱位可采用1枚克氏针自鹰嘴至肱骨下端固定，1~2周后拔除。

（俞学子）

## ◎ 右肩袖损伤

### 【基本信息】

姓名：刘×× 性别：男 年龄：53岁

主诉：右肩疼痛4天余。

现病史：患者于4天前出现右肩部疼痛，无肢体麻木、无力，无肩关节弹响、交锁现象，活动后加重，休息后缓解，在家休息后肩关节疼痛缓解不明显，行肩关节MRI示"右肩袖损伤、右肩撞击综合征"，建议住院手术治疗；今为求进一步治疗来我院就诊，门诊医师以"右肩袖损伤、右肩撞击综合征"收入我科治疗。患者自患病以来，神志清，精神可，睡眠差，食欲可，二便正常。

既往史：高血压病病史，口服"氨氯地平"治疗，控制可。

过敏史：无。

### 【查体】

体格检查：T 36.1℃，P 84次/分，R 19次/分，BP 129/91 mmHg。发育正常，营养中等，神志清，精神可，自主体位，查体合作。全身皮肤、黏膜无黄染，浅表淋巴结未触及肿大。头颅无畸形。颈软，颈静脉无怒张，气管居中，甲状腺不肿大。胸廓无畸形，两侧呼吸动度相等，双肺部触觉语颤音正常，无胸膜摩擦感及握雪感。双肺部叩清音，双肺呼吸音清，未闻及干湿性啰音。心前区无隆起，心尖搏动无弥散，未触及细震颤，无心包摩擦感。心界正常。心律齐，各瓣膜听诊区未闻及病理性杂音。腹平坦，腹壁静脉无曲张，无胃肠型及蠕动波。柔软，肝脾肋缘下未触及，全腹无压痛及反跳痛，叩鼓音，肠鸣音正常，腹水征阴性。肛门、直肠及外生殖器未查。

专科检查：右肩部无红肿，无皮肤破溃，局部皮温正常，肱骨大结节处压痛，肩关节主动活动度：前屈60°，后伸10°，外展60°，0°外展抗阻试验阳性，Jobe test阳性，Liftoff test 阳性，Belly-press test 阳性，Hawkins 阳性，Neer 征阳性，肘关节及腕关节自主屈伸活动可，末梢感觉、血运无明显异常。

辅助检查。2021-12-05 肩关节 MRI 检查（图 1-11）：右肩袖损伤，右肩关节积液。2021-12-07 X 线检查（图 1-12）：右侧Ⅱ型肩峰。心电图：窦性心律，未见明显异常。

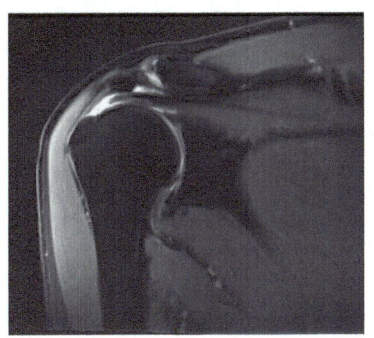

图 1-11　肩关节 MRI

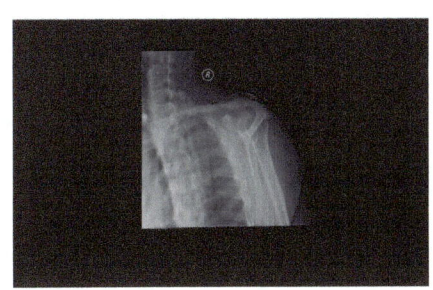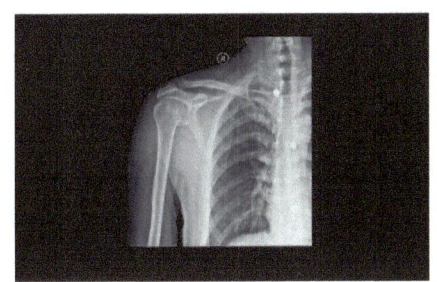

图 1-12　X 线片

【诊断】

诊断：①右肩袖损伤；②右肩撞击综合征；③高血压病。

鉴别诊断如下。

1. 肩周炎

多见于 50 岁左右患者，患者无外伤后，肩关节各个方向活动均受限，MRI 可见关节囊增厚，可与鉴别。

2. 颈椎病

疼痛多位于肩背部，并有上肢麻木、疼痛症状，压头试验及上肢牵拉试验阳性，霍夫曼征阳性，颈椎 MRI 可见颈椎间盘突出，可与鉴别。

【诊疗经过】

入院后完善检查，明确诊断，排除手术禁忌证。行肩关节镜下肩峰成型术+肩袖缝合术；术后外展 30° 制动 6 周，术后复查肩关节功能改善，夜间疼痛消失。术后 1 周内患肢拇、示指麻木，给予营养神经药物，术后影像结果见图 1-13。

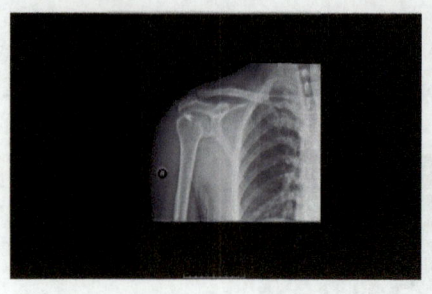
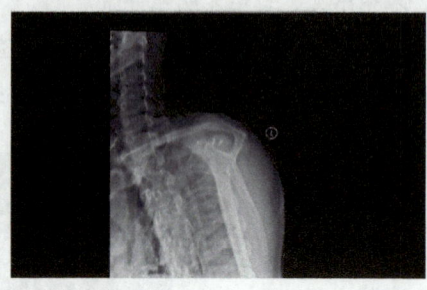

图 1-13 术后影像结果

【出院情况】

患者一般情况可，无胸闷不适，体温正常，诉患肩疼痛较前减轻。查体：患肩外展包固定，轻度肿胀，敷料包扎良好，无明显红肿及异常渗出，末梢血运及感觉正常。嘱患者出院后继续行肩关节康复锻炼，外展包持续佩戴6周，保持患处干洁预防感染，如有不适随时来院就诊。

【总结体会】

肩袖损伤可根据损伤程度、形态及范围分型；根据 MRI 可初步判断为冈上肌腱 U 型全层中损伤；手术方案为内、外排带线锚钉缝合，缝线桥技术固定；术中注意患肢牵拉及灌注压力。术后需制动 4～6 周，避免再撕裂，功能锻炼循序渐进。

（李国强）

## ◎ 右肩关节盂唇 Bankart 损伤

【基本信息】

姓名：罗×× 性别：男 年龄：50岁

主诉：跌伤致右肩部疼痛、伴活动受限1月余。

现病史：患者有"右肩关节反复前脱位"病史3年，于1月余前跌倒在地，致伤右肩部，当时无昏迷，无恶心呕吐，无天旋地转感，无胸腹部疼痛，即觉右肩部剧烈疼痛，在家休息后症状无缓解，遂于 2021-09-18 由家人送至我院门诊就诊，经行右肩 MRI 示："①右肩前下方盂唇撕裂；②考虑右肱骨关节面下骨质缺血、水肿；③右肩峰下间隙、喙突周围间隙、关节下滑膜囊少至中量积液"，当时门诊医师建议患者行关节镜微创治疗，患者及家属表示尚需考虑，现为求进一步治疗，患者于今日再次由家属陪同到我院门诊就诊，门诊医师阅片查体后拟以"右肩关节 Bankart 损伤"收入我科住院治疗，步行入院。现患者神清,精神可,右肩关节隐痛,自觉关节失稳,食纳、睡眠尚可,二便正常。过敏史:无。

【查体】

体格检查:右肩皮肤完整,无方肩畸形,右Bankart点压痛,前惧痛征阳性,Lift off试验可疑阳性,Crank test(+)、O'Brein test(+),Neer test(-),Hawkins test(-),Jobe test(-),右肩活动受限,右桡动脉搏动可扪及,患肢远端血运及指动可。

辅助检查:术前影像检查结果见图1-14~图1-16。

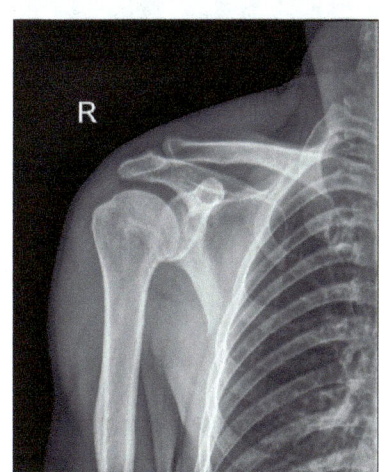
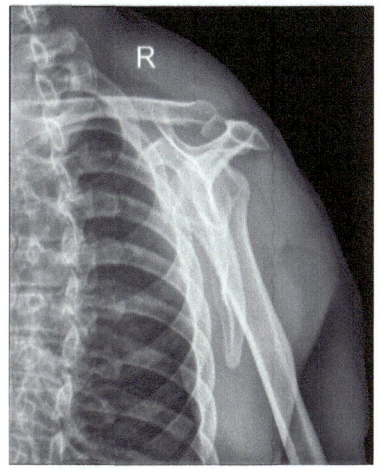

图1-14 术前右肩正侧位X线

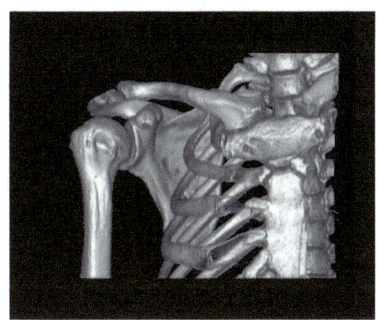
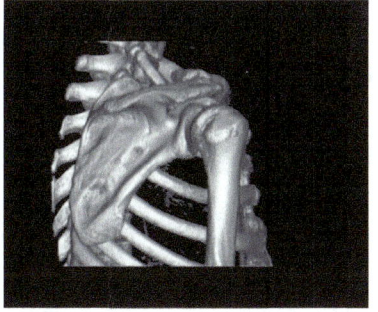

图1-15 术前右肩CT

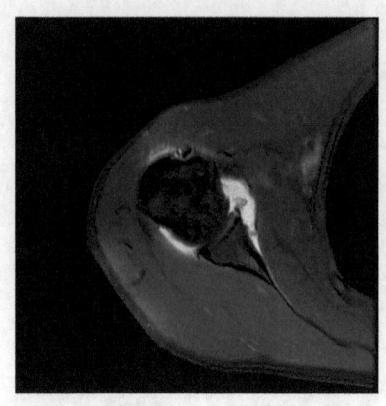
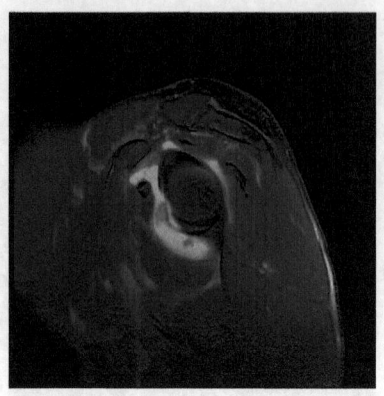

图 1-16　术前右肩 MRI

## 【诊断】

初步诊断：右肩关节 Bankart 损伤。

鉴别诊断如下。

西医鉴别诊断。

1. 本病需与"肩袖损伤"相鉴别

二者均有局部疼痛肿胀，活动受限，区别要点在于肩袖损伤的疼痛点在肩峰处，Neer 征、Hawkins 征、Jobe 征（+），患肢力弱，伴有疼痛弧试验阳性；Bankart 损伤疼痛点在于肩前下方，Crank test（+）、O'Brein test（+），Neer test（-），Hawkins test（-），Jobe test（-），患肢肌力正常，活动无明显障碍，患者往往有肩关节前脱位病史。MRI 片可资鉴别。

2. 本病需与"SLAP 损伤"相鉴别

二者均有局部疼痛肿胀，活动受限，Crank test、O'Brein test 可表现为阳性，区别要点在于 SLAP 疼痛点在结节间沟处，Bankart 损伤疼痛点在于肩前下方，SLAP 患者常有前臂的牵拉史，而 Bankart 患者往往有肩关节前脱位病史。MRI 片可资鉴别。

3. 本病需与"肩关节粘连性滑囊炎"相鉴别

二者均有局部疼痛肿胀，活动受限，区别要点在于肩关节粘连性滑囊炎疼痛点不固定，伴有肩关节的主被动活动受限，Bankart 损伤疼痛点在于肩前下方，患者往往有肩关节前脱位病史，肩关节主被动活动可。MRI 片可资鉴别。

中医鉴别诊断。

1. 需与"骨折"相鉴别

二者均有局部疼痛肿胀，活动受限，区别要点在于骨折疼痛和功能受限较重，且有畸形、异常活动及骨擦音。MRI 片可资鉴别。

## 上肢损伤 第一章

2. 需与"五十肩"相鉴别

二者均有局部疼痛肿胀，活动受限，区别要点在于后者疼痛点不固定，伴有肩关节的主被动活动受限，Bankart损伤疼痛点在于肩前下方，患者往往有肩关节前脱位病史，肩关节主被动活动可。MRI片可资鉴别。

最终诊断：右肩关节Bankart损伤。

【诊疗经过】

入院后完善血常规、生化、凝血、感染等化验，完善右膝DR、MRI等检查，排除手术禁忌证后于全麻下行"右膝关节镜下前交叉韧带重建术"。手术经过如下。

在插管全麻＋右肌间沟麻醉起效后，患者取左侧卧位，患肢斜向上45°持续牵引，牵引重量为5 kg。术中控制性降压，收缩压控制在90～100 mmHg。常规消毒铺无菌巾，作肩关节后侧、前上及前下入路切口各1 cm，向盂肱关节置入关节镜。

首先全面探查盂肱关节，观察是否合并除盂唇Bankart损伤外的其他损伤。根据术中所见，依次清理积血及增生滑膜，使用剥离子充分松解关节盂唇。

在肩盂的前方1、3、5点钟方向分别置入3枚5.0 mm带线锚钉（smith&nephew公司，美国）。使用缝合钩及PDS缝线绕关节囊、盂唇，使用PDS线引导锚钉缝线。缝线布置完成后，利用锚钉缝线将前方盂唇上提复位，必要时使用交换棒辅助复位后再打结固定。

最后常规检查肩峰下间隙，并做相应处理。冲洗肩关节后，关节腔内注射0.5%左旋布比卡因5 mL和曲安奈德注射液5 mg，缝合手术切口，敷料包扎固定。术后复查右肩X线片见图1-17。

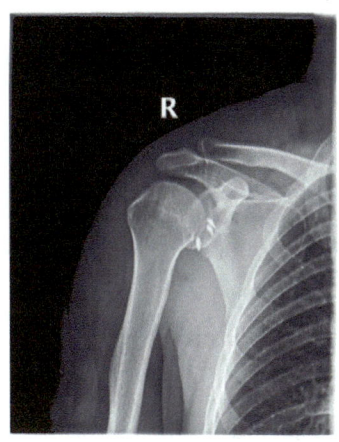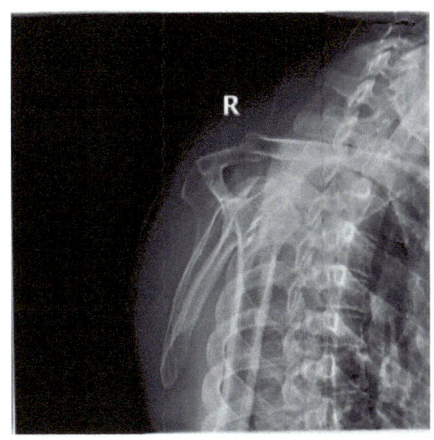

图1-17 术后复查右肩X线片

【出院情况】

术后6天，1类切口甲级愈合，术后2周拆线。出院时患者诉术口疼痛可忍，术后维持肩关节内旋30°、外展前屈45°位支具保护4周。

**【总结体会】**

肩关节是最不稳定及最常脱位的关节之一，占全部关节脱位的50%，一般人群发病率为2%[1~3]。外伤所致的肩关节前脱位常导致盂肱关节前下方盂唇关节囊盂肱韧带复合体的附着处撕脱性损伤，称为Bankart损伤。

由于肩关节前方的稳定结构损伤，造成肩关节不稳是引起复发性前向不稳定和脱位的重要原因[4~5]。病理改变包括：纤维性Bankart损伤、骨性Bankart损伤、关节囊损伤、HAGL损伤、关节囊过度松弛、Hill-Sachs损伤、肩袖损伤、肩胛骨骨折及肩盂发育不良等，其中最常见的病理改变是关节囊盂唇复合体撕裂[6~8]即纤维性Bankart损伤（本病例属于此类），即盂唇复合体和前下盂肱韧带从肩盂前方附着处撕裂，一道明显的空隙出现在肩胛盂与盂唇之间，并伴前肩胛骨颈部骨膜破裂。

治疗方式包括非手术治疗和手术治疗，非手术治疗适用于初次肩关节脱位、年龄>30岁的肩关节活动较少的患者群体，对于复发性肩关节脱位一般都需手术治疗，特别是运动量大的年轻人，初次脱位伴有明显Bankart损伤也建议积极手术处理[9]，否则会影响对肩关节功能要求高的训练及运动。保守治疗难以恢复正常运动功能，肩关节再发脱位的概率为14%~100%[10]。关节镜下Bankart修补术是目前治疗该类疾病的首选。

本病例患者有"习惯性肩关节脱位病史"，术中见右肩盂前下方盂唇撕裂，关节囊与盂唇分离，前关节囊松弛，未发现有骨性Bankart的存在，故在镜下分别于肩盂的前方1、3、5点钟方向置入带线锚钉缝合，恢复盂唇解剖位置，紧缩前下方关节囊，从而消除病患所在，达到良好的临床疗效。

**【参考文献】**

[1] MCDONALD L S, THOMPSON M, ALTCHEK D W, et al. Double-Row Capsulolabral Repair Increases Load to Failure and Decreases Excessive Motion[J]. Arthroscopy, 2016, 32（11）：2218-2225.

[2] WHEELER J H, RYAN J B, ARCIERO R A, et al. Arthroscopic versus nonoperative treatment of acute shoulder dislocations in young athletes[J]. Arthroscopy, 1989, 5（3）：213-217.

[3] PORCELLINI G, CAMPI F, PALADINI P. Arthroscopic approach to acute bony Bankart lesion[J]. Arthroscopy, 2002, 18（7）：764-769.

[4] 向明, 胡晓川. 肩关节镜技术临床应用的进展与思考[J]. 中国骨伤, 2017, 30（8）：685-688.

[5] COBALEDA ARISTIZABAL A F, SANDERS E J, BARBER F A. Adverse events associated with biodegradable lactide-containing suture anchors[J]. Arthroscopy, 2014, 30（5）：555-560.

[6] 汪宗保, 王予彬. 肩关节微不稳定的病理机制及其诊断与治疗[J]. 中国康复医

学杂志, 2010, 25 (5): 473-475.

[7] PARK I, LEE J H, HYUN H S, et al. Effects of Bone Incorporation After Arthroscopic Stabilization Surgery for Bony Bankart Lesion Based on Preoperative Glenoid Defect Size [J]. Am J Sports Med, 2018, 46 (9): 2177-2184.

[8] 朱以明, 姜春岩, 王满宜. 肩关节相关生物力学介绍 [J]. 中华创伤骨科杂志, 2005, 7 (9): 869-872.

[9] LY JA, COLEMAN E M, KROPF E J. Arthroscopic Double-Row Suture Anchor Repair of Acute Posterior Bony Bankart Lesion [J]. Arthrosc Tech, 2016, 5 (4): e839-e843.

[10] SKUPIŃSKI J, PIECHOTA M Z, WAWRZYNEK W, et al. The Bony Bankart Lesion: How to Measure the Glenoid Bone Loss [J]. Pol J Radiol, 2017, 82: 58-63.

（叶阮炷）

## ◎ 左肱骨髁上骨折

### 【基本信息】

姓名：古××　　性别：女　　年龄：8岁

主诉：跌伤致左肘部肿痛、畸形，伴活动受限半天。

现病史：患者于半天前摔倒在地，左肘部先着地，当即觉左肘部剧痛，继见肿胀，活动受限，当时无昏迷呕吐，无发热恶寒，无胸痛胸闷等不适，在家休息后症状不能缓解，遂于今日由家人陪同到我院门诊就诊，行X线检查示："左肱骨髁上骨折"，现为求进一步治疗，门诊医师查体、阅片后拟诊"左肱骨髁上骨折"收入我科住院治疗。现患者神清，精神可，表情痛苦，左肘部肿痛明显，活动受限，纳可眠差，二便正常。

过敏史：无。

### 【查体】

体格检查：左肘关节皮肤完整，肿胀明显，未见散在皮下瘀斑及张力性水泡，局部压痛敏锐，可扪及骨擦感，左肘关节功能障碍，左肘关节未见弹性固定，左桡动脉搏动可扪及，远端血运及指动可。

辅助检查：术前左肘X线片结果见图1-18。

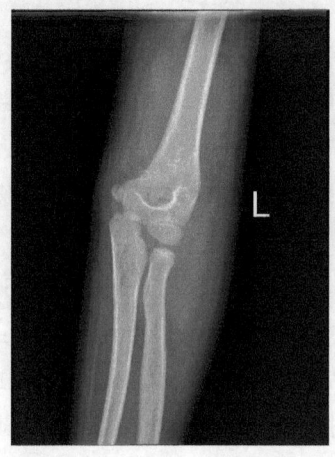
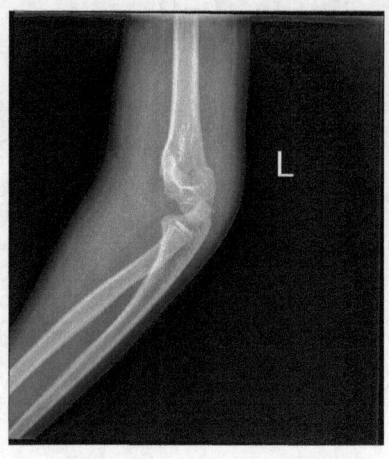

图 1-18 术前左肘 X 线片

## 【诊断】

初步诊断：左肱骨髁上骨折。

鉴别诊断如下。

西医鉴别诊断。

1. 需与"肘关节脱位"相鉴别

本病有明显骨擦感、局部压痛及纵向叩击痛敏锐，左肘关节无弹性固定，肘后三角关系正常，结合 X 线片可资鉴别。

2. 需与"单纯软组织挫伤"相鉴别

本病有明显骨擦感、局部压痛及纵向叩击痛敏锐，结合 X 线片可资鉴别。

中医鉴别诊断。

1. 需与"脱位"相鉴别

本病有明显骨擦感、局部压痛敏锐，左肘关节无弹性固定，肘后三角关系正常，结合 X 线片可资鉴别。

2. 需与"筋伤"相鉴别

本病有明显骨擦感、局部压痛及纵向叩击痛敏锐，结合 X 线片可资鉴别。

最终诊断：左肱骨髁上骨折。

## 【诊疗经过】

入院后完善血常规、生化等化验，完善左肘关节 DR 等检查，在病房床旁行"左肱骨髁上骨折手法闭合复位＋夹板外固定术"。复位后影像结果见图 1-19～图 1-21。

手术经过如下。

局部麻醉以部分缓解复位时产生的疼痛，减少因牵引刺激引起的肌肉保护性痉挛，以利于复位。

在 C 形臂 X 线监视下，与助手分别握住患儿前臂远端及中上段，屈肘并前臂旋后位或中立位对抗牵引。双手拇指顶压骨折远端，余指按压近端，环抱住骨折部。在牵引力加大的同时，依次纠正旋转、侧方、前后移位，注意在纠正前后移位时，应保证内外侧方的整复未再移位。X 线透视满意后，旋后位屈肘并超肘关节小夹板外固定。

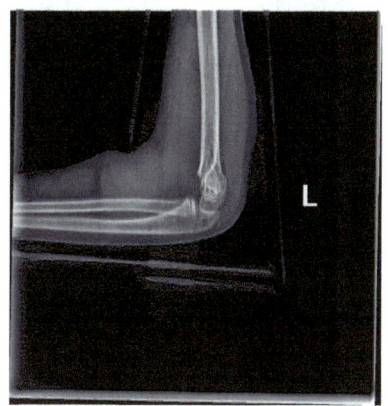
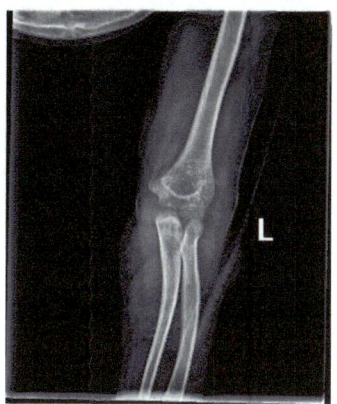

图 1-19　复位后即时复查左肘正侧位 X 线片

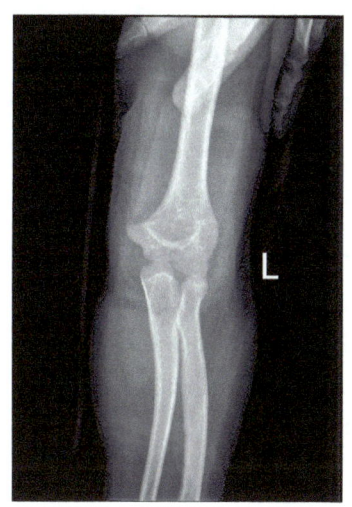
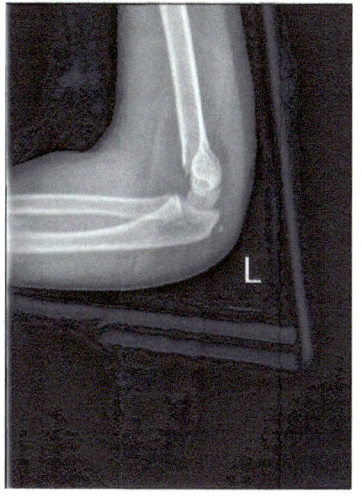

图 1-20　复位后 1 周复查左肘正侧位 X 线片

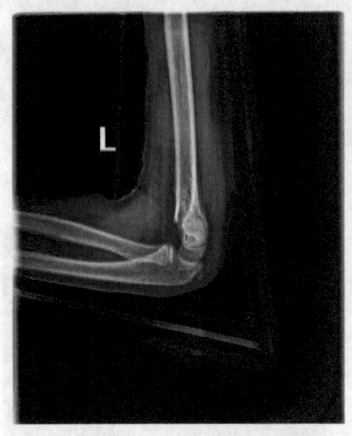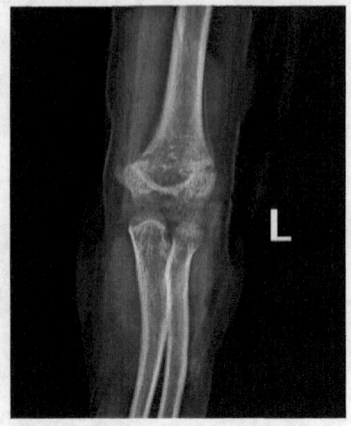

图1-21 复位后半个月复查左肘正侧位X线片

【出院情况】

复位后5天出院，出院见小夹板固定牢固，患者诉左肘关节肿痛缓解明显。

【总结体会】

肱骨髁上骨折是指肱骨内外髁上方2~3 cm处的骨折，此类骨折多发生于5~7岁的男性儿童，约占90%。其占所有儿童骨折的16%，占儿童肘关节骨折的50%~70%，其中95%为伸直型髁上骨折[1~2]。伸直型骨折多见于年龄较小儿童，屈曲型多见于大龄儿童。与其相关的并发症包括血管神经损伤或血供不足引起的Volkmann综合征以及肘关节功能活动受限或畸形愈合等晚期表现[3]。目前针对儿童肱骨髁上损伤有较多的治疗措施，主要根据Gartland分型[4]来指导临床治疗，①移位或没有移位的肱骨髁上骨折；②开放性或闭合性肱骨髁上骨折；③简单或复杂性肱骨髁上骨折（伴或不伴神经血管损伤）；④伸直型（95%）和屈曲型肱骨髁上骨折（5%）。

目前，肱骨髁上骨折的治疗方法多种多样，主要包括闭合复位石膏外固定、尺骨鹰嘴的持续牵引、闭合复位克氏针内固定术以及切开复位内固定术等治疗方法，现临床中多根据Gartland分型来指导儿童肱骨髁上骨折的治疗[5~6]。

Gartland Ⅰ型为无移位或轻度移位（<2 mm）的骨折，大多数研究者认为可采用过肘关节的夹板或管型石膏固定3周，应避免肘关节处于过度屈曲位，预防骨筋膜室综合征的发生。

Gartland Ⅱ型骨折常采取闭合复位，且复位后肘关节需维持在90°以下，但有时为维持骨折块的稳定性，肘关节需高度屈曲位进行固定。

Gartland Ⅲ型骨折可能会合并有神经血管的损伤，常需24小时内紧急处理，闭合复位经皮克氏针固定是治疗此类移位骨折的首选治疗方法，且能够明显降低术后肘关节内翻畸形的发生率[7]。

Gartland Ⅳ型骨折是一种需要紧急复位固定的高度不稳定性骨折,要么切开复位固定要么闭合复位固定。在进行内固定时应注意,在一些大龄儿童中的内侧髁有时残留近端骨折块,此时采用内侧克氏针固定无效[8~9]。

本病例患儿属于"左肱骨髁上骨折(Gartland Ⅰ型)",入院后运用中医正骨手法闭合复位骨折端+小夹板外固定,复位后复查X线片提示骨折端复位良好,出院后患儿定期复查,半个月后,再次复查X线片提示骨折端已有骨痂生长,继续予小夹板固定2周,预后良好。

## 【参考文献】

[1] BRAUER C A, LEE B M, BAE D S, et al. A systematic review of medial and lateral entry pinning versus lateral entry pinning for supracondylar fractures of the humerus [J]. J Pediatr Orthop, 2007, 27(2): 181-186.

[2] YOUSRI T, TARASSOLI P, WHITEHOUSE M, et al. Systematic review of randomized controlled trials comparing efficacy of crossed versus lateral K-wire fixation in extension type Gartland type Ⅲ supracondylar fractures of the humerus in children [J]. Ortop Traumatol Rehabil, 2012, 14(5): 397-405.

[3] 周根欣,詹振宇,章善富. 小儿肱骨髁上骨折肘内翻预防[J]. 中国骨伤, 2007, 20(8): 515-516.

[4] ANJUM R, SHARMA V, JINDAL R, et al. Epidemiologic pattern of paediatric supracondylar fractures of humerus in a teaching hospital of rural India: A prospective study of 263 cases [J]. Chin J Traumatol, 2017, 20(3): 158-160.

[5] OMID R, CHOI P D, SKAGGS D L. Supracondylar humeral fractures in children [J]. J Bone Joint Surg Am, 2008, 90(5): 1121-1132.

[6] CARRAZZONE O L, BELLOTI J C, MATSUNAGA F T, et al. Surgical Interventions for the Treatment of Supracondylar Humerus Fractures in Children: Protocol of a Systematic Review [J]. JMIR Res Protoc, 2017, 6(11): e232.

[7] 张天久,俞松,杨小红. 儿童肱骨远端骨折致肘内翻形成原因的探讨[J]. 中国骨与关节杂志, 2015(6): 473-476.

[8] 张德洲,易雪冰,钟鉴,等. 儿童肘关节损伤致肘内翻畸形机制探讨[J]. 中国骨伤, 2010, 23(1): 39-41.

(叶阮娃)

## ◎ 肱骨近端骨折

【基本信息】

姓名：董×× 性别：男 年龄：63岁

主诉：外伤致左肩部疼痛伴活动受限6小时。

现病史：患者于6小时前外伤致左肩部疼痛伴活动受限，否认昏迷史，否认胸闷、气促史，否认咳嗽咳痰史。左肩关节CT（2021-11-18，本院）提示：左肱骨大结节骨折。为求进一步诊治，拟"左侧肱骨大结节骨折"收入我科。

过敏史：无。

【查体】

体格检查：T 36.0℃，P 80次/分，R 18次/分，BP 126/71 mmHg。神志清，脊柱正中无侧弯，颈部活动可。胸廓无畸形，挤压试验阴性，骨盆挤压分离试验阴性。左肩部压痛阳性，活动受限，其余肢体感觉活动正常，病理征未引出。VTE评分2分。

辅助检查：左肩关节CT（2021-11-18，本院）提示：左肱骨大结节骨折。

术前影像结果见图1-22。

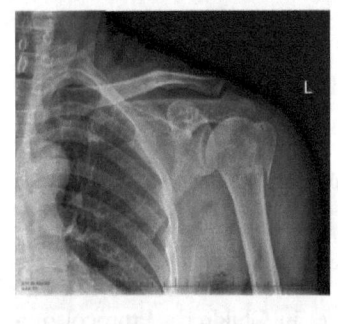
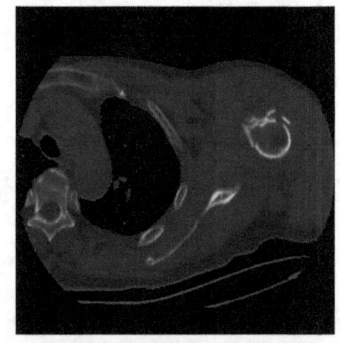
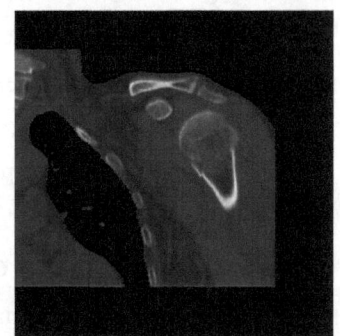
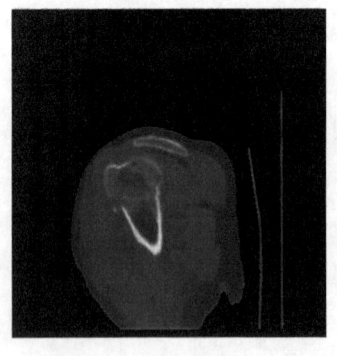
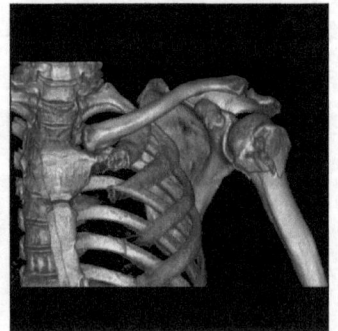
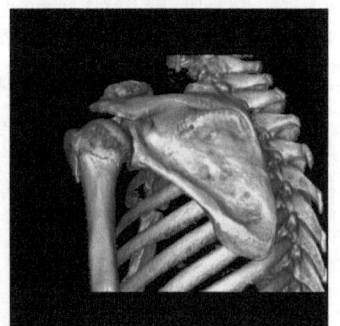

图1-22 术前影像结果

# 上肢损伤 第一章

【诊断】

左侧肱骨近端骨折（Neer 3 型）。

【诊疗经过】

手术经过：患者沙滩椅位，麻醉满意后，常规消毒铺巾；取右上臂前外侧长约 13 cm 的纵向切口，依次切开皮肤、皮下组织、筋膜，分离显露胸大肌和三角肌，游离暴露头静脉，于胸大肌三角肌间隙入路，并以骨剥钝性分离显露骨折端，见左侧肱骨近端 3 部分骨折，将骨折断端予以复位，并用 2 枚克氏针临时固定，基本达到解剖复位后，用一块肱骨近端金属锁定板固定，并依此拧入 9 枚螺钉，C 臂机透视见骨折复位满意、内置物固定牢靠，反复碘酊、生理盐水冲洗伤口，放置负压引流管，清点器械、纱布无误，逐层缝合筋膜、皮下组织、皮肤。无菌敷料外包，术毕。麻醉满意，手术顺利，术中出血约 200 mL，患者神志清醒，生命体征平稳，术后安返病房。术后复查影像结果见图 1-23。

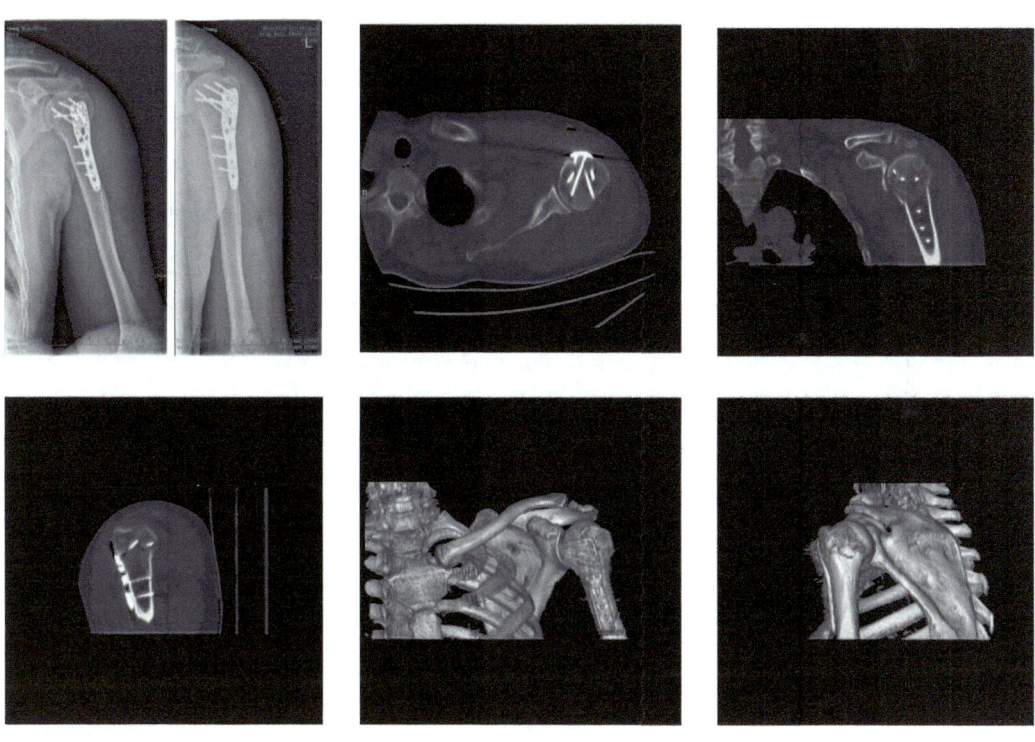

图 1-23 术后复查影像结果

【出院情况】

患者恢复良好，切口Ⅰ/甲愈合，指导患者术后早期积极活动指关节和腕关节，注意进行上肢和肩关节的肌肉力训练和关节活动度训练。

## 【总结体会】

肱骨近端骨折在老年骨质疏松性人群中较为常见,较轻微的外伤即可引起骨折。年轻患者多为高能量损伤。上述两类人群处置方式不同,治疗决策取决于骨折类型,医师的临床实践,患者的一般情况及内科并发症。肱骨近端骨折的评估需包括详细的病史,体检结果,包括皮肤、血管神经、三角肌功能等情况。影像学X片对诊断帮助较大。Neer推荐肩胛骨前后位片和腋位片来评估骨折。但需要注意的是,单纯的影像学X片有时会过分低估患者的骨折的严重程度,需结合CT和三维重建来获取骨折进一步的情况。MRI可帮助评估可疑肱骨大结节骨折。

肱骨近端保守治疗方案包括肩关节支具制动。其适应证为成角小于45°,骨折移位小于1 cm。有报道36/64例患者经保守治疗后功能恢复良好,其中骨折无移位的病例功能恢复最好。他们认为肩关节多轴的运动方向使得对肱骨近端骨折,即便保守治疗后骨折畸形愈合,也仍可能保留较好的关节功能,关节功能的保留程度和影像学上的骨折畸形愈合程度并不存在对应关系。约20%的肱骨近端骨折需要手术治疗。包括复杂的骨折,漂浮肩,肱骨头劈裂骨折,血管损伤及病理性骨折。对以下5种情况手术治疗获益较大:①骨折合并大转子移位超过1 cm;②肱骨头-干二、三部分骨折及干骺端粉碎骨折;③骨折内翻或外翻畸形超过30°;④骨折脱位;⑤骨折,关节面骨折块和结节相连移位等病例手术治疗可以获得收益。在一项比较手术和非手术治疗肱骨近端骨折的随机对照研究中,发现手术治疗后患者的生活质量和肩关节功能均有所提高;但是相对应的并发症发生率也高达30%。在一项比较非手术治疗和锁定板治疗的队列研究中发现在非手术治疗组ASES评分和肩关节活动范围更好,此外,在手术治疗组,所需要的手术次数往往大于人均一次。对比手术和保守治疗的研究发现,手术治疗在伤后3月时疼痛控制更好,而在伤后6月和12月时,疼痛相似。手术治疗组内翻畸形更少。

肱骨近端骨折治疗是临床中较为常见的疾病。新的手术技术和更好的设备可以为患者的治疗提供更佳的方案。部分这类骨折的患者保守治疗也可以获得较好的疗效。手术治疗的目的是缩短患者的制动时间,但手术治疗也会增加并发症的发生率。每种治疗骨折的方法都有其自身的优点和缺点。仔细的患者手术适应证规划、对损伤机制充分的认识和合理的术后康复锻炼等措施会改善这一骨折的预后。

(俞学子)

## ◎ 左肘关节恐怖三联征

### 【基本信息】

姓名:陈×× 性别:男 年龄:38岁

主诉:跌伤致左肘关节肿痛,活动受限4天。

现病史：患者于4天前摔倒在地，左肘部先着地，当即觉左肘关节剧痛，继见肿胀，活动受限，当时无昏迷呕吐，无发热恶寒，无胸痛胸闷等不适，在家休息后症状不能缓解，遂由家人陪同到外院住院治疗，期间行CT片示："左尺骨鹰嘴及冠突、左桡骨小头骨折"，后患者因个人原因于今日转致我院门诊就诊，门诊医师查体、阅片后拟诊"左尺骨鹰嘴及冠突、左桡骨小头骨折"收入我科住院治疗。现患者神清，精神可，表情痛苦，左肘部肿痛明显，局部皮下瘀斑，活动受限，纳可眠差，二便正常。

过敏史：无。

【查体】

体格检查：左肘关节皮肤完整，肿胀明显，可见散在皮下瘀斑及张力性水泡，局部压痛敏锐，可扪及骨擦感，左肘关节功能障碍，左肘关节未见弹性固定，左桡动脉搏动可扪及，远端血运及指动尚可。

辅助检查：术前影像结果见图1-24、图1-25。

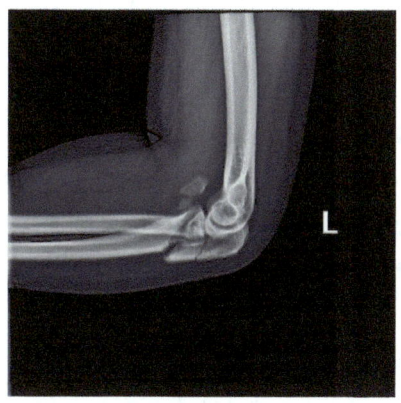
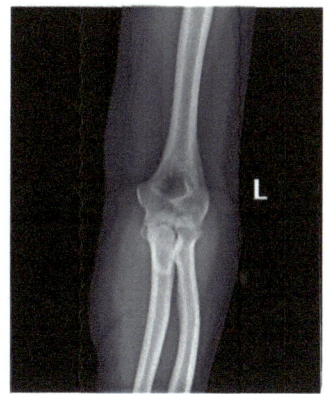

图1-24　术前左肘正侧位X线片

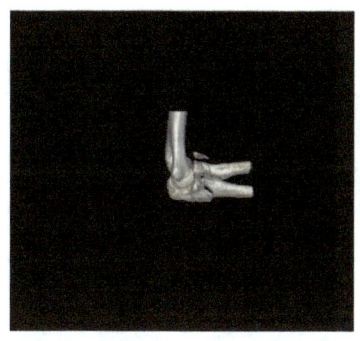
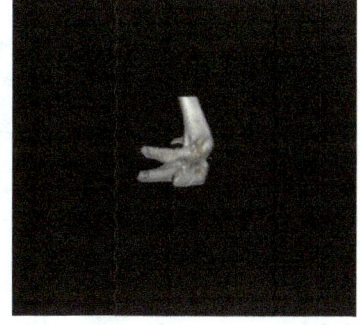

图1-25　术前左肘关节CT

## 【诊断】

初步诊断：左肘关节恐怖三联征。

鉴别诊断如下。

西医鉴别诊断：需与"左肘关节单纯软组织挫伤"相鉴别，本病有明显骨擦感、局部压痛及纵向叩击痛敏锐，结合X线片、CT片可资鉴别。

中医鉴别诊断：需与"筋伤"相鉴别，本病有明显骨擦感、局部压痛及纵向叩击痛敏锐，结合X线片、CT片可资鉴别。

最终诊断：左肘关节恐怖三联征。

## 【诊疗经过】

入院后完善血常规、生化、凝血、感染等化验，完善左肘关节DR、CT等检查，排除手术禁忌证后于全麻下行"左肘恐怖三联征切开复位内固定术"。

手术经过如下。

在左臂丛神经麻醉后，患者取仰卧位，患肢外展于侧台或放于胸前，上止血带，常规消毒铺巾，粘贴护皮膜。依次切开皮肤、皮下组织、浅深筋膜，显露冠状突、前关节囊、桡骨头、外侧副韧带和伸肌总腱起点。

冠状突骨折：从后侧入路，翻开尺骨鹰嘴骨折块，显露冠状突骨折块，复位骨折块后使用2枚埋头钉固定；桡骨小头骨折：取肘关节外侧入路，先从肘肌与尺侧腕伸肌间隙进入，切开关节囊，清理关节，桡骨小头骨折块较小，予部分摘除；尺骨近端骨折：取肘关节后侧入路，以钢板螺钉固定尺骨鹰嘴复位固定后C型臂X线机透视见骨折复位良好，内固定物位置满意。

冲洗切口，逐层缝合，并修复外侧副韧带和伸肌总腱起点。再次测试肘关节稳定，左肘关节被动活动良好后，未再修复肘内侧副韧带。患者术中生命体征稳定，术后安返病房。术后复查影像结果见图1-26至图1-28。

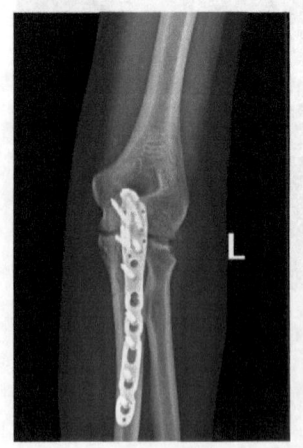 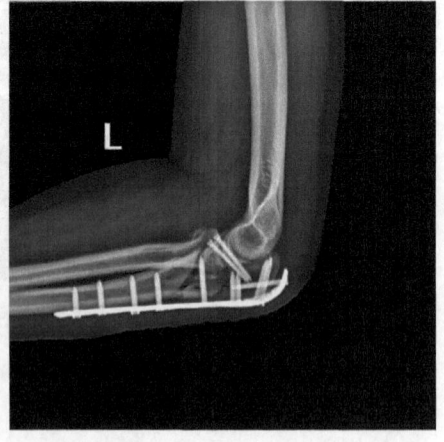

图1-26 术后第2天复查左肘正侧位X线

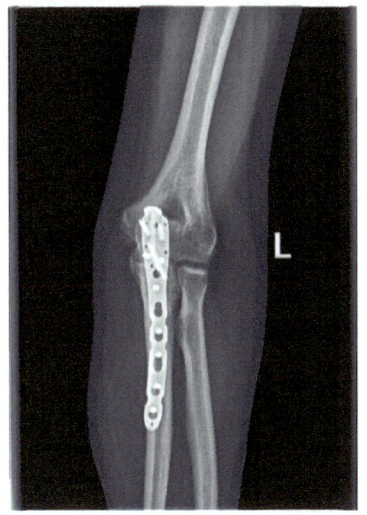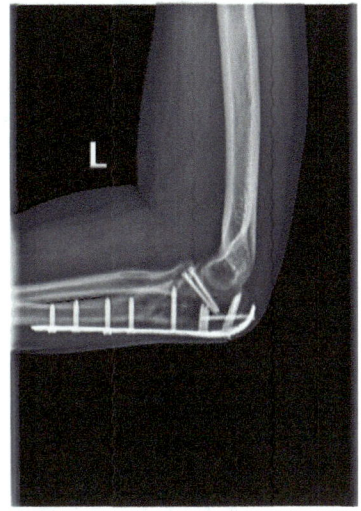

图 1-27　术后第 3 个月复查左肘正侧位 X 线

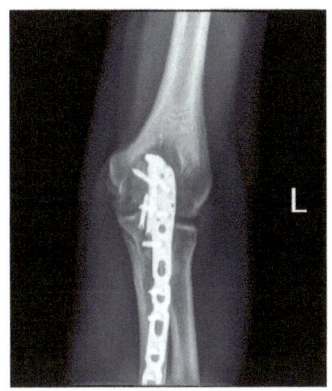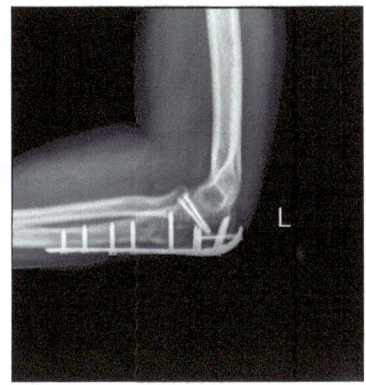

图 1-28　术后第 6 个月复查左肘正侧位 X 线

## 【出院情况】

术后 2 周，1 类切口甲级愈合，拆线出院。患者诉左肘关节肿痛缓解明显，活动自如，术后第 2 天即可屈伸左肘关节。

## 【总结体会】

肘关节复杂性损伤多由于车祸伤、摔伤等高能量所致，肘关节脱位、尺桡骨骨折等同时易累及关节软组织损伤。Hotchkiss[1]首次对肘关节后脱位合并尺骨冠状突骨折、桡骨头骨折的肘关节损伤命名为恐怖三联征（terrible triad of elbow）损伤，是肘关节损伤最严重之一，是创伤骨科救治中的难点。

肘关节恐怖三联征受伤的机制[2~3]常是由于手臂处于伸展位时摔落所致，后方暴力作用于肘部，损伤程度与所受暴力程度密切相关，轻微暴力可只导致肘关节后脱位伴外侧副韧带及关节囊损伤，而肘关节恐怖三联征即肘关节骨折脱位合并桡骨头骨折及冠状突骨折往往是严重暴力所致。暴力作用下，尺骨因杠杆作用与滑车分离，继而前关节囊和侧副韧带张力升高甚至失效。

恐怖三联征因骨折不稳定，复杂性高，故一般认为手术治疗为首选的治疗方式，且该骨折损伤涉及冠状突、桡骨头、肱骨远端、肌腱及韧带等多个结构，所以在手术切口选择、骨折复位固定及各结构修复等方面要根据具体病情有做慎重选择。肘关节恐怖三联征手术治疗的原则主要基于两个主要目标：①修复维持肘关节稳定型的骨性结构；②修复桡侧副韧带[5~7]。2004年Pugh和McKee等[5~7]提出了肘关节恐怖三联征的手术治疗规范。从外侧切口对冠突骨折、桡骨头骨折和外侧副韧带断裂进行序贯修复，获得了良好的治疗效果。于连祥等[8]的回顾性研究表明影响肘关节"恐怖三联征"治疗效果的因素与治疗方法、手术时机、骨折类型、手术入路、患肢制动时间相关且有统计学意义。故临床上应予以积极尽早手术治疗，尽可能地恢复其骨性解剖结构、修复关节囊及侧副韧带，恢复肘关节的稳定，且术后尽早功能锻炼，才能最大限度地避免关节僵硬，恢复关节功能，获得良好疗效[9]。

本病例患者属于"左肘关节恐怖三联征"，术中见冠状突、桡骨小头及尺骨鹰嘴骨折，首先复位及固定冠状突，恢复肘关节前方稳定，然后去除桡骨小骨块，并检查肘关节外侧稳定性，最后复位内固定尺骨鹰嘴骨折。再次检查肘关节的稳定性及被动活动度，术后第二天开始功能锻炼。出院后患者定期复查，术后半年，复查X线片提示骨折愈合良好，同时患者左肘关节活动良好，已可从事简单的劳作，患者对手术效果相当满意。

## 【参考文献】

[1] XIAO K, ZHANG J, LI T, et al. Anatomy, definition, and treatment of the "terrible triad of the elbow" and contemplation of the rationality of this designation [J]. Orthop Surg, 2015, 7（1）: 13-18.

[2] 张世民，祝晓忠，黄轶刚，等. 肘关节恐怖三联征的分类亚型及临床意义 [J]. 外科研究与新技术, 2012, 1（1）: 69-75.

[3] HOTCHKISS R N. Displaced Fractures of the Radial Head: Internal Fixation or Excision? [J]. J Am Acad Orthop Surg, 1997, 5（1）: 1-10.

[4] ÁLVAREZ MUÑOZ M, PARDO GARCÍA JM, GARCÍA LAMAS L, et al. Protocolised surgical treatment of terrible triad of elbow. Results and complications [J]. Rev Esp Cir Ortop Traumatol (Engl Ed), 2019, 63（4）: 281-288.

[5] MCKEE M D, PUGH D M, WILD L M, et al. Standard surgical protocol to treat elbow dislocations with radial head and coronoid fractures. Surgical technique [J]. J Bone Joint Surg Am, 2005, 87 Suppl 1 (Pt 1): 22-32.

[6] RING D, JUPITER J B, ZILBERFARB J. Posterior dislocation of the elbow with

fractures of the radial head and coronoid [J]. J Bone Joint Surg Am, 2002, 84（4）：547-551.

［7］PUGH D M, WILD L M, SCHEMITSCH E H, et al. Standard surgical protocol to treat elbow dislocations with radial head and coronoid fractures [J]. J Bone Joint Surg Am, 2004, 86（6）：1122-1130.

［8］于连祥, 丁晓琳, 刘庆鹏, 等. 影响肘关节恐怖三联征治疗效果的因素分析[J]. 中国矫形外科杂志, 2013, 21（12）：1190-1194.

［9］蒋协远, 查晔军. 肘关节"三联征"的诊断和治疗[J]. 中华肩肘外科电子杂志, 2014（1）：10-15.

（叶阮烇）

# ◎ 尺、桡骨骨折

## 【基本信息】

姓名：王×× 性别：男 年龄：12岁

主诉：外伤致右前臂疼痛、畸形伴活动受限1小时。

现病史：患者于1小时前因外伤致右前臂疼痛、畸形，活动受限，无头晕头痛，无恶心呕吐，无胸痛腹痛，无意识障碍，急被他人送至我院门诊就治，拍片检查示：右尺桡骨中段骨折。门诊遂以"右尺桡骨骨折"收住院。近来患者精神尚可，睡眠可，食欲可，大便正常，小便正常，体重无明显改变，体力好。既往体质健康。

过敏史：否认食物、药物过敏史。

## 【查体】

体格检查：T 36.5℃，P 80次/分，R 20次/分，BP 100/60 mmHg。神志清楚，仰卧位。全身皮肤黏膜正常无黄染，未见皮下出血点，未见皮疹。全身浅表淋巴结无肿大及压痛。头颅外观无异常，顶枕部可触及头皮下血肿，双侧瞳孔等大等圆，对光反射存在。巩膜无黄染，口唇无发绀，扁桃体无肿大，咽部无充血、水肿。颈软无抵抗，颈静脉无怒张，气管居中，甲状腺无肿大，胸廓对称无畸形，呼吸动度两侧对称，语颤正常，未触及胸膜摩擦感。两肺叩诊呈清音，两肺呼吸音清，未闻及干湿性啰音及胸膜摩擦音。心前区无隆起，心尖搏动正常，未触及震颤及心包摩擦感。叩心脏相对浊音界无扩大及偏移。心律齐，心音无强弱不等，各瓣膜听诊区未闻及病理性杂音，未闻及心包摩擦音。腹部平坦，触全腹柔软，无压痛、反跳痛，全腹未触及包块，肝脾肋下未触及，墨菲征（-）。移动性浊音（-），肝区及双侧肾区叩击痛（-）。肠鸣音正常，3次/分，未闻及振水音及血管杂音。

专科检查：右前臂肿胀、畸形，未见皮肤破损，压痛、叩击痛阳性，可触及骨擦感，闻及骨擦音。肘腕关节因肌肉牵拉疼痛活动受限。桡动脉搏动良好，手指屈伸活动可，感觉无麻木，末梢血运可。

辅助检查：术前本院查X线显示（图1-29），右尺桡骨中段骨折。术前本院查CT（图1-30）显示，右侧尺桡骨中段骨质不连续，骨折两端错位，邻近软组织肿胀。

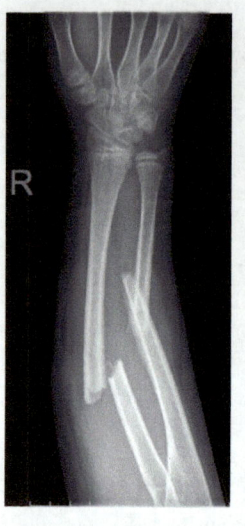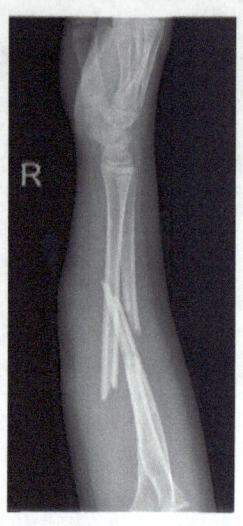

图1-29 术前X线

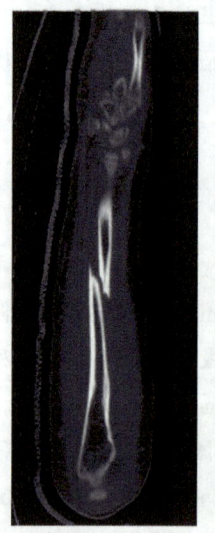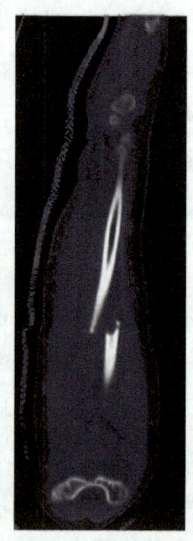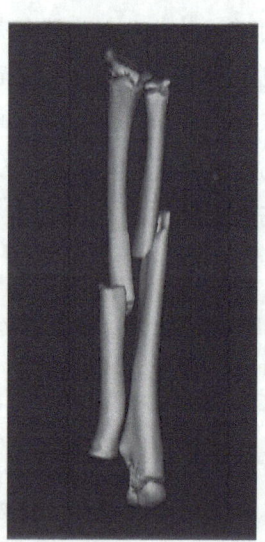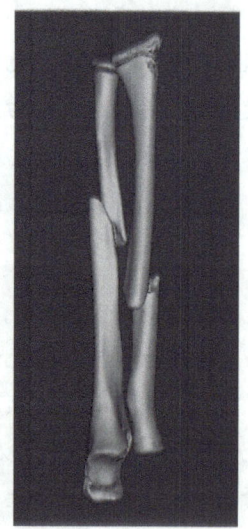

图1-30 术前CT

【诊断】

右尺、桡骨骨折。

## 上肢损伤 第一章

【诊疗经过】

入院后石膏外固定,检查血常规、血生化、心电图、术前八项、CT等;行右尺、桡骨切开复位弹性髓内针内固定术;术后石膏外固定;抗感染、活血化瘀、促进骨折愈合类药物应用及对症处理;卧床休息,适度抬高患肢,配合适度功能锻炼;观察患肢神经支配区感觉、运动情况,对症处理。术后复查影像结果见图1-31、图1-32。

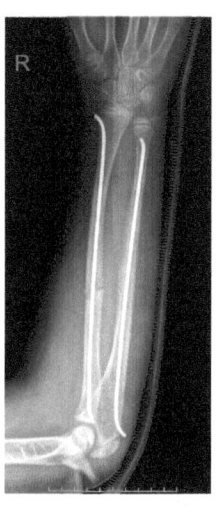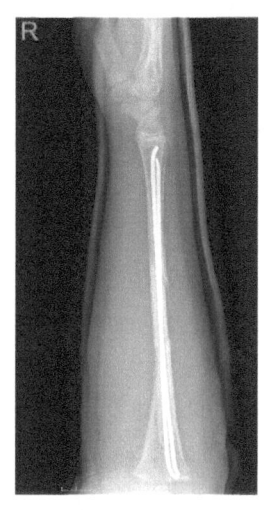

图1-31 术后复查X线

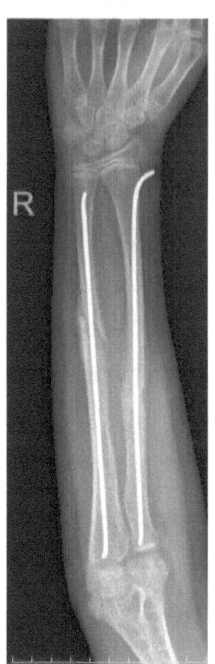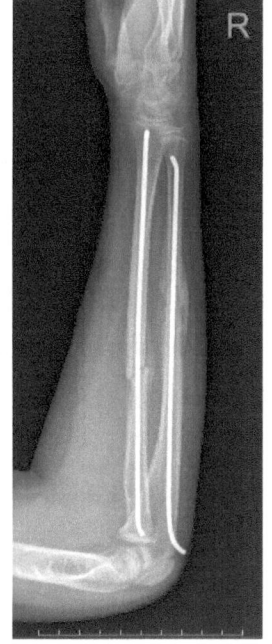

图1-32 术后1月查X线可见骨折断端有连续性骨痂包绕

【出院情况】

患者体温正常，神志清，精神可，一般情况良好，有前臂石膏外固定，松紧度适中，术区切口纱布敷料干燥，切口无红肿，愈合良好，远端末梢血运良好，感觉正常。

【总结体会】

根据患者外伤病史、查体及影像学检查，诊断为右尺、桡骨骨折。CT及X线影像学可看到右侧尺、桡骨中段骨质不连续、断端错位，手术指征明确；术前检查白细胞及淋巴细胞计数及白蛋白及前白蛋白数值正常，血糖在正常范围，行右尺、桡骨切开复位弹性髓内针内固定术。术前完善心、肺等重要脏器功能检查。术前与患者家属充分沟通，详细告知患者病情及手术方案，告知手术风险意外及术后注意事项，康复计划等，减少医患纠纷出现。

在所有骨折类型中，青少年的前臂骨折相对常见。前臂骨干骨折不同于其他部位骨折，前臂具有独特的旋转功能，其功能是旋转手部，并且在旋转时可以重新分布力的方向。这些功能实现要取决于尺桡骨、近端桡尺关节、骨间膜、肌肉和远端桡尺关节之间的协调运动和相互作用。这些单位中任何一个部分的破坏都可能导致前臂旋转功能受限[1]。因此，在治疗原则上，前臂骨干骨折应比其他部位的骨折更加严格，尽量使骨折解剖复位及不破坏前臂软组织，避免影响其旋转功能。在10岁以下的儿童中，骨重塑的潜力较大。然而，随着年龄增长，骨重塑能力的下降，在10岁以上青少年前臂骨干骨折中，采用闭合复位石膏及夹板固定治疗，再次移位的概率很大，因此使治疗变得更加困难，治疗效果往往不理想[2]。

对于前臂骨折无论选择哪种治疗方式，其治疗主要目的都是恢复前臂骨骼的几何形状（长度、旋转和轴向对线）、避免损伤前臂骨间膜及肌肉、术后恢复期允许前臂完全旋前和旋后及解剖复位尺桡骨近端远端关节。钢板固定的优点包括可以直接看到骨折端，可提供刚性固定和解剖复位，允许前臂早期进行无保护活动。这些优势在骨骼成熟或重塑潜力低的患者中尤其有用。对于前臂简单横行骨折，通常可以通过使用钢板内固定实现解剖复位和绝对稳定性。对于斜型骨折，可以用拉力螺钉穿过骨折处用钢板支撑，钢板可以加压并中和穿过骨折部位的额外作用力。前臂骨干横行骨折与斜型骨折一样，单个骨折处只使用单块钢板固定即可。虽然双钢板可以提供更高的绝对稳定性，但往往增加了对周围软组织的破坏[3]。钢板内固定的并发症总体发生率为16.5%～33%[4]。钢板内固定手术方式缺点包括手术切口较大、更昂贵的植入物、骨折端血运破坏严重和增加的止血带时间。钢板内固定并发症主要包括植入物引起的疼痛、骨不连、畸形愈合、神经病变、增生性瘢痕、再次骨折、植入物失效、感染、和腕管综合征等。而且当钢板被移除时，残留的螺钉孔增加了前臂再次骨折的可能性。

弹性髓内针技术符合BO固定理念。即：①在远离骨折部位进行复位，保护骨折局部软组织附着；②不以牺牲骨折处血运来强求骨折处解剖复位；③使用低弹性模量，生物相容性好的内固定材料；④减少内固定物与所固定骨之间的接触面（皮质外和髓内）；⑤尽可能减少手术暴露时间。目前，弹性髓内针为钛制弹性结构和抛物线外形，使其能在前臂骨髓腔内获得三点固定，为骨折断端提供稳定性。固定骨折处弹性髓内钉直径应为髓腔最小直径的40%[5]。

弹性髓内针技术的优点有：①弹性髓内针具有独特的弹性和曲率能够很好地去贴合适应每个骨骼特殊的外形和髓腔内的不同，为骨折断端提供轴向稳定性和一定的抗旋转性能；②弹性髓内针固定不需要破坏骨折处血运，减少了因血运破坏造成骨折延迟愈合概率和血源性感染的风险；③其术后因神经及血管被破坏引起的并发症较少，内固定物容易取出，减少因取出内固定物对患者造成的二次创伤；④因弹性髓内针固定手术切口小，可以改善患者术后护理，减少切口感染等并发症。因弹性髓内针没有锁定和骨折断端加压作用，与钢板相比，其并没有提供足够的骨折端稳定性，有时需要石膏外固定辅助治疗。

髓内针的缺点包括植入物突出皮肤，容易引起针尾刺激征和普遍需要二次手术取出植入物。此外，许多患者在插入髓内针后需要制动数周，而不是像钢板固定后早期恢复活动。对于双骨或单骨的前臂骨折进行弹性髓内针固定，主要问题是固定不充分和复位丢失[6]，青少年相比较于儿童来说，骨质进一步发育，骨密度较高，前臂肌肉组织牵扯力量较大，这些因素都会影响弹性髓内针固定，造成骨折复位丢失[7]。

在使用钢板治疗青少年患者的前臂骨干骨折时，与使用钢板治疗的成人患者相似，特别是对于骨型成熟的儿科患者。钢板固定对楔形骨折和桡骨弓尖骨折比较适用。此外，当考虑到存在筋膜室综合征时，切开复位是有用的，因为该方法可以直接打开相关的筋膜室。钢板的选择主要取决于患者的大小[8]。钢板固定的优点包括可以直接看到骨折以改善复位[9]。钢板固定的优势是提供刚性固定和解剖复位，允许患者早期、无保护活动。它还允许完全矫正旋转不良和恢复桡骨弓。这些优势在骨骼成熟或骨骼将要在1~2年内成熟或没有重塑潜力的患者中尤其有用[10]。

本次手术我们使用弹性髓内针治疗前臂尺、桡骨干双骨折，术后佩戴石膏4周，4周后复查骨折处X线，根据骨折情况拆除石膏，然后嘱患者进行功能锻炼，根据患者愈后情况分析，所有患者均获得良好的恢复，未发生骨延迟愈合和畸形愈合，患者术后前臂旋转功能恢复较好，未发生明显前臂旋转丢失情况。

# 【参考文献】

[1] MARTUS J E, PRESTON R K, SCHOENECKER J G, et al. Complications and outcomes of diaphyseal forearm fracture intramedullary nailing: a comparison of pediatric and adolescent age groups [J]. J Pediatr Orthop, 2013, 33 (6): 598-607.

[2] KAY S, SMITH C, OPPENHEIM W L. Both-bone midshaft forearm fractures in children [J]. J Pediatr Orthop, 1986, 6 (3): 306-3310.

[3] BARTOLOTTA R J, DANIELS S P, VERRET C I, et al. Current Fixation

Options for Elbow, Forearm, Wrist, and Hand Fractures [J]. Semin Musculoskelet Radiol, 2019, 23 (2): 109-125.

[4] PACE J L. Pediatric and Adolescent Forearm Fractures: Current Controversies and Treatment Recommendations [J]. J Am Acad Orthop Surg, 2016, 24 (11): 780-788.

[5] SINIKUMPU J J, SERLO W. The shaft fractures of the radius and ulna in children: current concepts [J]. J Pediatr Orthop B, 2015, 24 (3): 200-206.

[6] PACE J L. Pediatric and Adolescent Forearm Fractures: Current Controversies and Treatment Recommendations [J]. J Am Acad Orthop Surg, 2016, 24 (11): 780-788.

[7] DU S H, FENG Y Z, HUANG Y X, et al. Comparison of Pediatric Forearm Fracture Fixation Between Single- and Double-Elastic Stable Intramedullary Nailing [J]. Am J Ther, 2016, 23 (3): e730-e736.

[8] HERMAN M J, MARSHALL S T. Forearm fractures in children and adolescents: a practical approach [J]. Hand Clin, 2006, 22 (1): 55-67.

[9] ORTEGA R, LODER R T, LOUIS D S. Open reduction and internal fixation of forearm fractures in children [J]. J Pediatr Orthop, 1996, 16 (5): 651-654.

[10] SMITH V A, GOODMAN H J, STRONGWATER A, et al. Treatment of pediatric both-bone forearm fractures: a comparison of operative techniques [J]. J Pediatr Orthop, 2005, 25 (3): 309-313.

（姚帅辉）

# 第二章 下肢损伤

## 第一节 股骨颈骨折

股骨颈骨折是指由股骨头下至股骨颈基底部之间的骨折。多发生于老年人,此症临床治疗存在的主要问题是骨折不愈合及股骨头缺血性坏死。

### 一、诊断

#### (一) 病史

股骨颈骨折多见于老年人,亦可见于儿童及青壮年,女性略多于男性。老年人因骨质疏松、股骨颈脆弱,即使轻微外伤如平地滑倒,大转子部着地,或患肢突然扭转,都可引起骨折。青壮年骨折少见,若发生骨折必因遭受强大暴力如车祸、高处跌下等,常合并他处骨折,甚至内脏损伤。

#### (二) 症状和体征

伤后患髋疼痛,多不能站立或行走,移位型股骨颈骨折症状明显,髋部疼痛,活动受限,患髋内收,轻度屈曲,下肢外旋、短缩。大转子上移并有叩击痛,股三角区压痛,患肢功能障碍,拒触、动;叩跟试验(+),骨传导音减弱。

嵌插型骨折和疲劳骨折,临床症状不明显,患肢无畸形,有时患者尚可步行或骑车,易被认为软组织损伤而漏诊,如仔细检查可发现髋关节活动范围减少。对老年人伤后主诉髋部疼痛或膝部疼痛时,应详细检查并拍摄髋关节正侧位片,以排除骨折。

#### (三) 特殊检查

内拉通(Nelaton)线、布来安(Bryant)三角、舒美卡(Schoemaker)线等均为阳性,Kaplan 交点偏向健侧脐下。

#### (四) 辅助检查

X 线检查可明确骨折部位、类型和移位情况。应注意的是某些线状无移位的骨折在伤后立即拍摄的 X 线片可能不显示骨折,2～3 周再次进行 X 线检查,因骨折部发生骨质吸收,如确有骨折则骨折线可清楚显示。因而临床怀疑骨折者,可申请 CT 检查或卧床休息两周后再拍片复查,以明确诊断。

## 二、分型

按骨折错位程度分为以下几型（Garden 分型）。

### （一）Ⅰ型

不完全骨折。

### （二）Ⅱ型

完全骨折，但无错位。

### （三）Ⅲ型

骨折部分错位，股骨头向内旋转移位，颈干角变小。

### （四）Ⅳ型

骨折完全错位，骨折端分离，近折端可产生旋转，远折端多向后上移位。

## 三、治疗

应按骨折的时间、类型、患者的年龄和全身情况等决定治疗方案。

### （一）非手术治疗

（1）手法复位，经皮空心加压螺钉内固定术。①适应证：Garden Ⅲ、Ⅳ型骨折。②操作方法：新鲜移位型股骨颈骨折，可由两助手分别相向顺势拔伸牵引，然后内旋外展伤肢复位；或屈髋屈膝拔伸牵引，然后内旋外展伸直伤肢进行复位；或过度屈髋、屈膝、拔伸牵引内旋外展伸直伤肢复位；也可先行骨牵引快速复位，复位满意后按前述方法进行固定。

（2）皮肤牵引术。对合并有全身性疾病，不宜施行侵入方式治疗固定的股骨颈骨折，若无移位则可行皮肤牵引并"丁"字鞋保持下肢外展足部中立位牵引固定。

（3）较小儿童选用细克氏针固定骨折，较大儿童可用空心螺钉固定。

### （二）手术治疗

1. 空心加压螺钉经皮内固定

（1）适应证：Garden Ⅰ、Ⅱ型骨折。

（2）操作方法：新鲜无移位股骨颈骨折可在 G 形或 C 形臂 X 线机透视下直接行 2~3 枚空心螺钉内固定。先由助手牵引并扶持伤肢轻度外展内旋，常规皮肤消毒、铺巾、局麻，于股骨大转子下 1 cm 及 3 cm 处经皮做 2~3 个长约 1 cm 的切口，沿股骨颈方向钻入 2~3 枚导针经折端至股骨头内，正轴位透视见骨折无明显移位，导针位置良好，选择长短合适的 2~3 枚空心加压螺钉套入导针钻入股骨头至软骨面下 5 mm 处，退出导针，再次正轴位透视见骨折复位及空心加压螺钉位置良好，固定稳定，小切口缝 1 针，无菌包扎，将患肢置于外展中立位。1 周后可下床不负重进行功能锻炼。

2. 空心加压螺钉内固定

（1）适应证：闭合复位失败或复位不良的各种移位型骨折。

（2）操作方法：取髋外侧切口，显露骨折端使骨折达到解剖复位或轻微过度复位，空心加压螺钉内固定技术同上述。

3. 滑移式钉板内固定

（1）适应证：股骨颈基底部骨折闭合复位失败者或股骨上端外侧皮质粉碎者。

（2）操作方法：取髋外侧切口，加压髋螺钉应沿股骨颈中轴线或偏下置入，侧方钢板螺钉应在3枚以上，为防止股骨颈骨折旋转畸形，可附加1枚螺钉通过股骨颈固定至股骨头内。

4. 内固定并植骨术

（1）适应证：陈旧性股骨颈骨折不愈合，或兼有股骨头缺血性坏死但无明显变形者或青壮年股骨颈骨折移位明显者。

（2）操作方法：可先行股骨髁上牵引，待骨折端牵开后，行手法复位空心加压螺钉经皮内固定（亦可手术时再行复位内固定），再视病情行带旋髂深动脉蒂、缝匠肌蒂的髂骨瓣或带股方肌蒂骨瓣等转位移植术。

5. 截骨术

（1）适应证：陈旧性股骨颈骨折不愈合或畸形愈合，可采用截骨术以改善功能。

（2）操作方法：股骨转子间内移截骨术（麦氏）、孟氏截骨术、股骨转子下外展截骨术、贝氏手术等。但必须严格掌握适应证，权衡考虑。

6. 人工髋关节置换术

（1）适应证：主要适用于60岁以上的陈旧性股骨颈骨折不愈合，内固定失败或恶性肿瘤、骨折移位显著不能得到满意复位和稳定内固定者，有精神疾病或精神损伤者及股骨头缺血性坏死等均可行人工髋关节置换术。

（2）操作方法：全身麻醉或硬膜外阻滞麻醉。手术入路可采用髋部前外侧入路（S-P入路）、外侧入路、后外侧入路等，根据手术入路不同采用相应的体位。对老年患者应时刻把保护生命放在第一位，要细心观察，防治并发症。

### （三）药物治疗

1. 中药治疗

按"伤科三期"辨证用药。早期瘀肿，疼痛较剧，宜活血化瘀，消肿止痛，用桃红四物汤加减，中期痛减肿消，宜通经活络，活血养血，用活血灵汤或舒筋活血汤；后期宜补肝肾，壮筋骨，用三七接骨丸。局部及远端肢体虚肿宜益气通络活血，用加味益气丸，肌肉消瘦、发硬、功能障碍者，宜养血通络利关节，用养血止痛丸。

2. 西药治疗

如手术治疗，术前半小时预防性应用抗生素，术后一般应用3天。合并其他内科疾病应给予对症药物治疗。

### （四）康复治疗

功能锻炼（主动、被动）主要包括以下三方面。

（1）复位固定后即行股四头肌舒缩及膝踝关节的功能活动。

（2）1周后扶双拐下床不负重活动，注意保持外展位。Garden Ⅲ、Ⅳ型骨折可适当延缓下床活动时间。8周后可扶双拐轻负重活动，半年后视病情扶单拐轻负重行走，1年后弃拐进行功能锻炼，并注意定期复查。

（3）股骨颈骨折治疗的主要问题是骨折不愈合及股骨头缺血性坏死，所以中、后期的药物治疗及定期复查尤为重要。要嘱咐患者不侧卧、不盘腿、不内收伤肢。一旦出现股骨头缺血性坏死的征象，即应延缓负重及活动时间。

（何灿杰）

## 第二节　股骨髁上骨折

发生在腓肠肌起点以上 2～4 cm 的股骨骨折称为股骨髁上骨折（supracondylar fractures of femur）。直接或间接暴力均可造成。膝关节强直而骨质疏松者，由于膝部杠杆作用增加，也易发生此骨折。

### 一、病因

本类骨折主要为强大的直接暴力所致，如汽车冲撞、压砸、重物打击和火器伤等。其次为间接暴力所致，如自高处落地、扭转性外力等。好发于 20～40 岁青壮年人。

直接暴力所致骨折多为粉碎性或短斜骨折，而横断骨折较少；间接暴力所致骨折，则以斜行或螺旋形骨折为多见。

### 二、分型

股骨髁上骨折可分为屈曲型和伸直型，而屈曲型较多见。屈曲型骨折的骨折线呈横形或短斜面形，骨折线从前下斜向后上，其远折端因受腓肠肌牵拉及关节囊紧缩，向后移位，有刺伤腘动静脉的可能。近折端向前下可刺伤髌上囊及前面的皮肤。伸直型骨折也分为横断及斜行两种，其斜面骨折线与屈曲型者相反，从后下至前上，远折端在前，近折端在后重叠移位。此种骨折患者，如腘窝有血肿和足背动脉减弱或消失，应考虑有腘动脉损伤。其损伤一旦发生，则腘窝部短时间进行性肿胀，张力极大，伤处质硬，小腿下 1/3 以下肢体发凉呈缺血状态，感觉缺失，足背动脉搏动消失。发现此种情况，应提高警惕，宜及早手术探查。如骨折线为横断者，远折端常合并小块粉碎骨折，间接暴力则为长斜行或螺旋形骨折，儿童伤员较多见。

### 三、临床表现与诊断

#### （一）外伤史

伤者常有明确的外伤史，直接打击或扭转性外力造成，而间接暴力多由高处跌地，足部或膝部着地所造成。

#### （二）肿痛

伤肢由于强大暴力，致使骨折周围软组织损伤亦很严重，故肢体肿胀明显、剧烈疼痛。

#### （三）畸形

伤肢短缩，远折端向后旋转，成角畸形。即使畸形不明显，局部肿胀，压痛及功能障碍也很明显。

#### （四）失血与休克

股骨髁上骨折合并股骨下 1/3 骨折的出血量可为 1000 mL 以上，如为开放性则出血量更大。刚入院的伤员常有早期休克的表现，如精神紧张、面色苍白、口干、肢体发凉、血压轻度增高、脉搏稍快等。在转运过程中处理不当及疼痛，均可加重休克。

#### （五）腘动脉损伤

股骨髁上骨折及股骨干下 1/3 骨折，两者凡向后移位的骨折端均可能损伤腘动脉，腘窝部可迅速肿胀，张力加大。若为腘动脉挫伤，血栓形成，则不一定有进行性肿胀。腘动脉损伤症状可有小腿前侧麻木和疼痛，其下 1/3 以下肢体发凉，感觉障碍，足趾及踝关节不能运动，足背动脉搏动消失。所有腘动脉损伤患者都有足背动脉搏动消失这一特点，因此在骨折复位后搏动仍不恢复者，即使患肢远端无发凉、苍白、发绀、感觉障碍等情况，亦应立即行腘血管探查术。若闭合复位后仍无足背动脉恢复者，是危险的信号。所以不应长时间保守观察，迟疑不决。如腘动脉血栓形成，产生症状有时较慢而不典型，开始足背动脉搏动减弱，最后消失，容易误诊，延误手术时机。

#### （六）合并伤

注意伤员的全身检查，特别是致命的重要脏器损伤者，在休克时腹部外伤症状常不明显，必须随时观察，反复检查及腹腔穿刺，以免遗漏，对车祸、矿井下事故，常为多发性损伤，应注意检查。

#### （七）X 线摄片

对无休克的伤员，首先拍 X 线片，以了解骨折的类型，便于立即做紧急处理。如有休克，需待缓解后，再做摄片。

### 四、鉴别诊断

（1）股骨下端急性骨髓炎：发病急骤、高热、寒战、脉快，大腿下端肿痛，关节功能障碍，早期局部穿刺可能有深部脓肿，发病后 7～10 天拍片，可见有骨质破坏，诊断便可确定。

（2）股骨下端病理骨折：股骨下端为好发骨肿瘤的部位，如骨巨细胞瘤、骨肉瘤等。患者有股骨下端慢性进行性肿胀史，伴有疼痛迁延时间较长，进行性加重，轻微的外伤可造成骨折，X 线片可明确诊断。

### 五、治疗

髁上骨折治疗方法颇多，据骨折类型选择治疗方案如下。

#### （一）石膏及小夹板固定

适用于成人无移位的股骨髁上骨折及合并股骨干下 1/3 骨折的患者。儿童青枝型骨折，可行石膏固定或用四块夹板固定，先在股骨下端放好衬垫，再用 4 根布带绑扎固定夹板，一般固定 6～8 周后去除，练习活动，功能恢复满意。

1. 优点

此法无手术痛苦及其并发症的可能，治疗费用低廉可在门诊治疗。

2. 缺点

①仅适用于无移位骨折及裂纹或青枝骨折。②膝关节功能受限，需一定时间恢复。③可出现压疮，甚则出现腓总神经损伤。

#### （二）骨牵引加超膝关节小夹板固定

此法适用于移位的髁上骨折。屈曲型在手法整复后，行髁上斯氏针骨牵引，膝屈至 100°的位置上，置于托马架（Thomas）或布朗（Braun）架上，使腓肠肌松弛，达到复位，然后外加超膝关节小夹板固定。

伸直型可采用胫骨结节牵引，牵引姿势、位置同上。在牵引情况下，远折段向相反方向整复，即可复位。如牵引后仍不复位，可在硬膜外阻滞麻醉下行手法整复，勿使用暴力，注意腘血管的损伤，如骨折尖端刺在软组织内，可用撬拨法复位后，外加小夹板固定。屈膝牵引 4～6 周，牵引期内膝关节不断地进行功能练习，牵引解除后，仍用夹板或石膏托固定，直至骨折临床愈合。牵引复位时间在 1～7 天内，宜用床边 X 线机观察。

1. 优点

此法优点在于经济、安全、愈合率高，配合早期功能锻炼，减少了并发症。

2. 缺点

伤员卧床时间较长，有时需反复床边透视、复位及调整夹板或压垫，虽不愈合者极少，但畸形愈合者常见。如有软组织嵌入骨折端，则不易愈合。横断骨折可见过度牵引而致骨折端分离，造成延迟愈合。开放性股骨髁上骨折合并腘动脉、腓总神经等损伤则不宜牵引，需行手术治疗，以免加重血管、神经的损伤。

### （三）股骨髁上骨折撑开器固定

本法适用于股骨髁上骨折而无血管损伤者，并且远折段较短，不适宜内固定的伤员。在硬膜外阻滞麻醉下，采用斯氏针，分别在股骨髁及股骨近折段各横穿一斯氏针，两针平行，在针的两侧各安装一个撑开器，然后在透视下手法整复，并调整撑开器的长度，待复位后，采用前、后石膏托固定于屈膝位。如骨折处较稳定，可将撑开器转而为加压，使骨折处更为稳定牢固。固定4～6周后拔针，继续石膏固定，直至骨折临床愈合。若手法整复失败，可考虑切开复位，从股骨下端外侧纵切开，直至骨折端，避开腘血管，整复骨折后，仍在骨折的上、下段穿针，外用撑开器，缝合伤口。

1. 优点

①因髁上骨折的远折段甚短，无法内固定，本法使用撑开器代替牵引，患者可较自由地在床上起坐活动，避免了牵引之苦，是个简单易行的方法。②局部固定使膝关节能早期锻炼避免了关节僵直。

2. 缺点

①此法为单平面固定，不能有效防止旋转，需要辅以外固定的夹板或石膏。②可能发生针眼、关节腔感染。

### （四）切开复位内固定

股骨髁上骨折的治疗主要有两个问题：一为骨折复位不良时，因其邻近膝关节，易发生膝内翻或外翻或过伸等畸形；二为膝上股四头肌与股骨间的滑动装置，易因骨折出血而粘连，使膝关节伸屈活动障碍，尤以选用前外侧切口放置内固定物、术后石膏固定者为严重，因此，切开复位内固定的要求应当是选用后外侧切口；内固定物坚强并放置于股外侧，术后可不用外固定，尽早练习膝关节活动。

1. 槽形角状钢板内固定

本法适用于各型移位骨折。

（1）方法：患者平卧位，大腿下1/3后外侧切口，其远端拐向胫骨结节的外侧。切开髂胫束，在股外侧肌后缘，股外侧肌间隔前方进入。将股外侧肌拉向前，显露股骨髁上骨折及其股骨外髁部，如需要可切开膝外侧扩张部及关节囊，根据标准X线片确定在外髁上与股骨干成直线的槽形角状钢板打入点。先用4 mm钻头钻孔，再用1.5 cm×0.2 cm薄平凿深入扩大，注意使凿进洞方向与膝关节面平行，将备好的槽形角状钢板的钉部沿骨孔扣入。然后将骨折复位，用骨折固定器固定骨折及钢板的侧部（长臂）。在骨折线远侧的钢板上拧入1或2枚长螺丝钉，在骨折近端拧入3～5枚螺丝钉，反复冲洗切口，逐层缝合，包扎。

（2）优点：角状钢板固定股骨髁上骨折或髁间骨折，与直加压钢板固定的生物力学完全不同。直钢板固定者，骨折移位的应力首先加于螺丝钉上，骨折两端的任何折弯力扭曲力，都使钢板上的螺丝钉向外脱出，钢板折弯，内固定失败，此已为临床多例证实。角状钢板则不然，一骨折远端的负重力扭曲折弯力，首先加于角状钢板的髁钉，再通过角部，传达到侧部。钢板将应力分散传递至多枚螺丝钉上，由于应力分散，而钢板及每一螺丝钉所承受的应力较小。股骨髁上骨折的变形，受肌肉牵拉易发生外弓及后弓。负载力及折弯力均使钢板角部的角度变小，使侧部更贴紧骨皮质，不会将螺丝拔出，因而固定牢固，不需外固定，满足了临床膝活动的需要。

（3）缺点：①操作技术要求高，要求钢板钉部与膝关节面平行，同时长臂也要在股骨干轴线上。否则，内固定失败。②角部为应力集中点易出现断裂。③安装不当或金属疲劳易出现膝内翻畸形。④不宜过早负重。

2. 股骨下端内及外侧双钢板固定

（1）适应证：本法适用于股骨髁上骨折其远折段较长者，具体说远折段至少要有固定两枚螺丝的长度，才能应用。如远折段过短采用上述的撑开器固定法。

（2）麻醉与体位：麻醉方法同上，患者侧卧45°位于手术台上伤肢下方置搁腿架，取股骨下端外侧切口时较为方便。若做股骨下端内侧切口，则需将大腿外旋，并调整手术台的倾斜度，暴露亦很清楚。如合并腘动脉损伤需做探查术，可将患者侧卧45°的位置改变为90°的侧卧位，如此腘窝便可充分暴露。

（3）手术方法：切口在股骨下端后外侧，同上方法做一纵向切口，长约14 cm，待进入骨折端后，再做内侧切口，是从股骨内收肌结节处向上沿股内侧肌的后缘延长，约12 cm即可。

从外侧切口开始，切开阔筋膜，经股外侧肌与股二头肌之间进入骨折端，注意避开股骨后侧的腘血管，并妥加保护，防止误伤。内侧切口在股内侧肌后缘分离进入骨折端，骨膜勿过多地剥离。整复骨折后取12 cm以上的6～8孔普通接骨钢板两块，弯成弧形，或取两块髁部解剖钢板，使与股骨下端的弧度相适应，将钢板置于股骨下端的内、外侧，两侧钢板的最下一孔，相当于股骨髁部，由外向内横钻一孔，取70～75 mm的骨栓先行安装固定，然后检查双侧钢板弧度是否与股骨密贴，并加以调整，双侧钢板的最上孔不在同一平面上，因为外侧钢板较直，内侧钢板较弯，所以由外向内钻孔时略斜，即内侧稍低，最好以40～45 mm的短骨栓固定为牢固。其余钉孔，在内、外侧交替以螺丝钉固定。在钢板下端第2孔，因该处股骨较宽，故左、右各以1枚螺丝钉固定，从而制止远折段的旋转移位。缝合两侧伤口不置引流。外加长腿前、后石膏托固定。手术后抬高患肢是必要的，将下肢以枕垫之或以布朗架垫之，有利于静脉回流。另一种情况术后不上石膏托，为对抗股部肌肉的拉力，可行小腿皮肤牵引2～3周后拆除，再以石膏管形固定。术后进行功能锻炼。

（4）优点：手术时钢板的上、下端采用骨栓固定较为牢固，不易松动滑脱，钻孔时方向一定要准确，两个骨栓上、下稍斜，但基本上是平行的。由于钢板在股骨下端的内、外两侧，不影响髌骨的滑动，固定合理，有利于骨折的愈合，最大限度减少伸膝装置的破坏，使关节功能恢复较好。

（5）缺点：①两侧切口创伤较大，钢板取出时亦较费事。②术后需外固定，可致膝关节功能障碍，需较长时间恢复。

## 六、康复指导

双钢板固定术后，从术后 10~14 天拆线后开始，先练习肌肉等长收缩，每小时活动 5 分钟，夜间停止。术后 8~10 周拆石膏，开始不负重练习膝关节活动，每日理疗、热水烫洗或热水浴，主动活动关节。待拍片及检查骨折已临床愈合时，再开始负重练习。骨折处尚未愈合前，做过多的关节活动是不相宜的，因关节活动障碍的伤员做膝关节活动时，会增加股骨下端骨折段的杠杆力，从而影响骨折愈合。当然在固定比较牢固的患者，功能练习并无妨碍。

槽形角钢板固定：术后不外固定，2 周后可逐渐练习膝关节活动。4 周扶双拐不负重下地活动。术后 8 周扶拐部分负重行走。12~14 周在无保护下负重。

## 七、预后

常遗留不同程度的膝关节功能障碍。骨折一般能按期愈合，但骨牵引治疗时骨折端若有软组织嵌入或严重粉碎骨折骨缺损并软组织损伤时，骨折可出现不愈合。骨折合并腘血管损伤时，应检查修复，特别注意血管的损伤，血栓形成时，可出现肢体远端小动脉的栓塞而坏死、截肢。

（何灿杰）

## 第三节 股骨髁间骨折

股骨髁间骨折是股骨远端骨折中损伤最严重、治疗最困难的关节内骨折，常常是一种复合性损伤，对膝关节、髌股关节和伸膝装置有直接损害。往往因膝关节功能障碍或遗留各种并发症（如成角、缩短、感染、骨折不愈合、退行性骨关节炎等）而致病残。因此，Watson-Jones 声称，很少有比股骨下端骨折治疗更困难的损伤。Stewart 等亦言，股骨远端骨折将继续是外科医师的难题。由于治疗效果不满意，所以对骨折的处理有不少争论。

股骨髁部骨折（fracture of femora condyle）对膝关节的影响有二：一为骨折错位关节面不平滑，可导致创伤性关节炎；二为内外髁不均衡致膝内翻或外翻，使下肢轴线失去正常。因此对其处理原则是，解剖复位，牢固内固定，早期活动，防止关节粘连僵硬。

## 一、病因与发病机制

股骨髁部骨折多发生于男性和中老年人。骨折位于股骨下端干骺端松质骨区，常常由于直接暴力的撞击或间接暴力的坠伤所致。外力沿股骨干向下冲击，致使股骨髁部发生劈裂，加上扭转或直接打击而发生骨折多向移位：纵向重叠短缩，侧向分离倾斜，前后成角嵌插，冠状面劈裂移位等，造成了股骨髁面或髌面不平整和膝内外翻畸形。

（1）由于股骨下端周围肌肉力量不平衡，加上暴力的方向不同，容易发生骨折多向移位，尤其是腓肠肌的牵拉，骨折远端常向后移位。

（2）股骨髁间骨折为关节内骨折，对胫股关节、髌股关节、髌上囊、伸膝装置有直接损害。

（3）股骨下端为内外侧副韧带和交叉韧带的附着处，损伤严重时可合并这些韧带的损伤，后方腘窝内的重要血管神经有可能受到骨折刺伤或挤压。

根据骨折X线形态分为单髁骨折、髁间T形骨折和严重粉碎骨折。

Seinsheimer's分类法：分为四型。

Ⅰ型：骨折无移位或骨折块移位不超过2 mm。

Ⅱ型：单纯股骨远端干骺端骨折，未波及髁间窝或股骨髁。①双段骨折。②粉碎性骨折。

Ⅲ型：波及髁间凹的单髁或双髁移位骨折。①内髁移位骨折。②外髁移位骨折。③双髁自股骨干骺端分离。

Ⅳ型：骨折线通过股骨髁的关节面。①骨折线通过内髁（双段或粉碎性）。②骨折线通过外髁（双段或粉碎性）。③较复杂的粉碎性骨折。

## 二、临床表现

股骨髁部骨折系髁关节面以上9 cm内的干骺端骨折，包括髁间、髁上、单髁骨折和骨骺分离。临床表现常常有明显外伤史，膝关节和膝上肿胀，瘀血青紫，功能障碍。有时合并膝关节韧带、半月板损伤。若有腘窝血肿和足背动脉搏动消失，末梢血运障碍时，要考虑腘窝部血管损伤。

## 三、诊断

### （一）外伤史

患者都有明确的外伤史，如高处坠落、煤矿坠井事故；煤矿井下冒顶事故、汽车碾压等。伤者以青、壮年居多，男性多于女性。

### （二）肿胀及关节积血

股骨下段骨折常为巨大的直接暴力所引起，股部肌肉严重挫伤，甚至挫碎，所以大腿下部肿胀明显，有时为健侧的1倍，皮下脂层与筋膜分离，皮下积血并含有脂肪颗粒，皮肤外表似乎完整，但极易坏死，有时软组织触之甚硬。由于髁部骨折致关节积血、腘窝部青紫，有时张力甚大。

### （三）疼痛

此型骨折可有来自关节积血而胀痛，由于肌肉痉挛收缩，可使骨折段突然活动而发生剧烈疼痛。另外由于腘血管部巨大血肿压迫腘血管，产生伤肢远端缺血性疼痛。

### （四）畸形

伤肢大多呈外旋位，外踝接触床面，股骨下端短缩、成角，根据暴力大小可发生不同移位。

### （五）休克

部分伤员因失血量过多可发生休克，加之疼痛、转运等均可加重休克，一般股骨骨折局部血肿，出血量为 1000 mL 以上，如为多发伤失血量更大。但最重要的是休克的早期症状常被忽视，伤者精神紧张、轻度兴奋、面色苍白、口干、烦躁、脉快、血压轻度增高等。如不及时处理，将会导致休克或严重休克的发生。

### （六）多发伤及合并伤

注意检查身体其他处的损伤，尤以致命的内脏破裂及颅脑损伤等，需按缓急轻重分别处理。同时注意合并腘动脉及腓总神经损伤症状。

借助 X 线片提供诊断、治疗依据。

## 四、治疗

股骨髁间骨折系关节内骨折，骨折常为多向移位不稳定。故在治疗时，应该遵循中西医结合治疗骨折的动静结合、筋骨并重的原则，做到良好的对位，可靠的固定和早期膝关节功能锻炼。股骨髁间骨折复位良好的标志：一是髁间关节面平整，上下错位和髁间分离 < 2 mm；二是力线正，避免成角而致膝内外翻畸形。

### （一）超膝关节夹板固定

本法适用于无移位或轻度移位的骨折。无菌操作下抽出关节内积血，加压包扎。两周左右开始膝关节活动。

1. 优点

本法不增加创伤，治疗费用低廉，可在门诊运用。

2. 缺点

本法适应证窄、长时间固定可致膝关节僵硬，固定不当可出现压迫性溃疡或骨折移位。

### （二）冰钳牵引

本法适用于股骨髁间严重的多向移位骨折。先在无菌操作下，抽出关节腔内积血，然后在内外髁中点行冰钳牵引。将小腿置于牵引架上，膝关节屈曲 45° 位，使腓肠肌处于松弛状态，进行手法复位。在牵引下，术者用双手掌扣挤推拉股骨内外髁，使两髁骨折块复位，并同时端提挤按骨折远近端，矫正前后移位和成角。最后施行超膝夹板固定。

1. 优点

本法适应证广泛，无手术痛苦，可在运动锻炼过程中磨造一个新的膝关节平面。

2. 缺点

本法需长期卧床及艰苦的功能锻炼，骨折不能达解剖对位，需向患者及亲属解说清楚并让他们接受。

### （三）切开复位内固定

1. 单髁骨折

内髁或外髁单髁移位骨折，选用膝前内侧或外侧切口，前内侧切口经过髌内侧膝关节囊向下超过关节线。向上经股内侧肌外缘，以显露髁骨折线及髁间凹。外侧切口经髂胫束，远侧超过关节线。除显露髁前面骨折线与髁间凹外，在侧方应显露出髁的后面，清除关节内积血、碎骨片后，在骨折的髁上，拧入一斯氏针，作为杠杆以把持骨折块使其复位，观察髁前面及髁间凹，可以获得解剖复位。以2根克氏针插入将骨折髁与未骨折的髁暂时固定。选择2枚适当长度松质骨螺丝钉，自髁的侧面关节外部分向另一髁拧紧固定，缝合关节。对单髁后部骨折，切口远端应向后转，显露骨折块后，直视下复位，自后向前或相反以松质骨螺丝钉固定。放置负压引流2~3天，术后以石膏托固定膝关节于伸直位2周，拆线后，进行膝关节伸屈活动练习，直至骨折愈合前，患肢不能负重。

2. 髁间Y形或T形骨折

内固定的选择有几种：①以螺栓固定髁间，另以钢板固定髁上骨折。②将螺栓穿过钢板的下端螺孔固定髁间，钢板固定髁上。③用90°左右角状钢板。其髁部固定髁间，侧部钉固定髁上，还可加用螺栓固定髁间骨折。

（1）切口：拟用角状钢板固定者多选外侧切口，以便近侧钢板放置在股骨干外侧，切口远端过关节线后向胫骨粗隆远端。将髌骨向内显露髁间及髁上骨折线，先将髁间骨折复位，以克氏针暂时固定，拧入一枚骨螺栓固定，然后行髁上骨折复位，在Y形骨折，很不稳定的粉碎骨折亦然，先将角状钢板的螺钉打入髁部，加强髁间固定，再将其侧部（骨干部）与股骨干外侧固定，整复骨折拧入螺钉。

（2）术后处理：长腿石膏托固定屈膝20°~30°位，2~4周，骨折线较稳定并复位固定良好者，2周可除去石膏；粉碎骨折不稳定者，4周除去石膏。在床上练习膝关节伸屈活动，骨折完全愈合前，不能负重。

（3）优点：角状钢板固定股髁上骨折或髁间骨折，与直加压钢板固定的生物力学完全不同。直钢板固定者，骨折移位的应力首先加于螺丝钉上，骨折两端的任何折弯力扭曲力，都使钢板上的螺丝钉向外脱出，钢板折弯，内固定失败，此已为临床病例证实。角状钢板则不然，骨折远端的负重力、扭曲折弯力，首先加于角状钢板的髁钉，再通过角部传达到侧部。钢板将应力分散传递至多枚螺丝钉上，由于应力分散，故钢板及每一螺丝钉所承受的应力较小。股骨髁上骨折的变形，受肌肉牵拉易发生外弓及后弓，负载力及折弯力均使钢板角部的角度变小，使侧部更贴紧骨皮质，不会将螺丝拨出，因而固定牢固，不需外固定。

（4）缺点：操作技术要求高，要求钢板钉部与膝关节面平行，同时长臂也要在股骨干轴线上；否则，内固定失败；角部为应力集中点，易出现断裂或金属疲劳；安装不容易，易出现膝内翻畸形；不宜过早负重。

3. 股骨下段内、外侧双钢板双骨栓固定

（1）适应证：本法适用于股骨干下 1/3 粉碎型骨折合并髁间粉碎型骨折者；股骨髁上骨折其远折段较长者亦适用本法；上列骨折为开放性或合并腘血管及腓总神经损伤者。

（2）麻醉与体位：常用硬膜外神经阻滞麻醉，患者侧卧 45° 于手术台上，伤肢下方置搁腿架，做大腿外侧下端切口此卧位较为方便。若做大腿下端内侧切口时，需将大腿外旋，并调整手术台的倾斜度，显露亦可。如合并腘动脉损伤需做探查术，可将侧卧 45° 改变为侧卧 90° 的位置，在骨折固定后，便可进行腘窝探查术。

（3）手术方法：具体方法已于股骨髁上骨折双钢板固定法中叙述，唯一不同之处，即选择钢板时，以 8 孔普通接骨钢板中最长者为佳（14～16cm），原因为适应股骨下 1/3 粉碎骨折范围较广的需要，固定时双侧钢板尽量接近髁部，使最下一孔栓固定时，能同时对髁间骨折起压缩作用。在最上一孔栓固定后，其余各孔均需用螺丝钉固定，在同一平面的相对 2 孔，固定螺丝钉，互相偏斜，便可固定。这对股骨下 1/3 粉碎骨折的固定是较为重要的。如有骨缺损，需取同侧髂骨植骨。

（4）优点：手术时钢板的上、下端采用栓固定，较为牢固，不易松动滑脱，钻孔时方向一定要准确，两个栓上、下稍斜，但基本上是平行的。由于钢板在股骨下端的内、外两侧，不影响髌骨的滑动，固定合理，有利于骨折的愈合，最大限度减少伸膝装置的破坏，使关节功能恢复较好。

（5）缺点：两侧切口创伤较大，钢板取出时亦较费事。螺栓固定两髁时，需注意松紧适应，过紧时骨折部骨质压缩关节不平，过松时，关节面对位不良，易于塌陷。

## 五、康复指导

冰钳牵引超膝关节夹板固定期间进行股四头肌锻炼和膝关节伸屈活动。6 周后解除牵引，继续超膝夹板固定，开始不负重下地活动。至骨折临床愈合后，始可负重和拆除夹板。

很多病例骨折复位不佳，必然导致功能障碍。但有些病例手术固定后，对位对线尚称理想，仍然关节强直。其原因较为复杂，如固定时间过长，一般需 8～12 周的外固定，如愈合较迟或内固定欠佳，固定时间又需增加，必然影响关节功能。外伤或手术对伸膝装置的损伤，切口太近大腿前侧，造成股四头肌粘连。感染亦可造成同样后果，表现关节、肌肉及软组织粘连、挛缩及运动障碍。髁间骨折有时出现髁状突骨折，关节软骨损伤，骨折线就在关节面上，修复的过程必然要产生关节粘连。有些病例经过多次手术；很多患者忽视早期功能锻炼等，都是影响膝关节功能的重要因素。

因此，在固定期内，重视早期功能练习，拆线后开始做股四头肌等长收缩运动，每小时运动5分钟，不固定关节主动活动，促进血液循环，拆除外固定后，行主动不负重练习膝关节屈伸活动，待X线片证实骨性愈合后，方能负重练习。6～12个月后可能达到生活自理的关节活动范围，在0°～80°。一旦处理不当，骨折畸形愈合，关节面不平、增生等，终致膝关节强直而残废。

## 六、预后

骨折处因血运丰富，容易愈合，但因近关节及关节内骨折或治疗等破坏了伸膝装置，关节面不平等因素，可出现创伤性关节炎、膝关节僵硬、强直、骨化性肌炎，畸形愈合等。

（何灿杰）

## 第四节　胫腓骨干骨折

胫腓骨由于部位的关系，遭受直接暴力打击的机会较多，因此胫腓骨骨折在全身长管状骨骨折中最为多见，约占全身骨折的13.7%。其中以胫腓骨双骨折最为常见，胫骨骨折次之，单纯腓骨骨折最少。因胫骨前内侧紧贴皮肤，所以开放性骨折比较多见，有时伴有广泛的软组织、神经、血管损伤，甚至污染严重，组织失活。这给治疗带来了很大的困难，选择一种最好的治疗方法，一直是骨折治疗的研究方向。

### 一、病因与发病机制

#### （一）直接暴力

胫腓骨干骨折多见于交通事故和工伤，可能是撞击伤、车轮碾压伤、重物打击伤。暴力常来自小腿的前外侧，所造成的胫腓骨骨折往往在同一水平面上，骨折线多呈横断形或短斜形，可在暴力作用侧有一三角形的碎骨片。骨折后，骨折端多有重叠、成角、旋转等移位。较大暴力或交通事故伤多为粉碎性骨折，有时呈多段，因胫骨前内侧位于皮下，骨折端极易穿破皮肤，肌肉也会有较严重的挫伤。即使未穿破皮肤，如果挫伤严重，血运不好，亦可发生皮肤坏死、骨外露，容易继发感染。巨大暴力的碾锉、绞轧伤可能会有大面积皮肤剥脱、肌肉撕裂、神经血管损伤和骨折端裸露。

## （二）间接暴力

多为高处坠落、旋转暴力扭伤、滑跌等所致的骨折，骨折线多呈长斜形或螺旋形，胫腓骨骨折常不在同一平面上，即胫骨中下端而腓骨可能在上端，一般腓骨骨折线较胫骨骨折线高。软组织损伤一般较轻，有时骨折移位后骨折端可戳破皮肤形成开放性骨折，这种开放性骨折比直接暴力所造成的污染好得多，软组织损伤轻，出血少。

骨折的移位取决于外力的大小、方向，肌肉收缩和伤肢远端重量等因素。暴力较多来自于小腿的外侧，因此可使骨折端向内侧成角，小腿的重力可使骨折端向后侧倾斜成角，足的重量可使骨折远端向外旋转，肌肉收缩又可使两骨折端重叠移位。儿童胫腓骨骨折遭受的外力一般较小，而且儿童的骨皮质韧性较大，多为青枝骨折。

## 二、分类

对骨折及伴随软组织损伤的范围和类型进行分类可以让医生确定最佳的治疗方案，也可使医生能够追踪治疗的结果。

胫骨骨折的 OTA 分型：胫骨骨折分为 A、B、C 三大型，每型又分为三种亚型（图 2-1）。

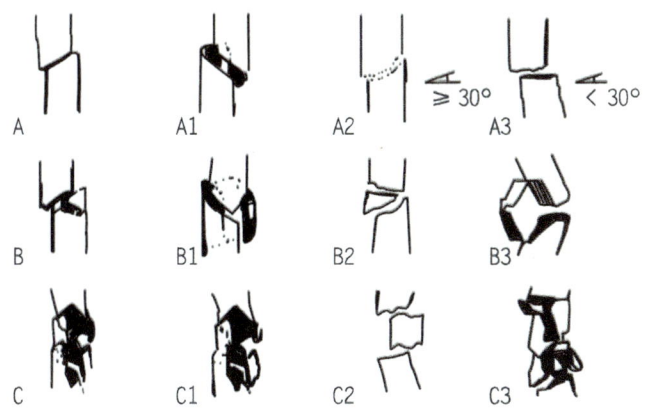

图 2-1 胫骨骨折 OTA 分型

### （一）A 型

A1：简单骨折，螺旋形。

A2：简单骨折，斜形（成角大于或等于 30°）。

A3：简单骨折，横形（成角小于 30°）。

### （二）B 型

B1：蝶形骨折，蝶形块旋转。

B2：蝶形骨折，蝶形块弯曲。

B3：蝶形骨折，蝶形块游离。

## (三) C 型

C1：粉碎骨折，骨折块旋转。
C2：粉碎骨折，骨折块分段。
C3：粉碎骨折，骨折块不规则。

## 三、临床表现及诊断

临床检查局部疼痛明显，肿胀及压痛，可有典型的骨折体征，骨折有移位时畸形明显，可表现为小腿外旋、成角、短缩。应注意是否有神经、血管损伤，检查足趾伸屈活动是否受影响，足背动脉和足跟内侧动脉搏动强度及小腿张力是否增高。

骨折引起的并发症往往比骨折本身产生的后果更加严重，应避免漏诊，需尽早处理。小腿远端温暖以及足背动脉搏动未消失绝非供血无障碍的证据，有任何可疑时，都有必要进行多普勒超声检查，甚至动脉造影。对小腿的肿胀应有充分的警惕，尤其是触诊张力高、足趾伸屈活动引起相关肌肉疼痛时，有必要进行筋膜间室压力的检查和动态监测。

软组织损伤的程度需要仔细地检查和评估，有无开放性伤口，有无潜在的皮肤剥脱、坏死区。捻挫伤对皮肤及软组织都会造成严重的影响，有时皮肤和软组织损伤的实际范围需要经过数天的观察才能确定。

这些对于骨折的预后有重要的意义。

儿童青枝骨折或裂缝骨折临床无明显畸形，受伤小腿可抬举，仅表现为拒绝站立及行走，临床检查时使伤侧膝关节伸直，在足跟部轻轻用力叩击，力量可传导至骨折端，使局部产生明显疼痛。

X 线检查可进一步了解骨折的类型及移位，分析创伤机制、骨膜损伤程度以及移位趋势等。X 线检查时应注意包括整个小腿，有些胫腓骨双骨折的骨折线不在同一水平面上，可因拍摄范围不够而容易漏诊，也不能正确地判断下肢有无内外翻畸形。

## 四、治疗

胫腓骨骨折的治疗目的是恢复小腿的负重功能。完全纠正骨折端的成角和旋转畸形，维持膝、踝两关节的平行，使胫骨有良好的对线，小腿才能负重。在治疗过程中重点在于胫骨，因为胫骨是下肢的主要负重骨，只要胫骨骨折能达到解剖复位，腓骨骨折一般也会有良好的对位对线，不一定强求解剖复位，但有时腓骨骨折的解剖复位固定有助于稳定其他结构。

每例骨折都各具有其特殊性，应根据每个患者的具体情况，如骨折类型、软组织损伤程度及有无复合伤等，进行客观的评价和判断，决定选择外固定还是开放复位内固定。

### （一）闭合复位外固定

适用于稳定性骨折、经复位后骨折面接触稳定无明显移位趋势的不稳定骨折。稳定性骨折无移位、青枝骨折、经复位后骨折面接触稳定无明显移位趋势的横形骨折、短斜形骨折等，在麻醉下进行手法骨折闭合复位，长腿石膏外固定。复位尽量达到解剖复位，但坚决反对反复多次地，甚至是暴力式的整复，如果复位不满意，宁可改行开放复位内固定。膝关节应保持在20°左右的轻度屈曲位，以利控制旋转。如果屈曲过多，伸膝装置紧张，牵拉胫骨近端使得近骨折端上抬，骨折向前成角。踝关节应固定在功能位，避免造成踝关节背伸障碍，行走以及下蹲困难。石膏干燥坚固后可扶拐练习患足踏地及行走，2～3周后可开始去拐循序练习负重行走。

### （二）跟骨牵引外固定

适用于斜形、螺旋形、轻度粉碎性的不稳定骨折以及严重软组织损伤的胫腓骨骨折。对于不稳定骨折，单纯的外固定可能不能维持良好的对位对线。可在麻醉下行跟骨穿针，牵引架上牵引复位，短腿石膏外固定，用4～6kg重量持续牵引，应注意避免过度牵引。3周左右后，达到纤维连接，可除去跟骨牵引，改用长腿石膏继续固定直至骨愈合。

骨折手法复位后，对于稳定性骨折，对位对线良好者，可考虑应用小夹板外固定。小夹板外固定的优点是不超关节固定，膝、踝两关节的活动不受影响，如果能够保持良好的固定，注意功能锻炼，骨折愈合往往比较快，因此小夹板外固定的愈合期比石膏外固定者短。但小夹板外固定的部位比较局限，压力不均匀，衬垫处皮肤可发生压疮，甚至坏死，需严密观察；小夹板外固定包扎过紧可能造成小腿筋膜间室综合征，应注意防止。

石膏固定的优点是可以按照肢体的轮廓进行塑型，固定牢靠，尤其是管型石膏。Sarmiento认为膝下管型石膏能减少胫骨的旋转活动，其外形略似髌腱承重假体，使承重力线通过胫骨髁沿骨干达到足跟，可以减少骨延迟愈合及骨不愈合的发生率，并能使膝关节功能及时恢复，骨折端可能略有缩短，但不会发生成角畸形。但如果包扎过紧，可造成肢体缺血，甚至发生坏死；包扎过松、肿胀减轻后、肌肉萎缩都可使石膏松动，骨折发生移位。因此石膏固定期间应随时观察，包扎过紧应及时松开，发生松动应及时小心更换。长腿石膏固定的缺点是超关节范围固定，可能影响膝、踝两关节的活动功能，延长胫骨骨折的愈合时间。因此，可在长腿石膏固定6～8周后，骨痂已有形成时，改用小夹板外固定，开始循序功能锻炼。

闭合复位外固定虽经常发生一些较小的并发症，但却有较高的骨折愈合率，很少发生严重的并发症，而且经济。它适用于多种类型的胫腓骨骨折的治疗，但需要花费较长的时间，需要医生的耐心、责任心以及患者的信心和配合。

跟骨牵引复位外固定有其独特的优点，但随着骨折固定方法的日新月异，现在已很少作为胫腓骨骨折的终极治疗，而往往是早期治疗的权宜之计。长时间的牵引会严重影响患者的活动，可能会引起一系列并发症，尤其是老年人，更需警惕。

### （三）开放复位内固定

胫腓骨骨折的骨性愈合时间一般较长，长时间的石膏外固定，对膝、踝两关节的功能必然造成影响。而且，由于肿胀消退、肌肉萎缩及负重等原因，石膏外固定期间很可能发生骨折再移位，造成骨折畸形愈合，功能障碍。因此，对于不稳定胫腓骨骨折采用开放复位内固定者日益增多。根据不同类型的骨折可采用螺丝钉固定、钢板螺丝钉固定、髓内钉固定等内固定方法。

1. 螺丝钉固定

适用于长斜形骨折及螺旋形骨折。长斜形骨折或螺旋形骨折开放复位后，采用1~2枚螺丝钉在骨折部位固定，可按拉力螺钉固定技术固定。通常这些拉力螺钉与骨折线呈垂直拧入，螺丝钉固定仅能维持骨折的对位，固定不够坚强，需要持续石膏外固定10~12周。尽管手术操作简单，但整个治疗过程中仍需要石膏外固定，因此临床应用受到限制。

2. 钢板螺丝钉固定

不适合于闭合治疗的，尤其是不稳定的胫腓骨骨折均可应用。应用钢板螺丝钉，尤其是加压钢板治疗胫腓骨骨折时，应该采用改进的钢板固定技术和间接复位技术，小心仔细处理软组织，否则会引起骨的延迟愈合及很高的并发症发生率。加压钢板的类型有多种，应针对不同类型骨折做出不同的选择，就目前医疗情况而言，LC-DCP（有限接触动力加压钢板）为首选。应用近年来发展起来的LISS固定系统，通过闭合复位，经皮钢板固定的方法治疗胫腓骨骨折，具有操作简便、手术损伤小、固定可靠、术后恢复和骨折愈合快的优点，值得在有条件的单位推广使用。

胫骨前内侧面仅有皮肤覆盖，缺乏肌肉保护，所以习惯把钢板置于胫骨前外侧肌肉下面。但这样不能获得最大的稳定性以及最大限度地保护局部血运。

AO学派非常强调，骨干骨折的钢板应置于该骨的张力侧。从步态的力学分析，人体的重力线交替落于负重肢胫骨的内或外侧，并不固定，所以AO学派没有提出胫骨的张力侧何在，也没有强调钢板应置于胫骨的内侧。

从骨折的创伤机制和肌肉收缩作用而言，胫腓骨骨折的移位趋势多为向前内成角，前内侧的骨膜多已断裂，而后外侧则是完整的，是软组织的铰链之所在。因此胫骨的张力侧在内侧，外侧是完整的软组织铰链。钢板置于胫骨内侧，既可使内侧的张应力转为压应力，又可利用其外侧的软组织铰链增强骨折复位后的紧密接触以及稳定。

另外，胫骨前内侧的骨膜严重破坏，局部血运破坏，保护对侧完整的骨膜以保护尚存的血供极为重要。如果按照旧习惯，把钢板置于外侧，则不仅将仅存的来自骨膜的血供完全破坏，也将滋养动脉破坏，危及髓内血供。可见，就大多数胫腓骨骨折而言，钢板放在胫骨内侧可达到骨折稳定的要求，也符合保护局部血运的原则。这也正是BO所要求的。

所以当胫骨前内侧软组织条件许可的情况下，钢板应放在内侧，但由于胫骨前内侧的皮肤及皮下组织较薄，严重损伤后容易坏死，可把钢板放在胫前肌的深面、胫骨的外侧。

3. 髓内钉固定

大部分需要手术治疗的胫腓骨骨折，可采用髓内钉固定治疗，尤其是不稳定性、节段性、双侧胫腓骨骨折。用于胫骨的髓内有多种，如 Ender 钉、Lottes 钉、矩形钉、自锁钉、交锁钉等。Ender 钉、Lottes 钉适合治疗轴向稳定的各型胫腓骨骨折，它可以防止胫骨发生成角畸形，但可能发生骨折端旋转、横移位等，有将近 50% 的患者仍需要石膏辅助固定。Wiss 等建议对发生在膝下 7.5 cm 至踝上 7.5 cm 范围并至少有 25% 的骨皮质接触的骨折方可用 Ender 钉治疗。胫骨交锁髓内钉基本上解决了对旋转稳定性的控制，可用于膝下 7 cm 至踝上 4 cm 的轴向不稳定性骨折。

胫骨交锁髓内钉的直径一般为 11 ～ 15 mm。距钉的顶部 4.5 cm 处有 15° 的前弯，以允许髓内钉进入胫骨近端的前侧部位；在钉的远端 6.5 cm 处有 3° 的前弯，在插髓内钉时起到一个斜坡的作用，以减少胫骨后侧皮质粉碎的机会；髓内钉的近端和远端各有两个孔道，以供锁钉穿过；锁钉为 5 mm 的自攻丝骨螺丝钉。

对于骨干峡部的稳定性胫腓骨骨折，如横形、短斜形、非粉碎性骨折等，可以采用动力型胫骨交锁髓内钉，有利于骨折端间的紧密接触乃至加压。对于所有不稳定性胫腓骨骨折，髓内钉的近、远两端各需锁 2 枚锁钉，以维持肢体的长度及控制旋转。Ekeland 等报告应用胫骨交锁髓内钉获得较好的结果，但他们认为应慎用动力型或简单的无锁胫骨交锁髓内钉，因为大部分的并发症都发生于动力型胫骨交锁髓内钉，他们也不赞成对胫骨交锁髓内钉常规地做动力性加压处理。

由于不扩髓和扩髓相比具有以下潜在优点：手术时间短，出血少，合并严重闭合性软组织损伤者能较少地干扰骨内膜血供等，所以大多数学者推荐采用不扩髓髓内钉。Keating 等报告了一项随机前瞻性研究，他们对不扩髓和扩髓胫骨交锁髓内钉所治疗的开放胫腓骨骨折进行了比较，除不扩髓组的锁钉断裂较高外，不扩髓和扩髓胫骨交锁髓内钉治疗的开放胫腓骨骨折的其他结果在统计学上没有显著性差异。Duwelius 等建议将不扩髓交锁髓内钉用于治疗合并较严重软组织损伤的胫腓骨骨折，而将扩髓交锁髓内钉用于治疗没有明显软组织损伤者。

值得一提的是，由于胫骨交锁髓内钉治疗胫腓骨骨折日渐盛行，使得一些骨科医生将其应用范围扩大至更靠近近端和远端。因此，在胫骨近 1/3 骨折采用交锁髓内钉治疗，出现胫骨对线不良成为常见问题，应引起重视。

4. 外支架固定

无论是闭合或开放性胫腓骨骨折均可应用，尤其是后者，更有实用价值。用于合并有严重皮肤软组织损伤的胫腓骨骨折，不仅可使骨折得到稳定固定，而且方便皮肤软组织损伤的观察和处理。用于粉碎性骨折或伴有骨缺损时，可以维持肢体的长度，有利于晚期植骨。而且不影响膝、踝关节的活动，甚至可以带着外支架起床行走，所以，近年来应用较广。

## 五、预后

### (一) 筋膜间室综合征

筋膜间室综合征主要发生在小腿、前臂以及足,以小腿更为多见,也更加严重。它并不是只发生于高能量损伤,也并不是只发生于闭合性损伤中,低能量的损伤和开放性损伤也可出现。小腿的肌肉等软组织损伤或骨折后出血形成血肿,加上反应性水肿,或包扎过紧,使得筋膜间室内压力增高,可以造成血液循环障碍,形成筋膜间室综合征。

小腿的筋膜间室综合征发生于胫前间隙最多,胫后间隙次之,外侧间隙最少,多数有多间隙同时发生。胫前间隙位于小腿前外侧,内有胫前肌、伸趾肌、第三腓骨肌、胫前动静脉和腓深神经。当间隙内压力增高时,小腿前外侧肿胀变硬,明显压痛,被动伸屈足趾时疼痛明显加剧,随后发生伸趾肌、胫前肌麻痹,背伸踝关节和伸趾无力,但由于腓动脉有交通支与胫前动脉相同,因此,早期足背动脉可以触及。

筋膜间室综合征是一种进行性疾病,刚开始时症状可能不明显,一旦遇到可疑情况,应密切观察,多做检查,做到早期确诊、及时处理,避免严重后果。由于筋膜间室综合征筋膜间室内压力增高所致,早期的切开减压是有效的治疗手段。要达到减压的目的,就要把筋膜间室的筋膜彻底打开。早期的彻底切开减压是防止肌肉、神经发生坏死以及永久性功能损害的有效方法。

### (二) 感染

开放性胫腓骨骨折行钢板内固定后,发生感染的概率最大。Johner 和 Wruhs 报告当开放性胫腓骨骨折应用钢板内固定时,感染率增加到 5 倍。但随着医疗技术和医药的不断发展,感染的发生率明显下降。尽管如此,仍不可小视。对于开放性胫腓骨骨折,有条件地选择胫骨交锁髓内钉和外支架固定是明智的。一旦感染发生,应积极治疗。先选择有效的药物以及充分引流,感染控制后,应充分清创,清除坏死组织、骨端间的无血运组织以及死骨,然后在骨缺损处植入松质骨条块,闭合创口,放置引流管做持续冲洗引流,引流液中加入有效抗生素,直至冲洗液多次培养阴性。如果原有的内固定已经失效,或妨碍引流,则必须取出原有的全部内固定物,改用外支架固定。如果创口无法直接闭合,应选择肌皮瓣覆盖,或者二期闭合。

### (三) 骨延迟愈合、不愈合和畸形愈合

胫腓骨骨折的愈合时间较长,不愈合的发生率较高。导致胫腓骨骨折延迟愈合、不愈合的原因很多,大致可以分为骨折本身因素和处理不当两大类,多以骨折本身因素为主,多种原因同时存在。

1. 骨延迟愈合

Russel 在 1996 年对胫骨骨折的愈合期提出了一般标准:①闭合 - 低能量损伤,10 ~ 14 周。②闭合 - 高能量损伤,12 ~ 16 周。③开放性骨折平均 16 ~ 26 周。④Gusitilo Ⅲ b Ⅲ c,

30～50周。一般胫骨骨折超过时限尚未愈合，但比较不同时期的系列X线片，它仍处于愈合过程中，可以诊断骨延迟愈合。根据不同资料统计有1%～17%。在骨折治疗过程中，必须定期复查，确保固定可靠，指导循序功能锻炼，促进康复。

对于胫骨骨折骨延迟愈合，如果骨折固定稳定、可靠，则可以在石膏固定保护下及时加强练习负重行走，给以良性的轴向应力刺激，以促进骨折愈合。当然也可以在骨折周围进行植骨术，方法简单，创伤小。另外，还可以采用电刺激疗法。

2. 骨不愈合

一般胫骨骨折超过时限尚未愈合，X线上有骨端硬化，髓腔封闭；骨端萎缩疏松，中间有较大的间隙；骨端硬化，相互间成为杵臼状假关节等。以上3种形式的任何1种，可以诊断骨不愈合。骨不愈合的患者在临床上常有疼痛、负重疼痛、不能负重，局部在应力下疼痛、压痛、小腿成角畸形、异常活动等。

胫骨的骨延迟愈合和不愈合的界限不是很明确的、骨延迟愈合的患者，患肢可以负重，以促进骨折愈合，但如果是骨不愈合患者，过多的活动反而会使骨折端形成假关节，所以应该采取积极的手术治疗。可靠的固定和改善骨折端周围的软组织血运是主要的手段。

对于胫骨骨不愈合，如果骨折端已有纤维连接，骨折对位、对线可以接受时，简单有效的治疗方法是在胫骨骨折部位行松质骨植骨，术中注意保护局部血液循环良好的软组织，骨折部不广泛剥离，不打开骨折端。胫骨前方软组织菲薄，可能不适合植骨，可以行后方植骨。

对于骨折位置不能接受，骨端硬化，纤维组织愈合差者，需要暴露骨折端，打通髓腔，采用LC-DCP、胫骨交锁髓内钉、外固定支架重新进行可靠的固定，再在骨折端周围、髓腔内植入松质骨条块。

如果是骨折处局部有瘢痕或皮肤缺损引起的骨不愈合，改善局部血运则有利于骨折的愈合。可以选用腓肠肌内侧头肌皮瓣转位覆盖胫前中以及上1/3皮肤缺损；比目鱼肌肌皮瓣转位覆盖胫骨中下段皮肤缺损；也可以用带旋髂血管的皮肤髂骨瓣游离移植修复胫骨缺损和局部皮肤缺损。

对于骨缺损引起的骨不愈合，可以根据骨缺损的情况采取不同的方法。如果骨缺损不是很大，为5～7 cm，可以取同侧髂骨块嵌入胫骨骨缺损处植骨。骨缺损在7 cm以上，可以采用带血管的游离骨移植术。

3. 畸形愈合

胫骨骨折的畸形容易发现，一般都得到及时的纠正，畸形愈合的发生率较低。但粉碎性骨折、有软组织或骨缺损以及移位严重者，容易发生畸形愈合，注意及时发现，早期处理。前文亦已提及，在胫骨近1/3骨折采用交锁髓内钉治疗，极易发生成角畸形。

从理论上讲，凡是非解剖愈合，都是畸形愈合。但许多非解剖愈合，其功能和外观都是可以接受的。所以判断骨折畸形愈合要看是否造成了肢体功能障碍或有明显的外观畸形。这也可以作为骨折畸形愈合是否需要截骨矫形的标准。

4. 创伤性关节炎、关节功能障碍

由于骨折涉及关节，骨折固定时间长、固定不当，骨折畸形愈合，筋膜间室综合征后遗症等原因，都会造成创伤性关节炎、关节功能障碍。无论是创伤性关节炎还是关节功能障碍，一旦发生，都缺少有效的治疗方法，关键在于预防。

5. 爪状趾畸形

小腿的后筋膜间室综合征会遗留爪状趾畸形；胫骨下段骨折骨痂形成后，趾长伸肌在骨折处粘连也可引起爪状趾畸形。爪状趾畸形可以影响穿鞋、袜，也可能影响行走，应注意预防。患者早期要练习伸屈足趾运动。如果爪状趾畸形严重，被动牵引不能纠正，可以行趾关节融合术或屈趾长肌切断固定术等。

（李国强）

## 第五节　膝关节侧副韧带损伤

### 一、概述

膝关节侧副韧带损伤非常多见，尤其常见于足球、摔跤、篮球、橄榄球及从事冰雪项目和跳跃动作的运动员。一旦损伤后应尽快得到明确诊断，从而获得有效治疗。膝关节外侧副韧带是膝外侧稳定的静力结构，可对抗膝关节内翻应力。它是个较小的韧带，膝伸直时绷紧，屈曲时放松。膝关节外侧稳定，更有赖于阔筋膜、髂胫束、股二头肌和腘肌的加强，加之遭受内翻损伤时，受到对侧肢体的保护，因此临床膝关节内侧副韧带损伤远比外侧要多。但损伤后不应孤立地考虑，有时内外侧副韧带损伤可能会同时发生，也可能合并交叉韧带或半月板的损伤，所以应全面考虑，还应仔细检查是否合并腓总神经损伤。

### 二、病因与发病机制

膝关节无论是在伸直位还是屈曲位，各种能造成小腿突然外展的暴力，均可使膝关节发生突然外翻，引起膝关节内侧副韧带损伤。轻者发生部分纤维撕裂，重者可造成内侧副韧带完全断裂，甚至合并交叉韧带或半月板破裂。如足球运动员用足内侧踢球用力过猛，或当站立时突然有一强大外力撞击膝关节外侧，均可造成此种损伤。内侧副韧带是对抗胫骨外旋应力的主要静力结构之一，当单足站立，躯干过度内旋造成小腿过度外旋位时，最易损伤膝关节内侧副韧带。如铁饼和链球运动员在掷铁饼和链球做旋转动作时，易发生膝关节内侧副韧带损伤。

而在暴力作用于膝关节内侧或小腿外侧，造成突然膝内翻情况下，则会发生膝关节外侧副韧带损伤或断裂，此类损伤易发生在从事摔、跃等运动的运动员，舞蹈演员和体力劳动者。临床所见膝关节外侧副韧带断裂，多合并外侧关节囊的损伤，有时甚至合并腘肌腱、交叉韧带、半月板、腓肠肌外侧头、腓总神经、髂胫束或股二头肌等损伤，甚至还会伴有撕脱骨折的发生。

## 三、临床表现

### （一）症状与体征

1. 膝关节内侧副韧带损伤

（1）疼痛：膝关节内侧副韧带损伤为外翻应力作用于小腿引起，表现为内侧局限性疼痛，关节外翻时疼痛加重。

（2）肿胀：膝关节内侧肿胀，当合并关节内损伤时可出现全关节肿胀，重者可出现浮髌试验阳性，穿刺可抽出关节内血性积液，有时可出现膝关节内侧皮下瘀斑。

（3）活动障碍：伤后大多存在不同程度的膝关节活动障碍。

（4）压痛：膝关节内侧局限性压痛明显，并可扪及关节内侧有缺损处。

（5）膝关节内侧方应力试验显示阳性：合并交叉韧带断裂时，尤为显著。

（6）关节交锁：当出现关节交锁时，表示可能伴有半月板或交叉韧带的损伤，或膝内侧副韧带深层断裂的断端嵌入关节内。

2. 膝关节外侧副韧带损伤

（1）疼痛：膝关节外侧副韧带损伤或断裂，多发生在止点处，多数伴有腓骨小头撕脱骨折，故临床主要症状为膝关节外侧局限性疼痛。

（2）肿胀：腓骨小头附近肿胀、皮下瘀血、局部压痛。

（3）活动障碍：膝关节活动障碍，有时可合并腓总神经损伤，表现为足部麻木，甚至足不能背伸。

（4）膝关节外侧方应力试验阳性：当伸直位侧方应力试验阴性，而屈曲30°时为阳性，此时表示膝关节外侧副韧带断裂合并外侧关节囊、韧带的后1/3、弓状韧带损伤；当伸直位和屈曲30°均为阳性时，表示膝关节外侧副韧带断裂同时合并交叉韧带断裂。当伸直位阳性、屈曲位阴性时，表示单纯膝外侧副韧带断裂或松弛。

### （二）辅助检查

X线检查对诊断膝内侧副韧带断裂有重要价值，撕脱骨折者可以显出有骨折片存在。加压下外展位（内展位）双膝正位X线片，对本病更有诊断意义。具体方法如下。

取1%普鲁卡因压痛点注射后，患者平卧，两踝之间置放一软枕，用弹力绷带缠紧双大腿下端至膝关节上缘处，拍摄双膝关节正位X线片。当膝关节内侧间隙加宽但不超过10 mm时，为内侧副韧带部分断裂；而膝关节内侧间隙明显加宽，大于10 mm时则为侧副韧带完全断裂；当合并有交叉韧带断裂时，X线可示膝关节处于半脱位状态。

膝关节外侧副韧带损伤时拍摄膝关节的X线正、侧位片，可见有腓骨小头骨折，但对确定膝外侧副韧带断裂诊断的依据不充分。小腿内收位双膝X线正位片，对诊断的价值则较大。其投照方法是，先在膝关节外侧压痛点处用1%普鲁卡因封闭止痛后，患者取仰卧位，双膝之间放一圆的软枕，再用弹力绷带缠紧双踝关节及小腿的远端，然后摄双膝正位X线片。当膝外侧副韧带断裂时，伤肢膝关节外侧间隙较健侧加宽，当合并交叉韧带断裂时，膝关节外侧间隙增宽更为明显。健侧膝关节的间隙则无明显改变。

## 四、治疗

诊断明确后，应积极早期治疗。

### （一）保守治疗

1. 手法治疗

侧副韧带部分撕裂者，初诊时应予伸屈一次膝关节，以恢复轻微的错位，并可以舒顺筋膜，但手法不可多做，以免加重损伤。新鲜损伤肿痛明显者手法宜轻，日后随着肿胀的消退，手法可逐渐加重。而晚期手法则可解除粘连，恢复关节功能。

（1）内侧韧带损伤治疗手法：患者坐于床边，两腿自然下垂，一助手坐于患侧。两手扶伤侧大腿，二助手于患者的背后扶其两肩。术者半蹲位于患者前方。以右侧损伤为例，左手握于膝部，示指卡住髌骨固定之。另一手拿其小腿的下端，使小腿下垂牵引之。医者先点按血海、阴陵泉、三阴交等穴。然后在损伤局部及其上下施以揉、摩、擦等法。然后膝关节由内向外摇晃6~7次，然后医者站起，身体向外，拿小腿的手倒手变为向外牵拉，扶膝的手变握膝的内侧，使膝关节屈曲旋转于90°位，扶膝的手沿关节间隙推顺其筋。最后将患肢伸直，术者双手掌在膝关节两侧施捋顺、捻散的手法。

（2）外侧韧带损伤治疗手法：患者侧卧床上，伤肢在上，助手固定大腿下端，勿使晃动。术者一手拿膝，拇指按之，另一手拿踝，做小腿摇法，晃动膝部，再与助手用力相对牵引，然后将膝关节屈曲。同时撤去助手。使膝关节与髋关节尽力屈曲。拿膝的手的拇指用力向膝内侧归挤按压，将伤肢拔直，术者拇指在伤处进行捋顺、捻散法。

2. 固定治疗

固定对膝关节内、外侧副韧带损伤非常重要，尤其在损伤的早期。对肿胀严重者，固定前应先将膝关节内的血肿抽吸干净。

（1）膝内侧副韧带轻度损伤或仅有部分断裂者：可采用固定治疗，经查体及膝关节外层位X线拍片无明显阳性发现，仅存在膝关节内侧轻度肿胀和局限性压痛的患者，表示存在有膝内侧副韧带轻度损伤或仅有部分断裂的可能，此类患者，可将膝放于20°~30°屈曲位用石膏前后托制动，以利于损伤的愈合，并指导患者练习股四头肌力量，约1周后即可带石膏下地行走，3~6周后去除石膏，开始做膝关节伸、屈活动的锻炼，其功能可逐渐恢复。若经3~4周锻炼观察，显示膝关节不稳，应考虑侧副韧带完全断裂或膝部其他韧带合并伤的可能，宜行手术修复。

（2）对于损伤较轻的单纯膝外侧副韧带损伤者：膝内收应力 X 线显示关节间隙开大 0.4 cm，可用弹性绷带加压包扎；关节间隙开大为 0.5 ~ 1.2 cm，给予抽尽膝关节内积血加压包扎，屈膝 20° 前后用长腿石膏托固定，6 周后拆除石膏，开始练习膝关节活动。石膏固定期间，应加强股四头肌收缩训练，以防止发生失用性肌萎缩。

3. 药物治疗

损伤早期以消肿止痛为主，可用复元活血汤等汤剂，也可服用七厘胶囊、回生第一丹等中成药。损伤中期，以活血化瘀为主，主要用桃红四物汤等，也可服用大、小活络丹等药物。后期以滋补肝肾为主，主要用滋补肝肾的药物。

4. 练功疗法

损伤轻者在第 2、3 天后鼓励患者做股四头肌的功能锻炼，以防止肌肉萎缩和软组织粘连。膝关节的功能锻炼对于消除关节积液有好处。后期或手术后患者，膝关节功能未完全恢复者，可做膝关节伸屈锻炼运动及肌力锻炼，如体疗的蹬车，或各种导引的功能疗法。

### （二）手术治疗

完全断裂与陈旧性内侧副韧带断裂者，应考虑行手术治疗。根据损伤的范围和程度及是否合并其他韧带损伤，其手术方法也不相同。

1. 膝关节内侧副韧带损伤的手术治疗

各种手术均采用仰卧位。在硬膜外麻醉（或腰麻）及气囊止血带下，取膝内"S"形切口。起自股骨内髁上方 1.5 ~ 2.0 mm 处，止于股骨内髁前侧，注意保护大隐静脉及隐神经。韧带断裂处多数可见深筋膜下有血肿存在。应仔细分离探查，必要时可做膝关节外展分离试验，以明确韧带断裂的部位。内侧副韧带深层断裂时，往往在浅层中有血肿或瘀血斑，此时应沿浅层韧带纤维走行方向进行挤压，即可发现浅韧带出现皱襞或泡状隆起。

（1）膝关节内侧副韧带浅层断裂的修补方法：应视断裂的部位不同而采用不同的方法。在上、下附着处断裂者，其修补方法相同。当撕脱端带有较大的撕脱骨折片者，可用螺丝钉固定。骨折片小或无骨折片者，则在韧带附着处凿一浅槽，在槽的边缘各钻 2 个孔，用粗丝线将断端固定于槽内。内侧副韧带中部断裂时，应行端端缝合或重叠缝合。当内侧副韧带撕裂严重有较多缺损，或经过修补仍不够坚强时，可按陈旧性内侧副韧带断裂处理。

（2）膝关节内侧副韧带深层断裂修复方法：先纵行分开浅层韧带的纤维，在直视下对深层韧带断裂处进行端端缝合。

（3）内侧副韧带断裂合并前交叉韧带断裂的修补方法：其原则是先行修补前交叉韧带后，再修补膝关节内侧副韧带，具体方法各异。

（4）陈旧性膝关节内侧副韧带断裂的治疗：凡陈旧性的膝关节内侧副韧带断裂者，特别是合并前交叉韧带断裂时，膝关节的限制作用遭到破坏。由于长期慢性牵拉而继发其他韧带的松弛，造成膝关节侧方直向不稳定和前内侧旋转不稳，继而发生前外侧旋转不稳定和后内侧旋转不稳定，甚至发生复合不稳等。由于膝关节内侧副韧带的断裂，失去了韧带紧张时使股四头肌产生反射性收缩的机制，导致股四头肌失用性萎缩，最终造成下肢功能的严重障碍。由于陈旧性膝关节内侧副韧带断裂处理困难，治疗效果较差，故目前对其治疗方法的意见尚不完全一致，但近来多数学者认为以行手术修复为宜。其方法有两大类，即静力修复法和动力修复法。

静力修复法：系利用膝关节附近的软组织，对损伤的韧带及缺损进行修补。常用的材料有伤处附近的筋膜或肌腱，也可将已经断裂的韧带行紧缩缝合，以恢复其张力。此种方法往往可得到立竿见影的效果，但是由于所借用的材料缺乏血液供给，久之则发生继发性弹性降低而逐渐松弛，所以往往远期效果不太理想。动力修复法：系将正常肌腱移位，利用肌肉的拉力，达到稳定膝关节的目的，如半腱半膜肌移位代侧副韧带术等。术后处理：上述诸手术术后，均行下肢全长石膏前后托固定于膝关节屈曲10°～20°。如为单纯韧带、肌腱等软组织修补缝合者，固定3周后，去除石膏前后托，开始下肢功能锻炼；凡做骨孔、骨槽或骨片的韧带、肌腱起止点移位固定者，术后4～6周去除石膏前后托，练习下肢的功能。

2. 膝关节外侧副韧带损伤的手术治疗

膝关节外侧副韧带完全断裂，过去认为可以不必进行修补，但近年来观察，未进行修补者，有的后遗症明显，常导致膝关节前外侧旋转不稳定。如合并前交叉韧带损伤，则更为明显。当合并后交叉韧带损伤时，则发生后外侧旋转不稳定，出现股骨外髁向后旋转半脱位。所以，近年来对严重外侧副韧带断裂或保守治疗未愈者，一经确诊，即决定手术修复。常用的手术方式有撕脱骨折切开复位内固定和腓总神经探查术、膝关节外侧副韧带缝合术、膝外侧副韧带紧缩术等。

手术后处理及功能锻炼：上述膝外侧副韧带损伤术后，均需使用长腿前后石膏托固定于膝关节屈曲30°位4～6周。外固定期间要主动练习股四头肌收缩，以防止股四头肌发生失用性肌萎缩。去除石膏外固定后，积极练习膝关节及全下肢的活动。

（李国强）

# 第六节 膝关节交叉韧带损伤

一、膝关节前交叉韧带损伤

膝关节前交叉韧带损伤是膝关节较为严重的运动创伤。由于韧带所在的解剖位置较深和功能的重要性，如未能早期发现和及时正确治疗，对运动训练和日常生活都会带来很大影响。

前交叉韧带起于胫骨上端非关节面髁间前区,与外侧半月板的前角紧密结合,止于股骨外髁内侧面的后部,即股骨干纵轴的后面。韧带可分为前内束和后外束。韧带纤维呈螺旋形分布。膝关节伸屈活动时,纤维束交叉扭转,以此调整膝关节活动中的稳定。膝关节屈曲 40°~50°,韧带张力最小,膝关节过伸位或过屈位韧带张力最大。前交叉韧带的主要功能是防止胫骨离开股骨向前移位,同时兼有防止膝过伸、过屈及膝过度内翻的作用。

**(一)病因与发病机制**

1. 膝关节内外翻损伤

篮球、足球及柔道运动员在运动训练或比赛时,由于竞争激烈,膝部被猛力碰撞或在凌空跃起落地时一足边缘着地,重心倾斜,使膝关节处于内翻或外翻位遭受暴力,造成前交叉韧带部分断裂或完全断裂。其中外翻位损伤较为多见,部分伤员常合并内侧副韧带和半月板撕裂。

2. 膝关节过伸损伤

武术、足球运动员比赛时膝关节伸直位,对方球员撞击或踢伤小腿上段,胫骨上端接受暴力后突然后移,造成前交叉韧带断裂。足球运动员踢球不准确,即"踢漏脚"时,小腿的重力和股四头肌的收缩力形成"链枷"样作用,造成前交叉韧带断裂。

3. 膝关节屈曲损伤

足球或柔道运动员比赛时,当膝关节处于屈曲位时,小腿后方如突然受到暴力打击,可造成前交叉韧带单纯断裂。

膝关节前交叉韧带断裂的部位可在下起点、上止点或中段,以下起点和中段为多见(图2-2)。

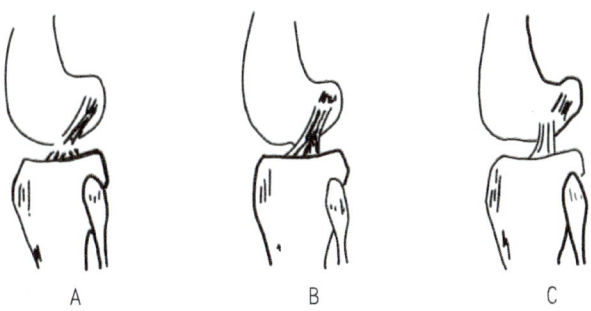

**图 2-2 膝关节前交叉韧带断裂的类型**

A. 韧带下起点离断;B. 韧带上止点离断;C. 韧带中段离断

前交叉韧带断裂后第 1 周即开始退行性变,3~6 个月后在关节液的侵蚀和自身缺血中多数逐渐溶解而不复存在。

### (二)症状及体征

1. 急性受伤史

如膝关节内外翻或膝过伸过屈位损伤病史。

2. 膝关节疼痛和不稳

伤员主诉,受伤当时有关节撕裂感,疼痛剧烈,随后即不能参加常规训练和比赛,不能站立行走,感觉关节不稳。

3. 膝关节肿胀功能受限

膝关节前交叉韧带损伤常有关节出血,如附着点骨片撕脱,出血更快,关节腔积血较多时肿胀明显。伤员常将患肢保持在屈曲位,拒绝帮助扶持,伤侧膝关节伸屈活动明显受限。

### (三)检查

1. 前抽屉试验

伤员平卧位,屈膝90°,屈髋45°,足底踏于床上,助手固定骨盆。医师坐于床上,臀部轻压患者双足,双手拇指放于胫前,其余四指怀抱腘部,将胫骨近端向前拉,如错动幅度超过健侧,前抽屉试验阳性,表示前交叉韧带有断裂,将胫骨近端向后推,移动幅度超过健侧,后抽屉试验阳性,表示后交叉韧带损伤(图2-3)。

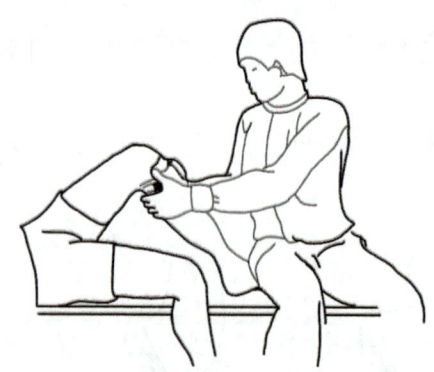

图2-3 膝关节抽屉试验

2. Lachman 试验

伤员平卧,屈膝20°,足部放在床上,医师两手分别握住股骨下端与胫骨上端,做方向相反的前后错动,如错动幅度超过健侧,视为阳性(图2-4)。

3. 垂腿位抽屉试验

伤员坐于床边,双小腿自然下垂,肌肉放松,医师双膝固定小腿,双手握住伤员胫骨上端,进行前抽屉试验,如活动幅度超过健侧即为阳性(图2-5)。

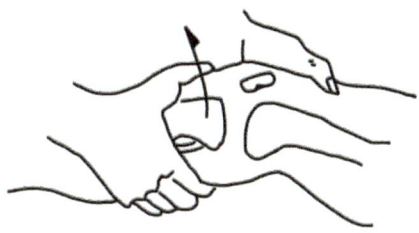

图 2-4　Lachman 试验

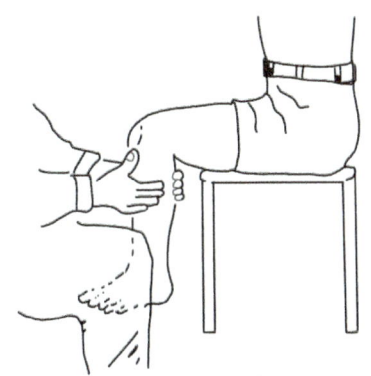

图 2-5　垂腿位抽屉试验

4. 轴移试验（ALRI 试验）

患者斜卧位，患侧在上，足内旋放于诊察床上，医师两手置于膝上下，予以外翻应力，膝部逐渐屈曲，股骨外髁有向前半脱位，屈曲至 20° 左右时，胫骨髁有突然复位的错动感，即为阳性（图 2-6）。

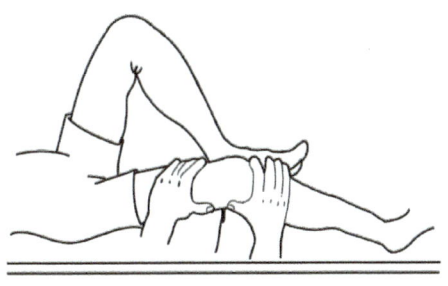

图 2-6　膝轴移试验（ALRI 试验）

值得注意的是即使这些试验阳性，也不能简单地认为前交叉韧带已断裂，因为有时合并损伤也能出现假阳性。

（1）腘肌腱在半月板和腓骨小头附着点断裂时，前内旋位抽屉试验显示假阳性。鉴别的方法是将伤足稍外旋行前抽屉试验即为阴性。

（2）膝内侧副韧带后斜束和纵束同时断裂，膝外旋位前抽屉试验也可表示假阳性。此时将小腿内旋行前抽屉试验假阳性即消失。

（3）后交叉韧带断裂，胫骨近端向后塌陷，前抽屉试验将其向前拉至正常位置有错动，与健侧对比可资鉴别。

5. X线检查

（1）Segond征阳性：X线正位像，胫骨平台外侧有撕脱骨折片时表示前交叉韧带断裂。

（2）X线正位像：如显示胫骨棘有撕脱骨折片翘起，可能是交叉韧带下止点断裂（图2-7）。

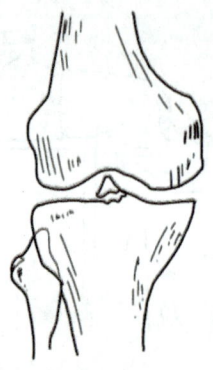

**图2-7　胫骨棘骨折提示前交叉韧带下止点可能损伤**

（3）应力X线片：前抽屉试验下X线侧位像。屈膝90°，以股骨后髁的切线为基线进行测量，与健侧对比，如小腿前移超过5 mm，表示前交叉韧带断裂，后移5 mm，表示后交叉韧带断裂（图2-8）。

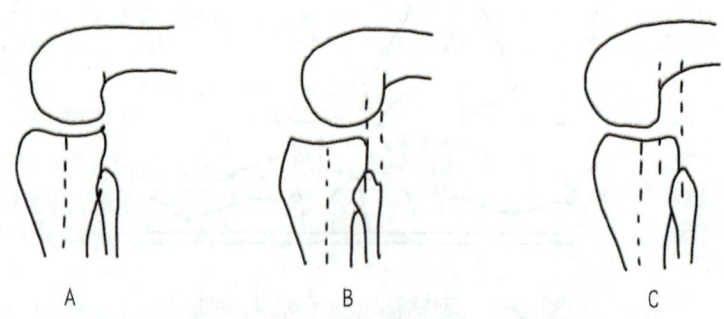

**图2-8　膝关节前后应力X线测量**

A. 正常；B. 前交叉韧带断裂；C. 后交叉韧带断裂

6. MRI 检查

以 MRI 诊断交叉韧带损伤,有人统计准确性为 93.6%。难以确诊的病例可行 MRI 检查。

7. 关节镜检查

急性外伤性关节血肿,体格检查韧带损伤有怀疑但很难肯定或急性复合性损伤,对交叉韧带损伤和半月板损伤有较多怀疑,可行关节镜检查,利于确诊和采取早期治疗措施。

(四)治疗

1. 非手术治疗

前交叉韧带部分断裂属新鲜损伤者,可以前后石膏托固定膝关节 3~4 周,拆除外固定后须进行积极的功能活动。

2. 手术治疗

前交叉韧带完全断裂属新鲜损伤或确诊在 2 周以内者,应以手术缝合为首选。尽管有学者认为早期手术会加重滑膜炎和关节纤维反应,但多数学者认为早期手术后膝关节功能恢复快,活动能力强,关节趋向稳定。但对于普通人群来说,手术与否应考虑多种因素,例如患者的年龄,有否合并关节囊或半月板损伤,活动能量及患者的要求等,要考虑患者的个体差异性。

前交叉韧带断裂在胫骨附着点带有骨块时,可以克氏针在胫骨结节内侧斜向外上钻孔,对准撕脱骨折块穿出,造成骨孔道 2 个,以尼龙线或钢丝 8 字穿过前交叉韧带近端,拉出骨孔道固定在胫骨上。前交叉韧带断裂在股骨附着点撕脱时,在股骨外髁外侧面对准附着点钻通两个骨通道,以多根尼龙线均匀穿过韧带远断端,牵出骨孔道固定在股骨髁外侧面(图 2-9)。

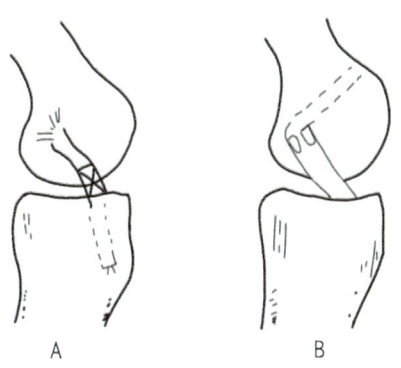

图 2-9 前交叉韧带断裂修复术

A. 前交叉韧带于胫骨棘附着点撕脱修复;B. 前交叉韧带于股骨髁附着点断裂修复

前交叉韧带体部断裂(中段),将两断端吻合后,再将缝线引出股骨、胫骨的骨孔道,相向拉紧固定在骨面上,这样较为坚固可靠(图2-10)。

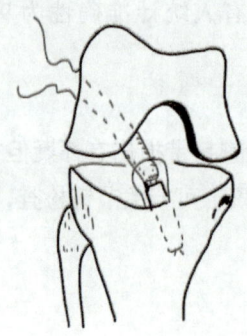

图 2-10  前交叉韧带中段断裂修复术

陈旧性前交叉韧带断裂可用自体髌韧带、半腱肌腱(图 2-11)、股薄肌腱、髂胫束(图 2-12)及人工材料等移植物修补。各种材料中以髌韧带重建前交叉韧带较为理想(图 2-13)。

膝关节前交叉韧带断裂在关节镜下手术修复,术中创伤小,术后恢复也较快。

前交叉韧带重建的时机是立即或择期,孰优孰劣目前仍有争议。大多数学者主张伤后先进行关节活动,有了适当的活动度,肿胀趋向消退,然后从容不迫地择期重建较为有利。Graf 报道重建前交叉韧带的 375 例患者中,术后屈曲小于 125°,伸直差 10° 以上者,都是集中在伤后 7 天内手术的患者。

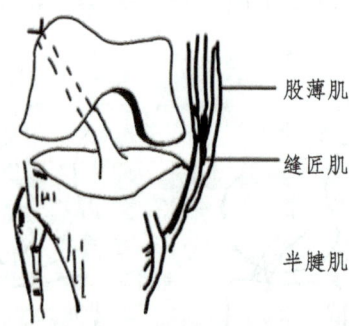

图 2-11  前交叉韧带断裂半腱肌修复术

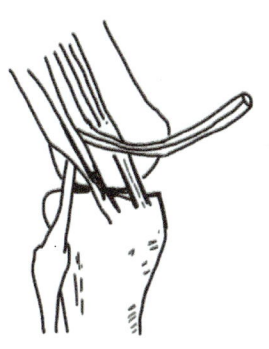 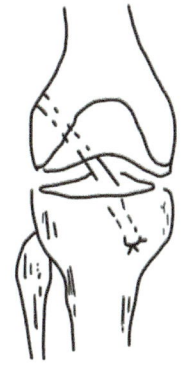

图 2-12　前交叉韧带断裂髂胫束加强修复术

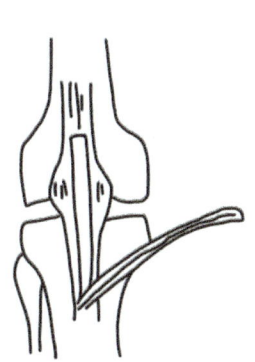 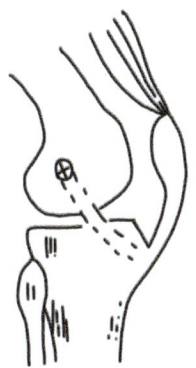

图 2-13　前交叉韧带断裂髌韧带瓣修复术

前交叉韧带重建成功与否取决于移植物的力学质量、位置、张力、固定及康复是否得当。

目前使用较多的移植物有：①自体骨-髌腱-骨（BPTB）。②自体四股半腱肌。③跟腱或阔筋膜。④同种异体 BPTB。

在施行同种异体移植物手术前，对供体须进一步进行实验室检查，以排除人类免疫缺陷病毒（HIV）、肝炎、梅毒、慢性病毒、肿瘤及感染等。在切取异体移植物时应注意供体死亡后取材时间，一般规定冷冻尸体 24 小时内，室温下限为 12 小时内。

前交叉韧带修复重建术，在确定骨孔道定向时应考虑关节屈伸活动中将移植物的弯曲和应变减至最小限度。术中如胫骨孔道靠前太多，可造成股胫撞击和伸直受限。股骨骨孔道如过于靠前，弊端更大，可出现韧带缩短，关节活动度减少，若勉强活动可造成韧带断裂。一些学者主张，股骨钻孔最佳定向冠状面向外侧倾斜 20°，矢状面向前侧倾斜 23°；胫骨钻孔冠状面向内倾斜 24°，矢状面向前倾斜 50°（图 2-14）。骨孔道钻好后应将孔道边缘的毛糙突起磨平，以减少移植物的磨损。

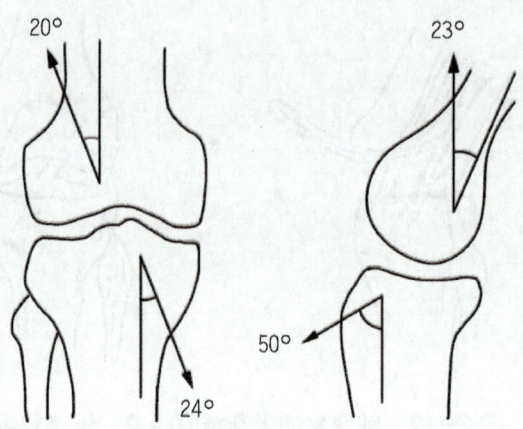

**图 2-14 前交叉韧带重建术股骨和胫骨的钻孔定向**

关于移植物的强度，Noyes 等人（1984）经实验证实，髌腱的强度是正常前交叉韧带的 168%，半腱肌为 70%，股薄肌为 49%。

移植物的初始张力很重要，初始张力过低，股骨与胫骨出现异常活动，膝关节松弛，应力增加，移植物结合不良。初始张力过高，股胫关节压力增加，可出现关节强直或伸直受限。目前对移植物的最佳初始张力尚难以做出标准确定。一些学者主张在膝关节完全伸直位将移植物拉紧可避免张力过高。Noyes 主张膝关节屈曲 20°，移植物的张力前移 5 mm 较为理想。Burks 认为移植物的张力要根据移植物的不同材料来源及长度来确定，髌腱复合体的张力需 16 N，半腱肌 38 N，髂胫束 60 N。

自体腘绳肌移植前交叉韧带取材时要注意勿损伤隐神经。隐神经从后内侧关节间隙水平行经股薄肌浅面，屈膝 90° 隐神经向后方滑移。术中分离肌腱时注意隐神经在缝匠肌与股薄肌腱之间的筋膜层穿出，要仔细辨认，避免损伤。

前交叉韧带重建将移植物予以固定的方式，有钛挤压螺钉、生物可吸收挤压螺钉、丝线及螺杆、U 形钉及内纽扣等。移植物若为带骨的髌腱，目前普遍认为金属挤压螺钉较为适宜。

前交叉韧带重建术后如各种韧带肌腱等动力结构之间的平衡失调，可出现关节纤维化的屈曲挛缩，其发病率在 4%～15%。由于关节内纤维形成，肌内软弱失调，也可出现关节僵直。其原因是：①移植物位置不准确形成髁间窝纤维化。②因活动减少髌上囊纤维化。③开放手术出现股骨外髁和股骨髁上纤维化。关节纤维化造成屈曲或伸直受限，伸直受限损害更大，因为伸直不完全，股四头肌无力，出现屈膝步态，髌股之间因活动受限而疼痛。

关节纤维化的预防措施包括手术，宜在肢体肿胀消退和关节活动度恢复之后进行，康复的观念应贯穿术前及术后。早期认识关节纤维化形成的原因并适当采取措施是预防关节纤维化的关键。

关节纤维化的治疗包括推拿、功能疗法及关节镜下清创及松解术。膝关节屈曲挛缩俯卧位踝部增加重量予以活动和冷冻疗法也有一定疗效。Lobenhoffer认为屈曲挛缩历时1年以上,宜行后关节囊切除术。Vacguero报道关节松解术可以明显改善关节的活动度,如非手术治疗不满意,宜行关节镜下股四头肌松解术及外侧支持带松解术。

前交叉韧带重建在运动损伤的治疗中使用较为广泛,但需要翻修者也不在少数。据报道,前交叉韧带重建失败率5%~52%,这个数字应该引起我们高度警觉。前交叉韧带重建失败的原因有:①关节纤维化。②伸膝装置功能不全。③关节炎。④关节松弛。

关节纤维化已如前述。伸膝装置功能不全在前交叉韧带重建术后的并发症中最为常见,其原因有切取自体移植时可能造成髌骨骨折、肌腱断裂、髌腱无力或股四头肌腱损伤等,也有髌腱力线异常或外侧髌骨压迫症。

"隐性骨损伤"是近年来提出的新名词,若以"拔出萝卜带出泥"来比喻,可能更易于理解。前交叉韧带断裂时,影像学检查甚至肉眼直视其附着点完好无损,其实部分病例韧带附着点附近的骨小梁及其血管已遭受局限性断裂,骨小梁周围有微小渗血。据报道前交叉韧带损伤的患者中,76%以上存在隐性骨损伤。

形成关节炎的病因可能是原始损伤已有软骨骨折、半月板损伤或康复不当等累积而成。

关节松弛造成关节不稳定,在所有前交叉韧带移植重建的失败病例中占7%~8%。出现关节松弛的原因有手术的技术操作,也有移植物的生物性能的优劣,关键是找出造成关节不稳定的根本原因和翻修的最佳方法。

前交叉韧带重建失败在手术技术上的失误主要有:移植物取材不当,骨孔道不在解剖位置上,髁间窝成形术不符合生理活动,移植物张力不当及移植物内固定不坚固等。

青少年前交叉韧带损伤,因骨骼发育未成熟,立即行韧带重建术,可能导致股骨和胫骨的骨骺损伤。所以对骨骺未闭合者须先行非手术治疗,以支具或康复活动保持关节活动度,待骨发育接近成熟时行前交叉韧带重建术较为适宜。

3. 基因治疗

基因治疗的作用和意义已经被许多实验和临床所证实。对细胞因子的研究最初阶段是受免疫和肿瘤反应所启发。例如白介素、克隆刺激因子、干扰素等涉及免疫与造血调控的多肽类物质在刺激增殖等方面与细胞生长因子的功能有所相似和重叠,将生长因子(TGFs)和肿瘤坏死因子(TNFs)加以转化,用于刺激组织的生长功能,这显然是很有应用前途的方法。实验证实,软组织在愈合过程中,细胞因子在愈合的炎症期和再生期可发生下列作用:①减轻组织的炎症反应。②减少组织的瘢痕形成。③促进软组织的功能恢复。

韧带细胞纤维排列紧密,属无血管性纤维。韧带的细胞构成种类很少,所以韧带的愈合是既缓慢又复杂的过程。细胞因子可使韧带的愈合趋向进步和完善。很多细胞因子对韧带的愈合有促进作用,例如FGFs、TGF-$\beta_1$、PDGF等。近年来发现BMP12和BMP13有参与肌腱韧带形态发生的功能。

不同的韧带对各种生长因子的反应也会有差异。例如 MCL 的愈合能力比 ACL 强，当生长因子组合（bFGF、TGF$\beta_1$、PDGF 及胰岛素）发生作用时，MCL 可以生长更多的活性细胞。

随着对细胞因子的深入研究和应用，近年来有一种方法是将自体细胞加上增补的细胞因子使其联合发生作用。例如，应用取自骨髓或骨膜的自体间质细胞或增加取自皮肤及其他组织的成纤维细胞，可使韧带愈合中的替代物迅速增殖。这种有细胞基质和细胞因子组成的物质为软组织的愈合提供了新的选择方法。

细胞因子和生长因子为伤口的成功愈合提供了必要的条件。这些因子调节血管生长和有丝分裂，促成细胞分化、基质合成或重塑。细胞因子的来源并非单一性，在伤口愈合的不同时期来自血小板、白细胞、巨噬细胞及组织间质细胞等。

设法在伤口愈合部位促成细胞因子局部合成以加速愈合过程显然是合理的。将转基因疗法与局部注射细胞因子相比，转基因细胞可在愈合部位停留一定时间，以分泌所需要的细胞因子。

运动医学的基因治疗是将选择的基因转移至靶组织中，使转基因细胞在若干时间内维持基因表达水平，促进组织和伤口愈合。

目前基因治疗一方面应用前景非常广阔，另一方面也被一些不利因素所困扰。问题之一是基因表达的时间太短。例如滑膜细胞基因表达一般多在 4 周内即自行消失。自体肌腱移植时间有所延长，基因表达可超过 6 周。其次是有关基因表达的知识，我们所涉及的仅仅是冰山之一角，远远没有了解和获取诸如基因的全部类型、反转录病毒的安全性、基因表达时间的延长以及利用基因治疗缩短愈合的过程和提高组织愈合质量的规律性等。尽管如此，将基因转移至软骨、半月板、韧带和肌腱进行生物化学治疗，促进伤口愈合，为运动损伤的治疗提供了一种新的途径，这显然是非常令人鼓舞的。

## 二、膝关节后交叉韧带损伤

膝关节后交叉韧带是膝关节静力稳定中的重要结构。它起于胫骨髁间后窝后部，向内上方走行，止于股骨内髁髁间前内侧部。韧带分为前后两束，前束在外，后束在内。膝关节屈曲时前束紧张，伸直时后束紧张。后交叉韧带比前交叉韧带粗大，力量大约是前交叉韧带的两倍。后交叉韧带的主要功能是防止胫骨后移，限制胫骨过伸，适当体位尚有限制旋转和外展的作用。

后交叉韧带损伤在全部膝关节韧带损伤中占 3%～20%，其中单独损伤占 30%，伴有其他韧带损伤占 70%。

### （一）病因与发病机制

1. 屈膝位损伤

篮球、足球及跆拳道等运动在训练和比赛时膝关节屈曲位，对方运动员以膝盖、肩部或足部踢压或撞击胫骨近端，使之突然向后移位，造成膝关节后交叉韧带断裂。这种损伤形式较为多见，可合并膝关节内侧或外侧副韧带损伤，也有合并前交叉韧带断裂，造成膝关节脱位（图 2-15）。

2. 过伸位损伤

膝关节伸直位，突然被人从前方踢向后方，形成后交叉韧带损伤。如暴力强大，可合并前交叉韧带断裂或关节囊和外侧副韧带损伤（图 2-16）。

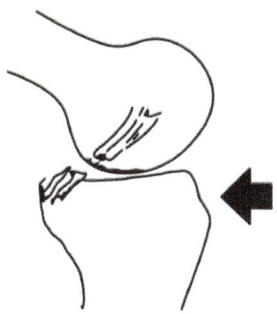

图 2-15　膝屈曲位，胫前受到向后打击，后交叉韧带断裂

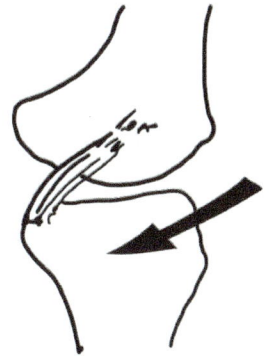

图 2-16　膝过伸位，胫前受到向后打击，后交叉韧带断裂

（二）症状及诊断

1. 伤史

膝关节屈曲位或过伸位急性损伤史。

2. 膝部剧烈疼痛肿胀

受伤当时有突然撕裂样疼痛，如出血较多，关节积血，肿胀明显。

3. 伤肢功能受限

不能继续参加训练活动，常保持在屈膝位以减少疼痛，膝关节明显不稳定。

4. 后抽屉试验

后抽屉试验阳性。

5. 重力试验阳性

伤员平卧床上,医师将其双足上抬,使屈髋屈膝均呈 90°,伤侧小腿因重力而下沉,胫骨上端与健侧对比有凹陷,称为重力试验阳性。

6. X 线检查

如膝关节后交叉韧断裂在下止点,常能显示骨折片。应力位 X 线检查即后抽屉试验下拍片,胫骨后移 5 mm 以上有重要意义。为求确诊可行 MRI 或关节镜检查。

(三)治疗

膝关节后交叉韧带新鲜断裂应早期手术缝合为妥。韧带下止点断裂,如骨折块较大可以骨松质螺钉固定骨块于胫骨上。如不能固定,在胫骨前后方向钻出骨孔道,以钢丝或尼龙线 8 字缝合韧带拉至骨孔道口,固定于胫前(图 2-17)。

后交叉韧带如在上止点离断,须在股骨上钻出两个孔道,缝线 8 字贯穿韧带远断端,拉出骨孔道固定在股骨上(图 2-18)。

后交叉韧带如在中段断裂,可选择自体材料、同种异体材料或人工韧带等进行重建手术。

膝关节后交叉韧带损伤可在膝关节镜下探查和修复,同时可探查和修复其他韧带及半月板等。

近年来对于后交叉韧带运动损伤的治疗有不同观点。

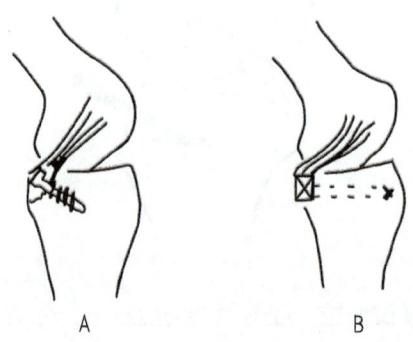

图 2-17  后交叉韧带胫骨附着区撕脱离断修复法

A. 撕脱骨块螺钉固定;B. 骨块不能固定,胫骨钻孔,丝线或钢丝固定

# 下肢损伤 第二章

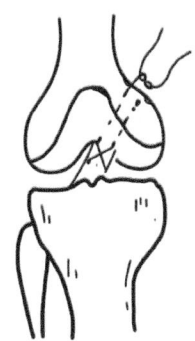

**图 2-18　后交叉韧带股骨髁附着区离断股骨钻孔丝线或钢丝固定法**

根据 Boynton 和 Tietjens 等人报道，膝关节后交叉韧带损伤发生关节不稳定的情况较少。在一组 154 例后交叉韧带慢性松弛的患者中，主诉关节不稳定仅占 23%，48% 无功能性不稳定。有功能性不稳定者多发生在快速度下突然改变方向的时候。后交叉韧带运动损伤的患者中 72% 能重新参加原项运动或更高水平的运动。

后交叉韧带损伤要注意有否合并半月板损伤。据 Boynton 和 Tietjens 报道，225 例后交叉韧带损伤的患者中，有 34 例伴有半月板损伤，外侧半月板纵形裂伤最常见。对于这些合并半月板损伤的病例，有学者主张手术治疗。

后交叉韧带损伤的手术指征，一些学者认为伤后膝关节轻度或中度松弛（向后松弛 < 10 mm）可采用非手术疗法，同时进行关节的早期功能锻炼活动。后交叉韧带附着点撕脱骨折移位、韧带联合损伤及关节严重松弛（向后松弛 > 10 mm）的患者是手术的最佳适应者。后交叉韧带慢性松弛导致功能性不稳定，可选择韧带重建术以恢复功能。

后交叉韧带损伤急性修复宜在 2～3 周内进行，移植物以骨–髌腱–骨、股四头肌腱或腘绳肌腱较为适宜。

（李国强）

## 第七节　膝关节半月板损伤

### 一、概述

膝关节半月板主要是纤维软骨组织，位于股骨、胫骨之间的关节隙两侧，内外各一。内侧半月板外形呈 C 形，外侧半月板近似于 O 形。半月板的横切面呈三角形（楔形），外缘厚，中央（游离缘）薄。半月板前、后角附着于胫骨平台前、后部（图 2-19）。

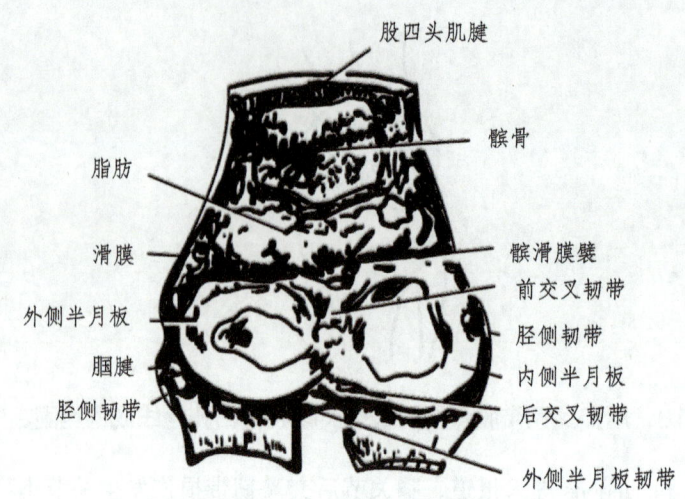

图 2-19 膝关节内外侧半月板

半月板的生理功能有：①滚珠作用，有利关节的活动。②缓冲作用，吸收纵向冲击及震荡，保护关节软骨。③稳固关节作用，防止膝过度伸屈、膝内外翻及内外旋，也防止股骨过度前后滑移。④调节关节内的压力，分布关节液。半月板撕裂后功能丧失，反而引起关节继发病变。

半月板损伤在欧美地区以内侧半月板损伤较多，而在亚洲则以外侧半月板损伤较多，原因是亚洲地区外侧盘状半月板的人较多。

## 二、发病病因

主要由直接暴力和间接暴力引起，其中以间接暴力多见。最常见的是半月板矛盾运动的结果。

（1）当膝关节运动时，股骨髁和胫骨平台有两种不同方向的活动。屈伸时，股骨内外髁在半月板上面做前后活动；当旋转时，半月板则固定于股骨髁下面，其转动发生于半月板和胫骨平台之间。故半月板破裂往往发生于膝的伸屈过程中又有膝的扭转、挤压或内外翻动作时。在体育运动中，产生这种半月板矛盾运动的动作很多，很容易引起半月板损伤。

（2）以蹲位或半蹲位为主的工作人员反复的蹲立提重物，使膝关节常处于屈曲、伸直位，有时还有外翻和旋转动作，反复磨损引起外侧半月板或后角的损伤，病史中可无明显外伤史。

半月板损伤的类型：损伤类型可根据半月板撕裂形态而分，常见的有8种。①边缘分离：大多发生在内侧半月板前、中部，有自愈可能。②半月板纵裂：也称"桶柄样撕裂"或"提篮损伤"（图2-20），大的纵裂易于产生关节交锁。③前角损伤：可为半月板实质撕裂，也可能为前角撕脱骨折。④后角损伤：多较难诊断，表现为膝后部疼痛（图2-21）。

⑤横行损伤：多发生在体部，临床疼痛较明显，偶有关节交锁。⑥水平劈裂：大多在半月板体部中段呈层状部分裂开，尤以盘状半月板多见，无论是关节造影还是关节镜检查均易漏诊，应撬起半月板内缘查看。⑦内缘不规则破裂：半月板内缘有多处撕裂，可产生关节内游离体、关节交锁与疼痛。⑧半月板松弛：常有膝不稳定感，关节间隙触诊可有凸出、压痛及滑进滑出感，半月板摇摆试验常阳性。

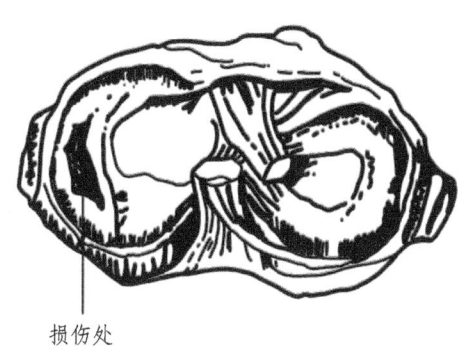

图 2-20 半月板桶柄样撕裂

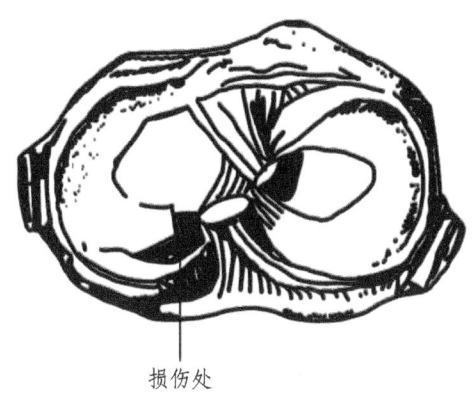

图 2-21 半月板后角损伤

总之，半月板损伤后失去正常张力，产生异位活动，经常引起膝关节疼痛，关节积液，交锁，导致膝关节不稳，甚至引起膝关节骨性关节炎。半月板损伤后撕裂缘变圆钝，显微镜下可见软骨退行性变，细胞坏死，基质破坏等。陈旧性半月板损伤经常肿胀积液者，可引起滑膜肥厚，慢性滑膜炎反应的表现。

## 三、临床表现

### （一）症状与体征

1. 疼痛

疼痛是因半月板损伤后牵扯周围滑膜引起的。半月板撕裂后，其张力失常，膝关节运动时半月板的异常活动牵拉滑膜以致疼痛。疼痛特点是：固定在损伤的一侧，随活动量增加疼痛加重，部分患者疼痛不明显。

2. 关节交锁

活动时突然关节"卡住"不能伸屈。一般急性期交锁不多见，多在慢性期出现，交锁后关节酸痛，不能伸屈。可自行或在医生帮助下"解锁"，"解锁"后往往会有滑膜反应肿胀，交锁特点固定于损伤侧。

3. 弹响声

膝关节活动时可听到或感到半月板损伤侧有弹响声。

4. 关节肿胀积液

急性损伤期，多有滑膜牵扯损伤或伴有其他结构损伤，往往关节积血积液。慢性期关节活动后肿胀，与活动量大小有关。关节液是黄色半透明的滑液，是慢性创伤性滑膜炎的结果。关节肿胀积液可用浮髌试验及膝关节积液诱发试验检查。

5. 股四头肌萎缩

半月板损伤有明显症状，长期未治疗，可致股四头肌萎缩，股内侧肌更明显，但股四头肌萎缩不是特异体征。

6. 关节隙压痛及突出

半月板损伤侧的关节隙压痛阳性，压痛点多与半月板损伤的部位相吻合（如体部损伤，压痛在体部）。还可触到损伤的半月板在关节隙处呈鞭条状隆凸，往往也是压痛所在。半月板隆凸对诊断有意义，但应与囊肿相鉴别。

7. 半月板摇摆试验

方法是患者仰卧，膝伸直或半屈，医生一手托患膝，拇指缘放在内或外侧关节间隙，压住半月板缘，另一手握足部并内外摇摆小腿，使关节间隙开大缩小数次，如拇指感到有鞭条状物进出滑动于关节间隙或感到响声或疼痛，即表示该半月板损伤。

8. 麦氏征（McMurray 征）

做法等于在重复损伤机制，对急性期患者由于疼痛多不能奏效，但对慢性期最常用，且有一定诊断价值。本法的准确率与检查者的经验有直接关系。传统认为麦氏征阳性必须由疼痛和膝关节内响声两者构成，但这种典型的阳性体征较难诱出，所以现在也有人认为，在麦氏征试验中，疼痛或响声两者其中之一出现，该试验即可为阳性。注意半月板损伤的响声与滑膜炎、膝关节骨关节病等细碎响声不同，为一种弹响声。具体方法是：医师一手握患者足部，另一手扶膝上，使小腿外展内旋，然后将膝由极度屈曲缓缓伸直，如关节间隙处有响声（听到或手感到）和（或）疼痛，即表明内侧半月板损伤。也可反方向进行，外侧痛响，即外侧半月板损伤。

9. 研磨试验

患者俯卧位，膝关节屈曲 90°，助手将大腿固定，检查者双手握患侧足向下压并旋转小腿，使股骨与胫骨关节面之间发生摩擦，半月板撕裂者可引起疼痛。若外旋位产生疼痛，表示内侧半月板损伤。若内旋位产生疼痛，表示外侧半月板损伤。

10. 鸭步试验

患者全蹲位小腿分开，足外旋向前走，出现疼痛者为阳性。多说明半月板后角损伤。

11. 半月板前角挤压试验

膝全屈，一手拇指按压膝关节隙前缘（半月板前角处），一手握小腿由屈至伸，出现疼痛为阳性。

半月板损伤常合并其他结构的断裂损伤，如内侧副韧带、交叉韧带断裂，关节软骨损伤，骨软骨骨折等。症状、体征往往复杂多样变化很大，尤其在损伤急性期，关节肿胀疼痛明显，须仔细检查明确诊断。

### （二）辅助检查

半月板损伤依靠病史及临床检查多可做出较正确的诊断，但仍存在5%左右的误诊率，因此仍需要一些特殊检查来完善诊断，常见有以下辅助检查。

1. 常规X线检查

其可排除骨关节本身的病变，关节内其他损伤和游离体。有人认为膝外侧间隙增宽、腓骨小头位置偏高对盘状软骨的诊断有一定价值。

2. 关节造影

根据我们的经验，用空气和碘水双重对比造影，结合临床表现对半月板撕裂的诊断符合率可达96%以上。

3. 磁共振成像（MRI）

该技术作为一种非侵入性、无放射线、无并发症的技术，用于半月板损伤的诊断价值较大，能发现一些关节镜难以发现的后角撕裂及半月板变性。其诊断正确率文献报道相差甚大，为70%~97%。但费用昂贵，有一定的假阳性和假阴性，这方面的研究需进一步发展。

4. 膝关节镜

优点是既是诊断手段又是治疗手段，能直接看到关节内的病变及部位，损伤少，恢复快。诊断正确率可达95%以上。对半月板后角损伤和半月板水平裂诊断有一定难度。熟练掌握本法，需要专门的训练和知识，这方面直接关系到诊断正确率的高低。

5. 超声检查

这是一种无损伤的检查方法，与操作人员的经验有直接关系。

## 四、家庭保健护理

为了预防半月板损伤，运动前要充分做好准备活动，将膝关节周围的肌肉韧带充分活动开。要加强股四头肌的力量练习。股四头肌力量加强了，落在膝关节的负担量相应就会减少。另外不要在疲劳状态下进行剧烈的运动，以免因反应迟钝、活动协调性差而引起半月板损伤。

## 五、治疗

### (一) 保守治疗

1. 急性期单纯半月板损伤

应抽去积液积血，局部冷敷，加压包扎，石膏托固定，制动2～3周。若有关节交锁，可用手法解锁后石膏托固定。解锁手法，患者侧卧，医师一手握住患足，一手固定患膝，先屈曲膝关节同时稍加牵引，扳开交锁膝关节间隙，然后来回旋转腿至正常范围，突然伸直膝关节，解除交锁，疼痛可立即解除，恢复原有伸屈活动。急性期中有时诊断不明，不必急于明确诊断，以免加重损伤，可按上法处理后，石膏托固定，待肿胀、疼痛消退后再检查。

2. 未合并其他损伤的半月板损伤

先予以保守治疗，优点在于小裂伤有时急性期过后可无症状，边缘裂伤有时会自愈。具体手法：患者仰卧，放松患肢，术者左手拇指按摩痛点，右手握踝部，徐徐屈曲膝关节并内外旋转小腿，然后伸直患膝，初期可在膝关节周围和大腿前部施以滚、揉等法以促进血液循环，加速血肿消散。

### (二) 手术治疗

1. 急性期半月板损伤

伴关节积液者，若关节积液严重，怀疑有交叉韧带断裂或关节内骨软骨切线骨折时，应行急诊手术探查，切除损伤的半月板，修复关节内其他损伤。

2. 慢性期半月板损伤

诊断明确，且有症状并影响运动者，应手术治疗。能做半月板部分切除的尽量不做全切。有人认为半月板全切后，半月板有自然再生能力。但其再生的质量及时间均不足以防止骨关节炎的发生。对纵裂、大提篮撕裂、内缘小撕裂者宜做部分切除。边缘撕裂或前角撕裂者可做缝合。即使是全切除者，亦应在靠近关节囊的半月板实质中进行，避免出血。

3. 手术后处理及功能锻炼

要求术后膝加压包扎加石膏后托固定。第2天床上练股四头肌静力收缩。内侧半月板手术者第3天开始直腿抬高，外侧手术者第5天直腿抬高，并带石膏托下地挂拐行走。10天拆线，2周去石膏，逐渐增加股四头肌力量，第3个月开始部分训练。康复要有计划按规律进行，以不加重关节肿痛为标准。关节镜手术后用大棉垫加压包扎膝关节，术后6小时麻醉消退后，就可以开始膝关节伸屈活动和股四头肌锻炼。对于术前股四头肌已有明显萎缩者，应积极鼓励其锻炼，并且需待股四头肌肌力恢复达一定程度后，方能负重和行走。

(李国强)

## ◎ 股骨内侧髁骨折、胫骨平台骨折、后交叉韧带损伤

### 【基本信息】

姓名：赵××　　性别：女　　年龄：53 岁

主诉：外伤致右侧膝关节肿痛、活动受限 4 小时。

现病史：患者于 4 小时前外伤致右侧膝关节疼痛、肿胀，活动受限，无头晕头痛，无恶心呕吐，无胸痛腹痛，无意识障碍，紧急被他人送至我院就治，MRI 检查示：①考虑股骨远端、胫骨平台新鲜骨折伴后交叉韧带撕裂。②髌骨软化症，股骨及胫骨关节面下骨软骨炎。③内外侧半月板前后角Ⅰ~Ⅱ级信号。考虑前、后交叉韧带、髌韧带、外侧副韧带损伤。④滑膜增厚，关节积液。⑤腘肌水肿。急诊予以简单固定制动后，急诊遂以"右股骨远端骨折、右胫骨平台骨折、右膝后交叉韧带撕裂"为诊断收住院。伤后患者精神尚可，睡眠可，食欲可，大小便未排。

既往史：类风湿关节炎 9 年（具体治疗不详），桥本甲状腺炎 3 年（具体治疗不详）。

过敏史：否认食物、药物过敏史。

### 【查体】

体格检查：T 36.3℃，P 104 次/分，R 19 次/分，BP 131/95 mmHg。神志清楚，仰卧位。全身皮肤黏膜正常无黄染，未见皮下出血点，未见皮疹。全身浅表淋巴结无肿大及压痛。头颅外观无异常。颈静脉无怒张，气管居中，甲状腺无肿大，胸廓对称无畸形，呼吸动度两侧对称，语颤正常，未触及胸膜摩擦感。两肺叩诊呈清音，两肺呼吸音清，未闻及干湿性啰音及胸膜摩擦音。心前区无隆起，心尖搏动正常，未触及震颤及心包摩擦感。叩心脏相对浊音界无扩大及偏移。心律齐，心音无强弱不等，各瓣膜听诊区未闻及病理性杂音，未闻及心包摩擦音。腹部平坦，触全腹柔软，无压痛、反跳痛，全腹未触及包块，肝脾肋下未触及，墨菲征（-）。移动性浊音（-），肝区及双侧肾区叩击痛（-）。肠鸣音正常，3 次/分，未闻及振水音及血管杂音。

专科检查：右侧膝关节明显肿胀，膝关节周围压痛阳性，浮髌试验阳性，右侧膝关节活动受限，侧方应力试验阳性，拉赫曼试验、抽屉试验、轴移试验检查无法配合。足背动脉搏动正常，足趾关节活动正常，皮肤感觉正常。

辅助检查：CT 检查（图 2-22）显示，右侧股骨远端、胫骨平台骨折。MRI 检查（图 2-23）显示，见现病史。

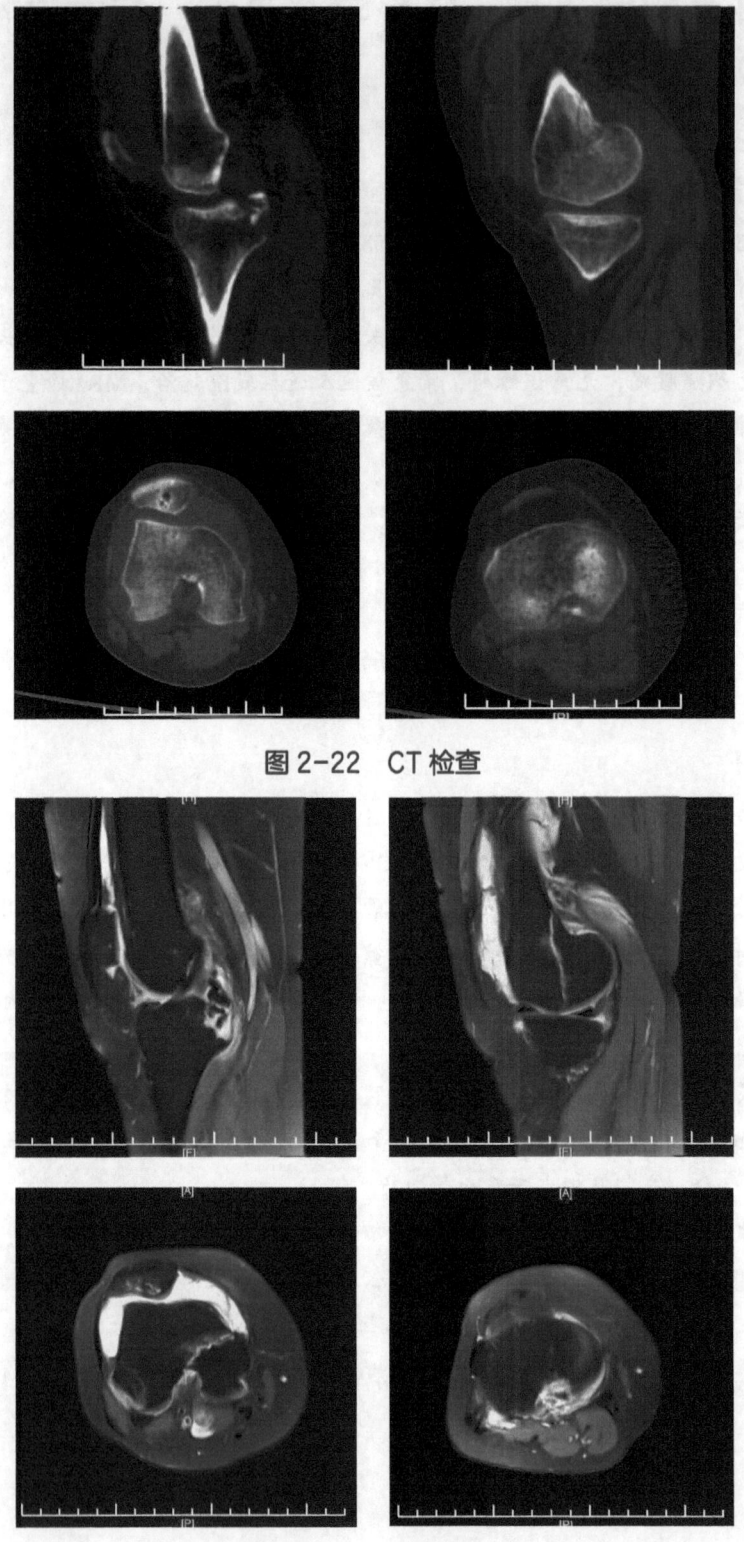

图 2-22 CT 检查

图 2-23 MRI 检查

## 【诊断】

右股骨骨折（内侧髁），右胫骨平台骨折，膝关节后交叉韧带损伤，膝关节前交叉韧带损伤，膝关节外侧副韧带损伤，髌韧带损伤。

## 【诊疗经过】

完善入院血常规、生化等，影像学检查，排除手术禁忌证，在椎管麻醉下行右股骨、胫骨骨折切开橇拔钳夹复位内固定术＋后交叉韧带止点重建术。术后予以抗炎、止痛、抗凝、理疗等对症治疗。术后影像结果见图2-24。

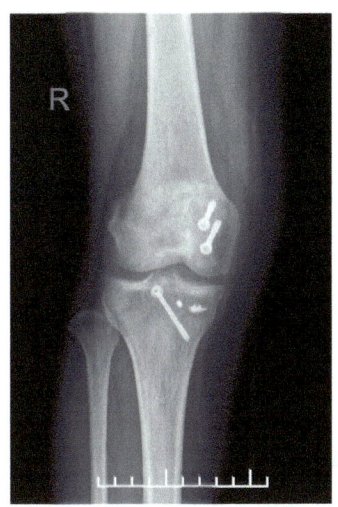
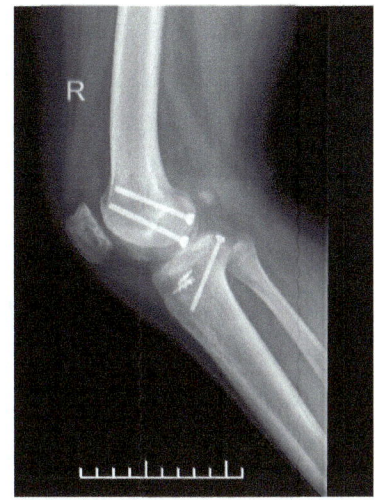

图2-24 术后影像结果

## 【出院情况】

神志清，精神可，一般情况良好，伤口愈合良好，诉患肢术口疼痛较前减轻，饮食及睡眠良好，大小便正常，患肢纱布敷料干燥，无渗血渗液，石膏固定松紧适宜。患肢远端末梢血运、感觉、运动正常。

## 【总结体会】

根据患者外伤病史、查体及影像学检查，诊断为右股骨骨折（内侧髁），右胫骨平台骨折，膝关节后交叉韧带损伤，膝关节前交叉韧带损伤，膝关节外侧副韧带损伤，髌韧带损伤。MRI影像学可看到胫骨平台后交叉韧带胫骨平台止点撕脱骨折，后交叉韧带漂浮松弛，同时伴有股骨内侧髁骨折，手术指征明确；术前检查白细胞及淋巴细胞计数及白蛋白及前白蛋白数值正常，血糖在正常范围，可行右股骨、胫骨骨折切开复位内固定术＋后交叉韧带止点重建术。术前完善心、肺等重要脏器功能检查。术前与患者家属充分沟通，详细告知患者病情及手术方案，告知手术风险意外及术后注意事项，康复计划等，减少医患纠纷出现。

后交叉韧带是维持膝关节屈伸及旋转活动正常的稳定结构，后交叉韧带损伤常由膝关节屈曲时胫骨受到向后的暴力所致。由于后交叉韧带强度较大，约为前交叉韧带强度的两倍，所以其胫骨止点撕脱骨折是较为常见的一种损伤，约占 PCL 损伤的 70%[1]。后交叉韧带撕脱骨折在临床上容易被漏诊和误诊，如不能对撕脱骨块及时处理，恢复韧带的正常功能，关节内正常应力状态将因后交叉韧带功能的缺失而失衡，导致膝关节内关节软骨及半月板承受更多的非正常应力，进而关节内软骨及半月板的磨损加剧，久之可导致半月板损伤和关节退行性变，表现为膝关节运动能力下降，这将会对患者后期的生活质量产生较大不良影响。所以，对于已经发生骨折移位或有移位趋势的后交叉韧带胫骨止点撕脱骨折，应当选择合适方式尽早进行治疗，以达到恢复后交叉韧带功能的目的，使受伤的膝关节内力学环境恢复平衡，减少因骨折处理不当导致的不良影响[2,3]。

针对后交叉韧带胫骨止点撕脱骨折的手术方法主要包括关节镜下手术和开放手术[4]。随着关节镜技术的普及，镜下复位内固定的手术方式逐渐被部分学者推广，但关节镜操作较复杂，容易损伤腘窝神经血管，且需要建立不同入路以解决视野、复位和固定等步骤的问题，相比传统的开放式入路并无明显优势[5,6]。当骨折块较小或者有粉碎骨块时，关节镜下进行复位固定的难度较大，并不能获得理想手术结果。本手术采用膝后内侧入路，相较于其他入路，后内侧入路切口更加微创，利于伤口恢复。切开手术可以在直视下保护胫神经及胫血管等重要结构，且能够快速精确复位。

目前对于后交叉韧带撕脱骨折的固定方式选择较多，有钢丝、普通或空心螺钉、可吸收螺钉及 TightRope 等，学者们对采用何种固定方式存在较大争议[7]，一般根据个人习惯及医院条件选择合适方式。本次手术在直视下复位骨折，采用带垫片空心螺钉固定，该固定可提供良好的加压效果以及优越的抗旋转能力，固定可靠，为防止骨质劈裂，加用带线铆钉，带线锚钉可深入骨质，提供良好的把持力，高强度缝线保证了骨折块的牢固固定[8]。

股骨内侧髁骨折又称 Hoffa 骨折，为股骨远端冠状面骨折，属于关节内骨折。根据术前 CT 提示骨折线与股骨干后侧皮质平行，骨折累及整个后髁，诊断为：右股骨内侧髁 Hoffa 骨折，按照 Letenneur 分型，属于 I 型骨折；损伤机制为垂直剪切力和扭转暴力共同作用的结果。

Hoffa 骨折治疗的目标是解剖复位，恢复关节面的平整性及膝关节的稳定性，但后髁骨折块在患者屈膝时将持续受到剪切应力，再加上内外侧腓肠肌，腘肌的牵拉作用，常常造成骨折的不稳和移位，因此保守治疗往往导致骨折的继发移位，目前多主张切开复位内固定手术治疗 Hoffa 骨折[9,10]。Hoffa 骨折常采用拉力螺钉固定，通过关节面压缩可以重建关节的协调性和轮廓。

Ostermann 等[11] 报道 6 例 Hoffa 骨折，随访达 68 个月，也认为至少使用 2 枚螺钉，以保证旋转稳定性。进钉方向根据骨折块决定，骨折块较大者，最好由前向后固定，进钉点在股骨髁髌面上缘外侧，以避免损伤关节软骨，并与股骨干长轴垂直，必须经过髌股关节面时，可用埋头器将螺钉尾埋于软骨面下，并保证螺纹刚好在骨折块内，已过骨折线，软骨面下 2～5 mm。骨折块较小者，可经股骨髁关节面由后下方向前上方固定，但钉尾必须埋在软骨下。前后方螺钉置入偏高位置，可避免干扰髌股关节面，后前方螺钉置入偏低位置，以尽可能固定股骨髁骨块。

Hoffa 骨折为高能量损伤所致，可合并半月板、侧副韧带、交叉韧带、伸膝装置的撕裂，以及腘肌腱、腓肠肌外侧头及髂胫束止点撕脱骨折、膝关节半脱位等损伤。该病例为罕见的股骨内侧髁 Hoffa 骨折，合并胫骨平台骨折及后交叉韧带损伤。这些合并伤易影响股骨单髁骨折的治疗结果，术中给予探查并修复，以减少膝关节不稳定、创伤性关节炎等的发生率。

## 【参考文献】

［1］高华，郭永良，刘彬，等. 后交叉韧带胫骨止点撕脱骨折的疗效分析［J］. 实用骨科杂志，2013，19（5）：463-465.

［2］SABAT D, JAIN A, KUMAR V. Displaced Posterior Cruciate Ligament Avulsion Fractures: A Retrospective Comparative Study Between Open Posterior Approach and Arthroscopic Single-Tunnel Suture Fixation［J］. Arthroscopy, 2016, 32（1）: 44-53.

［3］MONTGOMERY S R, JOHNSON J S, MCALLISTER D R, et al. Surgical management of PCL injuries: indications, techniques, and outcomes［J］. Curr Rev Musculoskelet Med, 2013, 6（2）: 115-123.

［4］李朋斌，马友发，武庆梅，等. 小切口微创治疗膝后叉韧带胫骨附着点撕脱性骨折［J］. 生物骨科材料与临床研究，2014，11（2）：58-60.

［5］周盛大，黄晓蓬. 关节镜辅助下膝关节后内侧微创切口锚钉内固定治疗后交叉韧带胫骨止点骨折［J］. 江西医学院学报，2009，49（1）：113-114，117.

［6］张中兴，许峰，金伟. 带线锚钉治疗后交叉韧带胫骨止点撕脱骨折 21 例报告［J］. 中国骨与关节杂志，2016（2）：120-122.

［7］陈定启，潘宇朝，陈德焱，等. 关节镜下 Y 型骨隧道缝线捆绑治疗后十字韧带胫骨附丽点撕脱骨折效果观察［J］. 中国临床新医学，2017，10（07）：674-676.

［8］MANFREDINI M, GILDONE A, FERRANTE R, et al. Unicondylar femoral fractures: therapeutic strategy and long-term results. A review of 23 patients［J］. Acta Orthop Belg, 2001, 67（2）: 132-138.

［9］LEWIS S L, POZO J L, MUIRHEAD-ALLWOOD W F. Coronal fractures of the lateral femoral condyle［J］. J Bone Joint Surg Br, 1989, 71（1）: 118-120.

［10］MEDVECKY M J, NOYES F R. Surgical approaches to the posteromedial and posterolateral aspects of the knee［J］. J Am Acad Orthop Surg, 2005, 13（2）: 121-128.

（姚帅辉）

## ◎ 股骨转子间骨折

### 【基本信息】

姓名：陈××　　性别：女　　年龄：81岁

主诉：外伤致左髋关节肿痛、活动受限3小时。

现病史：患者于3小时前锻炼身体时不慎摔伤致左髋关节疼痛、肿胀，活动受限，无头晕头痛，无恶心呕吐，无胸痛腹痛，无意识障碍，急被他人送至我院就治，拍片检查示：左股骨转子间骨折，急诊予以简单固定制动后，急诊送以"股骨转子间骨折"收住院。伤后患者精神尚可，睡眠可，食欲可，大便正常，小便正常。

既往史：2月前外伤致腰椎骨折在外院保守治疗，好转出院。患慢性支气管炎1年，未行治疗。

过敏史：否认食物、药物过敏史。

### 【查体】

体格检查：T 36.8℃，P 88次/分，R 22次/分，BP 155/94 mmHg，神志清楚，仰卧位。全身皮肤黏膜正常无黄染，未见皮下出血点，未见皮疹。全身浅表淋巴结无肿大及压痛。头颅外观无异常，顶枕部可触及头皮下血肿，双侧瞳孔等大等圆，对光反射存在。巩膜无黄染，口唇无发绀，扁桃体无肿大，咽部无充血、水肿。颈软无抵抗，颈静脉无怒张，气管居中，甲状腺无肿大，胸廓对称无畸形，呼吸动度两侧对称，语颤正常，未触及胸膜摩擦感。两肺叩诊呈清音，两肺呼吸音清，未闻及干湿性啰音及胸膜摩擦音。心前区无隆起，心尖搏动正常，未触及震颤及心包摩擦感。叩心脏相对浊音界无扩大及偏移。心律齐，心音无强弱不等，各瓣膜听诊区未闻及病理性杂音，未闻及心包摩擦音。腹部平坦，触全腹柔软，无压痛、反跳痛，全腹未触及包块，肝脾肋下未触及，墨菲征（-）。移动性浊音（-），肝区及双侧肾区叩击痛（-）。肠鸣音正常，3次/分，未闻及振水音及血管杂音。

专科检查：左下肢呈外旋畸形，髋关节肿胀，大转子周围压痛阳性，纵向叩击痛阳性，左侧髋关节活动受限，左下肢较右下肢短缩约1 cm，足趾活动好，足背动脉搏动正常。

辅助检查：骨盆正位X线（2021-01-31，本院）示左股骨转子间骨折（图2-25）。髋关节CT（2021-02-01，本院）：左股骨转子间骨折（图2-26）。

# 下肢损伤 第二章

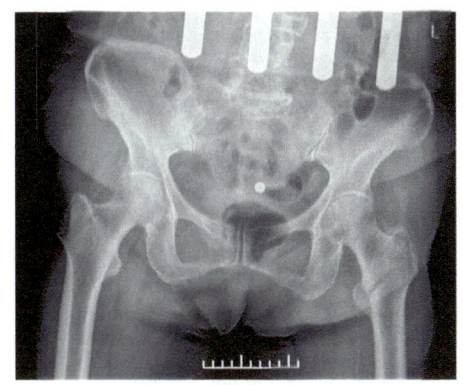

图 2-25　骨盆正位 X 线

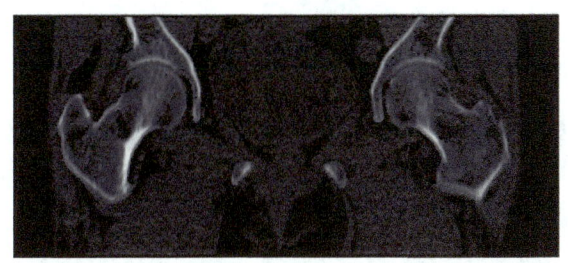

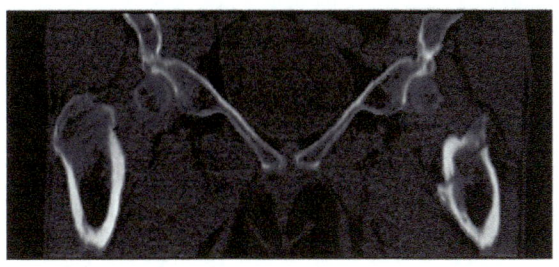

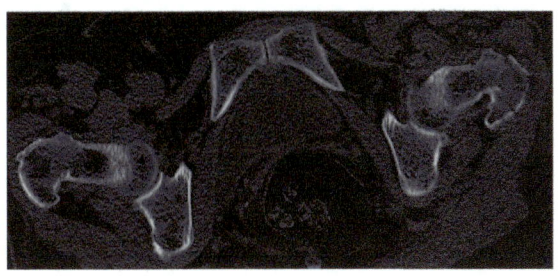

图 2-26　髋关节 CT

【诊断】

①（左）股骨转子间骨折；②慢性气管支气管炎。

## 【诊疗经过】

入院后给予骨科常规护理，卧床休息，预防卧床并发症，完善术前各项相关辅助检查，排除手术禁忌证，行左股骨转子间骨折切开复位髓内钉内固定术，术后抗炎、补液、活血化瘀、消肿镇痛，定期切口换药，局部理疗等对症治疗。

术后影像检查见图 2-27。

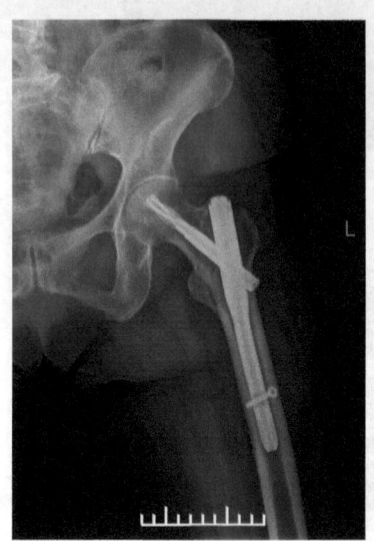
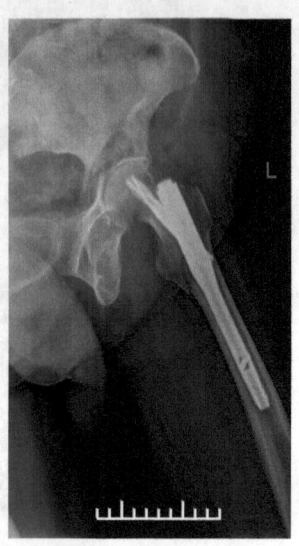

图 2-27　术后影像结果

## 【出院情况】

神志清，精神可，一般情况良好，左大腿术区切口纱布敷料干燥，无渗血，无红肿，左髋部活动稍受限，左膝关节、左踝关节活动可，末梢血运良好，感觉正常。

## 【总结体会】

根据患者外伤病史、查体及影像学检查，诊断为左股骨转子间骨折。手术指征明确；术前检查白细胞及淋巴细胞计数及白蛋白及前白蛋白数值正常，血糖在正常范围，行左股骨转子间骨折切开复位髓内钉内固定术。术前完善心、肺等重要脏器功能检查。术前与患者家属充分沟通，详细告知患者病情及手术方案，告知手术风险意外及术后注意事项，康复计划等，减少医患纠纷出现。

股骨转子间骨折是指发生在股骨颈基底部到小转子水平区域的骨折，损伤机制多为低能量损伤，是一种临床常见的髋关节囊外骨折，多见于骨质疏松的老年女性。非手术治疗可能导致患者发生畸形愈合或骨不连等问题，加上长期卧床容易发生便秘、压疮，呼吸道感染、肢体静脉血栓等并发症，老年患者的残疾率和病死率升高[1]。

手术治疗是目前降低股骨转子间骨折患者死亡率、致残率的主流治疗方法，具体包括髓外及髓内固定，其中股骨近端防旋髓内钉（PFNA）内固定治疗股骨转子间骨折具有手术操作简单、创伤较小、手术时间短、出血量少等诸多优势，尤其是在治疗骨质疏松性不稳定股骨转子间骨折方面优势明显[2~3]。

股骨近端防旋髓内钉（PFNA）几乎适用于所有类型的股骨转子间骨折，一般分为长度＜240 mm的短钉与＞300 mm的长钉[4]。对于股骨转子间骨折，长短钉的选择一直是一个关键问题。短钉相较于长钉手术时间短、出血量少以及创伤小，临床上大多数的股骨转子间骨折都可以用短钉固定，但有些特殊类型行长钉固定才能有更好的手术疗效。PFNA属于髓内固定，主钉设计6°的外翻角，与股骨近端的解剖结构相符合，螺旋刀片的锚合力可以保留骨量，对骨质疏松患者较为适用，螺旋刀片与主钉连接处采用自锁设计，提高了旋转稳定性。同时主钉采用空心设计，在闭合复位情况下使用能够缩短切口长度和减少术中出血量，远端采取凹槽设计，能够分散局部压力，避免由于压力过大引起再次骨折或螺钉折断的情况发生[5]。

近端螺旋刀片替代拉力螺钉的设计是PFNA的最大特点，螺旋叶片锁技术增加了把持力，降低了股骨颈被切割的可能性[6]。此外，在螺旋刀片进入股骨颈过程中，将松质骨逐步压紧，使股骨颈内松质骨经固定后更加牢固，从而提高内固定后整体的稳定性[7]。PFNA系统还具有很多优势：避免"Z"字效应，降低髓内钉置入难度，明显缩短手术时间等等。PFNA髓内固定系统更加符合生物力学特征，具有创伤程度小、内固定牢固、可早期负重、疗效满意等优点[8]。不过想要完成一台完美的PFNA内固定术，需要临床医师精准把握进针点的位置，术中应重视保护股骨外侧壁，并且有合适的Ca-TAD指（股距尖顶距），这三个关键因素决定着PFNA手术能否成功[9]。但PFNA并不适用于外侧壁破损严重的病例，因为螺旋刀片后方缺少坚强骨皮质的支撑，内固定失效的概率会大大增加。

术后螺旋刀片的切出、髋内翻、骨折不愈合、头钉的退钉、内固定物断裂及内植物周围骨折是PFNA内固定失败常见的6种类型。①刀片位置放置不当、颈干角及前倾角的复位不佳、不稳定的骨折类型、严重的骨质疏松以及高龄是刀片切出的主要原因。②髋内翻可由股骨距后内侧的骨缺损致术后股骨内侧缺乏支撑引起，也常继发于其他内固定失效类型，延长负重时间可以有效避免此种情况发生。③骨折不愈合受全身及局部因素影响，对于远端锁钉的使用需慎重考虑。④骨质疏松是导致刀片退出最常见的原因，严重骨质疏松患者术中有必要对螺旋刀片用长尾帽固定，术后延长负重时间。⑤骨折复位不佳、骨不连、不稳定骨折使用远端锁钉及主钉与髓腔不匹配都有可能造成内固定物断裂。⑥植入物周围骨折常与骨髓腔和髓内钉不匹配、主钉入钉点位置偏差致皮质撞击率增加以及局部应力集中相关，临床上应选择合适长度的主钉，避免"中裤效应"发生。⑦对于长短钉的选择，除某些特殊病例外，建议选择短钉固定，关于A3型转子间骨折长、短髓内钉的选择，是临床医师需要继续探索的一个方向。⑧关于股骨近端防旋髓内钉内固定失效后的再手术策略，从股骨头的破坏程度、骨折部位情况以及骨缺损3个方面来确定二次翻修策略是一种合适的选择[10]。

**【参考文献】**

[1] 赵晓涛, 张殿英, 郁凯, 等. 股骨近端防旋髓内钉固定治疗股骨转子间骨折的失效原因分析[J]. 中华创伤骨科杂志, 2021, 23(3): 202-208.

[2] CHENG Y X, SHENG X. Optimal surgical methods to treat intertrochanteric fracture: a Bayesian network meta-analysis based on 36 randomized controlled trials[J]. J Orthop Surg Res, 2020, 15(1): 402.

[3] HAO Z, WANG X, ZHANG X. Comparing surgical interventions for intertrochanteric hip fracture by blood loss and operation time: a network meta-analysis[J]. J Orthop Surg Res, 2018, 13(1): 157.

[4] 章鑫隆, 慈文韬, 罗开文, 等. 股骨近端防旋髓内钉修复后内固定失效：原因和再手术的策略分析[J]. 中国组织工程研究, 2022, 26(6): 973-979.

[5] 鲁沂, 张道虎, 杨剑, 等. 弹性髓内钉为导针与定位点内移在股骨粗隆间骨折PFNA内固定术中的应用[J]. 中国骨与关节损伤杂志, 2018, 33(8): 833-834.

[6] NHERERA L, TRUEMAN P, HORNER A, et al. Comparison of a twin interlocking derotation and compression screw cephalomedullary nail (InterTAN) with a single screw derotation cephalomedullary nail (proximal femoral nail antirotation): a systematic review and meta-analysis for intertrochanteric fractures[J]. J Orthop Surg Res, 2018, 13(1): 46.

[7] 黄诚, 付聪聪, 黄相杰. DHS和PFNA治疗老年骨质疏松性转子间骨折的临床疗效对比[J]. 中国矫形外科杂志, 2014, 22(06): 568-570.

[8] 桂景雄, 郭胜, 许国泰, 等. 闭合复位PFNA治疗高龄老年股骨粗隆间骨折[J]. 创伤外科杂志, 2018, 20(3): 218-220.

[9] 纪方, 刘培钊, 佟大可. 股骨转子间骨折热点问题的探讨[J]. 中国骨伤, 2017, 30(7): 587-590.

[10] 聂少波, 张伟, 张里程, 等. 股骨转子间骨折术后内固定失效的危险因素研究进展[J]. 中华创伤骨科杂志, 2021, 23(3): 233-238.

（姚帅辉）

## ◎ 股骨干骨折

**【基本信息】**

姓名：胡×× 性别：男 年龄：29岁

主诉：外伤致右大腿肿痛、畸形伴活动受限2小时。

现病史：患者于2小时前因外伤致右大腿疼痛、畸形、肿胀，活动受限，无头晕头痛，无恶心呕吐,无胸痛腹痛,无意识障碍,遂来我院急诊就治,行DR检查示右股骨骨折。急诊予以固定制动,急诊阅片及体格检查后遂以"右股骨骨折"收住院。近来患者精神尚可,食欲可,大便正常,小便正常,体重无明显改变,体力好。既往体质健康。

过敏史:否认食物、药物过敏史。

## 【查体】

体格检查:T 36.6℃,P 78次/分,R 19次/分,BP 143/77 mmHg。神志清楚,仰卧位。全身皮肤黏膜正常无黄染,未见皮下出血点,未见皮疹。全身浅表淋巴结无肿大及压痛。头颅外观无异常,顶枕部可触及头皮下血肿。巩膜无黄染,口唇无发绀,扁桃体无肿大,咽部无充血、水肿。颈软无抵抗,颈静脉无怒张,气管居中,甲状腺无肿大,胸廓对称无畸形,呼吸动度两侧对称,语颤正常,未触及胸膜摩擦感。两肺叩诊呈清音,两肺呼吸音清,未闻及干湿性啰音及胸膜摩擦音。心前区无隆起,心尖搏动正常,未触及震颤及心包摩擦感。叩心脏相对浊音界无扩大及偏移。心律齐,心音无强弱不等,各瓣膜听诊区未闻及病理性杂音,未闻及心包摩擦音。腹部平坦,触全腹柔软,无压痛、反跳痛,全腹未触及包块,肝脾肋下未触及,墨菲征(-),移动性浊音(-),肝区及双侧肾区叩击痛(-)。肠鸣音正常,3次/分,未闻及振水音及血管杂音。

专科检查:右大腿肿胀、畸形,局部压痛,可触及骨擦感、反常活动,闻及骨擦音,轴向叩击痛阳性,右下肢活动受限,足踝关节活动可,足趾活动可,足背动脉搏动正常,右下肢皮肤感觉正常,余肢体活动正常,皮肤感觉未见明显异常。

辅助检查:术前本院查X线(图2-28)显示,右股骨可见骨折线影,断端错位,并见分离骨块影。术前本院查CT(图2-29)显示,右侧股骨中段骨质不连续,断端错位,周缘可见多发游离骨片影;右侧股骨头及坐骨骨质内可见斑点状高密度影;右髋关节在位,关节间隙尚可。

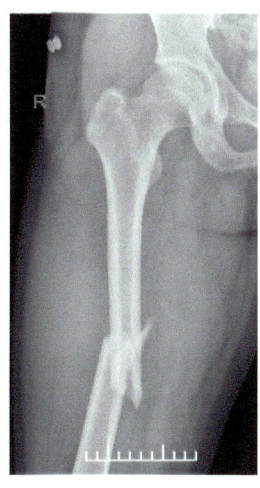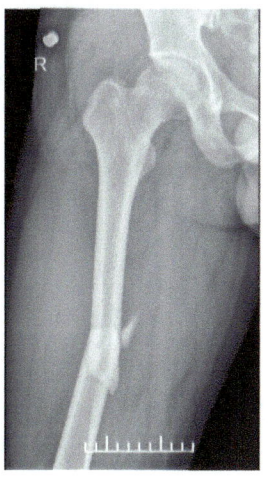

图2-28 术前X线

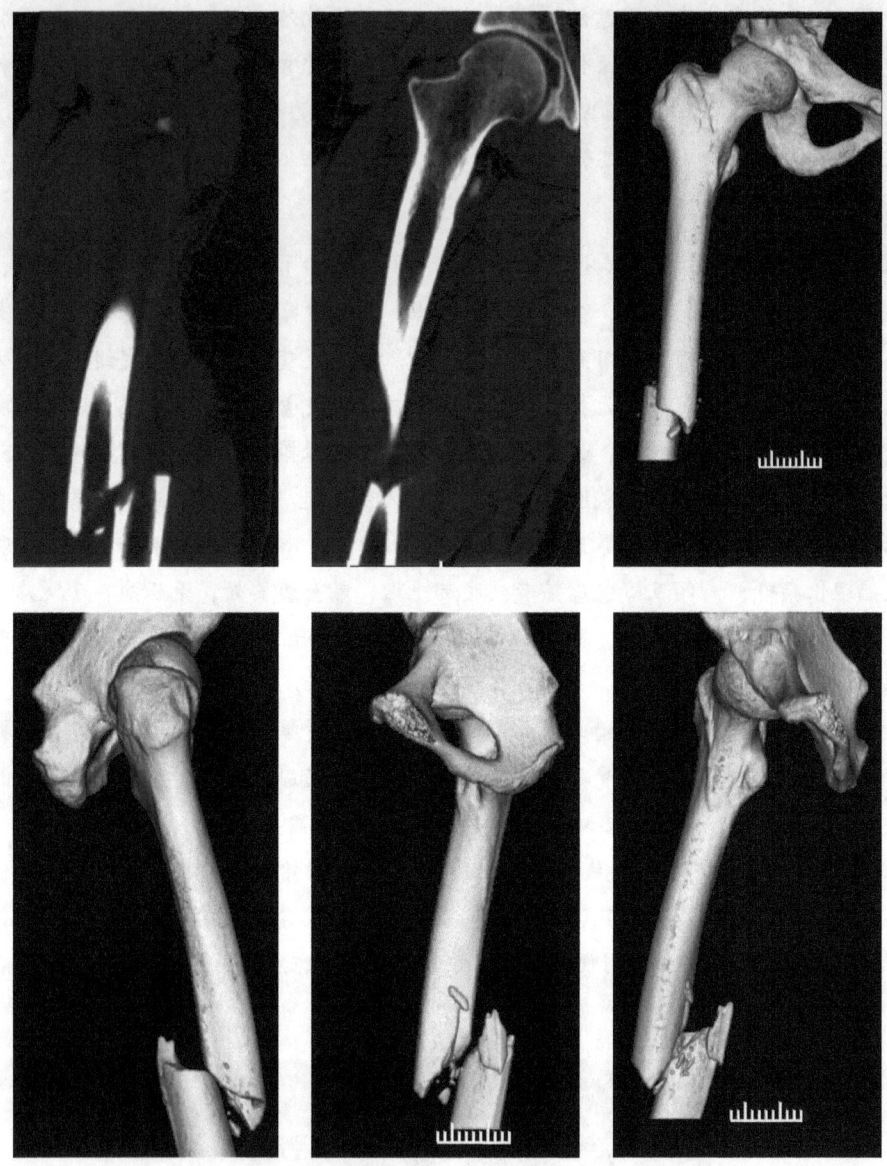

图 2-29 术前 CT

【诊断】

右股骨干骨折。

【诊疗经过】

入院后给予右下肢固定，制动，检查血常规、血生化、心电图、术前八项、CT等；行右股骨干骨折切开复位交锁髓内钉内固定术；术后抗感染、活血化瘀、促进骨折愈合类药物应用及对症处理；卧床休息，适度抬高患肢，配合适度功能锻炼，对症治疗。术后影像结果见图 2-30。

## 下肢损伤 第二章

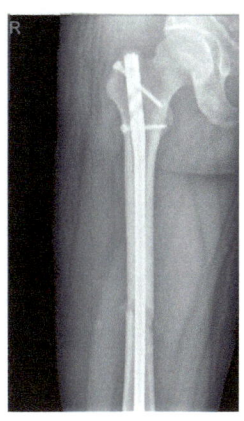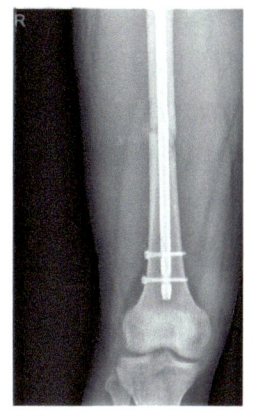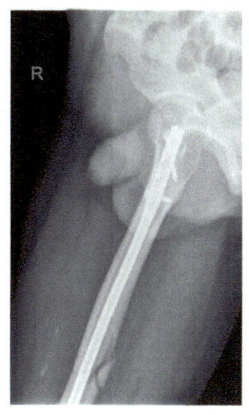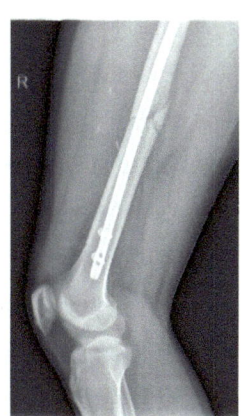

图 2-30　术后影像结果

【出院情况】

患者体温正常，神志清，精神可，一般情况良好，右大腿术区切口纱布敷料干燥，切口无红肿，愈合良好，右膝、右踝活动可，足背动脉搏动可触及，末梢血运良好，感觉正常。

【总结体会】

根据患者外伤病史、查体及影像学检查，诊断为右股骨干骨折。CT影像学可看到右侧股骨中段不连续，断端错位，并伴有游离骨片；手术指征明确；术前检查白细胞及淋巴细胞计数及白蛋白及前白蛋白数值正常，血糖在正常范围，行右股骨干骨折切开复位交锁髓内钉内固定术。术前完善心、肺等重要脏器功能检查。术前与患者家属充分沟通，详细告知患者病情及手术方案，告知手术风险意外及术后注意事项，康复计划等，减少医患纠纷出现。

股骨干骨折是一种常见的骨折疾病，是指股骨小转子下5 cm至股骨髁上5 cm的连续性中断。股骨干骨折大部分是由于直接暴力所致，例如车祸撞击、挤压、枪击等，多见于年轻患者，常导致横行或粉碎性骨折。也见于间接暴力如高空坠落、疲劳行军等通过杠杆作用、扭转作用等导致骨折，多形成斜形或螺旋形骨折。股骨干有大量强有力肌肉覆盖，骨折时因肌肉收缩牵拉，其常有重叠、错位，伴有严重的软组织损伤，容易产生各种畸形，如短缩、成角及旋转畸形等。传统股骨干骨折保守治疗主要是石膏支具，牵引治疗等，但由于股骨干骨折多为不稳定骨折，保守治疗极少采用，大多只用于急救固定。手术治疗目前主要有接骨板内固定术，髓内钉内固定术和外固定架固定。由于股骨干附着大量肌群，而各肌肉群的功能不尽相同，导致了不同平面的骨折产生不同的骨折移位以及复位后极易再移位。所以手术治疗仍是目前最常见的治疗手段。

髓内钉治疗股骨干骨折，避免了对骨折断端周围软组织的过多剥离，对骨膜血供不产生破坏，保留骨折断端的血肿，即使在做有限切开时剥离也很少，避免了开放性手术对骨折断端血肿和周围软组织血供的破坏[1]。此外其轴心固定、均匀承载负荷，髓内钉固定因其良好的生物力学性质，可允许早期负重而又不发生骨折移位，极大地提高了骨折愈合率和减少了手术并发症[2]。髓内钉的设计也符合骨折的生物学固定理念的要求，属于中央夹板式固定，应力遮挡作用能够被最大程度地消除，还有着良好的抗扭转力和轴向负荷优势，提供足够的稳定性，同时使得骨折断端存在局部微动[3]，足够稳定性和局部微动能够促进骨折断端早期愈合。交锁髓内钉有着创伤小、感染率低、骨折愈合率高等优点，逐步发展成为治疗股骨干骨折的金标准[4]。

交锁髓内钉因能够克服偏心固定、术中损伤内侧皮质等缺点，因而从梅花钉、自锁髓内钉及重建髓内钉中脱颖而出得到了更多的应用[5]。交锁髓内钉拥有一定的外翻角及弧度，符合股骨干生物学形状，更加贴合骨皮质，能够提供的弯曲刚度相当于完整股骨的四分之三，还能够在轴向上对抗4倍体重的力[6]。为了使因骨折而分离的股骨干能够重新成为一个整体，交锁髓内钉在骨折的远、近两端分别应用了两枚锁钉，这4枚锁钉能够有效地减少扭力臂长度，提高旋转稳定性[7]，增加了力学稳定性，同时能够减少短缩移位与各向旋转移位的发生。交锁髓内钉属于弹性固定，骨折断端的骨折碎块间存在微动，使得骨折断端之间应力增加，从而诱导骨折断端骨痂生长，促进骨折的愈合[8]。目前交锁髓内钉内固定已在临床上广泛应用，具有创伤小，稳定性可靠，保护骨折断端局部血供，扩髓后的骨碎屑有利于骨折的愈合等特点，已经成为治疗股骨干骨折最有效的治疗方式[9]。

关于股骨干骨折内固定的时机，在多发性损伤的患者（ISS评分>19）中，很多研究表明股骨干骨折的固定应尽可能在损伤后的24小时内完成。对于单纯的股骨干骨折（ISS评分<18），内固定也可在伤后24小时内进行。超过72小时的单独股骨干骨折，选择髓内钉固定后肺部等其他部位的感染率将增加[6]。从损伤的病理生理角度，股骨干骨折是一种伴随高能量损伤的急症，由于高能量机制，常合并其他部位骨折和软组织损伤从而导致大量出血和渗出，引发局部原发性炎症反应，大量释放能够引起继发性全身性炎症反应综合征（SIRS）的细胞因子[10]。该患者我们在术后36小时完成手术治疗，术后生命体征稳定，但出现发热症状，体温达39℃，给予对症治疗，体温降至正常。

关于髓内钉顺行、逆行置钉的选择，髓内钉按手术入路可分为顺行髓内钉和逆行髓内钉。经典的经梨状窝闭合穿针技术适用于大多数股骨干骨折，梨状窝位置较深，周围覆盖梨状肌、臀肌等肌肉，对于顺行进针，分离股骨粗隆顶点以上软组织较为困难，增加了定位进针点的难度。逆行钉进针点在后交叉韧带止点正前方，X线正位像上应位于髁间窝正中；侧位像上可用髁间窝皮质线来指示，进针点应在其末端前方。相对于顺行钉进针点而言，由于有良好的定位，逆行钉技术能够比较容易找到准确进针点，避免了顺行钉寻找准确进针点而反复透视，缩短了手术时间，特别是肥胖患者。对于两种方式的骨折愈合率和膝关节活动度，在早期的对比性研究中没有显著差异。顺行钉手术后，更多的患者报告髋关节疼痛，而逆行钉后存在更多的膝关节疼痛。随着骨折的愈合和患肢功能锻炼的加强，大多数患者能得到缓解[11]。此外，关于逆行髓内钉术后存在关节感染的潜在风险。本手术我们采用经大转子顺行髓内钉置入,保留了膝关节的无创性,术后患者未出现髋关节疼痛。

### 【参考文献】

[1] 楚宇鹏,孔建中,牟晖平,等. 交锁髓内钉与LCP内固定治疗胫骨远端骨折的放射学及临床疗效比较[J]. 中国骨与关节损伤杂志,2010,25(12):1080-1082.

[2] EL MOUMNI M, VOOGD EH, TEN DUIS HJ, et al. Long-term functional outcome following intramedullary nailing of femoral shaft fractures [J]. Injury, 2012, 43 (7): 1154-1158.

[3] BRUMBACK RJ. The rationales of interlocking nailing of the femur, tibia, and humerus [J]. Clin Orthop Relat Res, 1996, (324): 292-320.

[4] JOHNSON K D, GREENBERG M. Comminuted femoral shaft fractures [J]. Orthop Clin North Am, 1987, 18(1): 133-147.

[5] SHIH K S, HSU C C, HSU T P. A biomechanical investigation of the effects of static fixation and dynamization after interlocking femoral nailing: a finite element study [J]. J Trauma Acute Care Surg, 2012, 72(2): E46-E53.

[6] 王亦璁,姜保国,刘沂,等. 骨与关节损伤[M]. 北京:人民卫生出版社,2012.

[7] HIERHOLZER C, GLOWALLA C, HERRLER M, et al. Reamed intramedullary exchange nailing: treatment of choice of aseptic femoral shaft nonunion [J]. J Orthop Surg Res, 2014, 9: 88.

[8] YAMAJI T, ANDO K, WOLF S, et al. The effect of micromovement on callus formation [J]. J Orthop Sci, 2001, 6(6): 571-575.

[9] CHEN W, ZHANG T, WANG J, et al. Minimally invasive treatment of displaced femoral shaft fractures with a rapid reductor and intramedullary nail fixation [J]. Int Orthop, 2016, 40(1): 167-172.

[10] HAUSER C J, ZHOU X, JOSHI P, et al. The immune microenvironment of human fracture/soft-tissue hematomas and its relationship to systemic immunity [J]. J Trauma, 1997, 42(5): 895-903.

[11] ANDRZEJEWSKI K, PANASIUK M, GRZEGORZEWSKI A, et al. Comparison of knee function in patients with a healed fracture of the femoral shaft fixed with retrograde and antegrade intramedullary nailing [J]. Ortop Traumatol Rehabil, 2013, 15(5): 395-405.

(姚帅辉)

## ◎ 右股骨颈骨折

### 【基本信息】

姓名：孙××　　性别：女　　年龄：66岁

主诉：摔伤致右侧髋部疼痛、活动受限2小时。

现病史：患者于2小时前行走时不慎摔倒，当即感右侧髋部疼痛，活动受限，站立困难，无昏迷及意识障碍，无头晕头痛，无心慌、胸闷，无大小便失禁。急送至我院急诊室，急诊行右侧髋关节X线，提示右侧股骨颈骨折，遂由急诊拟"右侧股骨颈骨折"收入院治疗。患者受伤以来精神可，未进食，大小便未解，体力减弱，体重无明显改变。

过敏史：无。

### 【查体】

体格检查：T 36.7℃，P 78次/分，R 18次/分，BP 140/90 mmHg。神志清楚，发育正常，营养中等，轮椅推入病房，查体合作，全身皮肤黏膜无黄染，浅表淋巴结未及肿大，双眼睑不肿，双瞳等大、等圆，直径2.5 mm，对光反射存在，颈软，气管居中，颈静脉无怒张，双侧甲状腺未及肿大，胸廓无畸形，双侧呼吸运动对称，双肺听诊呼吸音清，未闻及干湿啰音，心律齐，心脏各瓣膜听诊区未闻及病理杂音，腹平坦，无膨隆，全腹无压痛及反跳痛，肝脾肋下未及，双肾区无压痛及叩击痛，移动性浊音阴性，肠鸣音正常存在。生理反射存在，病理反射未引出。

专科检查：骨盆挤压分离实验（-），右侧髋部外旋畸形，腹股沟处压痛明显，右下肢缩短2.5 cm，右下肢轴向叩痛，髋关节外侧叩痛，髋关节屈曲受限，膝、踝关节活动可，足背及胫后动脉搏动可，患肢末梢血运、感觉可。余肢未见异常。

辅助检查：急诊右侧髋关节X线（2022-02-03，本院）提示右侧股骨颈骨折（图2-31）。

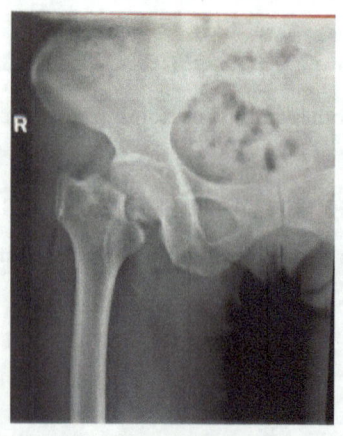

图2-31　术前右侧髋关节X线

## 【诊断】

初步诊断：①右股骨颈骨折；②高血压3级（高危组）。

鉴别诊断如下。

1. 股骨转子间骨折

外伤史，老年患者较常见，局部肿胀明显，皮下瘀血，患肢缩短外旋90°，压痛点在股骨粗隆部，X线片可助鉴别。

2. 髋关节后脱位

常见于青壮年，有强大暴力损伤史；患肢弹性固定于屈髋、屈膝、内收、内旋位，在臀后可扪及脱出的股骨头；X线片可鉴别。

3. 股骨头无菌性坏死

起病慢，髋关节内侧压痛，活动受限，"4"字征阳性，行髋关节X线及MRI鉴别。

最终诊断：①右股骨颈骨折；②高血压3级（高危组）。

## 【诊疗经过】

入院后完善相关辅助检查，2022-02-05髋关节CT+三维重建示：右侧股骨颈骨折，周围软组织肿胀。实验室结果未见异常。嘱卧床休息，患肢皮牵引制动，予以止痛、抗凝及对症治疗，踝泵运动，预防深静脉血栓形成。术前检查无明显手术禁忌，于2022年2月8日10：00～2022年3月15日12：00硬膜外麻醉下行右全髋关节置换术，术后予以预防感染、抗凝、止痛、消肿及对症治疗，指导患肢功能锻炼。术后复查右髋关节X线（图2-32）示：见右髋关节内置物，术后改变。髋关节CT+三维重建见图2-33。

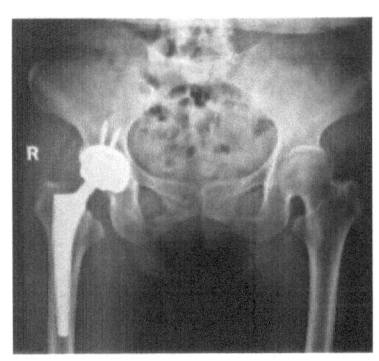

图 2-32 右髋关节 X 线（术后）

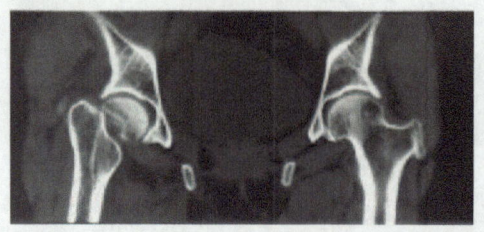 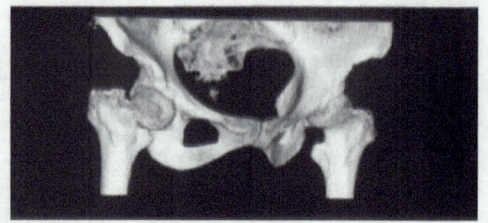

图 2-33　髋关节 CT+ 三维重建

【出院情况】

患者未诉特殊不适，精神、饮食、睡眠可，大小便正常。查体：右髋关节术口无红肿及分泌物，伤口对合好，已愈合拆线，髋关节屈伸活动恢复，四肢肌力感觉运动及血运正常。

【总结体会】

①全髋关节置换术后需指导患者行患肢功能锻炼（踝泵、股四头肌等长收缩、髋关节外展、股四头肌训练）。②为防止术后关节脱位，术后3个月内，避免患肢髋关节过度屈曲内旋、内收，双膝之间放三角枕，禁止跷二郎腿、深蹲及坐矮脚蹬。③出院后多食含钙丰富食物，建议口服抗凝药物35天，踝泵运动，助行器辅助下床行走，预防下肢深静脉血栓形成。④定期复查，了解病情变化情况。

（刘　毅）

## ◎左膝前、后交叉韧带断裂

【基本信息】

姓名：廖××　　性别：女　　年龄：53岁

主诉：外伤后左膝肿痛、活动受限6小时。

现病史：患者约于6小时前因车祸伤及左膝部，当即感患处肿痛、活动受限，无法站起，伤后无意识障碍，无四肢湿冷，无腹痛，无恶心、呕吐，无四肢抽搐及大小便失禁，院外未做特殊处理，急来诊，门诊行X线片检查示：左侧膝关节结构紊乱，关节内外错位，关节间隙变宽，未见明显骨折征象，拟"膝关节韧带损伤（左）"收入院治疗。患者自受伤后，神志清，精神可，饮食可，大小便正常。

既往史："冠心病"病史3年，不规律服药。

过敏史：无。

## 【查体】

体格检查：T 36.9℃，P 82 次/分，R 21 次/分，BP 168/97 mmHg。发育正常，营养中等，神志清，精神可，自主体位，查体合作。全身皮肤、黏膜无黄染，浅表淋巴结未触及肿大。头颅无畸形。毛发分布均匀，眼睑无水肿，巩膜无黄染，眼球运动灵活，视野无缺损，两侧瞳孔等大等圆，对光反射灵敏。胸廓无畸形，两侧呼吸动度相等，双肺部触觉语颤音正常，无胸膜摩擦感及握雪感。双肺部叩清音，双肺呼吸音清，未闻及干湿性啰音。心前区无隆起，心尖搏动无弥散，未触及细震颤，无心包摩擦感。心界正常。心率82/分，心律齐，各瓣膜听诊区未闻及病理性杂音。腹平坦，腹壁静脉无曲张，无胃肠型及蠕动波。柔软，肝脾肋缘下未触及，全腹无压痛及反跳痛，叩鼓音，肠鸣音正常，腹水征阴性。肛门、直肠及外生殖器未查。脊柱四肢见骨科检查。肛门、外生殖器未查。腹壁反射、膝腱、跟腱、肱二、肱三头肌等深浅反射正常存在，巴彬斯基氏征、脑膜刺激征阴性。

专科检查：左膝部肿胀较重，内侧皮肤擦伤，局部触压痛，未触及明显骨擦感及骨擦音，浮髌试验阳性，内侧侧方应力试验阳性，Lachman 试验（+），末梢血运感觉及运动可。

辅助检查。2022-03-31 查左膝正侧位（图 2-34）：左侧膝关节结构紊乱，关节内外错位，关节间隙变宽，未见明显骨折征象。膝关节 CT：提示后交叉韧带下止点撕脱骨折的可能。下肢血管 B 超示：内侧软组织损伤并肌间积液和血肿，血管未见异常。血常规未见明显异常。2022-04-01 查膝关节 MRI：左膝前、后交叉韧带断裂，内侧副韧带及半月板损伤。

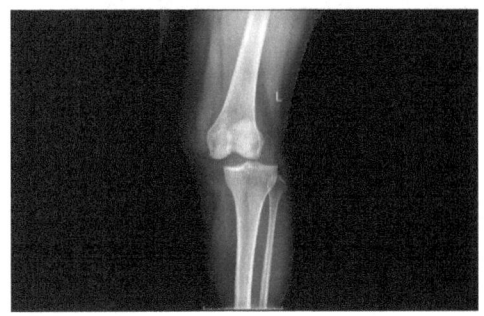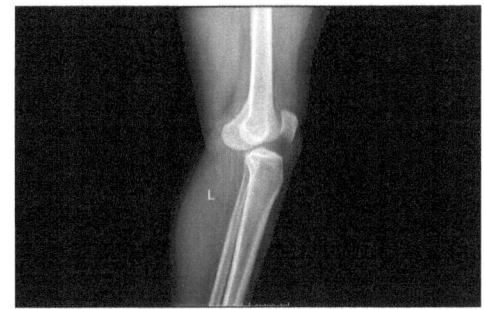

图 2-34　左膝 X 线片

## 【诊断】

初步诊断：①右膝前、后交叉韧带断裂；②右膝内侧副韧带损伤；③右膝内外侧半月板损伤。

鉴别诊断。血管神经损伤：下肢血运、感觉障碍，可有骨筋膜室综合征表现，该患者皮肤张力稍高，皮温正常，足背及胫后动脉搏动良好，毛细血管反应正常。可鉴别排除。

最终诊断：①左膝前、后交叉韧带断裂；②左膝内侧副韧带损伤；③左膝内外侧半月板损伤。

【诊疗经过】

入院后完善检查，明确诊断，排除手术禁忌证。行膝关节镜下探查术中先行内侧副韧带修复，皮下见大量积血，内侧副韧带及后内侧结构完全撕裂并与关节腔相通，内侧副韧带股骨止点撕脱，内侧及内后关节囊破裂，内侧半月板脱位，修复半月板、关节囊，内侧副韧带编织后在上止点用一枚挤压钉固定。再行关节镜检查见前后交叉韧带断裂，外侧半月板断裂后卡入髁间窝，给予切除半月板，取对侧半腱肌、股薄肌腱行后交叉韧带重建术。因手术时间较长，小腿肿胀明显，为避免骨筋膜室综合征，告知患者二期行前交叉韧带重建。术后膝关节中立位支具外固定，预防静脉血栓形成，预防感染，行股四头肌等长收缩训练，预防肌肉萎缩。影像结果见图2-35。

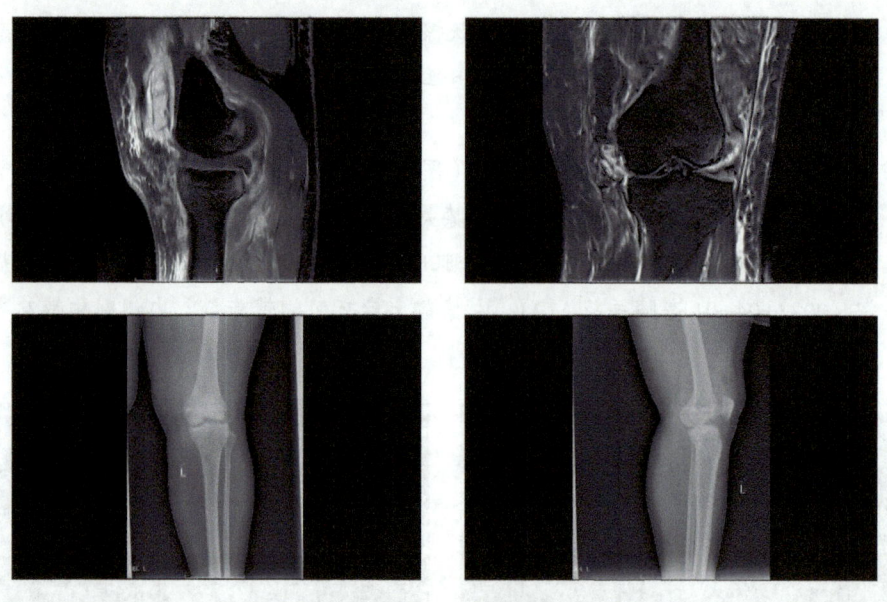

图2-35 影像结果

【出院情况】

患者神志清，精神可，饮食睡眠及二便无异常，无发热，活动后时有患肢疼痛，可耐受、查体：左膝部肿胀明显消退，刀口愈合良好，无红肿渗液，支具外固定无松动滑脱，膝关节主动屈伸活动度约：70°-0°-0°，足踝及足趾可自主屈伸活动正常，末梢感觉、血运正常。

【总结体会】

该患者为高能量损伤，未合并血管神经损伤；损伤机制复杂，自体肌腱重建前后交叉韧带可选择健侧肌腱组织，因有内置物，预防性应用抗生素，预防感染，术中加强无菌操作，术后患肢支具固定，加强股四头肌锻炼，患者膝关节多发损伤，手术时间长，术前制定右顺序的膝关节重建，必要时分期手术。

（李国强）

## ◎右膝前交叉韧带断裂

### 【基本信息】

姓名：李×× 性别：男 年龄：40岁

主诉：扭伤致右膝关节隐痛、伴关节失稳感1年余。

现病史：患者于1年余前扭伤右膝关节，当时无昏迷，无恶心呕吐，无头晕头痛，无胸闷胸痛，即觉右膝部剧烈疼痛，活动受限，当时在外院行右膝MRI提示怀疑右前交叉韧带损伤，当时建议患者暂时保守治疗，经保守治疗后，患者局部肿痛消退，关节活动慢慢恢复，但在蹲位站立、急停跳跃及上下楼梯时，自觉右膝错位感及无力，曾于2021-04-10由家属陪同到我院门诊就诊，经行右膝MRI示："①右膝关节内侧半月板后角、外侧半月板前角损伤（Ⅱ级）；外侧副韧带损伤（Ⅱ级）；膝关节积液。②右膝关节骨质增生"，当时医师考虑患者为前交叉韧带股骨止点撕脱，建议患者手术治疗，患者经考虑后，现为求进一步治疗，患者于今日由家属陪同到我院门诊就诊，门诊医师查体、阅片后初步检查后拟以"①右膝前交叉韧带损伤；②右膝外侧半月板损伤"收入我科住院治疗。现患者神清，精神可，右膝关节隐痛，自觉关节失稳，纳眠可，二便正常。

过敏史：无。

### 【查体】

体格检查：右膝部无明显肿胀，外侧关节间隙压痛（＋），右膝关节屈曲0°～130°，右膝前抽屉试验（＋），Lachman征（＋），后抽屉试验（－），右膝麦氏征（＋），右膝浮髌试验（－），内外侧翻应力试验（－），四肢肌力、肌张力无异常，末端感觉、血运及趾动可。

辅助检查：术前影像结果见图2-36、图2-37。

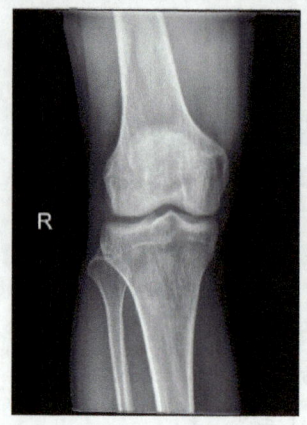
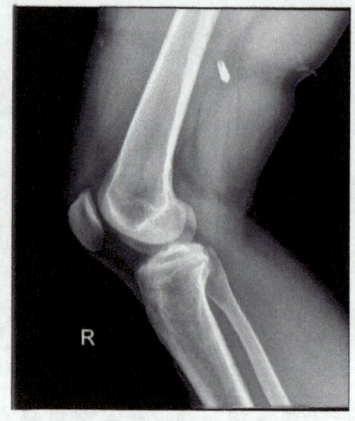

图 2-36　术前右膝正侧位 DR

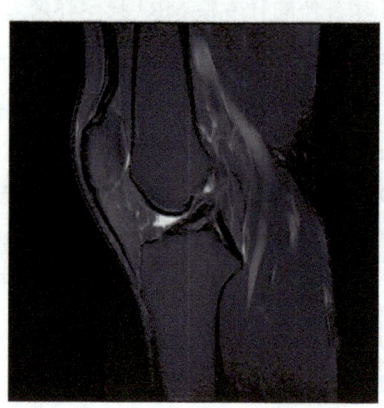
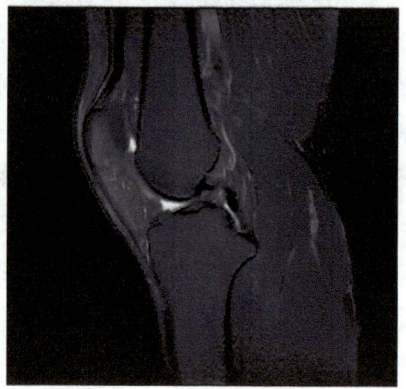

图 2-37　术前右膝 MRI

【诊断】

初步诊断：右膝前交叉韧带断裂（股骨止点）。

鉴别诊断如下。

西医鉴别诊断。

1. 本病需与"半月板损伤"相鉴别

二者均有局部疼痛肿胀，活动受限，区别要点在于前交叉韧带损伤后膝关节肿痛明显，活动受限，急性期过后 Lachman 征、前抽屉试验（+），下蹲、急停、跳跃时自觉患肢有错位无力感；半月板损伤膝关节局部肿痛较轻，多伴有绞锁感，打软腿，同时病程长的患者可持续患肢股四头肌萎缩，麦氏征（+）。MRI 片可资鉴别。

2. 本病需与"骨折"相鉴别

二者均有局部疼痛肿胀，活动受限，区别要点在于骨折疼痛和功能受限较重，且有畸形、异常活动及骨擦音。MRI 片可资鉴别。

中医鉴别诊断。

1. 本病需与"骨折"相鉴别

二者均有局部疼痛肿胀，活动受限，区别要点在于骨折疼痛和功能受限较重，且有畸形、异常活动及骨擦音。MRI片可资鉴别。

2. 本病需与"骨痹"相鉴别

骨痹发病年龄多在50岁以上，肥胖患者多见，髋膝关节多发，关节间隙变窄，骨赘增生明显，软骨下骨皮质硬化并可见有囊性变等，实验室检查多无特异性指标，X线片可鉴别；本病有明确外伤史，MRI片可见前交叉韧带损伤或断裂，故可鉴别。

最终诊断：右膝前交叉韧带断裂（股骨止点）。

【诊疗经过】

入院后完善血常规、生化、凝血、感染等化验，完善右膝DR、MRI等检查，排除手术禁忌证后于全麻下行"右膝关节镜下前交叉韧带重建术"。

手术经过如下。

在腰硬联合麻醉起效后，取仰卧位，右下肢上充气止血带，右下肢可于床缘自如屈曲，常规消毒铺巾，止血带充气。

右膝前外侧入路置入关节镜，镜下见右膝前交叉股骨止点处断裂黏附于后交叉韧带上，余半月板、关节软骨、后交叉韧带及髌上囊等未见明显异常。

取同种自体肌腱2条，常温生理盐水复温后测长度约25 cm，修剪肌腱为20 cm，编织缝合后测四股直径（股骨端8 mm，胫骨端9 mm），预牵张，标记，备用。

维持屈膝约120°位，经右膝前外侧关节镜入路镜下监视，由前内侧入路清理髁间窝，经前内侧辅助入路确定前交叉韧带股骨外髁隧道止点，钻入导针穿出皮肤。用4.5 mm钻钻穿股骨外髁，测深38 mm，再经导针钻8 mm骨隧道，测深约22 mm。

维持屈膝约90°位，经右膝前外侧关节镜入路镜下监视，由前内侧入路定位固定胫骨隧道导向器，在胫骨结节内下方取肌处，经前交叉韧带胫骨隧道导向器，在胫骨平台内下方经导针钻8 mm骨隧道。刨刀清理骨隧道骨碎屑。

通过导针引线将肌腱引入隧道，标记端进入股骨隧道，拉紧翻转线使钢板悬吊稳定。自感前交叉韧带股骨外髁端钢板固定牢固，反复屈伸膝关节约20次，于屈膝约45°位，维持后抽屉试验状态，拉紧前交叉韧带胫骨端牵引线，一枚9/30 mm可吸收挤压螺钉固定肌腱胫骨端。观察胫骨平台前移消失，前抽屉试验、轴移试验阴性；于胫骨隧道下方打入骑缝钉，肌腱线打结固定。充分冲洗伤口，清点器械用品无遗漏，缝合术口，弹性绷带加压包扎，右下肢支具外固定伸膝位0°位，术程顺利，术中出血少，术毕清醒安返病房予术后处理。术后复查影像结果见图2-38、图2-39。

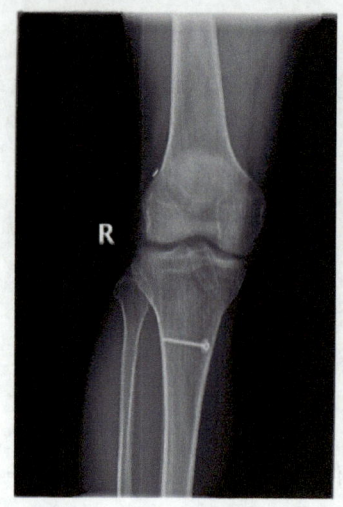
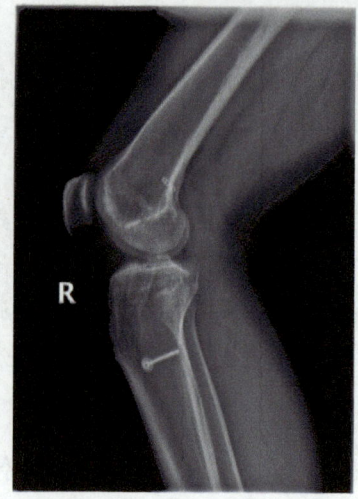

图 2-38　术后复查右膝 DR

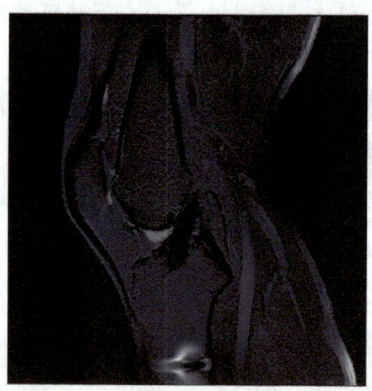
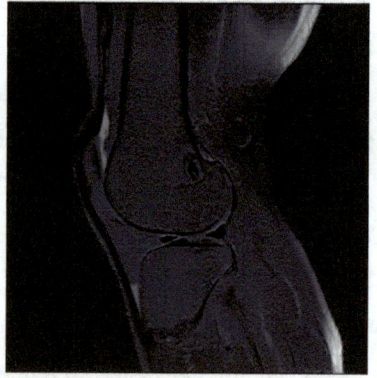

图 2-39　术后复查右膝 MRI

【出院情况】

术后 6 天，1 类切口甲级愈合，拆线出院。患者诉术口疼痛可忍，术后第 2 天佩戴右膝超关节铰链支具全负重行走。

【总结体会】

交叉韧带是膝关节重要的稳定性结构，它分为前交叉韧带（Anterior Cruciate Ligament，ACL）和后交叉韧带，临床上以前交叉韧带损伤最常见[1]。前交叉韧带是防止胫骨相对股骨向前滑动和内旋的最主要的限制性韧带[2]。前交叉韧带损伤会引发机体功能障碍，这不仅是肌肉骨骼系统损伤导致的，更是由下肢神经肌肉控制系统发生障碍及生物力学结构发生改变导致[3]。

前交叉韧带重建术（anterior cruciate ligament reconstruction，ACLR）是治疗前交叉韧

带损伤的常见方法[4]，美国每年约有20万例前交叉韧带损伤患者接受重建[5]。关节镜下前交叉韧带重建移植物的选择主要有自体与异体肌腱两种，手术方式为单束或双束重建，中国采用的手术方式主要是自体肌腱的单束重建。

前交叉韧带重建术可以恢复膝关节正常的动力学结构，消除膝关节的不稳定，使膝关节由于韧带损伤造成的功能障碍有所减轻，但是要达到最好的恢复效果需要进行系统的康复训练。前交叉韧带损伤后很容易并发膝骨关节炎，特别是对于前交叉韧带断裂不行韧带重建的患者，因前交叉韧带断裂后造成膝关节不稳定，使关节软骨及半月板损伤概率增加，继而导致膝骨关节炎[6~8]。从理论上讲，早期前交叉韧带重建可减低关节软骨及半月板损伤的风险，避免早期膝骨关节炎的发生；晚期前交叉韧带重建可先恢复膝关节活动度，锻炼膝关节周围肌肉力量，避免因膝关节粘连导致关节活动受限，进行前交叉韧带重建后可以更快地恢复膝关节功能[9~10]。

本病例患者为右膝前交叉韧带陈旧性撕脱，术中镜下见股骨止点撕脱后，与后交叉韧带粘连愈合，行右膝前交叉韧带重建后，经过一段时间康复，患者自觉关节隐痛，失稳感消失，右股四头肌肌力恢复明显。

## 【参考文献】

［1］王峻，李雁，于腾波，等．保留与非保留残端的前交叉韧带重建：6个月随访［J］．中国组织工程研究，2015（29）：4640-4644.

［2］张其亮，赵蕾，滕学仁．保留残端前交叉韧带重建对膝关节本体感觉恢复的影响临床研究［J］．中国运动医学杂志，2015，34（8）：739-743.

［3］QUEEN R M. Infographic: ACL injury reconstruction and recovery［J］. Bone Joint Res, 2017, 6（11）: 621-622.

［4］FROBELL R B, ROOS E M, ROOS H P, et al. A randomized trial of treatment for acute anterior cruciate ligament tears［J］. N Engl J Med, 2010, 363（4）: 331-342.

［5］BROWN C H J R, CARSON E W. Revision anterior cruciate ligament surgery［J］. Clin Sports Med, 1999, 18（1）: 109-171.

［6］GUENTHER D, IRARRÁZAVAL S, BELL K M, et al. The Role of Extra-Articular Tenodesis in Combined ACL and Anterolateral Capsular Injury［J］. J Bone Joint Surg Am, 2017, 99（19）: 1654-1660.

［7］SMALE K B, POTVIN B M, SHOURIJEH M S, et al. Knee joint kinematics and kinetics during the hop and cut after soft tissue artifact suppression: Time to reconsider ACL injury mechanisms?［J］. J Biomech, 2017, 62: 132-139.

［8］HENDRIX S T, BARRETT A M, CHREA B, et al. Relationship Between Posterior-Inferior Tibial Slope and Bilateral Noncontact ACL Injury［J］. Orthopedics, 2017, 40（1）: e136-e140.

[9] 杨国夫, 宋国胜, 李雪松, 等. 关节镜下早期重建与晚期重建前交叉韧带的近期临床疗效比较 [J]. 中华创伤骨科杂志, 2010, 12 (4): 343-346.

[10] 李智尧, 张磊. 关节镜下前交叉韧带保残重建的研究现状 [J]. 中国修复重建外科杂志, 2010, 24 (3): 304-308.

(叶阮烓)

## ◎ 胫腓骨近端骨折

### 【基本信息】

姓名：董××     性别：男     年龄：60岁

主诉：外伤致左膝关节肿痛、活动受限1小时。

现病史：患者于1小时前摔伤致左膝关节疼痛、肿胀，活动受限，休息后疼痛不缓解，无头晕头痛，无恶心呕吐，无胸痛腹痛，无意识障碍，急送至我院门诊就诊，查X线检查显示左胫腓骨近端骨折，门诊遂以"左胫腓骨近端骨折、左胫骨平台骨折"收住院。伤后患者精神尚可，睡眠可，食欲可，大便正常，小便正常，体重无明显改变，体力好。既往体质健康。

过敏史：否认食物、药物过敏史。

### 【查体】

体格检查：T 36.3℃, P 72次/分, R 18次/分, BP 121/72 mmHg。神志清楚，仰卧位。全身皮肤黏膜正常无黄染，未见皮下出血点，未见皮疹。全身浅表淋巴结无肿大及压痛。头颅外观无异常，顶枕部可触及头皮下血肿，双侧瞳孔等大等圆，直径约2.0 mm，对光反射存在。巩膜无黄染，口唇无发绀，扁桃体无肿大，咽部无充血、水肿。颈软无抵抗，颈静脉无怒张，气管居中，甲状腺无肿大，胸廓对称无畸形，呼吸动度两侧对称，语颤正常，未触及胸膜摩擦感。两肺叩诊呈清音，两肺呼吸音清，未闻及干湿性啰音及胸膜摩擦音。心前区无隆起，心尖搏动正常，未触及震颤及心包摩擦感。叩心脏相对浊音界无扩大及偏移。心律齐，心音无强弱不等，各瓣膜听诊区未闻及病理性杂音，未闻及心包摩擦音。腹部平坦，触全腹柔软，无压痛、反跳痛，全腹未触及包块，肝脾肋下未触及，墨菲征（-）。移动性浊音（-），肝区及双侧肾区叩击痛（-）。肠鸣音正常，3次/分，未闻及振水音及血管杂音。

专科检查：左膝关节明显肿胀，膝关节周围压痛阳性，左膝部外侧可触及骨擦感，浮髌试验阳性，左侧膝关节活动受限，侧方应力试验阳性，拉赫曼试验、抽屉试验、轴移试验检查无法配合。足背动脉搏动正常，足趾关节活动正常，皮肤感觉正常。

辅助检查。术前X线（图2-40）显示：左胫腓骨近端见斜形骨折线影，骨折断端错位，膝关节面向下移位、塌陷。术前CT（图2-41）显示：左侧胫、腓骨近端可见骨折线影，边缘欠清，断端错位，胫骨外侧平台塌陷。术前MRI（图2-42）显示：①胫腓骨近段粉碎性骨折。②内侧半月板Ⅱ级损伤；外侧半月板前后角Ⅰ级信号。③前后交叉韧带、内外侧副韧带、髌内外侧支持带、髌韧带损伤，外侧副韧带撕裂，内侧副韧带、髌内外侧支持带局部撕裂不除外。④股四头肌肌腱、髌下脂肪垫损伤性改变。⑤腘肌、比目鱼肌、腓肠肌及周缘软组织损伤性改变。⑥血脂性关节积液。

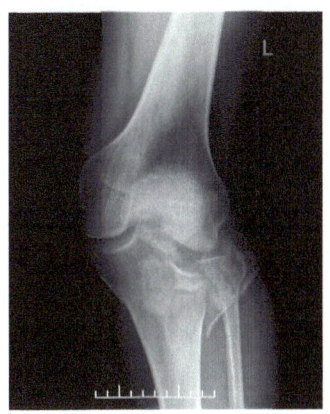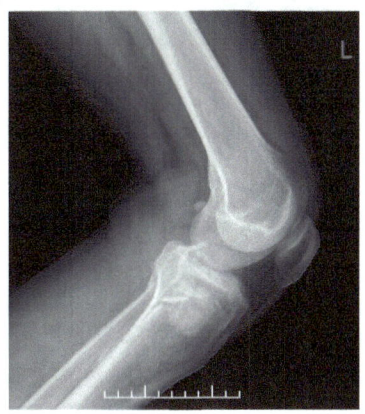

图2-40 术前X线

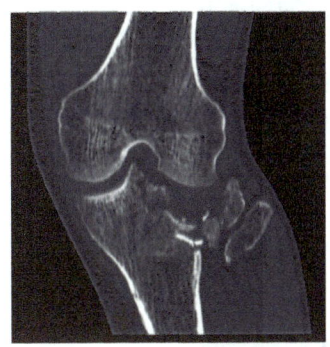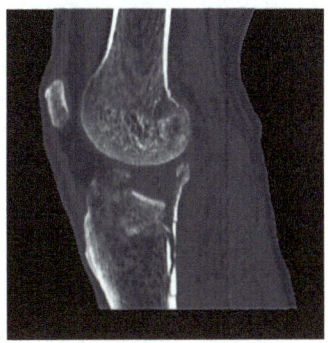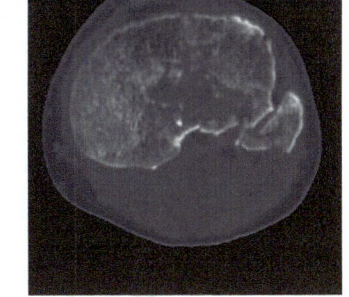

图2-41 术前CT

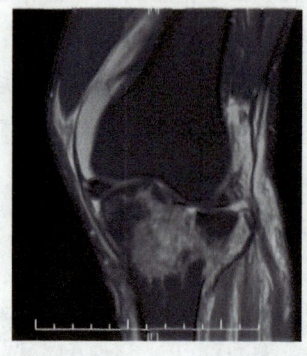 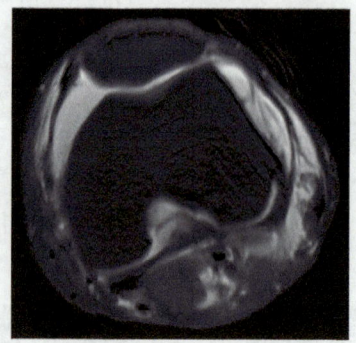

图 2-42 术前 MRI

【诊断】

左胫腓骨近端粉碎性骨折。

【诊疗经过】

入院后予以卧床休息,左下肢石膏固定制动,改善微循环、消肿、镇痛药物对症治疗;完善术前各项相关辅助检查;排除手术禁忌证,行左胫腓骨近端粉碎性骨折切开复位内固定术。术后复查 X 线片见图 2-43。

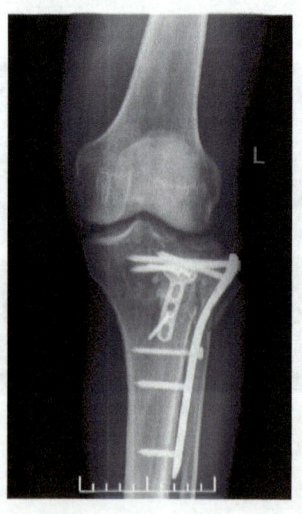 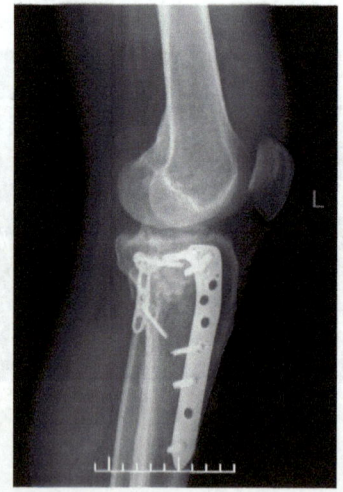

图 2-43 术后复查 X 线

【出院情况】

左下肢石膏外固定状态,松紧度适中,左膝部术区切口纱布敷料干燥,无渗血、渗液,左足皮肤感觉减退,左足踝背伸活动功能稍受限,左侧腘动脉、足背动脉搏动可触及,末梢血运良好。

【总结体会】

根据患者外伤病史、查体及影像学检查，诊断为左胫腓骨近端粉碎性骨折，影像学显示骨折累及胫骨平台，外侧平台塌陷碎裂伴分离移位，手术指征明确；术前检查白细胞及淋巴细胞计数及白蛋白及前白蛋白数值正常，血糖在正常范围，在腰椎管内麻醉方式下行左胫腓骨近端骨折切开复位钢板内固定术。术前完善心、肺等重要脏器功能检查。术前与患者家属充分沟通，详细告知患者病情及手术方案，告知手术风险意外及术后注意事项，康复计划等，减少医患纠纷出现。

该患者为胫腓骨近端骨折，其中累及胫骨平台，根据Schatzker分型对胫骨平台骨折的分类，属于3型单纯外侧平台塌陷骨折。胫骨近端由于其解剖学上的特点，局部没有足够的筋膜和肌肉组织包裹，另外皮肤、皮下组织也较薄弱，是血液循环较差的部位。其受伤机制多为外伤，高能量创伤占比例大，局部常伴有广泛的软组织、血管的损伤[1~2]。胫骨近端骨折治疗一直是创伤骨科的难点。胫骨近端骨折治疗目标：①稳定，力线，关节面解剖复位。②恢复膝关节的胫骨力线比关节面平整更重要。③早期的膝关节功能锻炼[3~4]。胫骨平台骨折常会出现愈合畸形、术后感染、膝关节活动受限等严重并发症，其最佳治疗方法还存在较大争议，迄今为止并未达成共识[5]。其中切开复位内固定提供了良好的骨折复位和稳定性，目前在胫骨平台骨折中被广泛应用。但该手术也存在一定弊端，需要进行大面积的软组织解剖，对软组织损伤较为严重。该患者术后给予抗炎、消肿药物应用，并辅助给予物理治疗，切口达到一期愈合。

有研究发现环形外固定架具有更高的生物力学优势，术中需要小而有限数量的切口，避免软组织剥离的不利影响，并提供畸形矫正和更早进行活动，相比切开复位内固定对软组织保护更具优势，且住院时间更短[6~7]。但环形外固定术后易发生术后感染和患者对笨重器械的依从性使该手术方式存在一定局限性[8~10]。因此，对于治疗胫骨平台骨折切开复位内固定相对是一种可获得较好预后的手术方式。

【参考文献】

[1]胡超，张桃根，蔡林. 胫骨平台骨折的治疗现状[J]. 中国骨与关节损伤杂志，2012，27（2）：191-192.

[2]王庆鹏，孙永明. 胫骨平台骨折其伴随损伤的诊断[J]. 中国骨与关节损伤杂志，2008（11）：953.

[3] BAREI D P, NORK S E, MILLS W J, et al. Functional outcomes of severe bicondylar tibial plateau fractures treated with dual incisions and medial and lateral plates[J]. J Bone Joint Surg Am, 2006, 88（8）：1713-1721.

[4]徐云钦，李强，申屠刚，等. 三种手术方法在复杂胫骨平台骨折中的应用[J]. 中华创伤骨科杂志，2010，12（3）：281-283.

[5]王浩磊，郑永茂，柴充. 环形外固定治疗复杂胫骨平台骨折的临床疗效观察

[J]．中华骨与关节外科杂志，2017，10（3）：240-242．

[6] BOUTEFNOUCHET T, LAKDAWALA A S, MAKRIDES P. Outcomes following the treatment of bicondylar tibial plateau fractures with fine wire circular frame external fixation compared to open reduction and internal fixation: A systematic review [J]. J Orthop, 2015, 13 (3): 193-199.

[7] BALOCH S R, RAFI M S, JUNAID J, et al. Ilizarov Fixation Method of Tibia Plateau Fractures: A Prospective Observational Study [J]. Cureus, 2020, 12 (10): e11277.

[8] 张小龙，李皓桓．胫骨平台骨折的手术治疗[J]．生物骨科材料与临床研究，2017，14（4）：58-62．

[9] BERTRAND ML, PASCUAL-LÓPEZ FJ, GUERADO E. Severe tibial plateau fractures (Schatzker V-VI): open reduction and internal fixation versus hybrid external fixation [J]. Injury, 2017, 48 Suppl 6: S81-S85.

[10] TAHIR M, KUMAR S, SHAIKH S A, et al. Comparison of Postoperative Outcomes Between Open Reduction and Internal Fixation and Ilizarov for Schatzker Type V and Type VI Fractures [J]. Cureus, 2019, 11 (6): e4902.

（姚帅辉）

## ◎ 胫骨髁间棘骨折

【基本信息】

姓名：郝××　　性别：男　　年龄：10岁

主诉：外伤后右膝关节疼痛、活动受限1天。

现病史：患者1天前外伤后右膝关节疼痛、肿胀、活动受限，无皮肤破溃出血，无头晕、昏迷，无胸痛、呼吸困难，在家休息后症状无缓解，为求进一步诊疗来我院，急诊检查后以"下肢损伤"收入院。本次受伤以来，神志清，精神可，饮食睡眠可，大小便正常，近期体重无明显变化。

过敏史：无。

【查体】

体格检查：T 37.1℃，P 97次/分，R 25次/分，BP 102/77 mmHg，疼痛4分，身高148 cm，体重45 kg。

专科检查：双下肢等长，右膝关节肿胀明显，右膝关节屈伸活动受限，右膝关节周围压痛，浮髌试验阳性，侧方应力试验阴性，抽屉试验及麦氏征因疼痛拒查。生理反射存在，病理反射未引出。

辅助检查。右膝关节CT（图2-44）：①考虑胫骨髁间隆起上缘撕脱性骨折；髌骨下缘可疑骨折，请结合临床病史及MRI检查协诊。②关节腔及周围积脂血症，周围软组织肿胀。DR：胸部未见异常。不除外右膝关节髌骨撕脱骨折。右膝关节MRI（图2-45）：①髌骨下部异常信号，符合新近骨折征象，股骨远端外侧髁及胫骨近侧骨骺骨挫伤。②前交叉韧带水肿损伤，撕裂可能，胫腓侧副韧带、股四头肌腱、髌韧带水肿损伤。③关节腔及髌上囊内多发积液。④髌下脂肪垫水肿损伤。⑤腘肌局部水肿损伤。

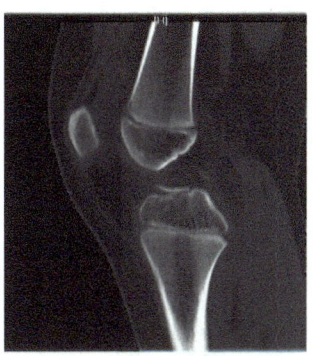

图2-44 术前CT

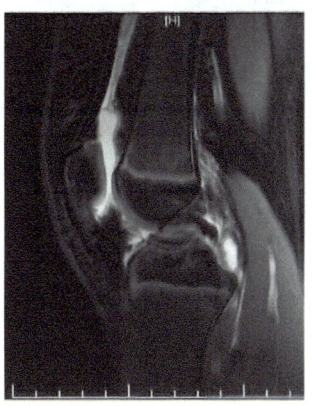

图2-45 术前MRI

## 【诊断】

初步诊断：①右胫骨髁间棘骨折；②右髌骨骨折；③右膝前交叉韧带损伤；④股骨远端外侧髁及胫骨近侧骨骺骨挫伤；⑤右膝胫腓侧副韧带、股四头肌腱、髌韧带水肿损伤。

鉴别诊断如下。

1. 胫骨平台骨折

多有暴力外伤史，表现为膝关节剧烈疼痛、活动受限，可触及骨擦感，影像学检查可明确诊断。

2. 交叉韧带损伤

多为旋转暴力,表现为膝关节肿痛,查体可见抽屉试验阳性,MRI检查可明确诊断。

最终诊断:①右胫骨髁间棘骨折;②右髌骨骨折;③右膝前交叉韧带损伤;④股骨远端外侧髁及胫骨近侧骨骺骨挫伤;⑤右膝胫腓侧副韧带、股四头肌腱、髌韧带水肿损伤。

【诊疗经过】

入院后给予完善相关检查,明确诊断,排除手术禁忌证后全麻下给予"关节镜下右膝关节探查清理＋胫骨髁间棘骨折复位克氏针内固定术",术后给予预防感染、消肿镇痛对症用药,术后X线结果见图2-46。现恢复良好,术后半年取出克氏针内固定,活动良好。

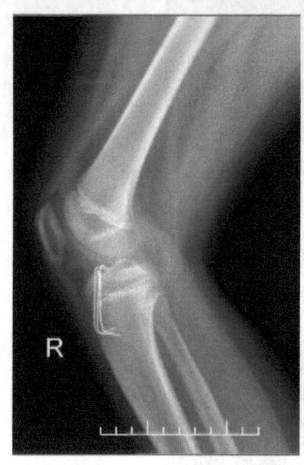
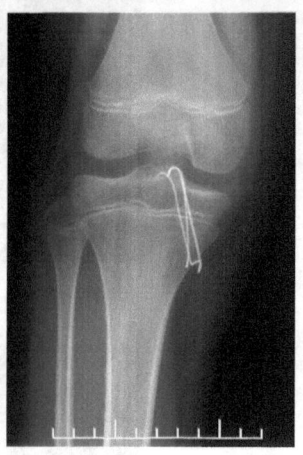

图2-46 术后X线

【出院情况】

右下肢石膏固定良好,右膝关节处无明显肿胀,膝关节敷料包扎完好,换药见切口无红肿,足背动脉搏动良好,末梢血运可。

【总结体会】

患者右膝关节外伤后肿痛,影像学检查提示右膝关节胫骨髁间棘骨折、右膝关节前交叉韧带损伤,前交叉韧带止点移位明显,保守治疗可导致后期关节不稳、创伤性关节炎慢性疼痛,影响日常生活,综合考虑需行手术治疗,复位骨折端,探查前交叉韧带损伤情况,修复创伤、尽早功能锻炼,减少后遗症。

胫骨髁间棘骨折是一种特殊的膝关节内骨折,非手术治疗使骨折块异位畸形愈合,造成前交叉韧带止点抬高、松弛,引起关节不稳定,上移的骨折块会引起髁间窝撞击、造成软骨损伤,发生创伤性关节炎;文献报道手术方式主要包括两种:切开复位内固定、关节镜下复位内固定。手术固定方法包括:缝线固定、钢丝固定、螺钉固定及带线锚钉固定;该患者为10岁儿童,骨骺未闭合,未避免骨骺损伤,减少创伤同时增强固定效果,术中应用1.2 mm克氏针关节镜下折弯固定骨折端,最大可能减少创伤,有效固定骨折端,降低创伤性关节炎发生率，骨折愈合后可于远端行克氏针拔除，减少二次手术创伤，促进关节功能恢复。

（马梓昆）

## ◎ 右股骨假体周围骨折

【基本信息】

姓名：程×× 性别：女 年龄：66岁

主诉：右股部疼痛伴功能活动障碍15小时余。

现病史：患者于15小时前摔倒，伤及右下肢，即感伤处疼痛、活动受限，不敢站立，无下肢麻木、无力、湿冷等不适，伤后无意识障碍，无胸闷、无四肢抽搐及大小便失禁；当时未行特殊处理，今患处疼痛无缓解，为求治疗来院就诊，行X线片检查示：右股骨假体周围骨质断裂，断端错位；门诊医师检查后以"右股骨假体周围骨折"收入我科。患者自患病来，神志清，精神一般，大小便无失禁。

既往史：高血压病病史10年，口服"非洛地平，阿司匹林"对症治疗，血压控制一般。脑梗死病史2年余，右侧肢体遗留后遗症，口服"阿托伐他汀钙"治疗；糖尿病病史3年余，未服药治疗。

过敏史：无。

【查体】

体格检查：T 36.9 ℃，P 74次/分，R 17次/分，BP 136/83 mmHg。发育正常，营养中等，神志清，精神一般，被迫体位，查体合作。皮肤及其黏膜无黄染，全身浅表淋巴结未触及肿大。头颅无畸形，毛发分布均匀，眼睑无水肿，巩膜无黄染，眼球运动灵活。颈软，气管居中，甲状腺无肿大。胸廓无畸形，两侧呼吸动度相等，双肺部触觉语颤音。双肺部叩清音，胸式呼吸，双肺呼吸音低，未闻及干湿性啰音。心律规整，各瓣膜听诊区未闻及明显病理性杂音。腹部平坦，腹壁静脉无曲张，无胃肠型及蠕动波。柔软，肝脾肋缘下未触及，全腹无压痛及反跳痛，叩鼓音，肠鸣音正常，腹水征阴性。肛门、直肠及外生殖器正常。

专科检查：右下肢外旋80°畸形，右股部肿胀，压痛及纵轴叩击痛阳性，触及骨擦感；右髋部屈伸活动受限，足踝部主动活动正常，踇背伸肌力4级；末梢感觉、血运正常。

辅助检查。2022-05-22查X线片（图2-47）示：右股骨假体周围骨折，断端错位。心电图：窦性心动过速，未见明显ST段异常。C-反应蛋白26.35 mg/L，血常规：白细胞$14.15×10^9$/L，红细胞$4.59×10^{12}$/L，血红蛋白152.00 g/L。大腿，肺部CT平扫（128层），髋关节CT三维诊断：①支气管炎；②右侧胸腔少量积液；③右侧股骨上段骨折；④右侧股骨头置换术后改变。双下肢静脉彩超诊断：双侧髂静脉、股静脉、腘静脉未见异常。右小腿软组织淋巴水肿。心脏+心功能彩超诊断：左室舒张功能减退。

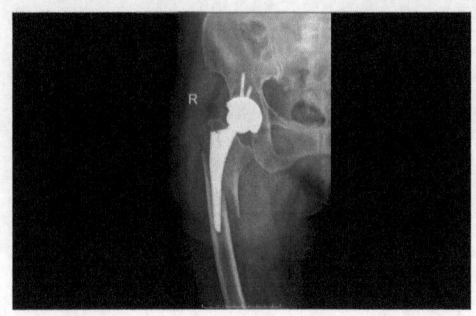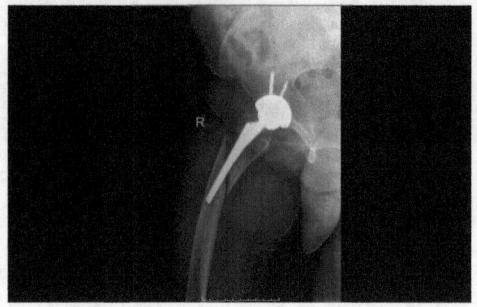

图 2-47　术前 X 线

【诊断】

初步诊断：①右股骨假体周围骨折（Vancouver B 型）；②骨质疏松症；③高血压病；④脑梗死后遗症期；⑤糖尿病。

鉴别诊断如下。

1. 髋关节脱位

暴力较大，多见于高能量损伤；一般可扪及脱出的股骨头，弹性固定，X 线片可明确诊断。

2. 假体断裂

多见于暴力上，X 线片可见假体连续性丢失，X 片可鉴别。

3. 病理性骨折

多有原发灶，可无明显外力即可导致骨折，表现为患处疼痛，活动受限；影像检查可见骨质改变或破坏，可鉴别排除。

最终诊断：①右股骨假体周围骨折（Vancouver B3 型）；②骨质疏松症；③高血压病；④脑梗死后遗症期；⑤糖尿病。

【诊疗经过】

入院后完善检查，明确诊断为右股骨假体周围骨折（Vancouver B 型），考虑假体松动，需手术治疗。行患肢皮牵引，相关科室会诊排除手术禁忌证。备内固定器械及翻修股骨假体，术前备血。行髋关节股骨假体翻修术治疗。术中输血治疗，术后给予补液预防卧床并发症治疗，术后第 3 天下床站立，助行器辅助行走。术后影像结果见图 2-48。

下肢损伤 第二章

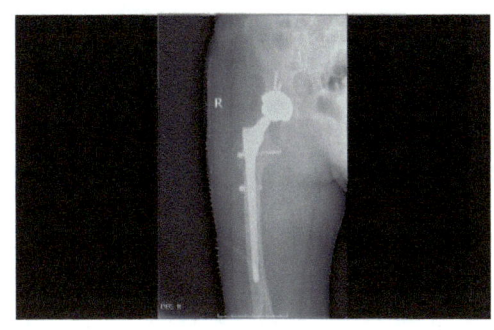 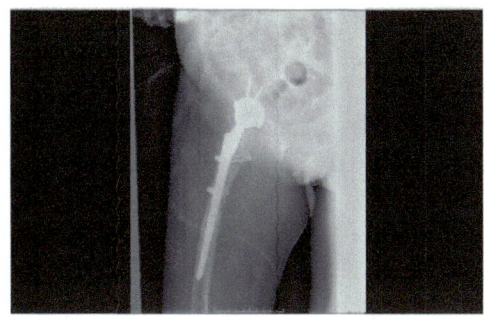

图2-48 术后X线

【出院情况】

患者一般情况好,无发热,饮食入眠正常,复查血常规轻度贫血;患肢自主活动改善,助行器辅助行走步态改善,刀口无异常。

【总结体会】

随着髋关节置换手术的增多(每年100万例),假体周围骨折患者随之增加。该患者伴脑梗死后遗症,右侧肢体功能较差,为骨折因素之一;影像检查示股骨假体松动,髋臼侧稳定;故诊断右股骨假体周围骨折(Vancouver B3型)明确,为减少卧床时间,早期恢复肢体功能,可行假体翻修术和内固定术。经完善检查及相关科室会诊,该患者围手术期需注意液体量及血糖管理,预防出血同时积极预防静脉血栓形成。制定手术计划:术前备股骨头球头假体及瓦格纳型股骨假体,股骨粗隆接骨板及钛缆,术前备血,使用抗生素及氨甲环酸;术中注意假体的轴向、旋转稳定,联合前倾角及偏心距。扩髓及打入假体时须注意避免造成骨折。术后适当补充钙剂,指导功能锻炼;请康复科协助促进肢体功能恢复。患者居家过程中需注意避免再次跌倒。

(李国强)

## ◎ 左股骨假体周围骨折

【基本信息】

姓名:陈×× 性别:男 年龄:43岁

主诉:外伤后左大腿疼痛、活动受限1天。

现病史:患者于1天前行走时摔倒,伤及左大腿,伤后局部疼痛、肿胀,伴功能活动障碍,伤后无意识障碍,无心慌、胸闷。院外未作特殊处理,自行休养,症状无好转,遂来我院检查X线片示:左股骨骨折。门诊医师检查后以"左股骨骨折"收入我科手术治疗。患者自伤后,神志清,精神可,饮食、睡眠一般,未解大小便。

过敏史：无。

【查体】

体格检查：T 36.9 ℃，P 83次/分，R 21次/分，BP 139/90 mmHg。发育正常，营养中等，神志清，精神可，查体合作。皮肤及其黏膜无黄染。全身浅表淋巴结未触及肿大。头颅无畸形。毛发分布均匀，眼睑无水肿，巩膜无黄染，眼球运动灵活，视野无缺损，双侧瞳孔等大、等圆，对光反射灵敏。外耳道无血性分泌物溢出，鼻通气良好，鼻翼无煽动，口腔无异味，唇淡红，扁桃体无肿大，咽无充血，伸舌居中。颈软，颈静脉无充盈，气管居中，甲状腺无肿大。胸廓无畸形，两侧呼吸动度相等，双肺部触觉语颤音，无胸膜摩擦感及握雪感。双肺部叩清音，胸式呼吸，双肺呼吸音清，未闻及干湿性啰音。心律齐，各瓣膜听诊区未闻及病理性杂音。腹部平坦，腹壁静脉无曲张，无胃肠型及蠕动波。柔软，肝脾肋缘下未触及，全腹无压痛及反跳痛，叩鼓音，肠鸣音正常，腹水征阴性。肛门、直肠及外生殖器正常。腹壁反射、膝腱、跟腱、肱二头肌、肱三头肌等深浅反射正常存在，巴宾斯基征、脑膜刺激征阴性。

专科检查：左下肢被动体位，屈曲外旋畸形，左大腿肿胀，皮肤无破溃，触压痛明显，可及骨擦感，左大腿活动受限，左踝、足趾可自主屈伸活动，血运及感觉无异常。

辅助检查。2022-01-17查X线（图2-49）：左髋置换术后，股骨上段骨质断裂，其他未见异常。血常规示轻度贫血下肢血管B超未见异常。心电图无明显异常。

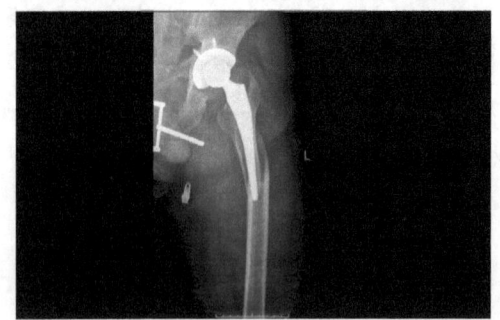 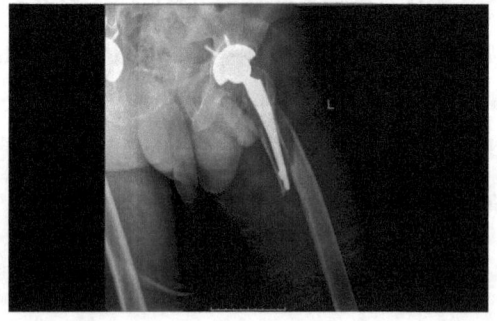

图2-49 术前X线

【诊断】

初步诊断：①左股骨近端骨折；②双侧全髋关节置换术后；③强直性脊柱炎。

鉴别诊断如下。

1. 髋关节脱位

暴力较大，多见于高能量损伤；一般可扪及脱出的股骨头，弹性固定，X线片可明确诊断。

2. 股骨粗隆间骨折

致伤因素及临床表现和股骨粗隆间骨折相似，为囊内骨折，移位骨折可有下肢外旋、短缩畸形，X线片可明确，此患者不支持。

3. 病理性骨折

多有原发灶，可无明显外力即导致骨折，表现为患处疼痛，活动受限；影像检查可见骨质改变或破坏，可鉴别排除。

最终诊断：①左股骨假体周围骨折（Vancouver B1型）；②双侧全髋关节置换术后；③强直性脊柱炎。

## 【诊疗经过】

入院后完善检查，明确诊断为股骨假体周围骨折，行假体周围骨折内固定术；术后卧床，髋关节周围肌肉组织功能锻炼，预防静脉血栓形成。术后X线结果见图2-50。

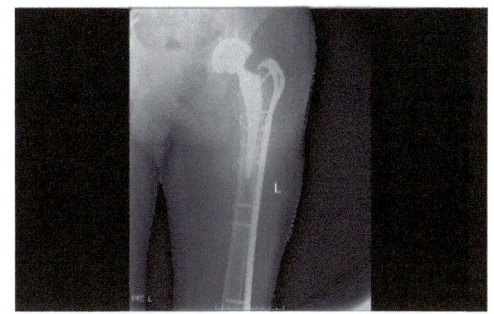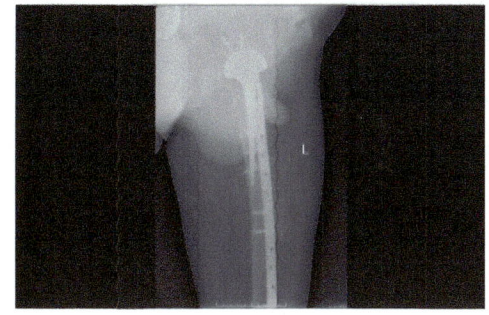

图2-50 术后X线

## 【出院情况】

患者一般情况好，无发热，诉活动后时有患肢疼痛，可耐受，患者无其他不适主诉，今日要求出院。换药见左大腿稍肿胀，切口对合良好，无红肿渗液，左下肢可自主屈伸活动，血运及感觉无异常。复查血常规无贫血。

## 【总结体会】

该患者3年前因"强直髋"在我院行双侧全髋关节置换术治疗；术后功能恢复良好，本次跌倒后左股骨部疼痛、活动受限入院。影像检查示考虑髋臼及股骨假体未松动，可按照骨折予以处理，术中主要注意钛缆捆扎部位，需间隔以保障局部血运避免骨坏死，接骨板螺钉需在假体远端至少5 cm，以避免应力集中。术后加强髋关节周围肌力的训练，避免发生再骨折。

（李国强）

# 第三章 骨盆损伤

## 第一节 髋关节脱位

髋关节脱位（disbcation of the hip）常见于交通事故，是骨科急症，必须立即复位，延迟24小时明显增高股骨头坏死率。

解剖特点（图3-1）：髋关节为球窝关节，结构稳定，股骨头在髋关节内通过圆韧带与髋臼相连，关节韧带坚强，周围肌群丰富，只有在强大暴力下方能脱位，因此患者多为壮年。

转子分类：根据脱位后股骨头的位置分为2种类型，根据股骨头位置分为前脱位及后脱位。中心性脱位常由髋臼骨折引起，见髋臼骨折，这种损伤应按骨科急症对待，复位越早，患者痛苦越小，疗效越好。

### 一、髋关节后脱位

其发生率约为前脱位的10倍。

#### （一）损伤机制

当髋关节处于屈曲位、外力使大腿极度内收并内旋，造成后脱位，或当髋关节及膝关节处于屈曲位时外力作用于膝部沿股骨干向后，或外力作用于骨盆，由后向前，均可使股骨头向后脱位。髋关节脱位时是否合并髋臼和股骨头骨折与受伤时传导力的大小、方向有关。股骨头向后脱位时，多由髂股及坐股韧带之间的薄弱区穿出，后关节囊及圆韧带撕裂，而前关节囊及髂股韧带多保持完整。

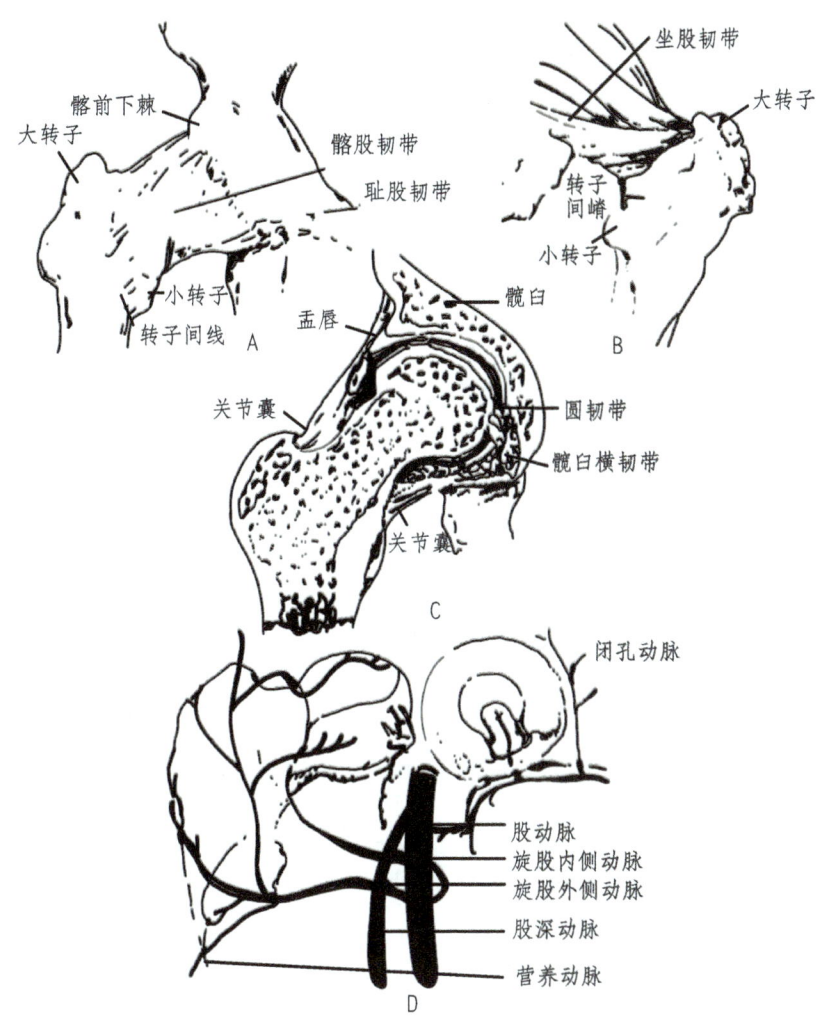

**图 3-1 髋关节解剖特点**

A．髋关节囊前面观；B．髋关节囊后面观；C．髋关节解剖面；D．髋关节血运

(二）分类

1. 髋关节后脱位常用 Thomson 和 Epstein 分类（图 3-2）

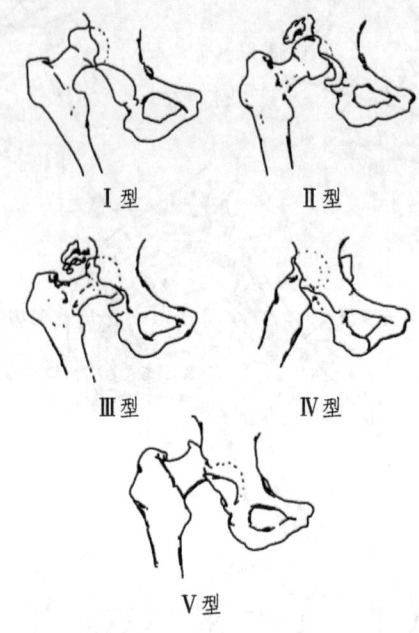

图 3-2　髋关节后脱位 Thomson 和 Epstein 分类

Ⅰ型：单纯后脱位或伴有无意义微小骨折。Ⅱ型：后脱位伴髋臼后壁大块骨折。Ⅲ型：后脱位伴髋臼后壁粉碎性骨折。Ⅳ型：后脱位伴髋臼后壁顶部骨折。Ⅴ型：后脱位伴髋臼股骨头骨折。

2. AO 分类

见图 3-3。

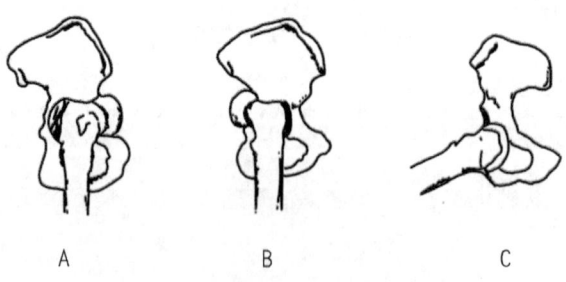

图 3-3　AO 髋关节脱位示意图

A. 前脱位；B. 后脱位；C. 闭孔脱位

3. Pipkin 又将后脱位伴股骨头骨折分为 4 型（图 3-4）

Ⅰ型：股骨头骨折在中央凹以下。Ⅱ型：股骨头骨折在中央小凹以上包括股骨头负重区。Ⅲ型：股骨头骨折伴股骨颈骨折。Ⅳ型：股骨头骨折伴髋臼骨折。

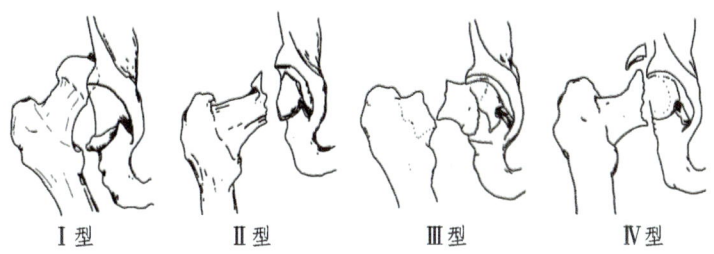

Ⅰ型　　　Ⅱ型　　　Ⅲ型　　　Ⅳ型

图 3-4　Pipkin 股骨头骨折分型

### （三）诊断

患者明显外伤史，如撞车、塌方或高处坠落伤，伤后即不能活动，髋关节疼痛，患肢者呈现屈曲、内收、内旋及短缩畸形（图 3-5）。

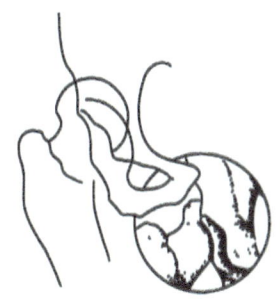

图 3-5　髋关节后脱位示意图

### （四）合并髋关节脱位的骨折和坐骨神经损伤的诊断

X 线正侧及斜位片可证实诊断，并显示有无合并骨折。对每 1 例髋关节后脱位的患者，都应认真检查有无坐骨神经损伤。

### （五）治疗

新鲜髋关节脱位应在腰麻或全麻下立即施行手法闭合复位，即使合并髋臼或股骨头骨折，亦应立即整复，整复常用 Allis 法或 Stimson 法。

1. Allis 法

整复，患者仰卧于低硬平板床上，助手固定骨盆，术者一手握住患侧踝部一手握住膝部，顺畸形方向牵引，下屈曲膝髋关节各呈 90°，然后内外旋转股骨，此时多可感到或听到股骨头纳入髋臼时的弹响，畸形消失，然后伸直外展患肢。如肌肉松弛不够好，术者不能把股骨头拉到髋臼附近，另一助手可用手将大粗隆向前下髋臼方向推，协助复位。

2. Stimson 法

患者俯卧平板床上，患肢悬垂于床旁，膝关节屈曲 90°，助手固定骨盆，术者向下牵引髋关节几分钟,然后在持续牵引下内外旋转髋关节,同时助手向前下推大转子,常可听到或感到复位。

注意事项:避免强力旋转,暴力容易导致股骨颈骨折,如果正确复位方法两次失败,应准备切开复位。常见失败原因为:梨状肌阻挡、关节囊纽孔或嵌夹或外旋肌撕脱进入关节内等。

(六)复位后处理

常规拍 X 线片证实是否复位,注意有无骨折碎片。复位后常规应用皮牵引,使撕裂软组织愈合。复位后 1 周,在皮牵引期间间断主动或被动活动髋关节,但屈曲不能超过 90°,内旋不超过 10°,3 周后扶拐下地活动。

(七)合并骨折的髋关节脱位的处理

合并髋臼骨折脱位,即 Stimson 2～5 型,由于较大的髋臼骨折影响关节的稳定,应切开复位内固定,以保持关节的稳定性,手术采用 Kocker 切口,显露过程中应注意保护坐骨神经。如股骨头已复位应将之再脱出,以探查有无骨软骨片遗留于关节内,如有应彻底清除。然后复位髋关节,骨折块复位内固定。

1. 关节后脱位合并股骨头骨折

Pipkin Ⅰ型骨折可先试行闭合复位,如股骨头复位后,其骨折 X 线片显示达到解剖部位,不影响关节活动者可保守治疗,否则应立即手术切开复位,清除关节内游离骨软骨碎片。

2. Pipkin Ⅱ型骨折

年轻者可试行切外复位内固定,但愈合困难,且股骨头坏死率高,对高龄患者可采用人工髋关节置换术。Pipkin Ⅲ～Ⅳ型骨折,应切开复位内固定,高龄患者全髋关节置换或人工股骨头置换。

3. 髋关节后脱位合并股骨干骨折

髋关节脱位合并股骨干骨折并非罕见,常易漏诊。多为强大暴力所致,如交通事故,先造成髋关节脱位,外力继续作用造成股骨干骨折。治疗:先复位脱位髋关节,常用 Allis 法,再内固定股骨干骨折。

二、髋关节前脱位

髋关节前脱位较少见,占髋关节脱位 10%～12%。

(一)受伤机制

当股骨急剧外展并外旋时,大粗隆与髋臼上缘顶撞,以此为支点形成杠杆,使股骨头穿破关节囊,造成前脱位闭孔型;当患者剧烈运动时,髋关节处于过伸位,突然外旋下肢,股骨头自髂股韧带上方穿出,造成前脱位耻骨型(图 3-6)。

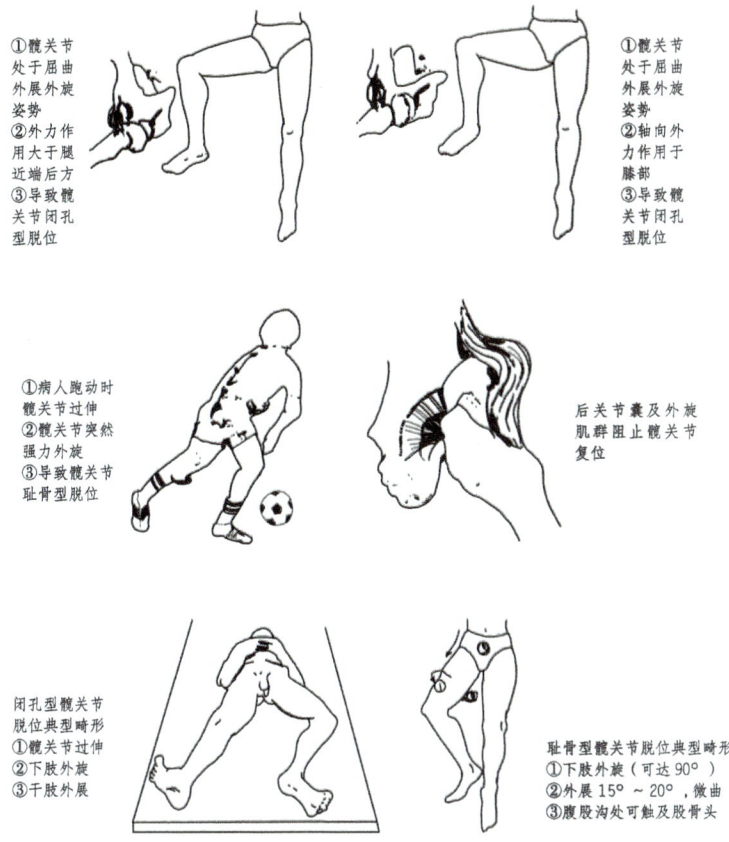

图 3-6 髋关节前脱位

## (二)临床表现

患肢疼痛,呈外展外旋屈曲畸形,髋前方局部隆起,有时可能触到股骨头,拍 X 线片可明确诊断,有时髋关节前脱位损伤股动脉及股神经,所以复位前后要认真做相应检查。

## (三)治疗

应尽早在麻醉下手法复位。复位方法:患者仰卧,助手握住小腿近端,使膝关节屈曲,顺原畸形方向外下方牵引并内旋,术者用手向髋臼方向推挤股骨头,同时助手在牵引下内收下肢使之复位。

对耻骨型前脱位,应顺畸形方向牵引,然后过伸髋关节,轻柔内外旋转下肢,助手下压股骨头,常可复位,畸形消失,拍 X 线片证实是否同心复位,对复位失败者或非同心复位者应立即手术复位,同心复位后皮牵引 3 周。

(李国强)

# 第二节 髋臼骨折

## 一、概述

髋臼骨折主要发生在青壮年中，为高能量损伤。髋臼骨折是全身最大负重关节面的损伤，应按关节内骨折的治疗原则处理，尽可能达到解剖复位、牢固固定及早期行功能锻炼。但髋臼骨折由于其解剖复杂，手术显露困难，骨折的粉碎程度严重以及复位固定困难，加之严重的并发症，使得最终的治疗效果不佳。

髋臼骨折的诊断和治疗对大多数骨科医生来说仍然具有挑战性。髋臼骨折在诊断、分类、治疗方法选择、手术操作技术以及并发症的处理等问题上仍有待于进一步的研究和发展。

## 二、分型

### （一）Letournel-Judet 分型

Letournel 和 Judet（图 3-7）描述的髋臼骨折分型系统应用最为广泛，其将髋臼骨折分为两个基本类型：简单骨折型和较复杂的联合骨折型。简单骨折型为伴有横形骨折的一个壁或一个柱的孤立骨折，包括后壁、后柱、前壁、前柱和横形骨折；联合骨折型骨折的几何形状较为复杂，包括 T 形骨折、后壁后柱联合骨折、横形和后壁联合骨折、前柱骨折伴半横形后柱骨折、双柱骨折。

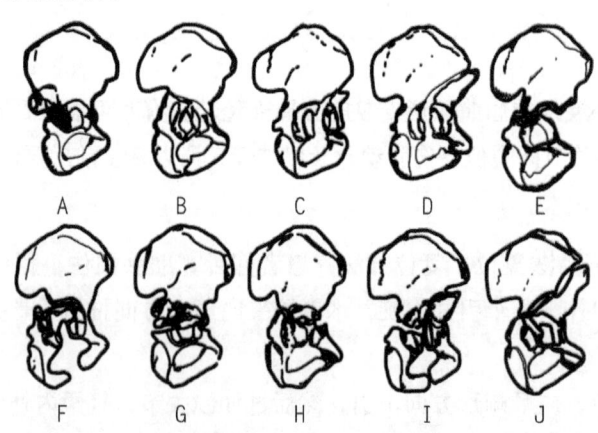

图 3-7 髋臼骨折的 Letournel 和 Judet 分型

A. 后壁骨折；B. 后柱骨折；C. 前壁骨折；D. 前柱骨折；E. 横骨折；F. 后柱和后壁骨折；G. 横形和后壁骨折；H. T 形骨折；I. 前和后半横形骨折；J. 完全双柱骨折

联合骨折型中有几个包括髋臼的双柱，在这种分型中，双柱骨折是指髋臼的关节骨折块中，没有一个保留与中轴骨的连续性；骨折线使髂骨分开，骶髂关节与任何关节骨折块均不连接。闭孔斜位上显示的骨尖刺征为双柱骨折的病理征象，表示髂骨的残余部分仍附着在骶骨上，可见其突起于内移的髋臼外侧。

## （二）AO 分型

AO 学派根据骨折的严重程度提出了髋臼骨折的字母与数字分型系统：A 型骨折包括单壁或单柱骨折，B 型骨折包含前后两个柱（横形或 T 形骨折），C 型骨折包含前后两个柱骨折，包括臼顶在内的所有关节碎块均从完整的髂骨上分离（图 3-8），C 型骨折即是 Latournel 和 Judet 分型中的那些双柱骨折。每一型骨折又依骨折的特征分为 1、2、3 亚型（如 A1、A2 或 A3）。

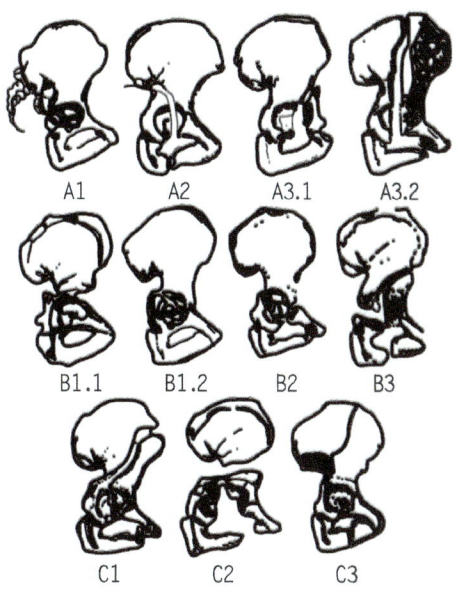

图 3-8　髋臼骨折的 AO 分型

A 型：骨折仅包括髋臼双柱中的一个柱；A1 型：后壁骨折及其变异；A2 型：后柱骨折及其变异；A3 型：前壁和前柱骨折；B 型：横形骨折，臼顶部仍附着于完整的髂骨；B1 型：横骨折和横形加后壁骨折；B2 型："T"形骨折及其变异；B3 型：前壁或前柱骨折加后柱半横形骨折；C 型：前和后柱骨折，臼顶部与完整的髂骨分离；C1 型：前柱骨折延至髂骨嵴；C2 型：前柱骨折延至髂骨前缘；C3 型：骨折进入骶髂关节

## （三）通用分型

A 型：单柱或单壁骨折。B 型：包括双柱的髋臼横形或 T 型骨折，但关节软骨块仍附着于近端髂骨中轴骨。C 型：双柱骨折且其关节面部分与关节面分离（图 3-9）。

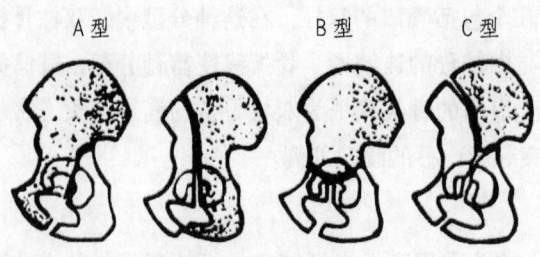

图 3-9 通用分型

## 三、辅助检查及诊断

髋臼在解剖学上分前柱、后柱和穹顶三部分。穹顶是前后柱形成的横行结构的顶部，髋臼负重的主要结构。负重顶部完整与否以及骨折块所占比例大小是影响疗效的主要因素。因此放射学检查在诊断和分型方面尤为重要。

### （一）X线诊断

髋臼可通过骨盆的前后位及Judet和Letournel等描述的45°斜位像，即通常所说的髂骨斜位和闭孔斜位。在评价可能存在微小个体差异的对称外形和决定每一影像中正常关节软骨的宽度时，前后位和Judet位X线的照射范围必须包括对侧髋关节。在前后位像上，比较健侧和患侧髋关节股骨头和X线平片的泪滴之间的内侧间隙，可作为判断股骨头半脱位的指征。髂骨斜位，患者向患侧倾斜45°角，该位置能提供整个髂骨翼和闭孔的轮廓，用以观察后柱和前壁的骨折。闭孔斜位，患者向健侧倾斜45°角，该位置能提供整个闭孔以及髂骨翼的轮廓，用以观察闭孔、前柱和后壁的骨折。

各个位置上的X线标志见图3-10、图3-11）。经过前柱的骨折破坏髂耻线，经过后柱的骨折破坏髂坐线。

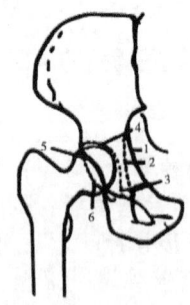

图 3-10 髋关节标准的前后位X线上的标志

1. 髂耻线：起于髂骨的坐骨大切迹，向下延伸至耻骨结节（前柱骨折时可见此线中断）；2. 髂坐线：由髂骨四边形面的后4/5形成；3. "U"形线：在外侧由髋臼最下部和前部组成，在内侧由髂骨四边形面的前平面部组成；4. 髋臼顶；5. 髋臼前唇的边缘；6. 髋臼后唇的边缘

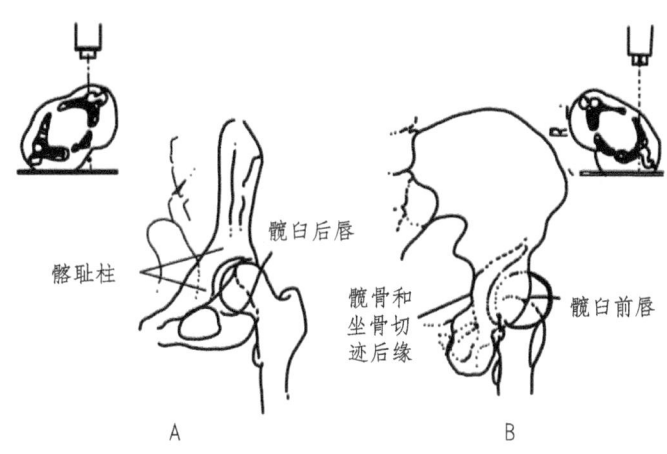

**图 3-11 髋关节斜位像**

A. 髋关节 3/4 内斜位像。B. 髋关节旋至对侧的 3/4 斜位像

在 Letornel 和 Judet 分型中,每一骨折类型均有典型的 X 线表现,破坏相应的 X 线标志。在标准的 X 线平片上评价不同的骨折类型,应对每一 X 线标志的三维结构本质和维骨盆各骨的解剖以及该骨折类型骨折线的可能变异有充分了解。手术室里透视得到的标准三个投照位像,是唯一真实指导骨折复位的方法。

解剖顶是一个由软骨下骨和软骨组成的三维结构,与股骨头负重部位形成关节。多项研究表明,影响髋臼骨折手术和非手术治疗远期结果的唯一最重要因素是股骨头在完整或已解剖重建的臼顶下方维持同心复位。穹隆或臼顶可见于骨盆的前后位或 Judet 位像中,但在这些位像上显示的软骨下骨仅有 2~3 mm 宽,只代表真正关节负重表面的一小部分。Metta 等提出的称为"顶弧"的系统,用以粗略测量骨折后的臼顶。测量需在前后位、闭孔斜位、髂骨斜位这三种位像上进行,以判断髋臼顶主要负重区的受累情况。在前后位像上测量内侧顶弧时,通过髋臼顶至其几何中心做一垂线,然后由髋臼顶与骨折线的交点至髋臼几何中心划第二条线,其夹角即为内侧顶弧的角度(图 3-12A),前与后顶弧则可在闭孔斜位和髂骨斜位上用类似方法测出(图 3-12B 和 C)。尽管这仅为粗略测量,但其对评价前柱和后柱骨折、横形骨折、"T"形骨折以及伴随的前柱和后半横断骨折用途较大,在评价双柱骨折和后壁骨折上用处有限,按照 Matta 的观点,任何顶弧测量的结果小于 45°时,应考虑手术治疗。

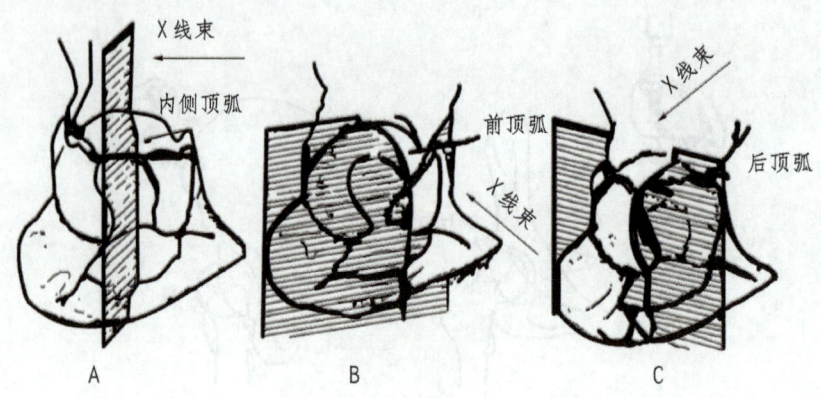

图 3-12 "顶弧"的测量

A. 前后位像上测量内侧顶弧；B. 在 45°闭孔斜位像上测量前顶弧；C. 45°髂骨斜位像上测量后顶弧

## (二) CT 诊断

CT 在处理髋臼骨折中价值极大，轴向切面必须采用 3 mm 的薄间隔和相应的扫描间隔。通常应包括整个骨盆，以防遗漏骨折部位，同时应常规作双侧对比，外科医生应学会识别由影像到影像的移动，并随骨折线想象出骨折线的斜度和移位程度。骨盆的塑料模型有助于学习这一技术和以后直接在模型上画出更复杂的骨折。总的来说，在轴位 CT 像上前后壁的横形骨折线和骨折位于矢状面上，平行于四边形面（图 3-13）。前后柱骨折通常沿四边形面延伸至闭孔在冠状方向上。但不同的骨折类型可不同于这些模式。

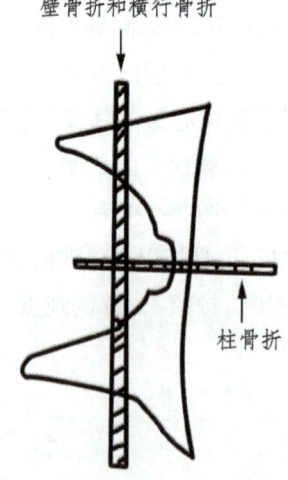

图 3-13 CT 像显示经髋臼的骨折线方向

患髋闭孔斜位片主要观察前柱线，髋臼后唇，闭孔和髋臼顶部。髂骨斜位片主要观察后柱线及前唇。CT 的价值是提供骨折的旋转移位和关节股骨头的形态，更清楚显示骨折的性质、程度、方向和复杂骨折的形态。弥补了 X 线难以发现的线性骨折或较小局限骨折的缺点，更易做出明确诊断和分型。Judet-Letornel 分型较为合理，有助于解释病理损伤机制和选择治疗方案。

## 四、治疗

### （一）髋臼骨折治疗原则

髋臼骨折是一种高能量造成的严重创伤。在骨与关节损伤中，髋臼骨折的发生率并不高，但病死率和致残率却明显增高。髋关节是承重关节，股骨头与髋臼是同心圆，移位的髋臼骨折如不经切开复位内固定，使其准确复位或关节腔遗留小骨片，常常导致创伤性关节炎，股骨头缺血性坏死而致残。一般认为髋臼骨折的治疗为解剖复位，牢固固定，早期被动或主动活动，其前提是术前对骨折类型的正确判断，选择最佳治疗方法，严格掌握手术适应证，制定符合患者实际情况的治疗方案。一般认为对于移位大于 3 mm 的骨折，关节内有游离骨块，后壁后柱骨折，累及髋臼顶或伴有骨盆骨折，影响稳定性的髋臼骨折，尽可能手术切开复位，钢板空心钉内固定，准确复位承重关节面和头臼的解剖关系，彻底清除关节内游离骨块，达到关节面无阶梯，无缺损，充分恢复髋臼解剖结构，使几何构型复原，尤其是后壁负重区的完整性和头臼的对应关系如何是影响愈合疗效的重要因素。有学者还认为对于髋臼骨折，还可适当扩大手术适应证。尽可能恢复解剖关系并力争在 2～3 周内手术，超过这一时间，将产生骨折界面消失，骨痂形成或骨折畸形愈合，软组织挛缩和瘢痕形成等一系列并发症，严重影响手术的操作及术后功能的恢复。

### （二）非手术治疗指征

（1）对轻度移位或不影响负重区部位的骨折。
（2）髋臼骨折粉碎严重，无法通过手术达到满意复位或内固定困难。
（3）生命体征不平稳如失血性休克，合并其他重要脏器损伤应以抢救生命为主。
（4）严重功能衰竭，内科禁忌证患者。

### （三）手术治疗

应用空心钉经皮从坐骨结节斜形向上固定复位的髋臼前柱及横形骨折与双入路治疗复合型髋臼骨折作一对比。在手术时间上明显缩短，术中出血量显著减少，术后并发症减少，功能评价优良。将髂腹股沟入路固定的前柱及横形骨折，简化为闭合穿钉固定。而后路仍采用链条板固定并经坐骨大切迹对前柱可触及，复位满意，并为导针的打入把持方向，从而大大简化手术操作过程。通过对坐骨结节至髋臼前柱的测量，应用直径为 7.5 mm 的空心钉固定，具有简化手术操作过程，减少创伤，不破坏关节囊的优点，避免了对血液供应的损伤，减少了术中因牵拉股神经使之损伤的可能性，使术后并发症大为减少，但术中导针的打入及固定是重点。髋臼骨折周围骨的厚度在后上象限较厚。臀上动脉，臀下动脉，阴部动脉距后壁 10 mm 以上，不易触及且操作便捷。

### （四）术后并发症的预防

髋臼局部解剖复杂，切开复位内固定，创伤大，出血多，因此并发症较多。主要为医源性坐骨神经、股神经损伤，内置物误入关节腔，异位骨化，创伤性关节炎，股骨头缺血性坏死、感染等。通过对比，应用新的手术方式较原先的双入路手术方式在术中及术后并发症的发生上显著减少。

（1）减少手术入路：操作便捷，减少了手术时间及术中出血，有效防止深部感染以及失血性休克的发生。

（2）操作简化：避免了经髂腹股沟入路造成髋臼前侧损伤，降低了异位骨化的发生率，并减少了术中人为牵拉损伤股神经的发生率。

（3）术毕冲洗：彻底冲洗伤口，严密止血。术后第 2 日 CPM 机功能锻炼髋关节并渐进性主动屈伸、内收、外展与内外旋髋关节。拍摄 X 线平片，根据骨愈合情况决定部分或完全负重时间。

（李国强）

## 第三节　骨盆骨折

骨盆是连接脊柱与主要负重运动结构（下肢）的重要环节。坐、走等运动产生的力沿着其骨性结构传导向脊柱。血管、神经、生殖及消化系统的重要器官由骨盆环内通过。由于作用于此环的严重损伤会影响上述相邻的结构，故致死、致残可能性很高。骨科医师处理任何复合损伤患者时，必须了解并注意应对骨盆环骨折的这些后果。

骨盆损伤治疗之后，残余畸形或伴随损伤可以在功能恢复中引发严重问题。据报道，骨盆环骨折后最常见的问题是疼痛。据 Holdsworth 报道，27 例骶髂关节脱位患者中，15 例无法恢复工作。其研究认为，骶髂关节脱位是这一问题的主要原因。Peltier 强调了骶髂区的后方承重能力及其在复合损伤致死率、致病率方面的作用。许多学者均认为，骨盆承重环的脱位，特别是累及骶髂关节的病例，可导致长期疼痛，无法从事日常生活。

Tile 的研究显示，被定义为稳定与不稳定的骨盆环骨折，二者之间有显著区别。不稳定组的后方骶髂部位疼痛发生率明显高于稳定组。下肢长度的差异显示了不稳定组的骨折畸形愈合率高。尽管骨盆骨折不愈合率尚未清楚，尤其是涉及骶髂关节的。但是发现接受切开复位稳定的患者愈合率较高。将骨盆骨折分为两类（稳定与不稳定）这一分类方法也被其他的研究者所采用。稳定骨折通常恢复较好而且致残率低。不稳定的骨折患者存在很多严重问题，比如高死亡率及较多的疼痛所导致的功能障碍、畸形愈合以及偶见的不愈合。

为了减少这些问题，骨盆骨折的治疗应该建立在充分了解骨盆的解剖与生物力学的基础上，特别是对稳定的了解。为了应用这些原则，应使用一种实用的损伤描述，运用多学科方法，尽量恢复骨盆环的正常解剖结构，降低并发症。

## 一、骨盆的生物力学

骨盆为一个纯环形，结构很明显，如果环在一处骨折并且有移位，在环的另一侧肯定存在骨折或脱位。前方骨盆骨折可以是耻骨联合和单侧或双侧耻骨支骨折。

### （一）骨盆的稳定性

骨盆的稳定可以被定义为在生理条件下的力作用于骨盆上而无明显的移位。很明显，骨盆的稳定不仅依赖于骨结构，而且也依赖于坚固的韧带结构将3块骨盆骨连接在一起，即2块无名骨、1块骶骨。如果切除这些韧带结构，骨盆会分为3部分。骨盆环的稳定依赖于后骶髂负重复合的完整，后部主要的韧带是骶髂后韧带、骶结节韧带和骶棘韧带（图3-14）。

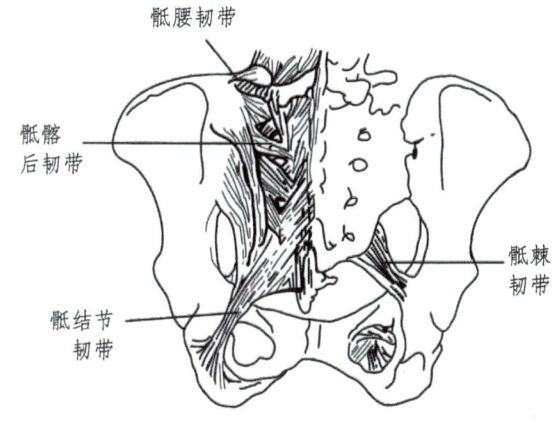

**图 3-14　骨盆的韧带**

骨盆环后方主要稳定结构张力带：髂腰韧带、骶髂后韧带、骶结节韧带和骶棘韧带。

复杂的骶髂后韧带复合是非常巧妙的生物力学结构，它可承受从脊柱到下肢的负重力的传导。韧带在骨盆后部稳定中扮演了重要的角色，因为骶骨在拱形中并不形成拱顶石的形状，它的形状恰恰相反。因此，骶髂后骨间韧带为人体中最坚固的韧带以维持骶骨在骨盆环中的正常位置。同样，髂腰韧带连接腰5的横突到髂棘和骶髂骨间韧带的纤维横行交织在一起，进一步加强了悬吊机制。骶髂后复合韧带如同一个吊桥的绳索稳定骶骨。切断耻骨联合可以使骨盆开口2.5cm而不损伤后方的韧带结构；切断后方韧带，即骶髂后韧带及髂腰韧带，则造成半骨盆完全失稳，并可出现各方向移位。

粗大的骶棘韧带从骶骨的外缘横行止于坐骨棘，控制骨盆环的外旋。骶结节韧带大部分起于骶髂后复合到骶棘韧带和延伸至坐骨结节。这个粗大韧带在垂直面走行，控制作用于半骨盆的垂直剪力。因此，骶棘韧带和骶结节韧带相互成 90°角，很好地控制了作用于骨盆上的两种主要外力，即外旋外力和垂直外力，并以此种方式加强骶髂后韧带。骶髂前韧带扁平、粗大，虽然没有骶髂后韧带强大，但可控制骨盆环外旋与剪力。

（二）骨盆放射解剖

骨盆是一个复杂的三维结构，但通常用二维图像所表示。单独前后位（AP）的骨盆 X 线片可以传达大量关于骨盆的稳定性和相关损伤的信息，并在大多数情况下，足以开展在紧急情况下的处理，因此重要的事要熟悉正常的前后位影像和一些最常见的变异。

前后位的骨盆 X 线片，中心应当是耻骨联合头侧（1～2 cm）。而肚脐作为具有重要意义的中线标志，在距离底片 40 cm 处曝光。X 线包含区域应清除所有外部材料并清创。

评价可以从后或前或环绕骨盆环开始，应该进行有系统的 X 线片阅读，使得每一次受伤都没有被忽略，特别是在其他明显的受伤可能会分散医生注意力的情况，整个骨盆的形状和大小可以发生改变，这取决于个体差异和性别，但它通常是对称结构，双侧的差异必须进行调查和解释。例如，髂骨翼，髋臼，以及闭孔环应该是一个类似的形状、大小和方向。髋臼距离中线长度应该是相等的。

根据不同的损伤和暴力方式，骨盆变形或位移将通过损伤区域，无论是骨盆骨折还是韧带破坏均是如此。从理论上讲，位移可能发生在任何方向，并由此产生的畸形解剖上可以分为位移（头–尾，前–后，内–外）和旋转（通常定义为屈–伸、展–收，内旋–外旋）。经过充分的解剖分类，残余移位或畸形应加以仔细分析。一条自腰椎棘突至尾骨尖的垂直线首先被描记。然后加入垂线确定坐骨、髋臼顶和下骶髂关节面与对侧骨盆的相对头尾位移。偏离中线或垂线的前后部结构的相对位移可以帮助评估旋转畸形。在旋转不稳定的损伤中，典型的是以靠近后骨盆环为旋转中心的损伤。因此，按照惯例，全部的不稳定的损伤、旋转畸形以这种方式描述为好。不是具体的测量，而是从半骨盆的整体外观了解旋转畸形，增宽的髂骨翼和较小的闭孔是典型的外旋畸形。髋臼顶的头侧位移伴随闭孔较大，后侧髂峰的少量头侧位移可能与半侧骨盆的屈曲同时发生，而不是完全的后环不稳定造成的（图 3-15）。

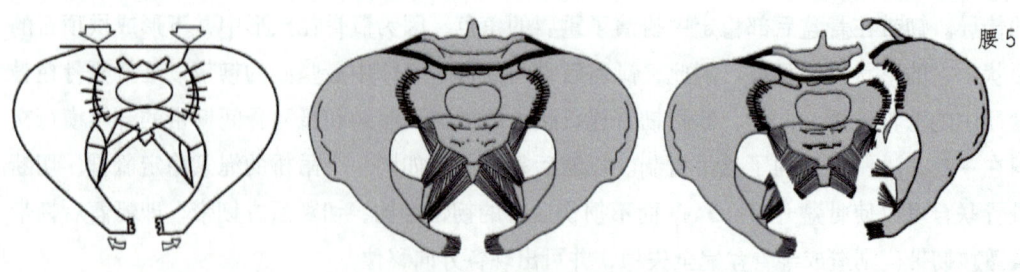

图 3-15 骨盆环不稳定

通过前后位骨盆平片评估、确定解剖区的损伤和畸形骨盆对于骨盆骨折患者的治疗至关重要。从最初的复苏，稳定性的确定，以及最后的重建，一个对畸形的全面了解有助于指导后续治疗；最后在重建阶段的稳定性的恢复程度尤其依赖于它。

**（三）骨盆环破坏的致伤外力类型**

作用在骨盆上的大部分暴力为：①外旋。②内旋（侧方挤压）。③在垂直水平上的剪力。

外旋暴力常常由于暴力直接作用在髂后上棘致单髋或双髋强力外旋造成，并引起"开书型"损伤，即耻骨联合分离。如外力进一步延伸，骶棘韧带与骶髂关节前韧带可以损伤（图3-16）。

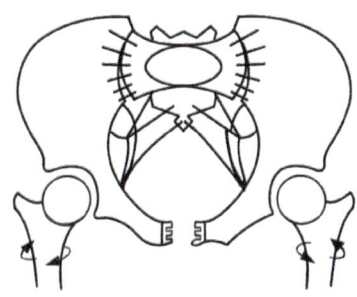

**图3-16 下肢的极度外旋也可造成"开书型"损伤**

内旋外力或外侧挤压力可由暴力直接作用在髂嵴上而产生，常常造成半骨盆向上旋转或所谓"桶柄型"骨折，或外力通过股骨头，产生同侧损伤（图3-17）

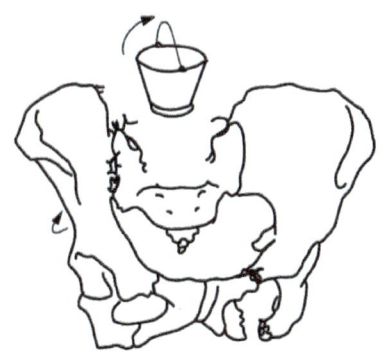

**图3-17 骨盆骨折"桶柄型"损伤**

在垂直平面上的剪力通过后骶髂复合骨小梁，而侧方挤压力引起松质骨嵌压，通常韧带结构保持完整，此种情况在侧方挤压型骨折中由于注重耻骨支的骨折，较易使骶骨压缩性骨折漏诊（图3-18）。剪式应力可造成骨的明显移位和广泛软组织结构移位。这个力持续作用于骨盆，超出了软组织的屈服强度，可产生前后移位的骨盆环不稳定（图3-19）。

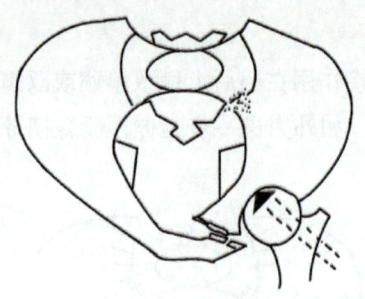

图3-18 侧方暴力作用在大转子造成髋臼前柱骨折，同侧骶髂后复合也受到损伤

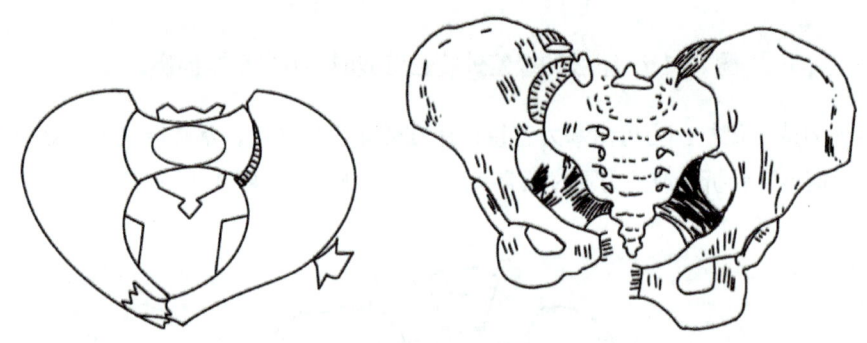

图3-19 垂直剪力造成的半骨盆移位

## 二、骨盆骨折的分类

### （一）解剖学分类

曾有几种解剖学分类。Bucholz建议进行尸检研究基础上的病理分类。区分了5种损伤：①前方垂直骨折，包括闭孔环或相邻的耻骨体骨折；②自坐骨大孔嵴开始的经髂骨的骨折；③经骶骨的骨折孔内或孔外；④单纯耻骨联合分离；⑤单纯骶髂关节损伤。

Letournel和Judet依照受伤部位提出了一个更全面的分类（图3-20）。这包括后环卸：骶骨骨折，骶髂关节骨折脱位，骶髂关节脱位，以及髂骨翼骨折，髋臼和前环（耻骨支骨折，耻骨体骨折，耻骨联合分离）。无论外科医生随后使用哪一种分类，按Letournel的方法从X线片得到完整的评估以确定具体的解剖损伤是必要的。这种分类仍然作为最常见的描述系统，是现行分类方案与特定患者损伤的连接桥梁。

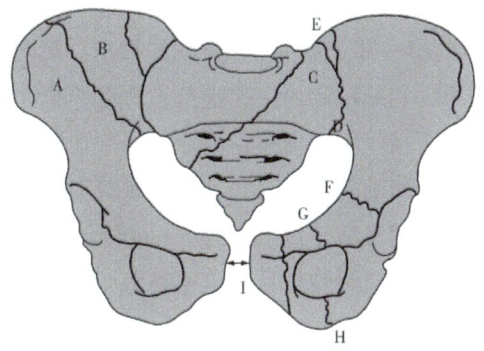

图 3-20　Letournel 和 Judet 的分类基于解剖学基础

A. 髂骨翼骨折；B. 髂骨翼骨折合并骶髂关节伸展；C. 经骶骨骨折；D. 单侧骶骨骨折；E. 骶髂关节骨折脱位；F. 髋臼骨折；G. 耻骨支骨折；H. 坐骨骨折；I. 耻骨联合分离。上述骨折可能合并出现

### （二）损伤机制的分类（Young 及 Burgess）

Young 及 Burgess 的分类建立在损伤机制的基础上，提示外科医师与骨盆骨折相关的复苏问题。分类有两种主要的类型（图 3-21）。

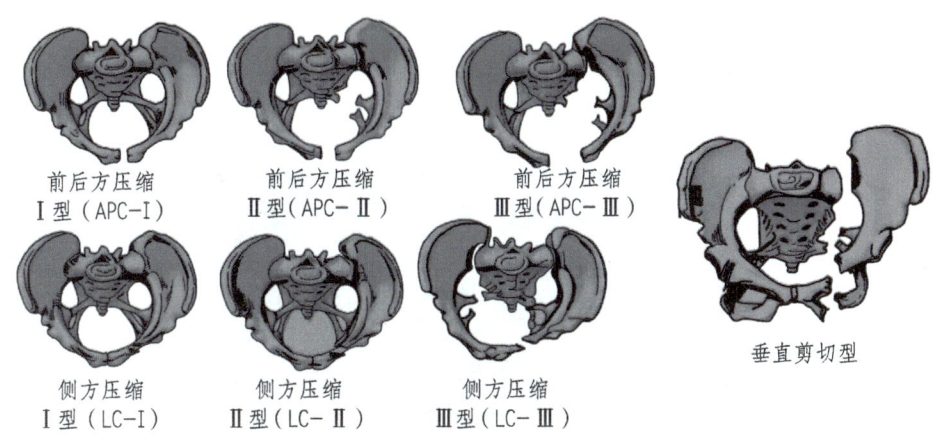

图 3-21　Young 和 Burgess 分类

前后压缩骨折。Ⅰ型：前后直接暴力使骨盆张开但后方韧带结构完整，这种损伤是稳定的。Ⅱ型：Ⅰ型损伤延续致使骶棘韧带及部分骶结韧带损伤，前方骶髂关节打开，这种损伤旋转不稳定。Ⅲ型：所有韧带结构损伤导致的完全失稳或垂直不稳定。横向压缩暴力。Ⅰ型：向后的直接暴力导致骶骨压缩损伤并同侧耻骨支骨折。Ⅱ型：更向前的暴力导致耻骨支水平骨折伴骶前压缩损伤伴后方骶髂关节损伤或髂骨翼骨折。Ⅲ型：持续的向前暴力导致Ⅰ型、Ⅱ型骨折伴对侧外旋，骶髂关节张开，骶结节韧带及骶棘韧带损伤。垂直暴力

或暴力作用于骨盆支持结构部位导致耻骨支骨折及韧带结构损伤。这种损伤等同于前后Ⅲ型或完全失稳或垂直不稳定骨折。

Young 和 Burgess 分类的第一部分是一个横向压缩损伤。横向压缩Ⅰ型是一个向后的作用力，导致骶骨受压的结果，它是稳定的。这些受伤的患者通常在复苏后并无大碍。横向压缩Ⅱ型损伤由比较靠前的直接作用力损伤后侧骨－韧带结构，但维持正常盆底结构。其结果是旋转不稳定。这可能与骶前挤压伤一同发生。横向压缩Ⅱ型损伤往往与头部受伤、腹腔内创伤合并发生。横向压缩Ⅲ型是直接暴力从一侧继续越过骨盆使对侧骨盆产生外旋转损伤的结果。这通常是一个直接影响骨盆的单独暴力（粉碎）的结果。一个常见的例子是被一辆汽车碾过。这种受伤通常是孤立的骨盆损伤并且少有明显的合并损伤。

第二种是前后暴力损伤，又分为3种类型：Ⅰ型，特点是耻骨联合分离小于 2.5 cm，包括一侧或两侧的耻骨支垂直骨折或者耻骨联合损伤。由于没有严重的损伤出现，很少会出现复苏问题。Ⅱ型的损伤耻骨联合分离大于 2.5 cm，骶髂关节分离，但是保持了垂直方向上的稳定性。Ⅲ型是前及后方完全的损伤，有明显的后方连接结构损伤及耻骨支垂直移位。这种骨折是很严重的损伤，不稳定程度很重。

最后一种是垂直不稳定损伤或剪力骨折，复合的损伤机制导致不稳定骨折并严重的腹膜后出血及其他严重损伤。

### （三）Tile 分型

1. **骨盆环稳定型骨折**

此种骨折多为低能量骨折。例如髂前上棘和坐骨结节撕脱骨折，因骨盆环完整，称为骨盆环稳定性骨折（图 3-22）。

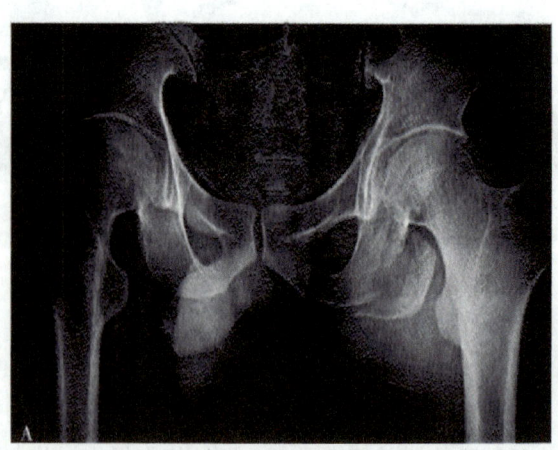

图 3-22　骨盆环稳定型骨折

2. **骨盆环部分稳定型骨折**

（1）开书型骨折（前后挤压型骨折）：外旋外力作用于骨盆造成耻骨联合分离，但是前部损伤亦可是耻骨联合附近的撕脱骨折或者通过耻骨支的骨折，它们分为三个阶段。

第一阶段：耻骨联合分离小于 2.5 cm，可保持骨盆环的稳定。这种情况与妇女分娩时不同，骶棘韧带和骶髂前韧带完整（图 3-23）。因此 CT 扫描无骶髂关节前侧张开。

耻骨联合分离小于 2.5 cm 未波及骶髂关节。

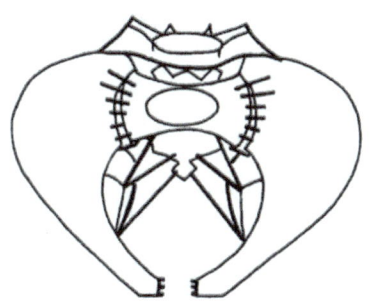

图 3-23　第一阶段开书型骨折

第二阶段：外旋外力到达极限，后部髂骨棘顶在骶骨上。在这种特殊情况下，骶棘韧带和骶髂前韧带断裂，骶髂后韧带完整，因此，外旋时此种损伤是不稳定的，但只要外力不持续下去而不超过骶髂后韧带的屈服强度，通过内旋可使稳定性恢复。要充分认识到持续的外旋外力超过骶髂后韧带的屈服强度可导致完全的半骨盆分离。这不再是开书型损伤而是最不稳定的骨折（图 3-24）。

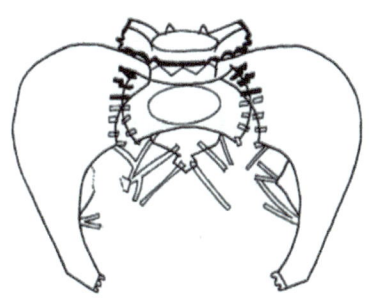

图 3-24　第二阶段开书型骨折

耻骨联合分离大于 2.5 cm，骶棘韧带断裂或坐骨棘骨折，骶髂前韧带断裂而骶髂后韧带完整。此时骨盆发生旋转方向不稳定而垂直方向是稳定的。

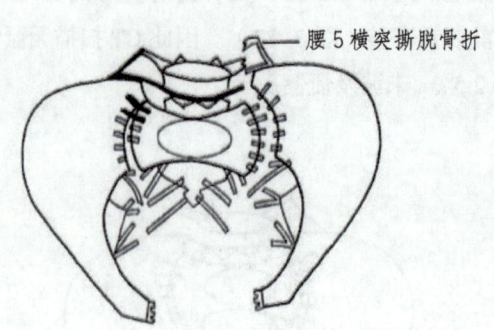

**图 3-25 第二阶段开书型骨折半骨盆不稳定**

如果暴力继续加大，骶髂后韧带断裂，整个半骨盆失去稳定，此时在 X 线片上可见腰 5 横突骨折（图 3-25）。

第三阶段：耻骨联合分离并波及骨盆内软组织损伤，例如阴道、尿道、膀胱和直肠。

（2）侧方挤压骨折：根据损伤位置的前和后，侧方挤压损伤有几种类型前或后部损伤可以在同侧（Ⅰ型），或者对侧，产生所谓"桶柄"型损伤（Ⅱ型）。

"桶柄"型损伤有两种类型：前后相对的损伤；四柱或骑跨骨折，即双耻坐骨支均骨折。

1）Ⅰ型：同侧损伤。

①双支骨折：内旋暴力作用在髂骨或直接外力撞击大转子可造成典型的半骨盆外侧挤压或内旋骨折。上下支均骨折在骶髂关节前可造成挤压，通常骶骨后部韧带结构完整。在暴力的作用下，整个半骨盆可挤压到对侧，造成骨盆内膀胱和血管撕裂。组织的回弹可使检查者误诊，因为在 X 线片上骨折无明显移位。

②耻骨联合交锁：这种少见的损伤是同侧侧方挤压类型的一种形式。当半骨盆内旋时，耻骨联合分离和交锁，使复位极为困难（图 3-26）。

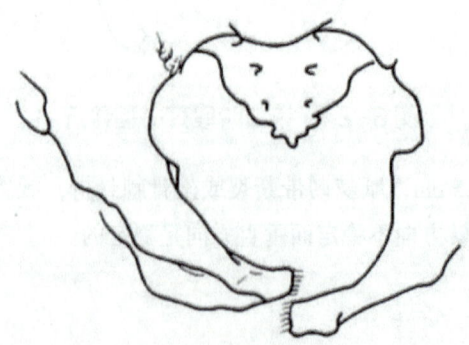

**图 3-26 在侧方挤压暴力下发生少见的耻骨联合交锁伴后方挤压，复位困难**

③不典型类型：在年轻妇女中常常可见到不典型的外侧挤压型损伤。当半骨盆向内移

动发生耻骨联合分离和耻骨支骨折，常常波及髋臼前柱的近端。暴力继续使半骨盆内旋，耻骨上支可向下内移位进入会阴。此种损伤实际上是骨盆的开放性损伤，临床上极易漏诊（图3-27）。

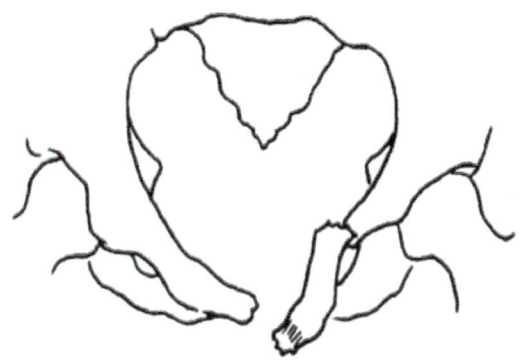

图 3-27　侧方挤压造成耻骨上支的骨折

2）Ⅱ型：桶柄型损伤。桶柄型损伤通常由直接暴力作用在骨盆上造成。前部骨折后常常伴对侧后部损伤或全部前侧四支骨折，亦可存在耻骨联合分离伴两支骨折。这种损伤有其特殊的特征，患侧半骨盆向前上旋转，如同桶柄一样。因此，即使后部结构相对完整，患者会存在双腿长度的差异。通常后侧结构嵌插，在查体时很易察觉畸形。在复位这种骨折时需要纠正旋转而不是单纯在垂直面上的牵引。随着持续内旋，后侧结构受损，产生某些不稳定。但前方的骶髂嵌插通常很稳定，使复位极为困难。

3. 完全不稳定型骨折

不稳定型骨折意味着骨盆床的断裂，其中包括后侧结构以及骶棘韧带和骶结节韧带。此种损伤可为单侧，波及一侧后骶髂体复合或可为双侧都受累。X线片显示腰5椎体横突撕脱骨折或骶棘韧带附着点撕脱骨折。CT可进一步证实这种损伤。为明确诊断，建议所有病例都应用CT检查。

### 三、骨盆骨折的诊断

#### （一）临床检查

骨盆环损伤的物理检查是非常重要的，无论是在急诊室或手术室，其基本判断是相同的。视诊可了解出血的情况，例如腹股沟和臀部的挫伤及肿胀说明存在非常严重的损伤，其下方有出血。阴囊出血常伴前环的损伤。骨盆的触诊可揭示较大的出血或骨折脱位区域的损伤。骨盆骨折的潜行剥脱，Morel-Lavallée损伤（大转子部软组织损伤）在损伤初期并不明确，但随时间延长可变明显。骨盆前环损伤要高度怀疑尿道损伤。

在潜在骨盆环损伤患者的初诊，首先要证实潜在的不稳定和畸形。诊断骨性的稳定要用双手按两侧髂棘给予内旋、外旋、向上及向下的应力，任何超量的活动均视为异常。患者清醒时由于疼痛检查时非常困难，最好在麻醉下或镇静剂下检查。一旦检查证实骨盆环存在不稳定，禁忌重复检查，因为反复检查可造成进一步出血。存在半骨盆不稳定而有活动性出血的患者，需尽快手术使其达到稳定，对清醒患者耻骨联合与骶髂关节的触诊可证实其真实损伤。同时还要检查畸形情况，包括肢体的长度差异和双侧髋关节旋转不对称。

不要漏诊开放的骨盆骨折。重视会阴及直肠部的软组织检查以及骨盆后部的软组织缺损。对不稳定型损伤推荐使用肛镜，对妇女有移位的前环损伤有必要使用阴道镜检查。骨盆的开放骨折有很高的致残率和死亡率，早期积极治疗、即刻清创，稳定骨盆及开腹探查是治疗的基本原则。

APC-Ⅲ型损伤、垂直剪力、LC-Ⅲ型损伤为高能量损伤，常伴有其他脏器的损伤，75%的患者存在潜在出血，腹部损伤发生率达25%，腰丛损伤达8%~10%，并且60%~80%的患者合并其他骨折。因此对这些骨折要给予充分的重视。

### (二) X线诊断

波及骨盆带结构的骨折通常由交通事故或高处坠落伤所致。尽管这些损伤较少见，但其致残率和死亡率很高。由于骨盆骨折的临床体征不明显，所以X线诊断相当重要。X线诊断包括平片和CT，其他辅助技术如血管造影、膀胱造影、骨扫描及MRI等可用于判断伴随的软组织损伤及骨盆内器官的损伤。

作为全面了解骨盆损伤的正位X线片在急诊复苏时常用。然而单独依靠正位X线片可造成错误判断，因为骨盆的前后移位不能从正位X线片上识别。一个重要的解剖特点是在仰卧位骨盆与身体纵轴成40°~60°角倾斜。因此骨盆的正位片对骨盆缘来讲实际上是斜位，为了多方位了解骨盆的移位情况，Pennal建议采用入口位及出口位X线片。

骨盆骨折标准的X线片评估包括：正位、入口位、出口位、Judet位和轴向CT。

1. 正位

正位的解剖标志为：耻骨联合、耻坐骨支、髂前上棘、髂前下棘、髂骨嵴、骶骨棘、骶髂关节、骶骨岬、骶前孔及L5横突。前弓主要诊断耻坐骨支骨折，耻骨联合分离或二者并存。后弓则存在骶骨骨折，髂骨骨折及骶髂关节脱位，其骨折移位的程度可作为判断骨折稳定与否的指标，其他骨折不稳定的情况尤其应注意，如L5横突骨折常伴有骨盆垂直不稳定。如存在移位的坐骨棘撕脱骨折，说明骶棘韧带将其撕脱，骨盆存在旋转不稳定。正位相可评价双侧肢体长度是否一致，这可通过测量骶骨纵轴的垂线至股骨头的距离来判断。除此之外，亦可见骨盆的其他骨性标志，如髂耻线、髂坐线、泪滴、髋臼顶及髋臼前后缘。

2. 出口位

患者仰卧位，X线球管从足侧指向耻骨联合并与垂线成40°角，可很好显示闭孔、骶孔、腰5横突等骨性结构，这种投射有助于显示骨盆在水平面的上移，也可观察矢状面的旋转。此位置可判断后半骨盆环无移位时存在前半骨盆环向上移位的情况。出口位是真正的骶骨正位，骶骨孔在此位置为一个完整的圆，如存在骶骨孔骨折则可清楚地看到。

通过骶骨的横形骨折，L5 横突撕脱骨折及骶骨外缘的撕脱骨折亦可在此位置观察到（图 3-28）。

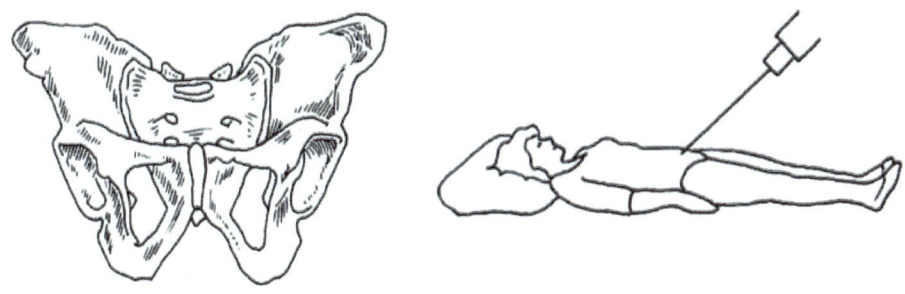

**图 3-28 出口位骨盆相**

球管向足侧倾斜 40°

3. 入口位

患者仰卧位，X 线球管从头侧指向骨盆部并与垂直线成 45°角，可很好显示骶髂关节、坐骨棘耻骨支耻骨联合等骨性结构。为了充分了解入口位，认识 S1 前方的骶骨岬（即隆起）非常重要。在真正的入口位，X 线束与 S2、S3 的骶骨体前方在同一条线上。在此条线上 S2、S3 的前侧皮质重叠，在骶骨体的前方形成一条单独的线，此线在骶骨岬后方几毫米代表骶髂螺钉的最前限。

入口位显示骨盆的前后移位优于其他投射位置。近来研究表明，后骨盆环的最大移位总是出现在入口位中。外侧挤压型损伤造成的髂骨翼内旋，前后挤压造成的髂骨翼外旋以及剪式损伤都可以在入口位中显示。同时入口位对判断骶骨压缩骨折或骶骨翼骨折也有帮助。沿着骶骨翼交叉线细致观察并与对侧比较，可发现骶骨的挤压伤及坐骨棘撕脱骨折（图 3-29）。

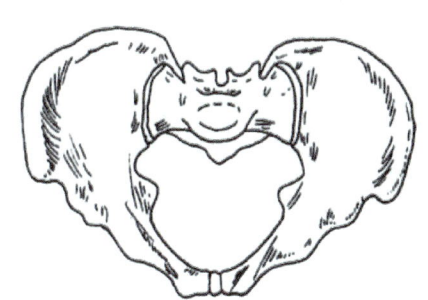 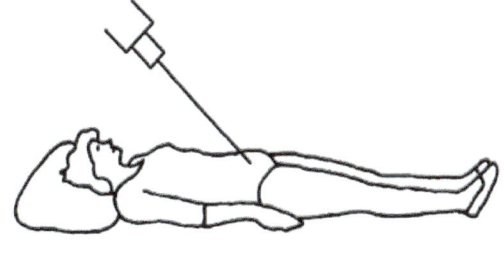

**图 3-29 入口位骨盆相**

球管向头侧倾斜 45°

4. CT 检查

使用 CT 检查可以充分显示骨盆后方的骨及韧带结构。对于确定骨盆背侧损伤的机制，CT 检查是必需的。它可以发现通过骶骨的损伤是压缩损伤还是剪切力损伤。骶髂关节移位程度对于确定背侧损伤的稳定程度是很有价值的。骨盆前方的关节张开、后方关闭，而后方韧带保持完整是旋转不稳定损伤（B 型）。若关节张开的程度继续加大，后方韧带将断裂，损伤将变为完全不稳定（C 型）。CT 还有助于髋臼骨折，很多接近前柱基底的耻骨支骨折容易合并髋臼骨折，需要正确评估此种损伤。随着技术的进步，三维重建 CT 可以为骨盆骨折提供更加有效的检查。在准备进行骨盆后方的稳定手术及腰 5 至骶 1 的小关节损伤的治疗时，必须详细检查骶骨上部的椎体及腰骶交界区，了解有无解剖学异常。技术的进步表明，二维和三维重建的 CT 扫描可提供更实用的骨折形态评估方法和较平片更全面的骨盆骨折的整体移位情况（图 3-30）。

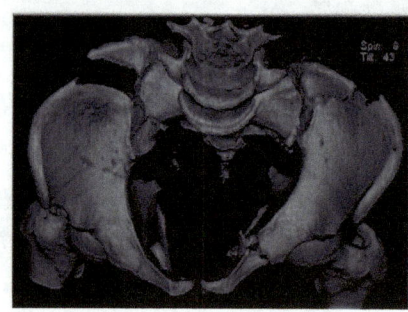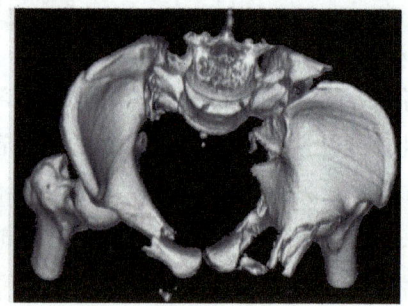

图 3-30　CT 三维重建可以很好地显示骨折的具体移位情况

5. 麻醉下的检查

若上述的检查均不能确定骨盆真正的稳定性如何，医师应毫不犹豫地在麻醉下对患者进行检查，时间应在损伤后的 5~7 天内，因为检查的结果可能决定患者的治疗方案。

## 四、骨盆骨折的治疗

由于多发创伤合并骨盆骨折患者的死亡率为 10%~25%，故而对这类患者的治疗对于骨科医生来说，具有很大挑战性。由此，预先制定对多发创伤患者的系统治疗计划是极其必要的，而且要反复强调，不容忽视；在复苏抢救的同时对骨盆骨折进行治疗，而不是序列进行。合并骨盆骨折的多发创伤患者，从损伤初始直到骨折固定的治疗，往往甚至必须始终在监护病房中进行。

在基本内容里涉及气道、出血和中枢神经系统的问题应优先得到处理。迅速地复苏抢救应同时针对保持气道通畅和纠正休克。在骨盆创伤中，休克会因后腹膜动静脉出血而难以纠正。基本复苏处理之后的进一步处理包括对气道、出血、中枢神经系统、消化系统、内分泌系统以及骨折的进一步检查。

1. 紧急处理

由于后腹膜出血和骨盆后静脉出血是骨盆创伤的主要并发症，我们将把讨论重点放在这个问题上。

伴发此并发症的患者需要大量液体输注，休克的早期处理应包括抗休克充气衣（PSAG）。PSAG的优点大于缺点，唯一较显著的缺点是无法进行腹部操作。充气衣不能立即放气，在逐步放气的同时应仔细监测血压，收缩压下降大于10 mmHg是进一步放气的禁忌证。其他重要指示包括充气时先充腿部后充腹部，而放气是顺序相反。

第一急救者在不稳定骨盆环损伤的早期处理中作用关键。高级创伤生命支持（ATLS）规范确定了总体评价和早期干预措施。高能量的损伤机制和实地检查可能提示骨盆受伤。不伴明显合并骨折或脱位的下肢畸形和骨盆受压活动提示骨盆损伤存在。然而，下肢的发现可能仅包括细微的转动不对称。基于经验的徒手检查和现场的供应条件，搬运至少在理论上存在血块破坏的风险，基于这些原因，为高能量创伤设置合理的骨盆稳定装置成为必然。环骨盆加压装置（PCCD）有可能成为加重横向暴力损伤畸形从而导致软组织（膀胱，尿道和阴道）的潜在原因。Bottlang和他的同事证明，这是不太可能发生的。对高能量损伤机制的所有患者应用PCCD是安全的，特别是怀疑不稳定骨盆环损伤的患者。使用时间为伤后30秒，速度远远超过了充气外衣。在急诊X线评价表明，2例患者直到PCCD被摘除无损伤，但当复查平片提示耻骨联合增宽和骶骨骨折。

对患者的急症评估必须包括可能即刻威胁生命的骨盆并发症。骨盆骨折被认为是其他威胁生命损伤的标志，例如脑外伤、胸部损伤、腹部损伤以及更加严重的腹膜后血管损伤等。受伤史可以提供损伤的能量来源。低能量损伤产生于低处坠落（<1 m），例如绊倒损伤，常常发生于年老、骨质疏松的患者。高能量损伤通常发生于摩托车车祸或者高处坠落。低能量损伤可以没有并发症，但是高能量损伤可能合并其他严重问题，包括：75%的患者出血，12%的尿道损伤，以及大约8%的患者腰骶神经丛损伤。高能量损伤的大动脉破裂发生率高于钝性创伤8倍。高能量损伤的骨盆骨折死亡率在15%~25%。60%~80%的高能量损伤骨盆骨折患者可以合并肌肉骨骼损伤。必须在诊断急性损伤的同时进行同步治疗。这种复杂的局面需要计划方法，同时进行评估和治疗。一个跨学科的团队，其中包括普通外科或创伤/危重病急救医生、急诊科医生（适当的时候）、麻醉医生、骨科医生共同完成最优化的运作。标准化的复苏是高级创伤生命支持（ATLS）规范的首要核心。骨科医师参与初次抢救非常重要，可保证骨盆骨折的稳定性，并协助确定治疗方案。第二，骨盆骨折应被充分地评估以利于发现任何不稳定的证据，并尽早采取适当的治疗。

ATLS指南中指出，膀胱插管是低血压患者必需的，以帮助监测复苏。这应该是男性在尿道口出血检查，阴囊血肿的评价和经直肠前列腺评估之后进行；对于女性，尿道口检查以及阴道检查也是要在插管之前完成的。如果有任何不稳定的骨盆损伤出现了前面所说的任何异常，都不应该在尿道造影前导尿管。除非它是真正为患者的复苏监测所需。膀胱插管前了解血清乳酸水平或碱不足可能提供额外的渠道评估复苏是否足够。在不完全尿道撕裂的情况下完成导尿存在晚期后遗症风险。Lowe和同事报告说，57%继发于骨盆骨折的男性尿道损伤没有上述这些经典标志。

骨盆不稳定的体征包括无长骨骨折的下肢畸形，通常为同侧下肢长度改变，包括下肢短缩及内/外旋（或者均有）。巨大的腰部及臀部挫伤、肿胀提示有大量的出血。患者侧身检查背部时应视诊骨盆后方部分。骨盆后方的触诊可以发现巨大血肿、骨折区的台阶或者骶髂关节脱位。同样，触诊耻骨联合可以发现台阶。由有经验的外科医生进行的单纯的徒手骨盆加压实验对于骨盆稳定的问题在第二次检查时仍然存在的患者可能是有用的。但是，如果患者已经被环形固定或PCCD已经应用，且患者血流动力学仍不稳定时则不应该进行本实验。其他潜在的不稳定的迹象包括开放的骨盆骨折，阴囊血肿和下肢神经症可能归结为腰骶丛损伤；作为第二轮的调查，特别是意识水平下降的患者、没有腹腔或胸腔来源出血但对补液没有反应的患者，或抱怨疼痛或骨盆检查敏感患者。前后位的骨盆X线片是必须进行的。

如果发现了持续的骨盆出血，在患者接受评估和稳定骨盆的同时，外科医师应准备好进行有效的治疗。通常骨盆的持续出血来自骨盆背侧静脉丛的损伤。大血管出血，例如髂总、髂外、髂内血管出血也可以导致大出血。大血管损伤通常出现迅速大量的出血及末梢循环障碍。出血程度决定治疗方式。大出血的5个可能部位是盆腔外、胸椎、腹膜内、腹膜后及下肢骨折。应当区别开腹膜内出血及腹膜后出血，需要骨科及创伤科医师参与制定治疗方案。在急性损伤患者，腹部查体并不可靠。必须使用脐上诊断性腹膜灌洗、超声或CT来判断腹腔内有无出血。使用脐下腹腔镜可能导致骨盆血肿沿前筋膜扩散、污染标本。针对不稳定骨盆损伤，骨科医师的主要目标是稳定脊柱控制出血（图3-31）。骨盆损伤得到稳定后可以控制腹膜后出血，封闭出血血管，减少血液流失。安装骨盆稳定装置的时机应当征求普通外科医生或者参与复苏的内科医生的意见。一旦PCCD在院前急救未能使用，下述方法可以被首先使用，并已被证明安全有效。其廉价的替代方案是一个环型加压束带。束带紧密缠绕大腿，协助骨盆复位。这是尤其如此，如果一部分后韧带保持连续且完整的下肢已被手动旋前，这种束带的应用就有作用。长期使用会增加压力诱导的皮肤损伤，因此，使用后需要经常观察。真空夹板装置提供另一种紧急有效的骨盆稳定选择，并已在许多地方广泛使用。它们可以应用到患者的两侧，以保持并贴近腹部和腹股沟。它们作为夹板对脊椎、下肢损伤也非常有用。

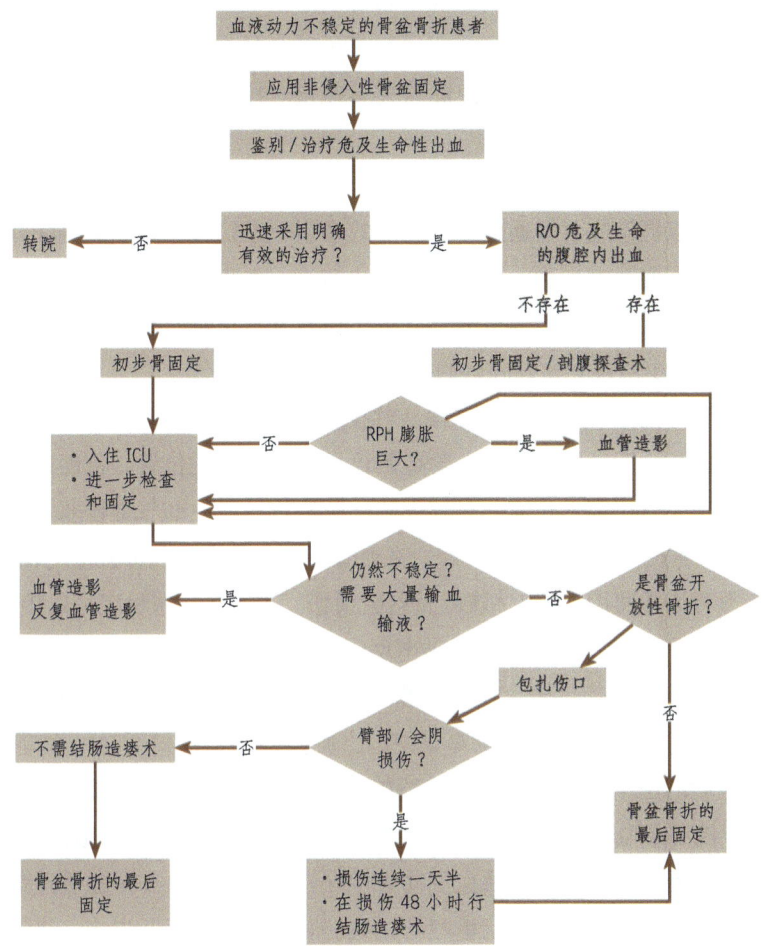

图 3-31 骨盆损伤后复苏流程（RPH，腹膜后血肿，R/O，排除）

骨牵引，可对这些技术提供有效的辅助治疗。小点径克氏针和不需要特殊悬吊和支撑的牵引弓就足以胜任。股骨远端 10～15 kg 的牵引力就可显著减少位移，特别是在紧急情况下。使用这种技术结合环状加压为紧急稳定提供了一个非侵入性解决方案，优于压塞的效果。

有几种方法可以稳定损伤的骨盆。最古老的方式是抗休克衣。充气的抗休克衣覆盖于下肢及腹部周围，直至血压稳定。抗休克衣靠增加外周血管的阻力来发挥作用，并利用下肢向机体核心自体输血。在这种情况下，抗休克衣类似于一个充气的夹板，减少了骨盆骨折的持续活动。这可阻止骨盆静脉损伤及对血凝块的破坏。目前，抗休克衣应用于基层医院，但患者长时间使用抗休克衣可导致筋膜室综合征。

在特定的情况下，紧急骨盆稳定更有效的方法是专门骨盆钳的应用。这些钳可用于急诊室、手术室或 ICU 病房。骨盆的 C 型钳是专为在 C 型损伤中血流动力学不稳定的显著移位的骶髂关节损伤或骶骨骨折患者所设计。它直接作用于不稳定部位，并可间接向髂骨与骶髂关节加压。重要的是，闭合复位后它可以先于或与环形束带或 PCCD 一同应用，以维持稳定。如果已经复位，则可以留出空隙放置骨盆钳。作为替代方案，骨盆钳适用于无论是在后环或前骨盆髋臼以上的松质骨。

在过去的几十年里，对于血流动力学不稳定的骨盆损伤患者的默认方法是应用前外固定架。只要可行，该框架应可以通过对侧股骨的牵引一起连接，控制头侧和向后的移位，该固定架的应用，需要手术干预，而且必须尽快实施。血流动力学稳定的患者并不需要临时稳定，除非认为搬运骨盆骨折的可能会导致出血复发。更早、更有效的环周加压技术的使用很可能会明显减少急性骨盆外固定的并发症。

根据患者对复苏的反应确定治疗方案。对腹腔内及胸腔出血阴性而持续低血容量休克的患者多为无名的腹膜后动脉出血。血管造影可以发现出血的位置，帮助确定必需的治疗方案并协助决定是否行栓塞术止血。对较大的动脉进行暂时性的气囊栓塞可以挽救患者的生命，直至外科手术控制住出血；若可能，在血管造影之前先安装骨盆稳定装置。

对于创伤患者通常使用 CT 评估腹腔及盆腔损伤。若患者病情稳定可以接受 CT 检查，应进行增强扫描；若 CT 增强显示有阳性溢出反应，患者有 1/40 可能性出现严重动脉出血，需要栓塞治疗。所以任何有动脉性出血可能和对补液仅有暂时性反应的患者，均应进行增强 CT 检查。这些影像学检查可以帮助尽早控制出血。

即便是有经验的医生，对骨盆出血的患者进行诊断及治疗性血管造影也很困难。选择性血管栓塞对于控制小血管（3 mm 或以下直径）是最为有效的。血管造影对定位大血管出血可能有所帮助，但仅仅是在时间及血流动力学允许的情况下。如果血管造影反应时间太长或术者经验不足，可能延误复苏及治疗的机会。若在损伤 3 小时之内，进行动脉造影栓塞可以 100% 有效控制出血，挽救生命。

若患者对于补液没有反应而腹腔内出血试验阳性，应进行开腹手术，同时安装骨盆稳定装置。若开腹手术期间，腹膜后血肿在扩大，应按压骶骨前区以及耻骨联合背侧。为了保证这项技术有效，必须获得骨折复位。复位可以使用 C 型夹钳或复位器，通过直视或用手指触摸达到复位。若患者在应用这些方法后仍然低血压，应立即进行血管造影。在血管造影的过程中，任何出血的血管均应栓塞以阻止再次延迟出血。在开放的骨盆骨折，若通过伤口有持续出血必须直接压迫此部位以控制出血。

腹膜外压迫在欧洲及北美非常流行。这项技术需要在骨盆骨性结构固定后通过腹膜外途径进行。这项技术的理论依据是严重出血来自于骨盆丛及松质骨表面。通过直接压迫，出血将得到有效控制。通过耻骨联合上方正中切口，向左拉开腹膜，则腹膜与骨盆的间隙可见。每侧用 3 块纱布向后（骶髂关节方向）塞入，之后关腹。24 小时还是 48 小时取出纱布取决于患者是否稳定。如果压迫后低血压持续存在，则需要行血管造影。这项技术的支持者们相信：这项技术在正式手术前相较血管造影更简便易行且迅速。但没有证据表明哪种方法更优越。这需要创伤医师及骨科医师来决定。在患者病情稳定后需要进行其他腹膜内脏器的评估。如果发现骨折不稳定的迹象，男性患者应进行尿道造影。这项技术是将细尿管插入尿道口，将球囊充气，注入 25～30 mL 造影剂使尿道显影。若没有造影剂漏出，即插入尿管。最好在骨盆垂直位置上（例如：使用全骨盆 Judet 位片）造影以充分显示尿道全长。然而在绝大多数情况下，很难获得这一位置，标准前后位片也可。在尿道造影以后，使用 400 mL 造影剂注满膀胱并摄片。在造影剂排空以后，摄片确定膀胱损伤。若这些检查都没有发现血尿的原因，应进行静脉肾盂造影。对女性患者尿道造影很少有效，往往漏诊。应进行全面的查体，包括阴道检查，然后再插入尿管，即便如此，也有 50% 的阴道损伤被漏诊。

开放骨盆骨折的评估和诊断更为重要。必须仔细检查伤口，并充分评估。骨盆前方或侧方的伤口相对清洁，处理方法类似于其他开放骨折。然而，臀部及会阴区的伤口需要仔细评估。由于容易被直肠内容物污染，直肠、会阴及臀部的伤口应充分清创并使用外固定。这种类型的开放骨盆骨折需要采取结肠造瘘术。其他没有涉及该区域的骨折是清洁的，可以清创后选择合适的固定。

2. 临时固定

临时固定只用于潜在增加骨盆容积的骨折，即宽"开书型"损伤或不稳定骨盆骨折。对于占骨盆骨折总数 60% 的 LC 型损伤则很少需要临时固定。可在急诊室应用骨盆钳（Ganz 钳）以解决无法立即应用外固定架的问题。否则必须急诊应用前方外固定架以获取临时固定。应用前方外固定架可减少骨盆容积从而减少了静脉性和骨性出血。另一个优点是显著缓解疼痛并能使患者处于直立位而保持良好的肺部通气。鉴于这些患者的一般状况极差，简单的外固定架构型即足够经皮在每侧髂骨内置入两根互相成 45°角的外固定针，一根置于髂前上棘另一根置于髂结节内，在前方以直角四边形构型连接。

生物力学研究表明应用简单构型外固定架即可对"开书型"骨折提供可靠的稳定性。但是对于不稳定型骨盆骨折，若要使患者能够行走则不论应用多么复杂的外固定架都不能完全地固定骨盆环。复杂的外固定架需要对髂前下棘做过多的解剖显露，而这与急诊期处理原则相抵触。它们在生物力学上有一些优点，但不足以抵消由于手术操作而带来的风险而不值一用。

## 五、最终治疗

在急性损伤患者病情稳定以后，需要再次对骨盆损伤进行评估以确定最终治疗方案。必须进行适当的评估，以确定是否进行手术治疗，减少远期的疼痛，降低畸形愈合和骨不连率。评估从骨盆稳定性的决策开始，通过影像检查明确每处损伤的具体位置，并进行损伤分级。尽管对于不稳定的判断依赖于损伤机制、体检、放射检查，最终的处理可能仍需要考虑患者诸如合并伤、损伤区域软组织条件等。

前文已经讲过骨盆骨折的分型，Tile 分型相对于 Young 与 Burgess 分型来说，更能对骨盆骨折的治疗有指导作用，后者因为阐述了骨盆骨折的创伤机制，因此在急救中更能发挥作用。对于稳定的和无移位或微小移位的骨盆骨折，Tile 分型中的 A 型骨折就包含在其中，不论骨折类型如何，都属于完全稳定的骨盆骨折，只需对症治疗。此型损伤患者可短期内恢复行走功能，骨盆骨折的影响可以忽略。但有移位的骨盆骨折则需要仔细检查和考虑，具体情况具体分析。

1. 部分稳定型骨折

部分稳定型骨盆骨折的特点是，旋转不稳定，而垂直方向是稳定的。在 Tile 分型中分为：B1 型，即"开书型"骨折，为外旋不稳定；B2 型，相当于侧方挤压损伤，为内旋不稳定。

（1）Tile 分型 B1 型骨折，"开书型"（前后挤压型）骨折。

Ⅰ型："开书型"骨折Ⅰ型中耻骨联合增宽小于 2.5 cm 时不需特殊治疗。一般此型损伤患者无后方破坏并且骶棘韧带保持完整。因此这种情况与怀孕时耻骨联合所发生的变化相似。在卧床休息等对症治疗后，骨折常能彻底愈合并且极少残留任何症状。

Ⅱ型：当耻骨联合增宽大于 2.5 cm，这时意味着骶棘韧带和骶髂前韧带的损伤，使得骨盆旋转不稳定。医生面临以下几种选择。

外固定：如上文所述我们推荐应用简单的前方外固定架固定骨盆。保持外固定针 6～8 周。然后松开外固定架摄骨盆应力相以判断耻骨联合是否愈合及其稳定性。若已完全愈合则在此阶段去除外固定针。若未愈合则再应用外固定架固定 4 周。若不合并垂向移位则患者可很快恢复行走。可通过在侧卧位或仰卧位时令双下肢充分内旋以达到复位。

内固定：若患者合并内脏损伤而需进行经正中旁或 Pfannenstiel 切口耻骨上腹部（横行半月状切口）行手术时，应用接骨板即可维持稳定性。这一步骤需在结束腹部手术后关腹之前进行。在这种情况下，应用被推荐用于在不稳定骨折中固定耻骨联合的双接骨板并非必须，因为"开书型"损伤存在与生俱来的稳定性。

髋人字石膏或骨盆吊带："开书型"损伤患者亦可通过应用双腿内旋状态下的髋人字石膏或骨盆吊带来治疗。这两种方法较适用于儿童及青少年，Tile 主张应用外固定架作为最终治疗方法来治疗此型骨折。

（2）Tile 分型 B2 型，外侧挤压型骨折：外侧挤压型骨折一般较为稳定，故一般不需手术切开固定，而只应用于需要纠正复位不佳或纠正下肢不等长的情况。由于此型损伤常导致后方结构的压缩以及一个相对稳定的骨盆，只有在患者的临床情况允许的情况下才能进行去压缩和复位。这会因患者的年龄、总体情况、半骨盆旋转的程度以及下肢长度变化的多少的不同而各不相同。对于年轻患者，下肢长度不等大于 2.5 cm 可作为外侧挤压型损伤复位的适应证。这尤其适用于桶柄状损伤。但是我们必须再次强调大部分外侧挤压型损伤可通过单纯卧床治疗而不需任何外固定或内固定治疗。

如果由于上述原因而需要复位，则可通过用手或借助置入半骨盆内的外固定针使半骨盆外旋来完成。通过安装在连接杆上的把手施与外旋外力，可使桶柄状骨折通过向外侧和后方的去旋转而使后结构去压缩，从而使骨折得以复位。在一些情况无法获得满意复位，医生必须决定是否需要选择切开复位这个唯一可选择的手段。如果在外固定针的帮助下获得复位，应该在复位后应用一个简单的直方形前方外固定架来维持半骨盆的外旋位置。

内固定方法极少用于治疗外侧挤压型损伤，但在骨折突入会阴部（尤其见于女性）的非典型类型的情况下除外。在此特殊情况下，应用一个 Pfannenstiel 切口即可实现上耻骨支的去旋转，并能通过应用带螺纹针而达到充分的固定。在稳定型损伤中此针可于6周后拔除。

注意：在骨盆骨折的病例中，前环的损伤表现为耻骨联合分离和耻骨支的骨折，这种骨折多数为矢状面走行，有时为粉碎性，少数为水平骨折线。耻骨联合分离时，一般不同时合并耻骨支骨折。

2. 不稳定型骨折

Tile 分型中的 C 型为不稳定型骨折，此类骨折由于受到剪切应力，骨盆环完全断裂，在旋转不稳定的同时存在垂直不稳定。应用简单的前方外固定架作为治疗不稳定剪式骨折的最终固定方法是不够的，有报道失败率达到70%。医生应用前方外架时，会追求对骨折的制动、复位（这也是应用外固定架的主要目的），有时反而会造成骨盆后方损伤加重，骨折间隙增加，引起出血和进一步破坏骨盆环的稳定。应该详细制订术前计划。

（1）骨牵引加外固定：单纯的不稳定型剪式损伤可通过应用前方外固定架固定骨盆并附加股骨髁上牵引的方法而得到安全而充分的治疗，牵引的同时屈髋，能改善后环的复位。通过临床回顾调查发现，对患者特别是存在骶骨骨折、骶髂关节骨折脱位或髂骨骨折的患者应用此方法治疗得到了满意的长期随访结果。即使发生骨折再移位也是很微小并常无临床意义。由于对后方骨盆结构采用内固定的治疗方法会导致很多并发症，所以对于骨科医生处理骨盆创伤，特别是单纯骨盆创伤应用此方法要比设计错误的切开复位手术方法安全得多。牵引必须维持8～12周并应用前后位平片和入口相以及必要时的 CT 扫描来监测患者骨折情况。过去主要的问题是过早地活动，这类患者需要更长时间的卧床以获得坚固的骨性愈合。

（2）切开复位内固定：实际上在1980年以前没有对骨盆骨折尤其是后方骶髂结构应用内固定方面的报道，并且除了零星的个例报道外几乎没有有关这方面的论著。曾有应用接骨板和钢丝固定前耻骨联合的报道，但对后方结构的处理方面的报道几乎没有。过去的十几年中骨盆骨折切开复位内固定的方法风行一时，因此我们必须检查其是否合理。从自然病史来看占病例总数 60%～65% 的稳定型骨折几乎没有应用内固定治疗的适应证。对于不稳定型骨折，很多患者可通过外固定和牵引的方法得到安全而充分的治疗。由此可见，骨盆后方内固定的方法不应如此频繁应用，而只在显示出明显适应证的病例中应用。从另一角度看，骨盆骨折多为高能量损伤，除四肢多发伤外往往合并内脏损伤。在急诊病情不稳定的情况下很难完成内固定手术，而病情稳定后因时间过长或腹部造瘘管的污染又很难实施二期手术。因此，骨盆骨折内固定的前提是必须具备高素质、高水平的急救队伍。

切开复位内固定的优缺点。骨盆骨折内固定治疗的存在如下优点：①解剖复位与坚固固定可维持良好的骨盆环稳定性，从而使多发创伤患者的无痛护理更容易进行。②现代内固定技术（先其是加压技术）应用于骨盆大面积松质骨面上可帮助防止畸形愈合和不愈合。缺点包括：①压塞作用丧失和大出血可能。骨盆骨折的出血主要是骨折面的出血，复位骨折的过程中同样会发生大量出血。而且有10%的骨盆骨折患者合并大血管损伤（其也可能在手术探查时再次损伤），但由于动脉内血凝块形成而未被发现。由于此类患者需大量输血，因此术后第5～10天时会出现凝血机制缺陷。术中探查骨折时若再次伤及此动脉，到时会导致大出血。②急性创伤期采用后侧切口常导致皮肤坏死高发生率。尽管未采取后侧切口，亦在很多严重的垂向剪式不稳定损伤患者中发现皮肤坏死。由于手术中将臀大肌由其附着点上剥离，从而破坏了皮肤下方筋膜等营养皮肤的组织。尽管采取精细的手术操作，供给患者充足的营养以及术前抗生素应用，皮肤坏死的发生率仍很高。③神经损伤。固定骶髂关节的螺钉可能误入骶孔造成神经损伤，因此后方跨越骶髂关节的螺钉的置入一定要十分精确，以防止此类并发症的出现。

## 六、手术适应证

1. 前方内固定适应证

（1）耻骨联合分离：如果一个合并耻骨联合损伤的患者先由普外、泌尿科或创伤科医生进行了腹腔镜手术或膀胱探查术，此时应用接骨板固定已复位的耻骨联合将大大简化处理过程。对于稳定型的"开书型"骨折，在耻骨联合上方平面应用短2孔或4孔接骨板固定即可获得稳定。如果耻骨联合损伤是不稳定骨盆骨折的一个组成部分，应用双接骨板固定以避免垂向与矢状面上移位的方法是可取的。当其与外固定架固定结合则可保持骨折的稳定性。但是在有粪便污染或有耻骨联合上管置入的情况下不宜应用接骨板固定，此时采取外固定。

（2）会阴区的有移位骨折：对于在外侧挤压型损伤的非典型类型中上耻骨支旋转经耻骨联合进入会阴区的损伤，经一个局限的Pfannenstiel切口进入将骨折块去旋转复位并用带螺纹固定针固定骨折直至骨折愈合。也可采用长3.5系列螺钉从耻骨结节逆行向前柱方向固定，但操作要在透视下进行，以免螺钉进入关节。

（3）合并前柱的髋臼骨折：如果合并髋臼前柱骨折或横行骨折合并耻骨联合破坏，骶髂关节脱位或髂骨骨折，则可采取髂腹股沟入路以固定骨折的各个组成部分。

2. 后方骨折内固定的适应证

（1）后骶髂结构复位不良：有时对后方骶髂结构（先其是单纯骶髂关节脱位的病例）的闭合复位不能达到满意而常会导致后期慢性骶髂关节疼痛。但是其中有些病例是由于骨折特点而无法闭合复位，因此需要切开复位。

（2）多发创伤：现代外科治疗要求对多发创伤患者的护理在直立体位进行以便改善肺部通气。如果骨盆骨折的不稳定性使之无法满足此要求，切开复位可作为创伤后处理的辅助治疗手段。由于应用前方外固定架固定骨盆可以在最初的几天满足直立体位护理的要求，此适应证应为相对性而并非绝对性。

（3）开放的后方骨盆骨折：对于后骶髂结构破坏并且后方皮肤由内向外撕裂的少见损伤类型，适用于其他开放性骨折的处理方法亦在此适用。对于已存在开放伤口的损伤，医生应选择时机按本节后面所描述的方法固定后方结构。有时根据情况可开放伤口等待二期闭合。但是如果伤口位于会阴区，则是所有类型内固定的禁忌证。必须仔细检查直肠和阴道有无皮肤裂伤以排除潜在的开放骨盆骨折。涉及会阴区的开放骨盆骨折是非常危险的损伤并且死亡率很高。开放骨盆骨折的治疗应包括彻底仔细的清创以及开放伤口换药。骨折应首先应用外固定架固定。实施结肠造瘘、膀胱造口以进行肠道、膀胱分流亦是基本的治疗方法。

（4）骨盆骨折合并后柱的髋臼骨折：切开复位固定骨盆后方结构及髋臼对于一部分骨盆骨折合并横行或后方髋臼骨折的病例来说是适应证。这要求做谨慎的决定和周密的术前计划。只有在骨盆骨折复位后才能将髋臼骨折解剖复位。

## 七、手术方法

1. 总体方面

（1）手术时机：一般来讲应等待患者的一般情况改善后，即伤后第 5~7 天之间予行骨盆切开复位。在这个初始阶段应用外固定架来维持骨盆的相对稳定性。例外的情况是已经进行了腹腔镜或膀胱探查术而显露了耻骨联合，此时应进行一期内固定。另外，在骨盆骨折合并股动脉损伤需要进行修补的少见病例，骨科医生应与血管科医生协作仔细商讨切口的选择，使之能在修补血管的同时亦能进行前方耻骨支的固定。正如上文所提及的，后方的开放骨盆骨折可能是切开复位内固定的一个不常见的适应证。

（2）抗生素应用：对这些手术患者。因手术较大，常规术前预防性应用抗生素是必要的。一般在术前静脉注射头孢菌素并持续 48 小时或根据需要持续更长时间。

2. 内固定物

（1）接骨板：由于普通接骨板很难被预弯成满足骨折固定所需的各个方向上的形态，我们推荐 3.5 mm 和 4.5 mm 的重建接骨板进行骨盆骨折固定。这种接骨板可在两个平面上塑型并且是最常用的。一般对大多数女性和体格较小的男性应用 3.5 mm 接骨板而对体格较大的男性应用 4.5 mm 接骨板。对于前柱骨折可应用预定形重建接骨板。

（2）螺钉：与两种型号的标准拉力螺钉 4.0 mm 和 6.5 mm 一样，3.5 mm 和 6.5 mm 全螺纹松质骨螺钉亦是骨盆骨折固定系统的基本组成部分。骨折固定过程中还需要超过 120 mm 的特长螺钉。

（3）器械：手术中最困难的部分就是骨盆骨折块的复位，因此需要特殊的骨盆固定钳：这些包括骨折复位巾钳和作用于两螺钉间的骨折复位巾钳（图 3-32）。还有一些其他特殊类型的骨盆复位巾钳，可弯曲电钻和丝攻以及万向螺丝刀在骨盆骨折切开复位内固定手术中也是必需的。这些器械扩大了操作范围，尤其方便了对肥胖患者的耻骨联合做前方固定时的操作。需要强调的是如果没有骨盆骨折内固定的**特殊器械**，手术必须慎重。

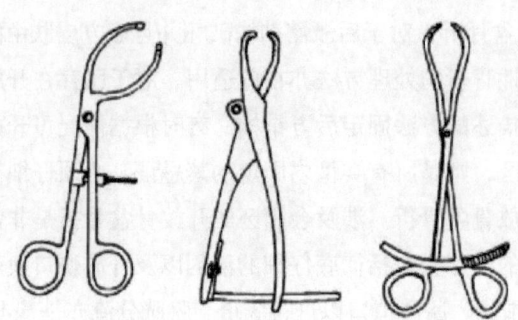

图 3-32　骨盆骨折复位固定钳

3. 前方骨盆固定

耻骨联合固定，常用两条入路：一条是 Pfannenstiel 入路，另一条为正中切口。正中切口一般为普外科进行剖腹探查腹部时最常用切口。Pfannenstiel 的切口起于耻骨联合上方 1 cm，长 10 cm（图 3-33）。

手术暴露的关键是维持腹直肌附着在耻骨支的前方，不需打断腹直肌就可以有充分的手术视野去复位骨折。如果肌肉的鞘在切口内打断分离，术后患者会有疼痛。通常腹直肌的一头被创伤中断，需要去修复维持腹直肌保持附着远端的肌鞘上。在皮肤的深层可见筋膜覆盖在腹直肌两头表面，两边肌纤维的相互交叉帮助手术医生在腹直肌的两头间行正中切口。假如可见肌肉，改变切口角度继续保持在腹直肌的两头之间。一旦这些组织分开，维持附着在耻骨支前面的腹直肌可以清楚见到，耻骨支上方的腹直肌可以通过中间部分的电灼和两边骨膜下分离而得到松解。腹直肌鞘的上面部分通过两边的耻骨联合去松解，Hohman 牵开器放置于腹直肌的下面帮助提高暴露，弹性牵开器用于阻挡膀胱避免其损伤，改善暴露。

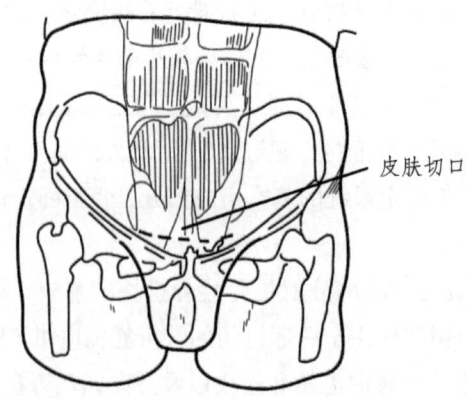

图 3-33　Pfannenstiel 皮肤切口起于耻骨联合上方一指

另外，剖腹探查所用的棉垫放于耻骨联合与膀胱之间，提供两者之间的缓冲，保护膀胱。一旦耻骨支前方清理后，用 Weber 钳去复位。皮肤层从腹直肌分离，Weber 钳通过腹直肌前鞘放置在耻骨结节。依靠 Weber 钳复位，通过小的定位孔在骨上钻孔获得有价值的安全固定。通常除了外旋损伤外，也存在骨盆的屈曲和伸展畸形。通过 Weber 钳的调整，这两种畸形能够得到纠正，从而获得完美的解剖复位。耻骨联合之间的软骨要保留不要去除，假如需要使大的力量去获得复位，用 4.5 mm 或 3.5 mm 的螺钉在前方复位固定（图 3-34）。

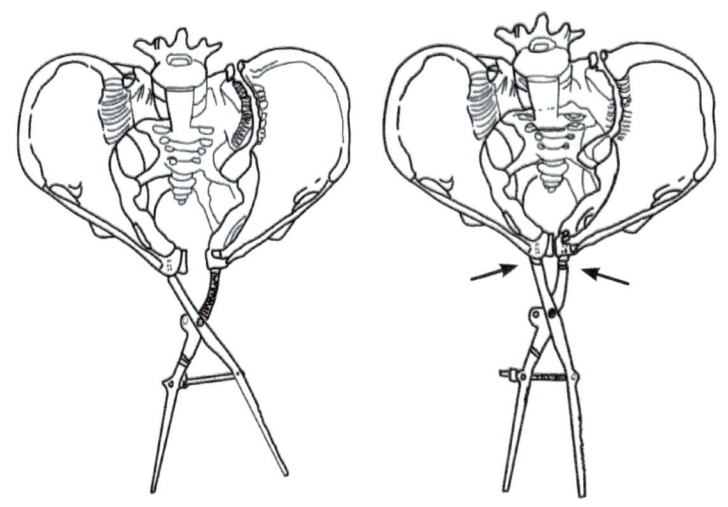

**图 3-34　使用骨盆复位钳复位移位的耻骨联合**

合并骨盆一侧后方移位的完全骨盆环破坏，移位的半骨盆必须通过前方的牵拉。在复位这种类型畸形时，通常要求运用 Jungbluth 钳进行杠杆复位，很少见到复位螺钉被拔出。在需要大的复位力量时，远端放置一枚螺钉可以去维持复位过程的固定。在进行这些操作时，额外的耻骨前方的解剖分离会导致腹直肌鞘的损伤和阴茎悬韧带的损伤，这些措施只是在初期复位失败时才采用。假如获得好的复位，手术医生必须确认骨盆后方骨折和脱位的加宽，骨盆后方保持稳定。应用耻骨联合接骨板有不同的选择。双孔接骨板，4.5 mm 或 6.5 mm 螺钉；或 4 孔、6 孔接骨板，小的 3.5 mm 或 4.5 mm 螺钉。作者喜欢用 6 孔弧形接骨板，3.5 mm 或 4.5 mm 螺钉。接骨板放在耻骨支的前上方，此外可以通过放置第二块接骨板与第一块接骨板成 90°，加强固定强度。在急诊环境下，不需要植入两块接骨板。在畸形愈合的病例中，偶尔需要双接骨板。手术医生在接骨板每边的最后一个孔前，向下 15° 折弯，耻骨支在这个片段区域会发生解剖倾斜。安装在耻骨平面上方的螺钉长度能达到 90 mm，平均 60~70 mm；闭孔上方的螺钉长度很短，通常在 20~30 mm。

泌尿生殖道相关修复的时间存在争议。通常泌尿科医生不喜欢在尿道损伤中断的最初几个月内去修复，在耻骨上方放置导尿管，但是存在高的感染风险。耻骨上方的造瘘可以远离耻骨联合的损害部位，对防止前方的伤口污染很有好处。我们将在后面的部分描述关于尿道损伤的处理。

4. 后环损伤——骶髂关节脱位

对于后方结构损伤，好的放射学评估对完成前入路或后入路手术是必需的。因此，手术医生需要把患者骨盆位置放好，确保获得好的前后位、侧位、入口位、出口位影像资料去评估复位和固定骨盆。

对于所有骨盆损伤，复位骶髂关节或骨盆后方结构损伤比其余固定更加关键，在最初受伤阶段（48小时内），闭合复位和固定存在可能，闭合复位技术包括牵引、手法复位和用外固定或半钉（在髂嵴的前内方）作为复位辅助工具。用骶髂关节拉力螺钉进行有限的骶髂关节固定通常可以实现。前方的骶髂接骨板和横形髂骨棒或接骨板也是好的选择。假如闭合复位不能获得解剖复位，或自受伤开始超过48小时，骨盆后方结构损伤开放复位内固定有指征。骶髂关节损伤的手术方法可以采用前路或后路。前路的优势为可以很好直视关节，保持患者处于背侧姿势（通常喜欢用在患者有较多伴随损伤时），保护严重受伤的后方软组织。前路手术的主要问题是难以获得对后方半骨盆移位的复位，阻碍前路放置有限的内固定物。在安装内固定物时，通常必须用手法复位。另外的问题是当存在骶骨骨折时，从前方复位骶骨骨折是十分困难的，且对这些损伤不能用前路接骨板固定。最后，L5神经根的损伤是前路手术的最大危险。当存在后方挤压所致的软组织损伤，阻止了后路手术；假如患者有众多复合创伤不能俯卧位时；骨折伴有骶髂关节前方的髂骨翼骨折时，前路手术才有手术指征。

后路手术相对前路手术很容易应用钳夹技术复位骨盆后方结构，手术医生可以有极低的损伤L5神经根风险就能对关节内进行清理和复位，这对从受伤到有限固定间隔很长时间的患者十分有利。当采用后方手术时，医生有比较多的内固定类型选择骶髂螺钉、横向髂骨棒或接骨板、腰椎弓根固定物。后路手术的首要问题是创伤所致的软组织损伤妨碍此入路的安全。另外一个缺点是手术医生没有前路相同的骶髂关节视野。后路手术在骶骨骨折、骶髂关节骨折（髂骨翼骨折）、骨折线主要在骶髂关节的后方和需要神经根解压时有指征。

前路手术时，患者仰卧位，下肢包裹，便于手术医生自由屈曲髋关节和放松髂腰肌，利用下肢牵引和旋转帮助复位。使用的外科切口是髂腹股沟切口的上方窗或髂窗。切口从髂前上棘开始向后，至髂嵴后方下降区，不再容易触及处为止，解剖分离到髂嵴。腹部肌肉组织和外展肌之间的腱性部分切断，在这个切口中没有肌肉被切开。假如医生直接切到嵴，通常上方的腹部肌肉将会被切断。因而在髋部展肌和腹部肌肉附着髂嵴间的稍微侧下方间隙分离到达嵴会更好。应用此项技术，肌肉不会损伤，缝合起来安全容易，这在非常瘦的患者显得特别重要。假如他们有很突出的髂骨翼，而他们的"示爱标志"手术后没有被适当恢复时，他们以后会经常抱怨。一旦髂嵴被暴露，髂腰肌便从髂骨的内板和骶髂关节处凸现起来，从前方能够触及骶髂关节，必须小心解剖上方保留的骶髂关节韧带去获得暴露骶骨。L5 神经根靠近上方骶髂关节的中线两侧 2～3 cm 处，当移动到下方的骶骨时，L5 神经根穿过骶髂关节。由于这种解剖关系，在骶骨上方小心解剖可以防止 L5 神经根的损伤。当有 2 cm 的骶骨暴露出来后，锐性 Hohman 牵引器可以轻轻锤入骶骨，能够获得牵引和很好的骶髂关节视野，尽量最低限度地牵引 L5 神经根以避免神经瘫痪。如上面所提及的，复位骶髂关节可能有困难。当耻骨联合破坏后，偶尔可以帮助的技术是用 Jungbluth 钳去控制耻骨联合。此外，应用在髂骨翼上的 Farabeuf 钳去处理半骨盆的旋转就如同压缩骶髂关节一样通常有用。这也能通过外固定或固定针放于髂骨嵴上去撬拨完成。在这个区域放置钳可能非常困难。偶尔，瘦的患者屈曲髋关节去放松髂腰肌，结合用 Farabeuf 或 Jungbluth 钳放于骶髂关节能够完成复位。

一旦获得骶髂关节的解剖复位，可以应用多种固定方式。虽然存在技术要求，但骶髂螺钉可以通过前路放置。这个可以通过垫子去抬起患者到可透射的手术床上暴露一侧骶髂关节的骨盆区域；另外的选择是安装两块接骨板，可以应用 4.5 mm 或者 3.5 mm 接骨板，放置成 90° 交叉成角。这个区域最好的骨组织是骨盆的边缘，三孔接骨板其中一枚螺钉安装在骶骨上，另外两枚螺钉沿着骨盆边缘获得最好的固定。手术医生必须知道骶髂关节与中线倾斜成 10°。因此，为了防止螺钉进入关节，螺钉的角度必须调整到最佳。一枚螺钉固定在骶骨上，二枚螺钉固定在髂骨上。在这个区域已经发展了一些特殊接骨板。然而，它们临床设计的优势还没有得到证实。

对于后路手术，患者应该在透射床上取俯卧位。骨盆应放好，便于行恰当的入口位和出口位透射。这通常要求大腿下方有 15 cm 的单子，以防止骨盆屈曲并便于行好的前后位透射。这些单子不覆盖到患者胸部，方便俯卧位患者的呼吸。在后路手术前关键的是对软组织的情况评估，通常的软组织问题是 Morel-Lavallkée 损伤，它可能造成超过 1/3 患者的感染。此类软组织脱套样损伤需要在有限固定前进行彻底的清创，因此假如患者有这些皮肤损伤中的一种，作者将在有限固定前进行彻底的清创并给予细菌培养；如果清创和血肿不表现为感染，然后患者再重新准备和铺单，再用相同的外科程序去进行有限固定。在处理患者前，应用 C 型臂对放射图像评估确保有好的入口位、出口位、侧位、前后位影像，切口起于髂后上棘的后 1 cm，直形向下或向尾端延伸至臀中线区域的上方骨嵴处（图 3-35）。

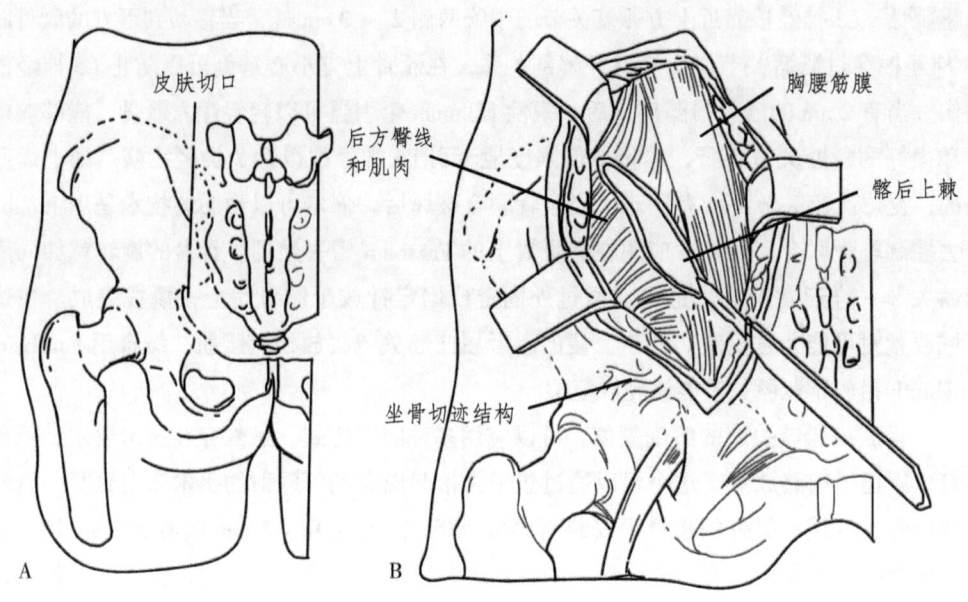

图 3-35 骨盆后路手术

A. 骨盆后方的皮肤切口起于髂后上棘的侧方 1 cm 和上方 2 cm 达臀部中线；B. 皮肤从臀肌纤维掀起，接着臀大肌纤维从胸腰筋膜处掀起

通过皮肤解剖到臀大肌的筋膜层。这些筋膜层比较薄，因而对维持中间的皮瓣血供有困难，手术的关键是保留全层皮瓣。臀大肌起源于上方的髂嵴和下方的腰背筋膜，切口到达髂后上棘将通过臀大肌组织。假如肌肉切断，覆盖髂后上棘将很困难，且术后有很高的切口裂开发生率。后方骨盆手术的关键一步是从腰背筋膜处开始掀起臀大肌皮瓣，术后就可以安全而容易地覆盖髂后上棘，减少了感染的发生；下方不在棘突中线地方关闭臀大肌的起点。在对臀大肌的全部起点暴露后从髂嵴和腰背筋膜掀起皮瓣，对暴露骶骨和坐骨切迹提供方便。在骶骨的折弯处即尾骨的开始处，从骶骨的侧边处剥离梨状肌的侧方起点，从远端和延伸的近端松解梨状肌，可以防止对于坐骨切迹下方结构的医源性伤害。梨状肌部分起源于骶骨前方，但侧方松解后，将方便通过坐骨切迹放置固定钳。臀大肌也可从髂骨翼的后方向下剥离 C 关节内的碎片给予去除，薄的牵开器用于帮助直视和去除碎片。小心应用薄层牵开器，以防过度扩大骶髂关节而致腰骶丛损伤。骶髂关节内的软骨不要去除，但对分散的碎软骨片可以去除。一旦骶髂关节清理完成后，可以通过关节的很小间隙去帮助判断复位。骶骨表面是一个凹面，它适合髂骨的凸面，骶髂关节有点像 L 形，L 的底部看作后方，L 长的部分看作前方。在这些损伤中，对骶髂关节的复位是最困难的一步。用于复位的钳包括带有角度的 Matta 钳，它可以通过坐骨切迹一端放于骶骨翼的尖端，另一端放到髂骨翼的外边，这对复位外旋骨盆畸形和骶髂关节的分离很有帮助。此外，通过髂后上棘到骶骨的棘突放置一把 Weber 钳，可以复位半侧骨盆的向头端移位和内旋畸形。结合恰当位置应用这两把钳并调整松紧，通常可以达到解剖复位（图 3-36、

图 3-37）。

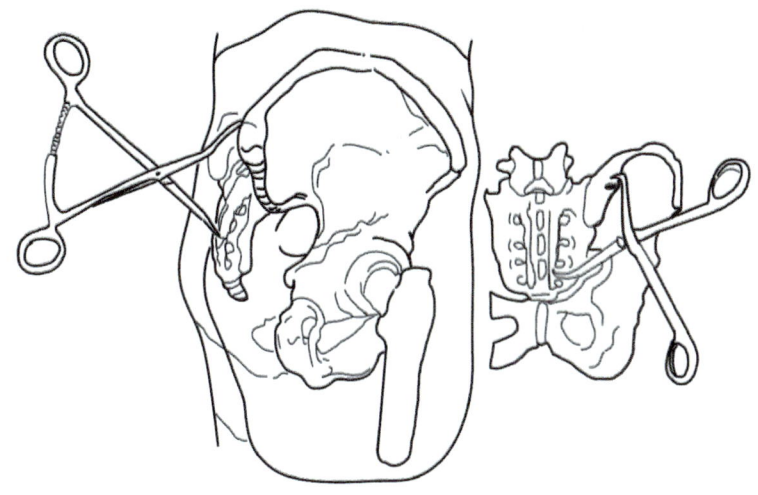

图 3-36 复位钳用来纠正半骨盆向头端的移位

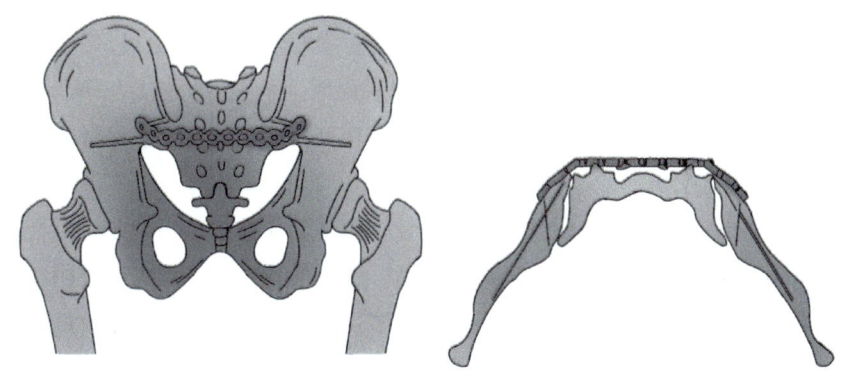

图 3-37 后方骨盆钢板及螺钉示意图

5. 术后处理

术后处理的目的是使患者能够尽早下床活动。但是活动的基础是骨折稳定的固定和骨骼的质量。如果骨骼质量好，且旋转不稳定骨折被稳定地固定，则患者可用以在 3~5 天内拄拐活动并要非患侧承重。3~6 周的时候患侧可以承受部分体重，在 8~10 周，最多 3 个月，恢复完全承重。

对于完全不稳定的损伤，可能需要更谨慎的做法。早期卧于躺椅很重要，尤其是多发损伤的患者。稳定的前后路固定可允许患侧 20 kg 左右的有限活动，在观察到愈合前，不应加重。在 3~4 个月之内应避免全重负荷。若由于骨折的情况或前部固定不完全则应考虑术后 4~6 周牵引。牵引可以保持长度并减少固定器承受的压力，因此可以减少固定失败的发生。尽管这种技术仅对少见的孤立骨盆骨折有效，但是用外固定辅助内部固定器械可以让患者在床上或者椅子上保持直立的姿态。在术后早期，患者出院前应复查X线片，大约为术后6周和3个月时。在术后3个月时骨折的愈合基本上可以满足完全承重的需求，因此在1年内无须再复查X线片。此后仅在患者出现不适主诉时才需要复查X线片。一般而言，骨盆骨折内固定无须拆除。唯一有可能出现问题的固定器械是位于髂嵴上下或耻骨联合。此时如果有症状则应该拆除器械，但是在此过程中应进行充分暴露。生育年龄的妇女可以选择把耻骨联合的固定装置取出，以免分娩中出现潜在的问题，虽然保留这些植入物的风险尚未被确定。最后，如果明显的后骨盆环疼痛持续存在，特别是存在放射检查提示明显松动征象的年轻患者，应考虑取出骶髂螺钉。

6. 泌尿生殖系统损伤

处理泌尿生殖器损伤需要一个医疗小组。泌尿科医生和骨科医生应该一起制订计划来修复这些损伤。腹膜外膀胱破裂一般无须手术治疗，除非骨盆环受到损伤。在这种情况下膀胱修补是为了预防固定器引起的感染或永久瘘管形成。修复应在患者情况稳定后尽早进行，且与骨盆骨折固定一起完成。

关于尿道损伤的治疗争议较多。主要有三种理论：立即探查并用导管对线；初步尿道成形术，以及耻骨上膀胱造瘘，再行延迟尿道成形。治疗时间取决于损伤的程度以及周围结构损伤的情况。最重要的是要尽量避免进一步手术对盆壁的损伤，以便于减少狭窄和失禁的发生率。女性残留骨盆移位（≥5 mm）患者泌尿生殖系症状较常出现，如性交困难。其余的还有残留骨盆移位（≥5 mm）患者剖宫产率高，流产的发生率无明显差异。

7. 开放性骨盆损伤

开放性骨盆骨折是指骨盆环任何部位的骨折由于创伤被细菌污染或有潜在被污染的危险。这个概念既包括骨折部位暴露于外界环境，也包括骨折部位可以通过阴道或直肠的破口和外界交通的情况。一旦发生这种损伤，应该投入巨大的精力治疗开放性骨盆骨折。这种创伤除了会引起严重的骨质损伤以外，更重要的是严重的软组织损伤，结果致残和感染。有研究描述了26名开放性骨盆骨折的患者，其中12名合并泌尿生殖器损伤，7名合并有胃肠道损伤。并强调，潜在的大血管损伤及其可能导致的致死性出血是这类损伤的严重并发症之一。

（1）评估：开放性骨盆骨折患者的评价必须十分谨慎，描述确切的损伤是评价软组织损伤的最佳办法。侧腹前或侧部的创伤常常仅损伤肌肉而不会牵扯直肠和泌尿生殖器的污染。发生于会阴部的创伤可延伸至直肠后部，而且任何涉及直肠和泌尿生殖器的创伤会因直肠撕裂被污染或延迟污染。Faringer及其同事试图将骨盆及大腿上部划分为三个区域：一区为会阴，从下腹部向后一直延伸到骶骨部；二区为大腿中部自前正中线至后正中线；三区为侧腹及臀部的后侧部。尿道造影和膀胱造影可用于发现泌尿道是否受到损伤。所有骨盆骨折的患者均应该行直肠和阴道的检查。检查时发现血迹均应检查闭孔处有无出血，以排除外开放性损伤。伤后应该立即进行神经系统检查，以发现可能出现的功能障碍。最后还要确定创伤的污染情况是外源性还是内源性。在软组织损伤程度评价后应该通过X线片评价骨盆骨折情况。

（2）处理：这些患者的治疗必须得到良好的协调和精细管理，因为他们可能死于早期出血。由于这类患者可能早期死亡于出血，因此处理应该有组织并十分谨慎。快速大量输血时，迅速无创性骨盆固定（如PASG裤、开放伤口的包扎）均能帮助控制大血管的出血。这种内部创伤性损伤是半骨盆切除术的适应证，而且对某些患者而言，行半骨盆切除术也可能是一种挽救生命的措施。一旦血流动力学稳定，即可实施清创术。手术需与普通外科、泌尿外科和妇产科医生协同进行，以使探查手术更加精准。如果伤口进入腹腔，特别是累及直肠，则必须行结肠造瘘术。造瘘部位选择在横结肠，以远离骨盆手术切口。造瘘完成后，给予远端结肠到直肠的冲洗以使其清洁。术后立即使用广谱抗生素预防性应用24～48小时。

皮肤和皮下组织的剥脱伤是一种非常严重的软组织损伤。皮肤完全丧失了从下方肌肉来源的血液供应。这时必须考虑清创手术。这种剥脱伤可能是非常广泛的，需要评估皮肤和皮下组织的出血。清创中要去除所有失活或将要失活的组织。如果有残留的失活组织没有去除，则很可能导致败血症，从而威胁患者的生命。如果第一次清创手术不能确定去除的范围，可以反复清创。

如果骨折合并腹膜或直肠损伤，污染严重不可能得到清洁伤口的话，可以选择外固定架治疗。这种固定方式既能够提供相当的稳定性，又允许移动患者进行反复清创手术，当伤口清洁，软组织开始修复时候，就可以进行永久固定手术了。

如果伤口没有涉及腹膜，污染不严重，或者可以经过清创得到清洁伤口，可以一期行内固定手术。经常可以通过开放的伤口进行固定手术。此技术也可以同时辅以外固定。此种类型的骨折，在外固定下行骨折间的拉力螺钉固定可能是最好的固定方式。

如果腹部伤口开放同时损伤尿道和膀胱，只要骨折类型允许，可以使用内固定。女性患者如果骨折累及阴道，则清创需经阴道完成。如果阴道伤口清洁，则可以一期关闭。任何可能感染的阴道伤口都需要敞开待二期修复。骨折在急性期最好采用外固定的方式。

## 八、并发症

由于创伤的系统特性以及治疗方法种类繁多，骨盆骨折并发症的发生率较高，且往往很严重。多发创伤和创伤的系统特性变化较易导致成人呼吸窘迫综合征、血栓栓塞性疾病、肺炎和多器官衰竭。

1. 早期并发症

（1）感染：无论外固定或内固定都有可能发生术后感染。外固定器引起的感染往往发生于钉道周围。这种感染可以通过调整钉道、解放感染部位的皮肤以及更换敷料而得到控制。若细菌敏感应局部应用抗生素。一旦感染发生就有可能引起螺钉松动，此时应卸下螺钉周围的夹子并检查螺钉在骨骼中的稳定性。如果螺钉松动，又由于周围组织感染难以从原钉道插入螺钉，则可能需要重新安装外固定器。如果外固定器原先置于标准髂嵴部位，则在髂前上、下棘之间植入新的螺钉通常较为安全。大多数钉道周围的感染在去除螺钉并清创后都可以得到缓解。

内固定器械引起的术后感染往往继发于严重的软组织损伤和修复问题。这些并发症在后侧入路较为常见，因为其切口要经过无活力皮肤和肌肉。因此要仔细评估软组织损伤的情况。使手术入路尽可能通过有活力的软组织。

发生于固定器周围的术后感染，其治疗原则与内固定器引起的急性术后感染相同。应尽早切开、引流及清创。应敞开伤口并评价固定器的稳定性。若固定器牢固则可留置。若固定器松动并且不能够维持骨骼稳定性，则应将其取出并加用辅助固定器或改换其他器械。骨盆骨髓炎非常少见，但却是非常严重的并发症，反复清创是唯一的治疗办法。为了控制骨髓炎有时必须切除髂嵴的大部分。

（2）固定失败：固定失败常发生于骨盆固定的早期骨愈合没有达到预期目的时。对于固定效果的忠实评价应在手术治疗结束之后。外固定或牵引常作为内固定的辅助。如果不能肯定固定是否充分，最好让患者在维持外固定或牵引的同时卧床休息，并延长制动时间直到骨愈合。在复位不准确及固定失败的情况下，早期活动会影响最后的结果。复位不充分一般不会引起严重的后果，除非涉及骶髂关节。因此骶髂关节的复位应力求达到解剖复位。解剖复位能够避免因此部位小的不连续而引起的长期不适和疼痛。

（3）神经损伤：永久的神经损害是骨盆骨折后常见的并发症，其发生率为10%~15%。在不稳定骨折、双侧垂直向骨折中，发生率上升至46%。Huittinen等观察了85名患者后指出，L5和S1神经根损伤最常见。表面上看起来这些损伤是由于前路损伤引起的，但事实上解剖学研究提示实际为神经根撕脱。近年来的研究使得骶骨骨折分类有了进一步的发展，这也使得我们能够更好地理解损伤的形式及位置。同骶骨横断骨折伴后凸畸形一样，骨折线经过神经孔或经过神经孔内侧的骨折，神经损伤发生率非常高。复位与固定可以帮助这类骨盆骨折愈合。对骶骨横断骨折伴后凸畸形或骶骨爆裂骨折进行减压对后根损伤的恢复有一定帮助，尽管长期的结果并不令人振奋。

L5或S1神经根或坐骨神经引起的灼痛一般很难控制，其程度较剧烈且会持续很长时间，服用药物也不会有很大帮助。然而早期腰椎交感神经阻滞却有一定效果。为了减轻长期的症状应该咨询疼痛治疗医生用药。腰椎交感神经阻滞对一些长期灼痛亦有一定效果，对神经阻滞有效的患者往往对苯酚或外科切除交感神经丛亦有效。医源性神经损伤往往继发于手术治疗。应用术中神经监测技术降低神经损伤发生率并不可靠，但应用肌电图监测似乎更有效。

神经损伤应该给予适当的夹板或支具固定，若有指征可进行外科干预。坐骨神经的修复和减压成功率并不高。股神经的修复较坐骨神经更困难，一般仅在有神经断裂时才进行。

（4）血栓栓塞：血栓栓塞常见于严重的骨盆骨折患者，特别是合并下肢骨折时。由于栓子多位于骨盆内静脉丛，故很难通过筛查发现高危患者，因此应该考虑对所有患者进行预防。目前临床上有很多预防方案,但尚没有一种被证实在预防致死性肺动脉血栓栓塞症中优于其他方案或优于不预防者。

2. 晚期并发症

(1)疼痛:疼痛往往由于骶髂关节愈合不良、不愈合或骨性关节炎引起。除非达到解剖复位和骨折充分愈合,否则患者有时候会有持续的不适或疼痛。疼痛往往局限于髋关节周围。治疗前和治疗后都应该仔细检查下腰椎的功能,以确定没有隐匿性骨折存在。疼痛的原因也包括软组织损伤,特别是肌肉和神经组织。

(2)畸形愈合:保守治疗的骨盆骨折患者中有症状的畸形发生率为5%。通过仔细检查及时发现骨盆移位和骨盆不稳定等问题可以避免畸形的发生。骶髂关节最主要的问题是愈合不良。愈合不良可引起双下肢不等长,除非愈合不良发生在骶髂关节,否则不会产生疼痛。骨盆半脱位会引起患者就座困难。患者常常会感到髋关节或坐骨结节疼痛,这是由于以上结构本应处于同一水平,骨折破坏了这一结构并使其相互间压力改变的缘故。有时严重的前方压缩性骨折可引起旋前畸形导致骨盆倾斜度和下肢不等长。患者表现为疼痛、畸形、下肢不等长和步态异常。因此应该仔细评价患者生理和功能状态,一旦需要则必须手术治疗。仅有下肢长度不等而无骨盆症状应行肢体长度取齐的标准外科手术。若仅有骨盆症状,特别是疼痛或就座困难,就需要直接截除愈合不良的部位。髋关节复位不佳导致的疼痛可通过骶髂关节融合来治疗。

(3)不愈合:不愈合是一种广为人知但不常出现的并发症,最初的症状是骨盆的疼痛和不稳定。前向压缩骨折也许会导致前部耻骨支不愈合,而且往往是无症状性的。对患者症状和骨盆异常的全面评价是必需的。外科手术的原则是稳定骨盆环和不愈合区植骨融合。大部分患者需要前方和后方固定并行截骨术,以减少不愈合,纠正任何严重的错位。

(宋 萌)

# ◎ 骨盆多发性骨折

## 【基本信息】

姓名:张×× 性别:男 年龄:56岁

主诉:胸腹部盆腔挤压伤2小时余。

现病史:患者自诉于2小时前意外被倒塌墙体压倒在地,感胸腹部、盆腔疼痛,双下肢活动受限,无头晕、疼痛、乏力、意识不清,无呼吸困难、恶心、呕吐不适,经家属拉出后未行特殊处理,紧急呼叫120送至我院,急诊行胸腹部CT检查见"胸肋骨骨折""骨盆骨折",急诊以"多发伤"收入我科。

过敏史:否认药物过敏史。

## 【查体】

体格检查：T 36.7℃，P 91次/分，R 23次/分，BP 127/91 mmHg，$SpO_2$ 93%。神志清楚，双侧瞳孔等大等圆，对光反射灵敏，颈软，全身皮肤黏膜及巩膜无黄染，浅表淋巴结无肿大。胸廓未见明显畸形，呼吸运动未见明显异常，胸廓挤压征阳性，双肺呼吸音清晰，未闻及干湿啰音，心率91次/分，律齐，各瓣膜听诊区未闻及杂音。腹平软，无压痛、反跳痛，肝脾肋下未及，肠鸣音4次/分，可见尿血，鲜红色，少许，骨盆挤压征阳性，双下肢无水肿。双上肢活动正常，双下肢活动受限，无明显感觉、运动障碍，足背动脉搏动良好，双下肢病理征阴性，自主神经功能检查阴性。

专科检查：神清，生命体征稳定，鼻胃管持续行胃肠减压，鼻胃管通畅，双肺可闻及湿啰音，胸部肋骨外固定带固定，胸部疼痛，腹平软，稍膨隆，可闻及少量肠鸣音，膀胱造瘘术后留置导尿，尿管通畅，伤口周围无红肿及分泌物；胸部及骨盆挤压分离实验阳性，双侧髋关节活动稍受限，双下肢末端血运、感觉、肌力正常。

辅助检查。急诊胸腹部＋盆腔CT（图3-38）：右肺中叶小结节，建议定期复查；左肺下叶少许感染；左侧第7、8、9、10肋腋中段、背段及右侧第4、5、6、7肋腋中段多发骨折；肝脏多发囊肿；胆囊、脾脏、胰腺CT平扫未见明显异常；双侧肾脏及输尿管CT平扫未见异常；胸腹腔未见明显积液；双侧骶髂骨及坐骨、耻骨多发骨折，左侧耻骨上支断端错位明显，部分碎骨片游离。2022-03-05骨盆X线（图3-39）：骨盆多发性骨折。胸部CT：右肺中叶小结节，同前相仿；双肺下叶感染，较前（2022-03-02）进展；双侧少量胸腔积液，较前增多；左侧第7、8、9、10肋腋中段、背段及右侧第4、5、6、7肋腋中段多发骨折。

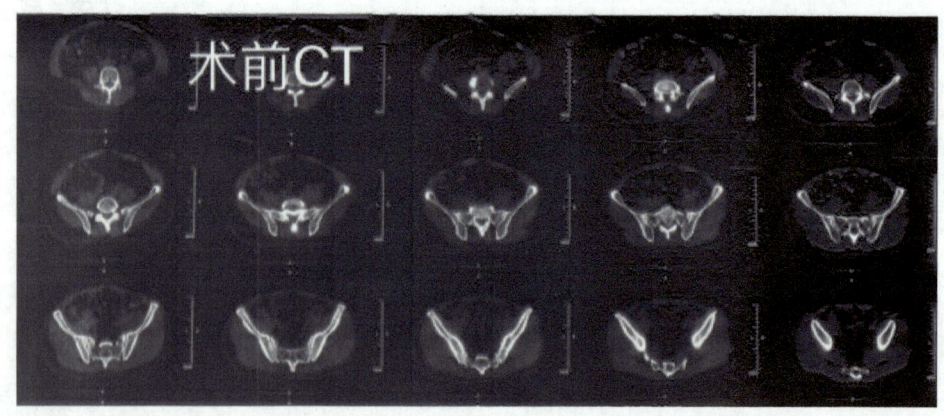

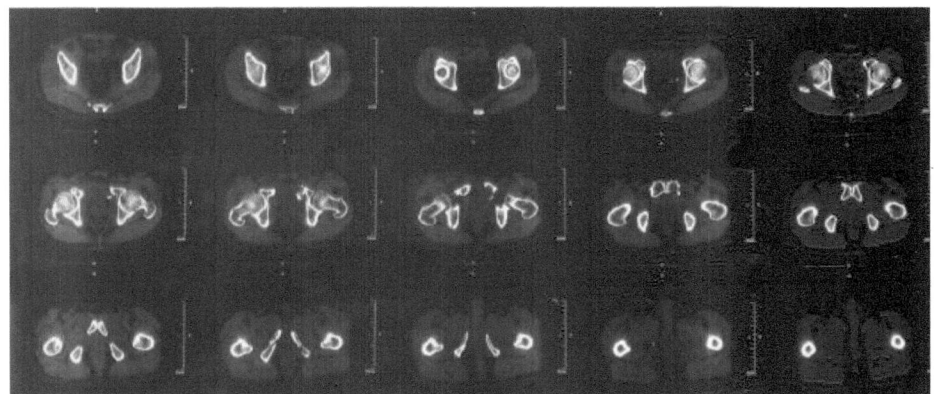

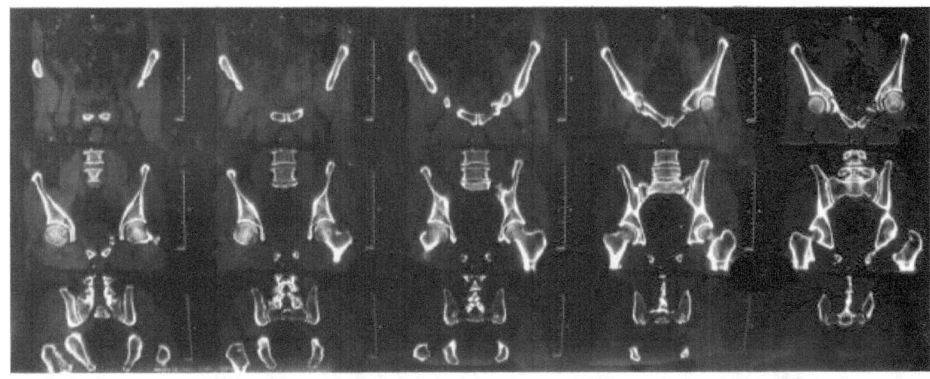

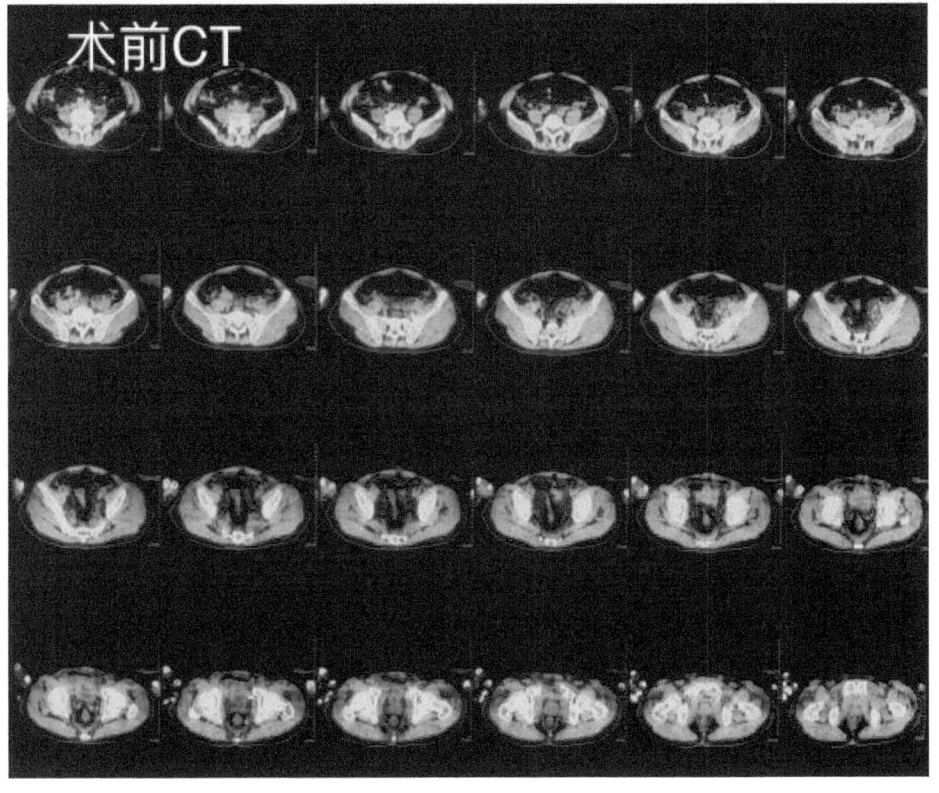

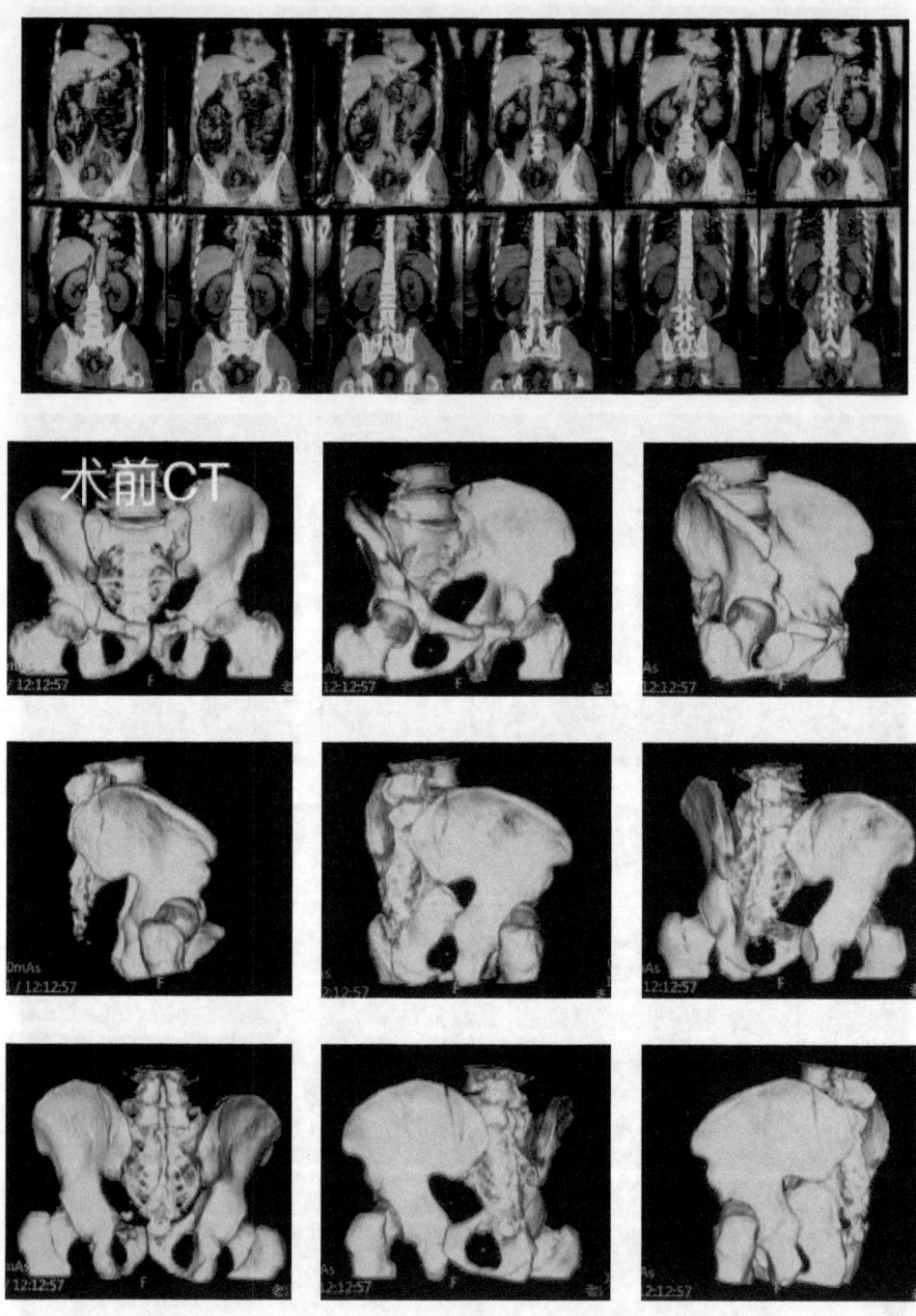

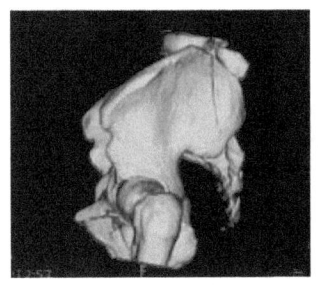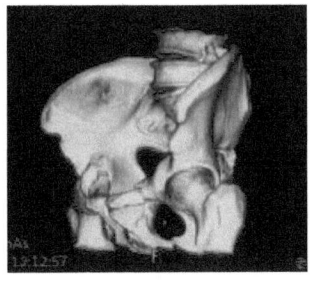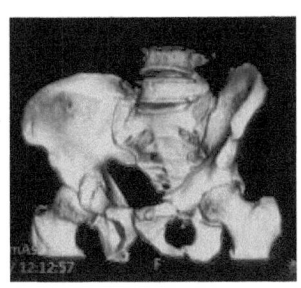

图 3-38 胸腹部 + 盆腔 CT

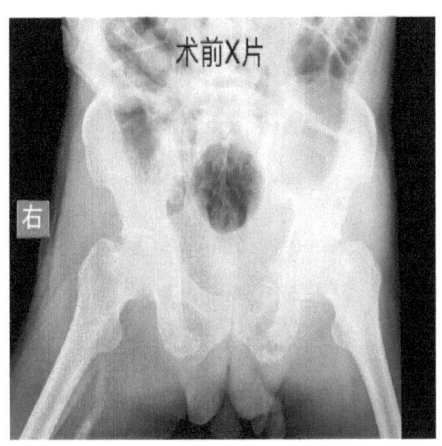

图 3-39 骨盆 X 线

【诊断】

初步诊断：①多发伤，胸肋骨骨折、创伤性湿肺、骨盆骨折；②尿道损伤。

最终诊断：①骨盆多发性骨折（双侧骶髂骨及坐骨、耻骨多发性骨折）；②肋骨多发性骨折（左侧第 7、8、9、10 肋腋中段、背段及右侧第 4、5、6、7 肋腋中段多发骨折）；③创伤性湿肺；④肺部感染；⑤尿道断裂；⑥膀胱造瘘术后；⑦轻度贫血；⑧低蛋白血症。

【诊疗经过】

患者因"胸腹部盆腔挤压伤 2 小时余"于 2022 年 3 月 1 日入住 ICU。病情稳定后，2022 年 3 月 4 日 ICU 请骨科医师会诊后，转入骨一科行专科治疗。患者入院相关检查完善后，根据患者症状、体征、检验及影像学检查，经骨一科全科医师讨论后，有手术指征，无明显手术禁忌证，建议行手术治疗，向患者及家属交代目前病情、预后、手术相关风险后，患者及家属了解后，经过商议，同意行手术治疗。于 2022 年 3 月 10 日在气管插管全麻下行"膀胱镜检查 + 前入路前环闭合复位钉棒内固定 + 后入路后环髂腰固定"。术后伤口情况见图 3-40。术后患者症状明显缓解，恢复良好。术后 X 线片见图 3-41。

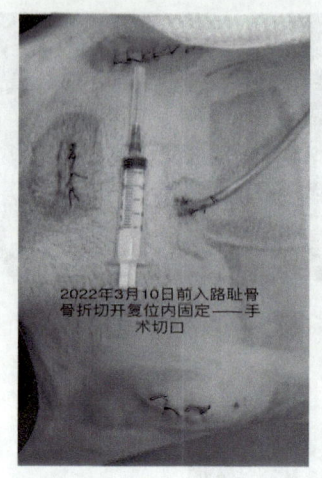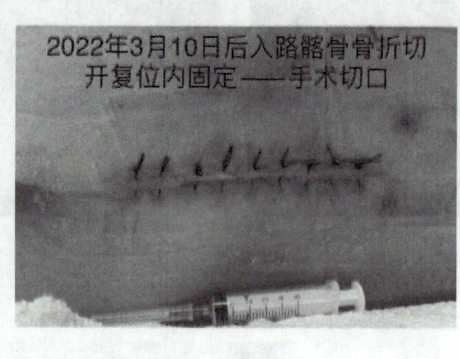

图 3-40 术后伤口情况

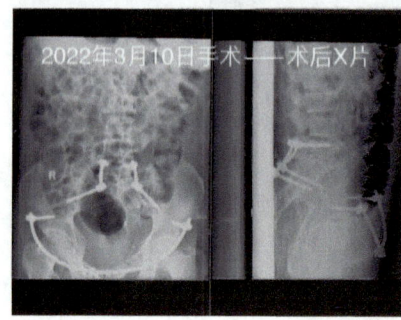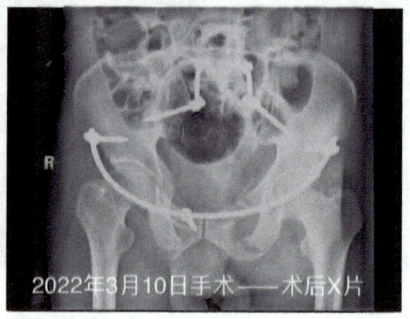

图 3-41 术后 X 线

【出院情况】

患者未诉特殊不适,精神、饮食、睡眠可,膀胱造瘘通畅,大便正常。查体:腹部及腰部手术切口无红肿及分泌物,伤口对合好,已愈合拆线,双侧髋关节屈伸活动恢复,四肢肌力感觉运动及血运正常。

【总结体会】

骨盆骨折以后容易引起盆腔内的大出血,引起盆腔内重要的脏器的损伤,包括泌尿系统的损伤和直肠等肠道的损伤,在急诊的过程当中,最常用的固定方法是外固定支架固定,但外支架的固定通常造成护理的不方便,钉道感染等并发症,而前路的 INFIX 固定方式能做到手术时间短、创伤小、出血少,一样稳定前环的目的。

髂腰固定技术应用于合并后环垂直不稳定的复杂骨盆骨折的手术治疗,大大降低了骨盆后环垂直移位的复位难度,并使后环获得三维稳定,同时相对安全入路,出血少、创伤小,规避了损伤盆腔脏器、神经、血管的风险。

(刘 毅)

# 第四章 脊柱损伤

## 第一节 寰椎骨折

寰椎骨折脱位是一种临床少见的脊柱损伤，约占上颈椎损伤的 50%，占脊柱骨折的 1%~2%，多为脊柱复合损伤的一部分。Gleizes 等研究发现 70% 的寰椎骨折合并其他上颈椎损伤，因此多见于各类寰枢椎复合体损伤。最常见的致伤原因是高速车祸，其他如潜水触地伤、高处坠落伤、重物打击伤等。一般多见于成年人，小儿少见。

### 一、概述和解剖特点

寰椎即第 1 颈椎（C1），系联结枕骨和其他颈椎的主要解剖结构。它是一节非典型的脊椎，外观呈椭圆环状，无椎体，而在环形两侧增厚变粗，称为侧块，其上下表面各自为斜向内前方的关节面，与枕骨髁状突和枢椎关节面相对应，分别构成枕寰和寰枢关节。从侧块伸出两臂左右联结成环，即为前后弓，两弓中央增粗为结节，在与侧块相遇处骨质较纤弱，是骨折部位好发所在。前弓后面的中央与齿突对应构成寰齿关节，由寰椎两侧块间的横韧带和关节囊维持其稳定性。寰椎椎管矢径大约 3 cm，其间容纳脊髓约 1.0 cm，齿突约占据 1.0 cm，尚有 1.0 cm 空间为缓冲间隙。

### 二、病因和发病机制

自上而下的传导暴力已被公认是造成寰椎骨折的主要作用形式。当暴力作用到头顶后，通过枕骨两髁状突分别向下并向后到达寰椎两侧块的关节面。由于枢椎两关节侧块作为人体纵轴对抗这种冲击暴力，致使寰椎介于外力之间，就可能导致寰椎前后弓与其侧块联结处的薄弱带发生骨折。

寰椎介于垂直暴力对抗力之间损伤的具体原因有多种，然而，头顶直接遭到外力作用，例如最常见的创伤，如跌倒、交通事故及跳水等运动创伤，都有可能造成此类损伤。直接暴力作用多是由于刀或子弹引起穿透性损伤，此时可因椎动脉和颈椎脊髓损伤而立即死亡，故平时医疗单位极少见到。由于暴力的大小、方向以及损伤瞬间伤者头颈姿势的不同，寰椎骨折具有多样性。根据骨折部位和移位状况可分为 4 种类型。

Ⅰ型：寰椎后弓骨折，是由过伸和纵轴暴力作用于枕骨髁与枢椎棘突之间，并形成相互挤压外力所致，也可能与枢椎骨折和齿突骨折并发。

Ⅱ型：寰椎侧块骨折，多发生在一侧，骨折线通过寰椎关节面前后部，有时波及椎动脉孔。

Ⅲ型：寰椎前后弓双骨折，即在侧块前部和后部都发生骨折，通常称之为 Jefferson 骨折，多系单纯垂直暴力作用结果。骨折移位特点与该部解剖和暴力大小有关。寰椎的前后弓 4 处骨折是本损伤的基本特点，4 个骨折块分别为两侧块的外厚内薄楔状结构，作用力呈离心式分布，骨折块也常随作用力呈分离移位，即造成爆裂性骨折。

Ⅳ型：寰椎稳定性骨折，包括寰椎椎弓单处骨折、经侧块关节面骨折及单纯横突骨折。合并齿突骨折较少见，Anderson 报道一组 32 例齿突Ⅱ型（齿突基底部）骨折仅有 1 例寰椎骨折。合并横韧带断裂则更少见，而寰椎无骨折的单纯横韧带断裂者较多。

### 三、临床表现

临床上见到的寰椎骨折脱位，神经症状轻重不一，有的当场死亡，有的病情严重，伴有不同程度的脑干与脊髓高位损伤，表现为脑神经瘫痪、四肢瘫或不全瘫和呼吸障碍，常需立即辅助呼吸，有的仅为枕颈部疼痛和活动障碍，神经症状轻微，但这类患者仍有潜在危险，应予以高度重视和相应治疗。

寰椎两侧块与齿状突间的距离相等而对称，寰椎前弓后缘与齿状突前缘即寰齿间距正常为 3 mm，在 3 mm 内是较恒定的标志，如果寰齿间隙大于正常，可能为寰椎骨折合并横韧带断裂。

### 四、诊断和鉴别诊断

#### （一）X 线检查及表现

寰椎椎弓骨折的诊断主要依赖 X 线检查。普通的前后位和侧位 X 线拍片常因该部结构复杂造成影像重叠，影响对损伤的判断。因此，寰枢区前后位开口拍片，能够集中显示解剖形态，利于上颈椎损伤的判断。

Jacobson 认为正常人寰椎区开口拍片可因不同程度的旋转和侧屈引起寰枢椎斜倾，从而造成 X 线影像上侧块与齿突的位置改变。因此，发现两侧块偏斜时，应仔细观察枢椎棘突的位置是否居中，这对正确的判断至关重要。如枢椎棘突位置居中，侧块移位意味着既不是旋转也不是侧屈，而是由于损伤所引起的骨折移位。寰椎骨折损伤的 X 线表现特点归纳如下。

（1）寰椎的两侧块移位，可以同时向外侧分离移位，也可为不对称的移位，移位的范围可达 2～4 mm。

（2）判断侧块移位应参照枢椎的棘突是否维持在中央。若棘突阴影在中央而有侧块移位，则表示并非因旋转所致侧块与齿突距离的差异。

（3）断层拍片可了解细微结构的变化，可能发现寰椎侧块的内侧有一小游离骨片，系为横韧带撕脱所致。但这种小的撕脱骨片在普通 X 线片上是无法显示出来的。

（4）咽后壁软组织肿胀阴影能在清晰 X 线片上显示出来，表示该部骨折出血的血肿部位。双侧寰椎侧块都发生偏斜，这是 Jefferson 骨折所特有的表现。但在没有旋转和侧屈异常条件下，发生偏斜也见于寰枢椎前脱位，应结合上颈椎的侧位 X 线片加以鉴别。

（二）稳定性的判断

寰椎爆裂性骨折诊断时多因对此类损伤认识不足或摄片时投照部位、角度不佳，参数选择不当而发生困难。清晰的上颈椎前后位开口片通常可以显示寰椎骨折和解剖关系的变化。根据该区正常 X 线解剖关系的变化，能够较准确地做出诊断。

正常情况下，上颈椎前后位开口片表现寰椎两侧块与齿突间的距离相等而对称；两侧块外缘与枢椎关节突外缘在一直线上；侧位 X 线片表现寰椎前结节后缘与齿突前缘即寰齿间距成人为 3 mm，这是恒定的 X 线标志。以上 X 线表现若发生变化，尤其是寰椎侧块向外滑动移位，就是骨折的重要诊断依据。同时必须注意因颈椎过伸时枕骨直接撞击寰椎后弓致椎动脉沟处单纯寰椎后弓骨折，该骨折仅能从侧位 X 线片上显示出来。在侧位 X 线片如果寰齿间距大于 3 mm，还提示可能合并横韧带撕裂伤。损伤后的稳定程度主要取决于横韧带和翼状韧带损伤状况。尤其横韧带对固定齿突、稳定寰枢关节及保持寰椎两侧块间的张力起着极为重要作用。如果横韧带无损，则两侧块的分离移位是有限的，其两侧移位距离之和必然小于 6.9 mm；如果横韧带完全断裂，则两侧块失去了韧带控制，离心性分离移位大于 6.9 mm，即造成该区不稳定。严重的不稳定性骨折常表现为寰枢椎关节脱位。为了解寰枢区损伤的细微结构的变化，宜采用断层拍片及 CT 扫描，常能显示寰椎爆裂的骨折片分离状况，对确定其稳定程度是有益的。注意寰椎侧块内侧缘撕脱骨折，是横韧带撕裂征象，提示骨折不稳定。

（三）骨折与神经损害的关系

根据 Jefferson 骨折机制和骨折移位特点，可以推测此损伤不应合并严重神经损害。因寰枢区椎管矢径和横径大，骨折后骨折块自椎管向外滑动，使椎管容积扩大，通常对脊髓不会产生压迫。但下列几种情况可能造成神经损害。

（1）小骨折片撕脱分离或侧块嵌入椎管并压迫脊髓。

（2）合并横韧带断裂或齿突骨折导致寰枢关节脱位可严重损伤颈脊髓，导致四肢瘫痪，甚至立即死亡。

（3）陈旧性寰椎爆裂性骨折经治疗未能达到骨性愈合，遗有永久性不稳定，正常解剖及生理功能丧失，可能出现迟发性神经损害。

## 五、治疗

单纯的椎弓骨折可采取保守治疗。合并侧块骨折或分离移位者，可先行颅骨牵引，如果复位满意，继续上述保守治疗。待外固定期满拆除后，摄取颈椎过伸、过屈 X 线片，如果寰枢椎明显不稳定，椎弓骨折已经愈后，可行寰枢间融合术。椎弓骨折未愈合则需采用枕颈融合术。对于侧块分离移位明显、横韧带完全断裂者，在牵引复位后即实行枕颈融合手术。

（一）非手术治疗

采用非手术治疗的新鲜的损伤，是一种合理的治疗方法。不管骨折是否稳定，都可以获得满意的疗效。其方法是：在骨折诊断确定后，用颅骨牵引或Glisson枕颌带牵引，重量为3～5 kg。牵引的作用是可减少或解除枕骨髁和枢椎对寰椎骨折块的压力，并使分离的侧块与前后弓断端接触，有利于骨折的复位和愈合。

自Halo支架应用于颈椎固定后，许多学者愿意采用这种装置来控制上颈椎损伤后的稳定。尤其对合并横韧带断裂的不稳定性寰椎爆裂性骨折，Halo头盆环具有保持枕寰区域的高度稳定作用。必须使骨折有充分愈合时间，通常要3～5个月。骨折愈合还应用颈托继续保护一个时期。

（二）手术治疗

为获得伤后枕寰枢区永久性稳定，有些学者积极主张手术治疗。手术方法有2种，即寰枢间融合术和枕颈融合术。

1. 寰枢间融合术

寰枢间融合术包括传统、改良的Gallie和Brooks手术方法。寰枢间融合术不能用于新鲜的寰椎骨折，必须等待后弓与两侧块牢固地骨性愈合后施行。其方法如下。

（1）切口：自枕骨粗隆下2.0 cm，沿中线通过发际抵C4棘突，切开皮肤、皮下，用电凝止血。

（2）枢椎棘突和椎板的显露：沿中线于项韧带基部做潜行切割分离，自C2、C3棘突一侧切断肌肉止点，用骨膜剥离器从棘突侧方及椎板做钝性骨膜下剥离，用干纱布条填充止血，将项韧带推向对侧。同法剥离对侧。用自动拉钩牵开固定，C2、C3棘突和椎板即充分显露。

（3）寰椎后弓的显露：自枢椎椎板两侧方切割肌肉附着部，沿正中线切开枕颈交界部肌肉层和疏松结缔组织，用手指可在枕骨大孔后缘与C2椎板间触及寰椎后弓结节，切开枕寰间韧带和纤维组织，即用小型锐利剥离器细心加以剥离。切开后弓骨膜并做骨膜下剥离，剥离范围应在后结节两侧不超过1.5 cm，以避免损伤椎动脉第3段（即裸露段）。

（4）植骨融合和钢丝结扎

1）Gallie法及改良法：剥离寰椎后弓，用长柄尖刀自寰椎所显露的后弓上缘，谨慎切开与枕寰后膜的粘连，将神经剥离子伸入其间隙，紧贴后弓深面充分剥离。寰椎椎弓完整者，将其下缘用咬骨钳咬除皮质骨，制成骨粗糙面，枢椎上缘包括椎板和棘突同法制备出骨粗糙面。

将自体髂骨修剪成两块楔形骨块，其高度为8～10 mm，楔形上下面均为松质骨，底面为皮质骨。使用优质中号钢丝，用钩状导引器或动脉瘤针将双股钢丝自寰椎后弓的一侧深面自上而下穿越并在后弓的后上方与钢丝尾端套入收紧，同法贯穿另一侧钢丝。将2块楔形骨块嵌入寰枢椎两侧，固定在寰椎后弓的钢丝分别从楔形骨块表面通过，再穿过C2棘突，收紧后结扎，并保证寰椎后弓和枢椎椎板间隙为8～10 mm。近年有多种改良方法，如Fielding法，大块骨块嵌入寰枢椎之间，或在寰枢椎后弓和椎板间植骨，再以钢丝固定。其基本技术多属于Gallie法技术操作。

2）Brooks法及改良法：与Callie法不同的是钢丝自寰椎后弓穿出后，再贯穿枢椎椎板下方，植骨时将植骨块松质骨面朝向寰椎后弓和枢椎椎板。骨块下方咬一豁口，恰好与枢椎椎弓基底相嵌收紧，并结扎钢丝。根据Brooks法基本原理，采用不同形状的植骨块，钢丝的结扎形式也不同。

此外，还有侧块螺钉、Apofix夹等将寰枢椎后结构植骨融合的内固定法。

2. 枕颈融合术

枕颈融合术方法多种多样，这里仅介绍枕骨瓣翻转及自体髂骨移植法。患者俯卧于石膏床内。全身麻醉或局部麻醉。做枕后结节至颈动脉的后正中切口。暴露寰椎后弓和枢椎椎板。

自枕骨大孔后缘上方6 cm处，即枕骨结节下方双侧，用锐利骨刀向下凿取1～1.2 cm宽的2枚骨瓣，其深度限于枕骨外板，向下至枕骨大孔后上方2 cm。将骨瓣向下翻转折曲，盖住颈1～2椎板，保持骨瓣连接处不折断。

将自体髂骨片移植到骨瓣浅面，上至骨瓣折曲处，下达C3的椎板和棘突表面。逐层缝合创口。术后维持石膏床内的体位并借助石膏床翻身，1个月后可以用头颈胸石膏固定。

（邓　颖）

## 第二节　齿突骨折

枢椎齿突骨折是一种累及寰枢椎区稳定性的严重损伤，成人齿突骨折在数量上占所有枢椎骨折的一半以上。由于局部解剖学上的特殊性，其不愈合率较高，日后不稳定的持续存在，可能导致急性或迟发性颈髓压迫并危及生命。

### 一、解剖概要

胚胎时期的齿突为一向上直立的软骨性突起，约在第6个月出现位于两侧的骨化中心，出生时通常已融合为一圆柱，但在尖端仍有一裂隙遗留呈凹状；至2岁又出现一骨化中心，完成骨化时间一般不超过12岁。枢椎椎体与齿突的基底部由一软骨板分开，4岁开始骨化，7岁时形成骨性联结，但大约有1/4的软骨板骨化不完全，致使齿突与椎体间有部分软骨存留。齿突血供也具特殊性，基底部骨折后极易发生骨折不愈合。

齿突是枕寰枢椎的骨性中轴，长14～16 mm，被寰椎横韧带束缚在前弓的内面并与前弓和韧带分别构成关节。其两侧和尖部分别有翼状韧带附着并止于枕骨大孔前缘和枕骨髁的内侧面。齿突对于寰枢椎稳定具有重要作用，它与横韧带以及其他韧带一起共同限制着寰枢椎的过度活动。例如，当上颈椎屈曲至一定程度时，齿突即与枕骨大孔前缘相抵触，使屈曲活动受到阻碍，从而防止因寰枢椎过度活动引起颈髓损伤。

## 二、损伤机制及骨折分型

齿突骨折在成人的颈椎损伤中占10%～15%，而尽管小儿颈椎损伤并不常见，但齿突骨折所占比例却相当高。Althoff在生物力学实验中用尸体颈椎标本进行研究，分别对寰枢关节施加过屈、过伸及水平剪切等负荷，结果均未能造成齿突的骨折。因此，他认为前、后水平方面的外力主要引起韧带结构的破坏或Jefferson骨折，而不引起齿突骨折。研究还表明，引起齿突骨折不同类型的负荷量由小至大依次为：水平剪切＋轴向压缩，来自前侧方或后侧方与矢状面呈45°角的打击，与矢状面成直角的侧方打击。因此，提出水平剪切与轴向压缩力的共同作用是造成齿突骨折的主要机制。而Mouradin在实验中加载寰枢椎侧弯造成齿突骨折，并认为寰椎侧块撞击所产生的剪切力可能起重要作用。

骨折类型：尽管对于齿突骨折已有多种分类，目前在临床上多采用Anderson D'Alonzo分类，即根据骨折部位分成3型。Ⅰ型：齿突尖端翼状韧带附着部的斜形骨折，约占4%。Ⅱ型：齿突与枢椎椎体联结处的骨折，占65%。Ⅲ型：枢椎体部骨折，这一部分相当于胚胎时期前寰椎与尾侧体节融合处，占31%。多数学者认为以这种分类方法为基础，结合患者的年龄、骨折移位的方向等因素能够判断骨折的预后并选择有效的治疗方法。而其他的分类方法尚未被广泛承认和应用。

## 三、临床表现

成人齿突骨折占所有颈椎骨折的9%～15%，其损伤机制为颈椎的过屈或过伸性创伤。齿突骨折的年龄分布呈年轻人和老年人两个高峰分布，其特点显著不同。在年轻人中，齿突骨折发生在高能损伤如交通事故中，在颈椎骨折中少于下颈椎骨折。在老年人中齿突骨折发生于低能损伤如跌倒时，是70岁以上颈椎骨折的主要形式，在80岁以上人群中甚至是整个脊柱骨折的主要形式。

齿突骨折后破坏了寰枢椎骨－韧带结构的完整性，可造成寰枢椎的不稳定。多数齿突骨折仅表现为颈部的疼痛和不适，其漏诊的发生率较高。在年轻人的高能损伤中，由于合并其他严重创伤或昏迷等意识不清的状况存在，使齿突骨折常被忽略。伴发或迟发神经损伤的发生率在2%～27%，但由于是高位颈髓损伤，常导致严重后果或死亡。

## 四、影像学检查

X 线检查是诊断齿突骨折的主要手段和依据。上颈椎的常规检查应包括正、侧位片和开口位片,如疑有齿突骨折应进一步摄断层片或行 CT 扫描。齿突和脊髓各占据椎管矢状径的 1/3,而其余 1/3 为缓冲间隙。成人寰椎前结节后缘与齿突之间的距离(寰齿间距)一般为 2～3 mm,而儿童略偏大,为 3～4 mm,超出这一范围即应考虑有齿突骨折和(或)韧带结构的断裂。有时引起向前水平位移的负荷首先引起骨的破坏而非韧带断裂,但 Fielding 研究中发现,横韧带断裂时也可无齿突骨折。在 II 型齿突骨折时骨折断端间的接触面积要小于 X 线片所显示的范围。骨折段向后移位 4 mm 可减少接触面积 50%,如同时有侧方移位则将使接触面积进一步减少。如两个方向和移位均不超过 2 mm,接触面积将在 64% 以上。

当 X 线片显示不清,不能满意地观察骨折线的部位等细节时,可凭借 CT 检查。怀疑脊髓受压时可行 MRI 检查。与寰椎骨折一样,约 1/3 颅脑损伤合并寰椎及枢椎骨折。齿突骨折合并下颈椎骨折也非罕见。因此,颅脑损伤患者常规拍颈椎侧位及开口位 X 线片,对避免漏诊实有必要。对下颈椎损伤患者,也应想到寰枢椎损伤的可能,仔细观察 X 线片,如有可疑应进一步检查。

## 五、诊断和鉴别诊断

详尽准确的损伤史和局部的检查,常能使医师考虑到这种损伤存在的可能。早期诊断十分重要,尤其无移位的齿突骨折,常常因满足于常规拍片未发现骨折而误诊;有时虽已拍摄开口位片,但因拍片角度不合适,齿突骨折处显示不清或多重骨影掩盖等因素而漏诊。对有临床上可疑者必须密切观察,随时复查,必要时多次拍开口位断层片。笔者经常遇到损伤后未能及时发现骨折,日后经复查反复摄片再确诊的病例已为陈旧性骨折,给治疗带来困难。清晰的开口位片可以显示齿突骨折及其骨折的类型,侧位片能够显示寰枢椎是否脱位。必须注意齿突骨折可能合并寰椎骨折。

## 六、治疗

根据骨折类型和移位程度及影响骨折愈合因素进行综合考虑,采取相应的治疗方法。

### (一)非手术治疗

对新鲜骨折,采用牵引复位 + 头颈胸石膏固定。牵引重量通常为 1.5～2 kg,牵引方向应根据骨折移位情况而定,2～3 天后摄片复查,尤其前后位及侧位片,了解骨折复位情况,必要时可将牵引位置进行适当调整。一经获得良好复位即可取正中位,维持牵引 3～4 周,然后在维持牵引下取仰卧位施行头颈胸石膏固定,持续 3～4 个月。拆除石膏后,再摄 X 线片了解骨折复位情况,并常规采用石膏或塑料颈托保护 2～3 个月。

(1)I 型齿突骨折,除对症治疗之外,采用颈部围领制动 4～6 周。除掉围领后开始颈部功能锻炼。无须强求骨折复位。

（2）无移位的Ⅱ、Ⅲ型齿突骨折，采用头环背心（HALO-VEST），或头颈胸石膏固定3~4个月。在随诊过程中应注意克服外固定松动，观察骨折是否移位。拆除外固定后应行X线片检查，有时需拍断层X线片，确定愈合是否可靠。未愈合或尚未完全愈合者应延长固定时间。

（3）移位的Ⅱ、Ⅲ型齿突骨折的患者，应首先颅骨牵引复位。2周以内在X线监视下，调整牵引重量及方向，争取尽早复位。复位后，采用头环背心或头颈胸石膏固定。固定时间与随诊方法同上。

经保守治疗后齿突骨折约1/3发生不愈合（13%~64%）。不愈合的因素是多方面的，骨折类型是主要的。Ⅱ型骨折因血液供应较差，骨折与关节相通，所以愈合能力较差。延迟治疗3周以上者不利愈合。复位不良，骨折对位不及1/2，骨折端分离，外固定不可靠，以致反复移位，或老年者等均不利愈合。

近来，一些学者采用Halo支具固定治疗齿突骨折，能够保持高度的稳定作用，并也获得较好的效果，但这种装置的安装给患者带来不便，穿钉和固定的并发症并非少见，安装技术也比较复杂。虽然头颈胸石膏日后可能发生少许松动而不如Halo支具固定那样稳定，但是头颈胸石膏是以枕颌部和肩部为支点，能够保持骨折端的生理压缩性接触，对骨折愈合是有益的。

### （二）手术治疗

（1）手术指征：①牵引复位失败，移位大于骨折端1/2，或骨折端间隙较宽；②伤后延误治疗3周以上，并有明显移位；③骨折移位并有脊髓损伤；④保守治疗半年仍未愈合；⑤横韧带完全断裂，寰枢椎脱位。

（2）手术方式及其适应证：以作者姓名命名的手术方式有多种。可分以下几类。

1）寰枢椎后弓钢丝固定植骨融合术。首先由Gallie（1937）报道了这种手术方式。此后，Fielding（1976）、Brooks（1978）、Meyer（1988）等分别先后加以改良。其基本步骤不外钢丝固定寰枢椎后弓及植骨块，只不过钢丝绕过后弓及植骨块的方式以及植骨块的形状、大小和植入的位置稍有差别而已。效果也难分优劣。其中Brooks手术被多数作者所采用。其基本步骤包括，经后路显露寰枢椎后弓，由寰椎椎弓上缘穿入钢丝，绕过椎弓的深面，经枢椎椎弓下缘穿出。从髂骨取两个楔形骨块，置在两椎弓之间。抽紧钢丝，绕过骨块背面，拧紧钢丝。将寰枢椎后弓与骨块固定为一体。术后仍需外固定，限制头颈伸屈及旋转2~3个月。Brooks手术适用于齿突骨折或横韧带断裂所致的寰枢椎不稳定或脱位。

2）外固定下寰枢椎后弓融合术：Brooks手术的操作比较困难，钢丝穿过椎弓深面有损伤脊髓的危险。北医三院采用HALO-VEST外固定，维持术前、术中及术后寰枢椎间的复位及稳定，取代术中的钢丝固定。只需显露寰枢椎椎弓的后表面，去骨皮质后，以自体颗粒状骨松质移植代替骨皮质骨块。手术步骤减少，操作简单、安全，手术时间缩短，出血量减少。骨性融合率93.4%。其适应证与Brooks手术相同。

3）前方螺钉内固定术：其主要步骤为，经颈前外侧入路，显露枢椎体前下缘。在C形臂X线透视监视下，先复位，由枢椎体前下缘斜向上后，经过骨折端置两枚骨皮质螺钉。它适用齿突Ⅱ型横断骨折。其优点在于保留寰枢椎之间的旋转活动。但是需要较昂贵的设备及手术器械，操作也比较困难。

4）Magerl内固定术：1987年Magerl等报告，采用后路寰枢椎侧块关节螺钉固定、寰枢后弓间H型植骨钢线固定治疗寰枢椎脱位，获得很高的融合率，目前已被广泛采用。

5）后路寰椎侧块枢椎椎弓根钢板螺钉内固定术：北医三院利用这种方法治疗陈旧性脱位获得满意结果。

（何灿杰）

## 第三节　枢椎骨折

### 一、枢椎侧块骨折

枢椎的侧块是齿突两侧骨膨大部，其表面为关节面并与寰椎下关节面构成寰枢关节，侧块后外方为椎间孔，有椎动脉通过。侧块骨折为一种较少见的损伤，损伤机制与寰椎椎弓骨折基本相似，垂直压缩和侧方屈曲为其主要暴力方式。

颈部或枕部疼痛和头颈活动受限为主要局部临床表现。极少合并脊髓或神经根损伤，尽管合并C1、C2其他部位损伤，较少出现神经症状。治疗主要依据损伤严重程度来选择合适的治疗方法。①轻度压缩骨折而无移位者，仅需要颈领固定直至骨折愈合；②侧块严重骨折者，需要牵引复位；③关节面不平的陈旧性损伤，合并有退行性改变及存在不稳定因素，且有局部疼痛或功能受限者，需要寰枢椎固定融合。

### 二、枢椎椎弓骨折

#### （一）损伤机制

枢椎椎弓骨折发生在上、下关节突之间的峡部。上关节突，也称侧块，位于椎体侧方。下关节突在椎体后外侧。所以，枢椎的峡部与其他节段的峡部相比长而薄弱。当头部过度后伸时，上关节突绕横轴向后下旋转，带动下关节突及峡部向前下移动，下关节突受C3上关节突阻抗，在峡部产生折屈力，导致峡部骨折。骨折线往往由后上向前下方向。外力继续作用导致C2～C3椎间盘与后纵韧带断裂。枢椎及其以上的结构向前方移，骨折端分离，也称创伤性枢椎滑脱。头部过伸可同时伴有向后上或向前上牵拉外力，也可以伴有轴向压缩外力。滑椎移动的方向因外力不同而有所不同。单纯椎弓骨折对颈椎的稳定影响不大，滑椎出现时表明颈椎不稳。少数病例合并程度不等的脊髓损伤。

### （二）临床表现及诊断

大多数病例发生于交通事故。伤后颈部疼痛，活动受限，头痛头晕，局部压痛等。常常因怀疑下颈椎骨折或脱位，摄取颈椎正、侧位X线片而被发现。无移位的椎弓骨折容易漏诊。颈椎左、右斜位X线片或CT检查常常为确定诊断的必要手段。

### （三）治疗原则

无移位的单纯椎弓骨折，可直接采用头颈胸石膏或头环背心固定2~3个月，多数可愈合。滑椎较轻微者，可采用颅骨牵引或枕颌带牵引复位，或滑椎较明显者复位后用上述外固定方法治疗，如果复位满意则比较容易愈合。复位不满意的病例，合并脊髓损伤的病例，或陈旧性骨折并滑椎3周以上未能复位的病例，应实行手术治疗。经前外侧入路，C2~C3椎间盘切除、椎体间植骨融合，并用C2~C3钢板螺钉固定为常用的手术方式。术后仍需围领制动。

颈椎间盘是颈椎稳定的重要结构，损伤之后愈合能力差。所以，伴有滑椎的椎弓骨折，经保守治愈后容易残留损伤节段不稳定，产生颈肩痛、头痛、头晕等颈部劳损症状。因此，有作者主张，凡有滑椎的椎弓骨折，均应早期手术治疗。

## 三、枢椎椎体骨折

关于枢椎椎体骨折的报道不多，实际上这种损伤并非不常见，只是散在于绞刑者骨折和齿突骨折的专题报道中，一些非典型的绞刑者骨折的报道实际上是枢椎椎体骨折，而Anderson D'Alonzo分类的Ⅲ型齿突骨折从其定义上就是枢椎椎体骨折，确切地讲并非齿突骨折。

### （一）病因、分类和损伤机制

枢椎椎体骨折位于齿突基底部和双侧椎弓根之间，按照骨折的形态，可分为3型。

Ⅰ型：骨折线呈冠状排列的垂直的枢椎椎体骨折，其机制包括以下。

（1）较引起绞刑者骨折的暴力略少伸展，并伴较小的轴向负荷的暴力作用引起枢椎椎体背侧部位的垂直骨折。

（2）主要的轴向压缩负荷加伸展暴力作用于额顶部，从而引起椎体后背侧部位的垂直骨折加C2~C3椎间盘前部断裂，C2椎体前下缘撕脱骨折，伴C1和C2大部分椎体的过伸（但往往不能表现出骨折）。

（3）屈曲暴力加轴向负荷作用于枕顶部，引起颈椎体侧垂直骨折，椎间盘断裂，C2复合体（寰椎和枢椎大部分椎体）前移和前纵韧带撕裂。

（4）屈曲加牵张暴力可引起枢椎椎体后部骨折，椎间盘部分断裂和C2复合体屈曲。

（5）一个急性过伸和旋转的暴力。Schneider等曾描述了1例类似的骨折，是因绞索套的绳结放置于耳下位置而发生的。

Ⅱ型：骨折线呈矢状方向的垂直枢椎骨折，即枢椎侧块骨折或枢椎上关节突骨折，其损伤机制是轴向压缩和侧屈暴力通过枕骨肌传导到寰椎侧块再传递到枢椎侧块，引起压缩性骨折。

Ⅲ型：骨折线呈水平方向的椎体部骨折，即齿突Ⅲ型骨折，此处不做赘述。

### （二）临床表现和诊断

枢椎椎体骨折的临床表现特点依骨折类型有所不同。

（1）Ⅰ型骨折的患者伴随神经损害的概率较高。

（2）枢椎椎体前半部分连同寰椎移位，而枢椎椎体后侧骨折碎片仍留在原位，从而造成脊髓受压的危险，但也有神经功能完整仅有颈部剧烈疼痛为主要症状者。

（3）Ⅱ型骨折的患者一般不伴有神经损害症状，仅有局部症状，颈部疼痛、僵硬。诊断时应根据准确、详尽的病史，体格检查并结合多种影像学检查结果综合研究。

### （三）鉴别诊断

普通X线检查中，颈椎侧位片和矢状面的断层片对Ⅰ型骨折的诊断非常有用。侧位片可显示骨折线通过枢椎椎体背侧，椎体的前方大部分和寰椎一道向前移位，并伴屈曲或伸展的成角畸形，而其椎体后、下部分仍在原处，位于C3椎体上方的正常位置，断层片可清楚显示骨折线及骨折块移位的情况。开口位片和冠状面的断层片对Ⅱ型骨折的诊断非常有价值，可显示枢椎侧块塌陷、寰椎侧块进入枢椎上关节面。

CT及CT三维重建对了解骨折的全面信息非常重要。MRI对软组织的良好分辨率使其在脊髓损伤中使用广泛；同样，在枢椎椎体骨折患者中，MRI可清楚显示脊髓损伤和受压的情况。

### （四）治疗

1. 保守治疗

枢椎椎体骨折的治疗应以保守治疗为主，根据每名患者的独特的损伤机制，采取不同的治疗。对无神经损害、无明显移位的患者行石膏固定；有移位的患者行牵引复位，注意事项同绞刑者骨折的治疗。对屈曲加牵张暴力所致损伤的患者，牵引可能造成移位加重或过牵，需改用Halo支架固定，并在影像学监视下略作加压。对伴有神经损害的患者，可先行牵引复位，密切观察，同时行多种的影像学检查明确骨折移位情况和脊髓受压情况，如能复位，症状改善，可继续维持牵引。

2. 手术治疗

如症状无改善或症状改善后停滞，则根据影像学检查所显示脊髓压迫的部位选择手术的入路及术式。对Ⅱ型骨折不能复位者，为防止长期的不稳、畸形愈合和退变性寰枢关节炎也可考虑行后路融合手术。

（刘 毅）

## 第四节　胸腰椎骨折脱位

胸腰椎是人体的中枢支柱，胸腰椎交界处活动较大，是最容易发生损伤的部位。几乎 50% 以上位于 T12～L2 水平。维持其稳定性是首要的，没有稳定性就无脊柱的正常功能。在胸腰椎损伤以后是否能够维持稳定是脊柱外科医师必须重视的问题，从而为选择合理而有效的治疗提供依据。

根据 Denis 三柱理论及分型系统将胸腰椎分成前、中、后三柱，前柱包括前纵韧带、椎体的前 1/2、椎间盘的前部，中柱包括后纵韧带、椎体的后 1/2、椎间盘的后部，后柱包括椎弓、黄韧带、椎间小关节和棘间韧带（图 4-1）。仅椎体前部压缩者为稳定性骨折。脊柱中柱是维持脊柱稳定性的关键，椎体爆裂骨折，因三柱结构中有两柱受损即存在不稳定性。安全带损伤及脊柱骨折脱位，因三柱均损伤，则为不稳定性。Ferguson 进一步完善了 Denis 的三柱概念，认为前柱包括椎体和椎间盘的前 2/3 和前纵韧带，中柱包括后 1/3 的椎体、椎间盘和后纵韧带，后柱包括上下棘间韧带、黄韧带、关节突和关节囊（图 4-2）。但 Roy Camille 和 Saillant（RCS）的三柱概念略有不同，主张椎体前 2/3 是前柱，中柱除椎体和椎间盘的后 1/3 以外，还包括椎弓根和关节突，后柱则指关节突后方的椎弓、椎板、棘突，并且其概念较广，包括颈椎（图 4-3）。同样认为中柱损伤属不稳定性，只是中柱的范围较大而已。

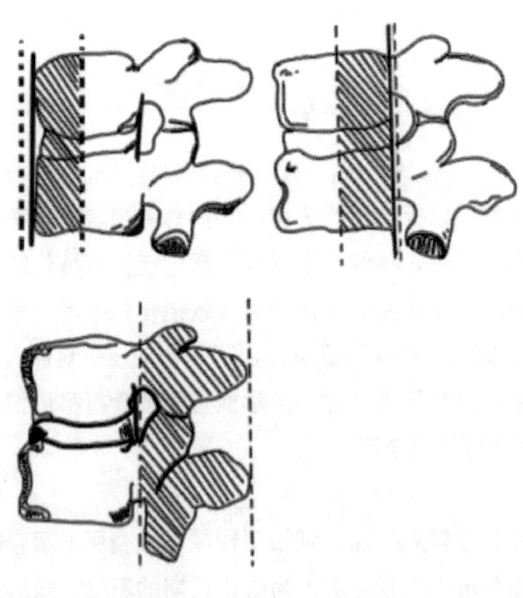

图 4-1　Denis 三柱概念

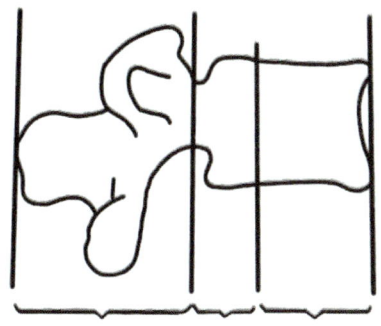

图 4-2　Ferguson 三柱概念

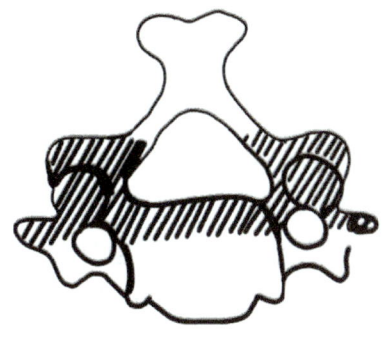

图 4-3　RCS 三柱概念

## 一、分类

　　胸、腰椎损伤分类方法很多。过去多以外伤机制为依据，将骨折或脱位分成若干型，甚至若干亚型。但分类越细，临床实用性越差。一种科学的脊柱损伤分类，应对制定的治疗方案及预后的判断有一定指导意义。单纯以外伤机制分类，既不能完全反映脊椎受累的严重程度及稳定性，也不能反映椎管受累情况。20 世纪 80 年代 Denis 和 McAfee 将脊柱损伤分类从 Holdworth 的两柱理论发展成三柱结构学说，并很快受到广泛的承认与采用。该分类可表明脊柱受累的范围及稳定程度，有助于指导临床治疗，但该分类并未能充分反映骨折的类型和椎管受累的情况。故笔者认为，在外伤机制分类的同时，以三柱结构分类为基础，结合 CT 扫描对椎管的了解进行综合分类，对临床工作可能更具有指导意义。综合分类包括，脊柱损伤的机制，受累的范围及损伤后椎管情况。

### （一）按脊柱损伤机制分类

　　胸、腰椎损伤可归纳如下。

（1）单纯屈曲压缩型骨折（C）。

(2)爆裂型骨折（B）。

(3)安全带型骨折（S）。

(4)骨折-脱位型（F）。

以上4种类型损伤分别以C、B、S、F表示。

## （二）按Denis和Mc Afee三柱结构分类

将脊柱划分为3条纵行柱状结构，即前柱（a）包括前纵韧带、椎体及所属椎间盘的前、中2/3，中柱（m）包括椎体及其所属椎间盘的后1/3和后纵韧带，后柱（p）由椎弓、椎板、附件及黄韧带、棘间、棘上韧带组成。前、中、后柱分别以a、m、p代表。

## （三）Wolter分类

将椎管CT扫描的横断面分为3等分，用0、1、2、3表示其狭窄或受阻情况，即椎管正常无狭窄者为0，椎管受损后使椎管狭窄占横断面1/3者为1，2/3者为2，完全堵塞者为3。

根据上述分类原则进行综合分类，如一患者由高处坠下，胸腰段轻度后突畸形，X线片显示L1椎体压缩，椎体前缘及后缘高度均减小，CT扫描椎管横断面近1/3狭窄，综合分类为L1爆裂骨折，前、中柱受累，椎管1度受堵，可用符号Ba.m.1（L1）表示。综合分类包括了解剖部位、损伤机制、受累范围、骨折类型及椎管情况，是以客观的影像学为基础，使放射科和骨科医生有了共同语言，使分类与诊断结合起来。现将各类型损伤特点描述如下。

1. 单纯屈曲压缩型（C）

此型损伤主要是屈曲应力所致，表现为前柱承受压力，后柱承受张力，前柱压缩，但前纵韧带常保持完整，中柱为枢纽而未受累，后柱中的棘上及棘间韧带在张力较大时可断裂，骨折压缩大多发生于椎体上终板，X线像主要表现为椎体前部压缩，前缘高度减小，椎体后缘高度正常，CT扫描最显著特点是椎体后缘无骨折，无骨块或椎间盘组织突入椎管。

2. 爆裂型骨折（B）

爆裂型骨折是胸、腰椎骨折中常见的类型，亦是近年来脊柱外科感兴趣、诊断与治疗进展最大及具有新概念的骨折，在CT扫描应用前，将该类损伤归属于压缩性骨折，称严重型或粉碎型压缩性骨折。该型与单纯压缩性骨折不同，它是在轴向应力或轴向应力与屈曲应力共同作用下引起椎体前缘、后缘及侧壁均受损坏或椎体呈爆裂样裂开。其主要特点是脊柱的中柱结构受累，椎体后缘骨折，常有骨片或连同椎间盘组织突出椎管内，引起椎管狭窄及脊髓或马尾神经损伤。X线像的特点是：正位片可见椎弓根间距增宽，侧位片不仅椎体前缘高度减少，而椎体后缘高度也减少，有时可见椎体中部呈纵行裂开。Denis将爆裂型骨折又细分为5型：A型为椎体上、下终板均有破裂，多见于下腰椎，由于强力的轴向压缩应力所致，一般不致后突畸形；B型为上终板损伤，是爆裂型骨折中最常见的一种，是轴向伴屈曲应力所致，常导致急性或晚期后突畸形；C型为下终板骨折，也是轴向伴屈曲应力，但临床少见；D型是一种轴向应力伴旋转应力所致，极不稳定，多见于中腰椎骨折；E型是爆裂伴侧向屈曲骨折；上述前3型在侧位片、后两型在正位片能显示。

3. 安全带型损伤（S）

1948年首先由Chance描述，故又称Chance骨折，是屈曲暴力伴水平剪力造成，是一种后、中柱张力性损伤，前柱轴向屈曲可致部分压缩，也可呈纽锁作用而不受损，骨折可在同一水平经骨质（棘突、椎弓根到椎体），也可在同一水平经软组织（包括棘上韧带、棘间韧带、黄韧带及纤维环），也可不在同一水平，部分经骨质，部分经软组织。此类损伤可伴脊髓损伤，但一般无椎管狭窄，X线图像侧位片可见棘突间增宽，正位片有时可见椎弓根骨折，但常显示不清。CT扫描或MRI有助于诊断。

4. 骨折－脱位型（F）

胸腰椎骨折脱位是高能复合应力所致的脊柱三柱损伤，是最不稳定的骨折。其影像学标志是椎体平移、脱位或半脱位。其上位椎向前方脱位。在腰椎可发生反向损伤，如腰背部被横向暴力打击，可发生上位椎向后方脱位。前脱位程度以关节突计算，分为Ⅰ度脱位；Ⅱ度脱位为关节突跳跃，上位椎下关节突正在下位椎上关节突上；Ⅲ度脱位关节突绞锁，上位椎的下关节突位于下位椎上关节突的前方。脱位程度以椎体前后径计算，上下椎体后缘相差1/4矢状径以内为Ⅰ度，1/4～2/4为Ⅱ度，1/2～3/4为Ⅲ度，大于3/4为Ⅳ度，大于4/4为全脱位。脱位超过25%则脊柱的所有韧带均断裂，Ⅱ度以上脱位常伴有脊髓损伤。

## 二、胸、腰椎损伤后的稳定性

脊柱损伤后首先要确定或判断两个问题，一是受累脊柱是否稳定，二是脊髓神经是否受累，因两者均直接关系到治疗方法的选择，后者将在"截瘫"部分详细论述。

保持脊柱稳定的主要因素有三。①椎体及椎间盘：因椎体的形状、椎间盘的高度对维持脊柱正常生理曲线有着密切关系，如椎体骨折或脱位未能整复，生理曲线消失，不稳定性增加。②关节突关节：如有关节突骨折，或关节突切除后稳定性减弱。③椎间的各种韧带：如骨折脱位后，韧带无法在原位愈合，而形成瘢痕组织连接，从而失去其维持稳定性的能力。

脊柱的节段不同，解剖结构及活动范围不同，其稳定性亦不尽一样。胸椎因有胸廓的保护，活动度小，严重骨折脱位少见。虽然骨折脱位后脊柱不稳定，但骨折及软组织愈合后，而遗留脊柱不稳定者甚少。胸腰段骨折脱位则不然，特别是T11～L1节段因在固定的胸椎与活动的腰椎之间，受活动应力较大，椎体及附件骨折虽可愈合，但当椎体严重压缩成楔变未能恢复、背弓角增大、棘突间距加宽时，棘韧带常成瘢痕愈合，则存在着持续不稳定。腰椎不稳定因素与胸、腰段者基本相同，所不同者腰部椎间盘，特别在L3以下对维持脊柱稳定性的作用比胸腰段更为重要。

关于脊柱损伤后稳定性的判断，Dickson认为脊柱骨折后其稳定性取决于3个因素：脊柱受累后椎体是否完整，后柱结构是否受损，脊椎排列是否改变。3个因素中有两个因素受累则为不稳定。Denis认为含有椎体后壁的中柱对骨折稳定性及脊髓损伤有较大意义，并把脊柱不稳定分为3度。即一度为机械性不稳定，如前柱与后柱，或中柱与后柱受累，可能逐渐发生后突畸形。二度为神经性不稳定，由于中柱受累，如椎体进一步塌陷而致椎管狭窄，由无神经症状者而产生神经症状。三度兼有机械性及神经性不稳定，系三柱受累或骨折脱位。因此，根据脊柱损伤综合分类判断受累脊柱的稳定性是制定治疗方案的重要依据。

除单独的附件骨折如横突骨折、棘突骨折对脊柱稳定性无明显影响外，单纯屈曲压缩骨折，椎体前方压缩不超过1/3，后柱为不完全性损伤者为稳定性骨折。轻度的爆裂型（中柱骨折无移位，后柱完整者）及前柱未完全断裂的安全带型骨折，属于相对稳定骨折。而后柱完全断裂的严重压缩骨折，大部分爆裂型骨折及安全带型损伤，所有骨折脱位型均属不稳定性损伤。若为新鲜骨折，且不稳定，应积极争取早期复位，内固定或融合术。因保守治疗需长期卧床，如处理不当，无畸形者可出现畸形或使畸形加重。而无神经症状者可出现神经受累，甚至不全瘫变为全瘫。若为稳定骨折则应积极功能锻炼，给以辅助外固定，早期行康复治疗。

### 三、胸腰椎损伤原因很多

胸腰椎损伤原因很多，主要有以下几点。

1. 间接暴力

高处坠落，足、臀着地，躯干猛烈前屈，产生屈曲暴力。弯腰工作时重物打击背、肩部，致使胸腰椎突然屈曲。伤者高空坠落时，中途背部被物体阻挡而使脊柱过伸，造成伸直型损伤。

2. 直接暴力

工伤或交通事故中暴力直接撞击胸腰部，或因枪弹直接致伤等。

3. 肌肉拉力

横突骨折或棘突撕脱性骨折，多因肌肉突然收缩所致。

4. 病理性骨折

脊柱原有肿瘤或其他骨病，骨的坚固性减弱，轻微外力即可造成骨折。

### 四、临床表现

胸腰椎损伤是严重的外伤，但损伤的部位、程度、范围、个体特性不同，以及是否存在合并伤等，临床症状和体征有相当大的差别，临床医师宜细心检查，方不致漏诊和误诊。

#### （一）有严重的损伤史

如高空坠落，弯腰工作时，头颈及腰背部遭重物打击；严重的交通、工伤事故等。

## （二）局部疼痛

剧烈疼痛，不能起立，翻身困难，搬动时疼痛加剧。

## （三）压痛和叩击痛

棘突骨折、棘间韧带断裂，局部血肿形成者压痛明显。单纯椎体骨折者，压痛往往较轻，但叩击痛明显。必须注意多发性损伤者，由于注意力集中在其他部位，胸腰椎损伤的压痛可以不明显，故易被漏诊。

## （四）腰背部活动受限

肌肉痉挛，重者患者不能起立，轻者活动明显受限，腰背部肌肉痉挛。

## （五）腹胀、腹痛

胸腰椎损伤后，因后腹膜血肿刺激自主神经，致肠蠕动减弱，常出现伤后数日腹胀、腹痛、便秘。

## （六）神经症状

胸腰椎损伤若同时伴有脊髓或马尾损伤者，则损伤平面以下的感觉、运动和膀胱、直肠功能均出现障碍，其程度随脊髓损伤的程度和平面而异，可以是不完全性或完全性的，也可以是单纯马尾损伤。总之症状的差异很大，必须细心检查，以作出及时正确的诊断，否则其后果严重，可能导致患者终身残疾。

## 五、胸腰椎损伤的诊断

除了仔细的病史询问、细心的体格检查以外，必须做必要的检查，以便明确损伤的程度，选择合理的治疗方法，并估计其预后和恢复情况，因此，正确的诊断是合理治疗的前提。

### （一）X线检查

正、侧位 X 线是常规及基本的检查。正位片除注意椎体的排列、力线、高度，椎弓根形态、位置及间距等的改变外，还应注意横突、棘突及椎旁软组织的改变。侧位片注意观察脊柱力线，有无移位，呈角，椎体前、后缘高度，小关节排列，以及椎管情况。如有骨折脱位，在侧位片上应作两种测量：一是测脊柱的后弓角，即以骨折椎为中心，其上位椎体后缘上、下角的连线，与骨折下位椎体后缘上、下角连线所呈的夹角为脊柱后弓角。

正常胸椎、胸腰段均有后弓角，在 10° 角以内，下腰椎为前弓角（计测方法与后弓角同），胸椎、胸腰段骨折脱位时，后弓角加大。另是测量椎体压缩程度，可沿伤椎上、下缘作其延长线，用两线的交角来表示。也可直接计测伤椎椎体丢失的高度，即按椎体高度丢失率，将椎体压缩程度分为小于 30% 为轻度，大于 30% 而小于 50% 为中度，大于 50% 为重度压缩。

### (二) CT 检查

CT 可以清楚显示骨折的部位及移位的方向、范围及程度，观察中柱损伤情况、椎板骨折下陷、关节突骨折、爆裂骨折骨折块突入椎管的程度。该骨折块占据椎管前后径的比值，占 1/3 以内者为 Ⅰ 度狭窄，占 1/2 者为 Ⅱ 度狭窄，大于 1/2 者为 Ⅲ 度狭窄。Ⅱ 度、Ⅲ 度狭窄多压迫脊髓。

### (三) 磁共振成像 (MRI) 检查

MRI 可以清晰显示脊柱、椎间盘、黄韧带、椎管内出血及脊髓的改变。MRI 检查的意义如下。

1. 显示脊髓受压的部位及因素

(1) 爆裂骨折向后移位的骨折片或脱位椎下方的椎体后缘。

(2) 椎间盘突出，部分病例其压缩骨折椎体的上位椎间盘向后突出压迫脊髓。

(3) 压缩骨折椎体的后上角突入椎管压迫脊髓。常致不全截瘫，解除压迫有助于恢复。

(4) 椎板下陷压迫脊髓，极少见到。

2. 显示椎管狭窄程度

在矢状位可见椎管狭窄程度，亦即对脊髓压迫程度，特别是脊柱后突角对脊髓的压迫，并显示出压迫的长度及范围，作为减压的客观依据。

3. 显示脊髓损伤改变

(1) 急性脊髓损伤的 MRI 表现。①出血型：有脊髓内中心低信号区，表明灰质出血细胞内的去氧血红素，周围绕以高信号区，表示脊髓水肿。②水肿型：脊髓损伤区呈现一致高信号。③混合型：表现为脊髓内混杂高低不匀信号。上述 3 型中，水肿型损伤较轻，恢复率较高 (60% 以上)，混合型的恢复率约为 38%，出血型恢复率最低，仅 20%。

(2) 陈旧性脊髓损伤的 MRI 特征：脊髓囊性变，MRI 显示为囊腔、脊髓内坏死软化、胶质组织疏松，MRI $T_1$ 为低信号；脊髓内白质组织胶质化与软化灶混在者，MRI 为斑点不匀信号，脊髓缺血，胶质化萎缩，MRI 表现为正常稍高信号，但较正常脊髓细小。脊髓损伤 MRI 表现与治疗预后的关系：脊髓受压但脊髓信号正常者，减压后可大部分恢复；脊髓信号不匀者，减压治疗可以恢复 Frankel Ⅰ 级；低信号增粗、很低信号，脊髓萎缩变细者，均无恢复；囊腔不论大小治疗后亦无明显恢复。

### (四) 脊髓造影

适用于晚期合并脊髓压迫症状者，可以显示脊髓的外在性压迫。

### (五) 放射性核素骨扫描 (SPECT)

用于诊断原发性或继发性骨肿瘤、继发病理性骨折，有助于明确诊断。

### (六)诱发电位(SEP/MEP)

适用于合并脊髓损伤者,目的是确定脊髓损伤的程度,判断是否属于完全性或不完全性脊髓损伤,通过运动诱发电位(MEP)检查以了解运动通道传导情况。

## 六、胸腰椎损伤的治疗

脊柱骨折可引起脊柱正常序列的改变、解剖结构和稳定性的破坏以及神经功能的损害,因此,其治疗的目的是恢复正常脊柱序列,重建脊柱稳定性及充分减压以促进神经功能恢复。手术与非手术治疗的选择取决于骨折类型、神经系统及其他器官系统的损伤情况,以及术者的临床经验和患者的一般情况等。

### (一)稳定性骨折的治疗

非手术治疗是稳定性骨折的主要治疗方法,适用于大多数压缩骨折、稳定的爆裂骨折及一些屈曲牵张骨折。

1. 卧床休息

稳定性骨折一般不影响脊髓,通常无须手术治疗,只需要给予保守治疗。伤后卧床休息4~6周,同时加强背伸肌锻炼、镇痛、对症等处理。6~8周后即可起床活动,以后不会加重压缩畸形,而且轻度畸形不影响日后的功能。

2. 过伸复位

对于屈曲压缩性骨折,中柱完整,属稳定性损伤,但有一定程度的脊柱畸形,日后会引起慢性腰背痛,因此,有必要采用过伸快速复位法进行复位。

(1)快速过伸复位:患者俯卧位,胸腰椎过伸位,使前纵韧带紧张,达到压缩骨折复位的目的。复位前1小时适量应用镇静剂与镇痛剂,骨折周围组织(如棘突、椎板周围的肌肉组织)进行局麻,以减轻肌肉痉挛和患者的痛苦。

1)双踝悬吊过伸牵引法:患者俯卧床上,双踝悬吊向上牵引双下肢,至腹部离开床面为止,必要时术者可在背部骨折处轻轻加压,加大过伸体位,使骨折复位。摄X线照片证实骨折复位后,即在俯卧过伸位上石膏背心,当石膏固定后解除悬吊,使患者仰卧,用石膏固定时间6~8周。

2)仰卧过伸牵引法:患者仰卧床上,于胸腰段置横带向上在床牵引架上悬吊,固定腹部于床面,悬吊至背部离床,吊半小时,摄侧位X线片,复位后,打过伸胸腰石膏背心。此种处理常可加重腹胀,但复位率较高(可达80%)。石膏固定背伸肌锻炼8周后带支具起床活动4周。

(2)缓慢过伸复位:患者仰卧于硬板床上,胸腰部骨折处垫枕,逐步加高,数日内加高至10~20cm,使其呈过伸体位,并嘱患者做背伸肌锻炼。但多数患者难以坚持,往往感到疼痛不能忍受,理论上要维持过伸位,事实上难以实现。因此,可令患者俯卧于硬板床上,并鼓励患者做背伸肌锻炼,首先抬起头及上胸部,以后再将两足同时抬高,最后一步头、上胸及两下肢同时抬起，如此可形成缓慢过伸复位。

至于少数患者体质较差、年龄较大且压缩骨折程度较轻者，不一定必须坚持过伸复位方法。

### （二）不稳定性骨折的治疗

不稳定性骨折是指该节段的稳定结构遭到严重破坏，如不经过完善固定，即有可能移位，加重脊柱畸形或造成脊髓和马尾神经损害。20世纪50年代，Holdsworth提出，对所有不稳定性骨折应早期手术复位，棘突钢板内固定，但不能达到有效复位固定，国外20世纪70年代末即被淘汰，国内80年代末才弃之不用。近20年来，随着脊柱外科的技术和内固定材料的发展，器械越来越先进，性能亦越来越优良，具有更好的外科动力复位系统，有较好的复位作用，固定3节，最少2节，具有更短节段三维矫形的先进性，使骨折复位达到了满意程度，许多急性期骨折可达到解剖复位，从而为有脊髓和马尾神经损伤的患者功能恢复提供了良好的基础条件。

1. 手术时机

胸腰椎骨折常合并有其他损伤，其手术时机的选择主要取决于两个因素，即神经系统功能状态及其伴随损伤的严重性。若存在其他致命性损伤，应优先处理。神经系统功能可分为无损伤、部分损伤及完全损伤3种。目前，许多实验及临床研究均提示早期减压内固定可促进神经功能恢复。Shaffrey等认为，对有不完全神经功能损伤者应尽早手术，一般在受伤3天以内。对无神经功能损伤或完全性损伤者，可择期手术。此外，有研究表明早期手术将增加术中出血，而48～72小时后手术则可减少2/3的出血。因而，应综合各种因素考虑手术时机。若出现进行性神经功能障碍，则应急诊手术。

2. 后路手术

后路手术是治疗胸腰椎骨折的传统术式。单纯椎板切除减压作用不明显，可加重脊柱的不稳定性，因此，一般不用或联合内固定使用。在下列情况时可考虑椎板切除减压：椎管后方破坏致椎管受压、硬膜外血肿、硬膜囊撕裂。利用内固定器械的撑开获得韧带轴向复位或纤维环复位，从而获得间接减压的效果，大约可缓解50%的椎管内占位。McAfee等认为对有神经功能损伤的胸腰椎爆裂骨折，约85%可经后路复位内固定获得有效的减压。在治疗急性不稳定胸腰椎爆裂骨折，后路手术较前路手术具有安全、有效、操作相对简单等优势。

Shaffrey等认为爆裂骨折有如下征象时应考虑后路手术：①合并椎体后方骨折需减压者或怀疑有硬膜囊撕裂及硬膜外血肿者；②胸腰椎爆裂骨折合并有腹腔内或腹膜后损伤者；③L4和L5爆裂骨折。

McAfee等认为胸腰椎骨折后路手术的绝对适应证包括：①胸腰椎骨折伴完全神经功能损伤者；②下腰椎爆裂骨折伴硬膜囊撕裂者；③胸腰段节段性后凸畸形不伴神经功能损伤者。相对适应证包括：①神经功能正常的不稳定爆裂骨折；②椎管受压致不完全性神经功能损伤，且受伤 72 小时之内者；③下腰椎爆裂骨折；④不稳定屈曲牵张损伤；⑤脱位性损伤；⑥患者预期寿命有限的病理性骨折（经后外侧减压）。而对屈曲牵张骨折、骨折脱位等三柱损伤骨折，通常需行后路手术或前后路联合手术以获得充分减压及牢固固定。

对固定和融合节段的确定，其原则是在获得稳定的基础上尽量保留脊柱的活动节段，尤其是下胸椎以下者。因此，短节段固定和融合的理念自 20 世纪 80 年代以来获得了迅速推广。其中应用最多的是椎弓根螺钉系统，该系统可通过三柱固定获得更好的脊柱稳定性，减少融合节段，保留更多的脊柱活动节段。不过椎弓根螺钉置入操作对术者的技术和经验要求较高，尤其在 L1 及 L1 以上，由于缺乏前柱重建支撑，短节段椎弓根内固定治疗胸腰椎爆裂骨折的失败率较高。因此，对胸腰椎爆裂骨折，尤其有严重的椎体粉碎性破坏或合并后柱损伤者，行后路椎弓根螺钉短节段固定时应考虑前路重建，或者经椎弓根螺钉固定伤椎上下各两个椎体，还可联合应用钩钉系统（伤椎上方用钩，下方用钉）。短节段内固定应用于下腰椎时效果良好。屈曲牵张骨折，尤其有韧带或椎间盘损伤者行短节段固定可获得良好效果；但有中柱破坏致椎管前方受压或有关节突关节骨折者，应固定伤椎上下方各两个椎体。而对骨折脱位，目前普遍认为应进行后路长节段固定，至少固定伤椎上下方各两个椎体。

3. 前路手术

前路手术包括经胸、腹膜后、胸腹联合等入路。目前，大多数学者认为前路手术不仅能彻底减压，还能有效地矫正后凸畸形，获得良好的植骨融合，减少融合节段，保留更多的脊柱活动节段。

许多临床研究显示前路减压可更好地促进神经功能恢复。随着前路内固定研发的不断进展，其稳定性和矫形性不断增强，单一前路手术除应用于伴有或不伴有神经功能损伤的爆裂骨折，还逐渐应用于某些不稳定的三柱骨折。Shaffrey 等认为爆裂骨折有如下征象时宜考虑前路手术：①伴有不完全神经功能损伤的 T10~L3 骨折，且受伤超过 48 小时；②严重的椎体粉碎性骨折；③椎管内占位大于 70%；④后路手术减压不充分，残留椎管内占位大于 30% 者，应考虑行二期前路手术。McAfee 等认为无神经功能损伤的 T10~L3 不稳定爆裂骨折是前路手术的相对适应证；而后凸大于 50° 的爆裂骨折、L4 和 L5 骨折以及严重的三柱骨折则是前路手术的禁忌证。Sasso 等通过临床研究证实，单一前路手术治疗不稳定 AO 分型 B 型骨折（相当于 Denis 屈曲牵张骨折）可获得良好效果，但对极不稳定的 C 型骨折及骨折脱位则无法提供足够的稳定性，需联合后路内固定。

4. 前后路手术

前后路联合手术可实现充分减压、有效支撑及牢固固定。目前普遍认为，对后路手术后仍有明显椎管内占位或有慢性疼痛及神经症状以及保守治疗后仍有慢性疼痛或神经症状者，二期前路手术是有效的。对胸腰椎爆裂骨折后凸大于 50° 角或有明显三柱损伤时，应考虑前后路联合手术。对骨质疏松引起的骨折需前路减压时也可考虑前后路联合手术。

**5. 根据 TLICS 选择手术入路**

Vaccaro 等认为影响腰椎骨折手术入路选择最重要的两个因素是 TLICS 三大因素中的椎体后方韧带复合结构的完整性及神经功能状态。其基本原则是：对有不完全神经功能损伤且影像学检查证实压迫来自椎管前方者，通常需要前路减压；对有椎体后方韧带复合结构破坏者，通常需行后路手术；对两种损伤均存在者通常需要前后路联合手术。

**6. 脊柱融合**

T11～L5 骨折脱位及不稳定性骨折，在行内固定后，应行植骨融合脱位间隙。虽然有人主张多节融合，或通过伤椎的椎弓根植骨来减少椎体矫正后高度的丧失，对此也有学者作了对比研究，认为骨折复位效果虽有轻度丧失，但晚期神经功能无恶化现象。实际上大多数患者只对脱位椎间隙进行融合即可。在未行椎板切除者，融合椎板与关节突；已行椎板切除者，融合关节突与横突。

（马梓昆）

## 第五节 单纯椎体压缩骨折

单纯椎体压缩骨折为稳定性骨折，临床比较常见，一般不伴有神经损伤，个别患者有一过性肢体麻木乏力，多能在短时间内自行恢复，非手术方法治疗能取得良好的效果。

### 一、发生机制与病理

椎体压缩骨折多因高处坠落足、臀部着地，或弯腰工作时背部受压所致，系轴向压力负荷所致的脊柱前柱损伤，中柱未受累。若伴有偏向一侧的压力则同时可形成前方及侧方楔形压缩，系上位椎间盘压其下方椎体上缘骨折。压缩程度以椎体前缘高度占后缘高度的比值计算，分Ⅰ度轻度压缩 1/3，Ⅱ度中度压缩 1/2，Ⅲ度重度压缩 2/3。Ⅲ度及Ⅱ度压缩骨折常有其后方棘上棘间韧带断裂，脊柱后方软组织张力增加，后凸畸形显著，属不稳定性骨折。椎体压缩高度不超过 1/3，棘突间隙无增宽，后方结构稳定性无破坏时属稳定性骨折。

### 二、临床表现与诊断

Ⅰ度椎体压缩骨折表现为伤部疼痛，活动受限，骨折椎的棘突压痛。Ⅱ度、Ⅲ度椎体压缩骨折常伴有明显的疼痛及活动受限，明显的椎体楔形变导致临床可见的后凸畸形和压痛，有棘间韧带断裂和脱位者，该棘突间隙增宽，严重者棘上韧带同平面腰背筋膜撕裂，可见皮下瘀血。

X线检查为最基本的检查手段。X线片显示椎体高度丢失，椎体前方轻度楔形骨折但椎体后壁完整，则属Ⅰ度稳定性骨折；椎体前方中度或重度压缩椎体后壁完整，但棘突间距增宽，表现后方有牵张性损伤，则属于Ⅱ度、Ⅲ度非稳定性骨折。CT片显示椎体骨折未波及中柱，椎体后壁仍保持完整，而且未向椎管移位。

### 三、治疗

1. 胸椎损伤

T10以上有胸廓保护，除非剧烈暴力，不会发生重度压缩骨折或严重脱位，由于胸廓的存在，复位亦很困难。对1/2以内压缩骨折未合并脊髓损伤者，可卧床8周或用石膏背心8周；对伴有脊髓损伤者，对骨折脱位，可行过伸复位石膏背心或支具外固定或手术复位GSS Ⅱ或CDHORIZONM 8椎弓根内固定。可以不做融合，因为有胸廓保护，胸椎骨折脱位愈合后，一般均较稳定。

2. 胸腰段和腰椎损伤

此段为脊柱骨折发生率最高的部位。对Ⅰ度压缩性骨折和Ⅱ度压缩性骨折（椎体高度丧失小于40%及后凸角小于20°角者）可采用卧床、制动及对症治疗；对镇痛无效者采用过伸支具治疗可获得良好的疗效。对Ⅲ度压缩性骨折和Ⅱ度压缩性骨折（椎体高度丧失大于50%或后凸大于20°角或连续多发压缩骨折者），提示有后柱韧带结构的破坏，建议手术治疗。若在非手术治疗过程中出现后凸畸形进行性加重，甚至出现神经功能障碍时，也应考虑手术治疗。可行后路手术采用器械辅助复位来完成轴向矫形，过伸内固定，并植骨融合不稳定之间隙。内固定可选用AF，RF，GSS Ⅱ，Moss Miami，TSRH，TENOR，CDHORIZONM 8等椎弓根钉内固定系统。过伸复位的标准为椎体前缘张开达80%，脊柱后凸角消失。

目前，国内外大多数学者一致认为对胸腰段及腰段部位的骨折及韧带损伤，主张积极尽早进行手术复位内固定治疗，采用坚强的内固定器材，**恢复脊柱的稳定性**，早期手术以提前功能的康复。笔者认为还是要从实际出发，如果没有实施这些手术的必要技术和设备，勉强开展这类手术，容易造成内固定失效及脊髓损伤等严重后果。

（刘 毅）

## 第六节 颈椎病

颈椎病是指颈椎间盘退行性变及其继发性变化，累及其周围组织结构，出现相应的临床表现。

## 一、病因

1. 颈椎运动负荷加重

颈椎椎间关节的反复运动，被认为是颈椎椎间关节退行性改变的根本原因。过度的运动会加快关节的退变。颈椎节段融合导致相邻节段退变加速也是由于颈椎运动负荷加重引发的。

2. 关节损伤

颈椎的急性微小损伤，会导致椎间盘纤维环或韧带的微小损伤，或者侧块关节关节囊、关节软骨的微小损伤，这些都可能成为颈椎退变的基础。

## 二、分型

按照颈椎退行性改变累及的结构，将颈椎病分为：脊髓型，神经根型、椎动脉型和交感神经型。其中神经根型最常见，占60%~70%，脊髓型后果最严重，占12%~13%。后两型临床诊断不容易。

## 三、诊断

### （一）临床表现

颈部症状是各种类型颈椎病的常见症状，也被称为轴性症状。常见的症状包括颈痛、僵硬、麻木、活动受限。体格检查应该注意颈椎的活动范围，局部压痛，颈项部肌肉的紧张度等。这些临床表现可能是神经源性的，也可能是颈椎骨关节病的表现。当然，由于颈椎病常常合并颈项部肌肉劳损，轴性症状也可能是劳损的表现。对于轴性症状，应该注意两点：轴性症状不一定是颈椎病的表现，颈椎病也不一定有轴性症状。体格检查异常包括：颈部活动受限、局部压痛、项背肌无力。

1. 神经根型

颈部或者上肢根性分布的感觉异常或运动障碍。男性多发，高峰年龄50~54岁，60岁以后发病率下降。其原因不清，但推测可能与间盘渐进性脱水、老年人中大的间盘突出较少发生有关。神经根型颈椎病最常见的原因为退变，椎体后缘骨刺、钩椎关节和侧块关节骨刺，椎间高度丢失导致椎间孔狭窄，椎间位移导致神经根激惹，软的椎间盘突出只占患者总数的22%，很多神经根型颈椎病是自发的，一般没有外伤。症状包括颈部、背部、上肢的感觉异常，一般在疾病的早期为疼痛，后期为麻木。上肢放射性疼痛在劳累和活动时加重，多数患者卧床休息或用颈部围领固定可以减轻，头颈向对侧屈或者将同侧手臂上举放在头颈后方（肩外展征）可能缓解疼痛。累及运动神经时表现为所支配肌肉的力弱。体格检查包括颈部活动受限，颈部压痛，颈部或者上肢的浅感觉检查异常，早期多见皮肤针刺觉过敏，后期为皮肤针刺觉减退或者消失。运动神经受累时表现为肌力减退、肌腱反射减弱或者消失，病史时间长的患者可以出现肌肉萎缩。常用的神经根刺激体征包括：椎间孔挤压试验（Spurling test）阳性，臂丛牵拉试验（Eaton test）阳性。受累神经根和症状部位以及感觉运动异常体征之间的对应关系（表4-1）。

表4-1  颈椎间盘水平与神经根和上肢感觉运动功能的对应关系

| 椎间盘水平 | 神经根 | 反射 | 肌肉 | 皮肤感觉 |
| --- | --- | --- | --- | --- |
| C4、5 | C5 | 肱二头肌腱反射 | 三角肌、肱二头肌 | 上臂外侧，腋神经 |
| C5、6 | C6 | 肱桡反射、肱二头肌腱反射 | 肱二头肌，伸腕肌 | 前臂桡侧，肌皮神经 |
| C6、7 | C7 | 肱三头肌腱反射 | 肱三头肌、屈腕肌、伸指肌 | 中指 |
| C4～T1 | C8 | | 屈指肌，手内在肌 | 前臂内侧、手尺侧 |
| T4、5 | T1 | | 手内在肌 | 上臂内侧 |

2. 脊髓型

典型的脊髓型颈椎病一般慢性起病，缓慢进展，可以在病程中有减轻的时期，但总体逐渐加重，但部分患者可表现为急性过程，或者在慢性病程的基础上突然加重（一般认为是脊髓血供障碍所致）。表现为脊髓受累平面所支配的效应器的感觉和运动功能障碍：躯干和四肢的感觉和运动功能障碍和大小便功能障碍。躯干和四肢的感觉功能障碍包括麻木、疼痛、发凉、束带感、沉重感。脊髓型颈椎病表现为肢体或者躯干的疼痛的较少见，多数为麻木。肢体或者躯干的束带感较为常见，也有的表现为躯干部的沉重感或者压迫感。四肢的运动障碍包括活动不灵活、僵硬、笨拙、无力、手的精细动作困难、行走踩棉花感、肢体频发抽动，严重的患者呈现典型的痉挛步态，走路困难，甚至双下肢反复不自主痉挛，呈剪刀样交叉，无法行走。排尿障碍比较常见，可以表现为排尿踌躇、尿不尽、尿无力，严重的尿闭、尿失禁。大便困难、便秘也很常见。

体格检查表现为受压节段的下运动神经元损害，而受压节段以下的上运动神经元损害（浅反射减退或消失、深反射活跃或亢进、病理征阳性），Lhermitte征阳性（颈椎屈伸时产生电击感）也比较常见。平面性的感觉功能障碍，痉挛步态，病程较长者可以表现为上肢肌萎缩，手功能严重丧失。按照脊髓受压的部位的不同，可以出现典型的脊髓损害综合征，如脊髓一侧受压可出现脊髓半切综合征（Brown-Sequard综合征），为了定量评价脊髓功能，广泛采用日本骨科学会脊髓病严重性评分系统（JOA评分），用来评价治疗效果。

3. 椎动脉型

有关该型颈椎病还存在争论。一般认为，与颈部活动（特别是转颈）有关的发作性头晕是该型颈椎病的典型特征，头晕时意识清楚，可以发生猝倒。体格检查如转颈时诱发头晕支持该病。椎动脉造影、MRA有助诊断，动态检查意义更大。

4. 交感神经型

该型的很多问题也存在争论。临床特征为症状多样，体征较少。症状的发生可能与颈部活动或者颈部过度劳损有关，常与颈部不适如颈痛或者颈僵有关。症状常常是反复发作性，可以自行缓解。由于交感神经分布广泛，症状牵涉多个系统。头部症状：可能与头部血管舒缩相关。头晕是最常见的症状，表现为发作性眩晕，屈颈或者伸颈时可能诱发。头痛也比较常见，口服非甾体类消炎药有效。心血管系统症状：心悸、憋气、呼吸困难、血压升高或者降低，末梢循环障碍。消化系统症状：恶心、呕吐、排便。汗腺功能：大汗。

## （二）辅助检查

1. X线平片

X线平片包括正位、侧位、过伸位、过屈位、左斜位、右斜位。可见椎间关节的退行性改变、骨性椎管的大小以及异位骨化。椎间关节的退行性改变包括：椎间隙变窄、骨质增生、椎体变形、椎间孔或中央管狭窄、顺列异常、曲度异常、椎间不稳定。退变性半脱位多见于老年人。骨性椎管的大小可以通过测量椎管的矢状径的绝对值或者计算椎管矢状径和椎体矢状径的比值来确定，后者由于不用考虑靶片距，应用简便，被广泛采用。椎管内韧带骨化包括后纵韧带和黄韧带骨化，前者更常见，当骨化比较成熟时，可以在颈椎侧位或者斜位片上看到。颈椎斜位片可以发现椎间孔的大小是否正常。椎间孔变小常见的原因是退变，而变大则常见于神经根肿瘤。正位片可以观察颈椎是否存在侧凸畸形，侧位片观察颈椎生理前凸是否正常，颈椎曲度变直甚至后凸畸形在颈椎病是比较多见的。通过过屈过伸位片观察颈椎节段的稳定性。此外，通过颈椎平片也可清楚显示是否存在先天或者后天畸形，椎间是否已经融合，前纵韧带的骨化等。

2. CT

CT主要用来观察骨结构，通过平扫和重建的影像可以观察到骨结构是否破坏，骨质增生在椎管内的形态，是否存在后纵韧带或者黄韧带骨化，钩椎关节的增生，以及椎管的横断面。重建的影像还可观察到椎体间和侧块关节的退变，颈椎的各种畸形，椎间的融合情况。软组织窗可以观察到椎间盘、脊髓和神经根的影像，但是由于颈椎椎间隙狭窄，有时不能很好地观察到间隙内的椎间盘影像。因此，MRI是必不可少的检查手段。

3. MRI

对于颈椎病的诊断，MRI是必不可少的手段。MRI的最大的优势在于可以清楚地显示软组织。首先，它可以清楚地显示椎间盘，颈椎退变首先起源于椎间盘，椎间盘退变的主要表现为：椎间盘信号改变（在$T_2$像上退变的椎间盘为低信号），椎间盘膨出或者突出，椎间隙狭窄。根据MRI将腰椎间盘退变分为3级，颈椎间盘退变程度尚未见分级。当然，它也可以清楚地显示脊髓和神经根受压的程度，以及脊髓缺血、水肿、变性等病理改变。增强MRI有助于鉴别脊髓炎症和脊髓肿瘤。此外，MRI也可以显示椎管内韧带肥厚和骨化，退变性和发育性椎管狭窄。

4. 脊髓造影和脊髓造影 CT

可以显示脊髓受压的程度、椎间盘突出、椎管狭窄。在 MRI 应用于临床之前，是颈椎病诊断的重要手段。但由于其有创性和并发症问题，在 MRI 应用以后，应用越来越少。目前主要用在由于各种原因不能行检查的患者。

5. 神经电生理检查

神经电生理检查的目的包括：明确有无神经电生理异常改变，从而推断有无神经损害；确定神经损害的部位，即神经损害的定位；明确神经损害的性质和原因。如果临床上神经损害的表现非常典型、神经损害的部位和性质都很明确，就没有必要行电生理检查。肌电图和其他电生理检查方法对于鉴别神经根型颈椎病、周围神经病、周围神经嵌压具有作用，对于鉴别运动神经元病以及合并脑神经损害的其他神经系统疾病均有帮助。在少见的情况下，对于多水平退变性疾病，肌电图和神经传导速度可能有助于确定具体哪个神经根受累。和所有辅助检查一样，也存在假阳性和假阴性。

颈椎病的诊断应该严格符合颈椎病的定义，即具备颈椎的退行性改变和与之相应的临床表现，即症状、体征和影像学表现三者应符合。其中神经损害的定位是正确诊断的关键，医生只有明确颈椎的神经解剖，才能得到正确的诊断。完整的颈椎病诊断应包括颈椎病的类型及其病理基础，如颈椎病脊髓型，C5、6 椎间盘突出，发育性颈椎管狭窄典型的颈椎病的诊断容易确立，但也有复杂的情况。事实上，神经损害的定位有时并不容易，一般来说，上肢的下运动神经元损害的症状和体征、上肢的感觉异常定位诊断的意义更大，根据躯干的感觉异常来确定神经损害的平面常常不准确。事实上，脊髓型颈椎病躯干的感觉异常有时候是不规则的条带状。

(三) 鉴别诊断

由于大于 50 岁颈椎退变非常常见，因此临床上发现有神经根或者脊髓病，要将它们和退变关联一定要谨慎，一定要做仔细的鉴别诊断除外其他导致神经损害的疾病。有些时候 2 种或多种疾病是并存的，有些时候退变并不引起神经损害。

1. 颈痛的鉴别

颈痛是颈椎病和其他颈部疾患的常见症状。当患者只有颈痛症状时，需要认真鉴别。

(1) 颈部劳损：主要症状是颈部酸痛，持续性，时轻时重，颈部长时间在某一姿势受力时加重，休息可以缓解，多见于伏案工作者，如计算机从业者、会计、编辑等。可见于年轻人。体格检查颈椎旁肌可有压痛，无神经损害的任何体征。影像学检查骨与关节无明显异常。颈部伸肌功能衰竭导致的机械性疼痛：一般也是由于长期劳损造成，除了颈痛之外，可以出现颈肌无力，颈部支撑头部费力，可以合并背痛，头晕等交感神经的症状。颈椎侧位片可见颈椎生理前凸减少或者消失，或者出现后凸畸形。休息或者用支具支撑症状可以缓解。

(2) 颈椎的感染性疾病：比较常见的是结核，如果儿童出现严重颈痛，颈部活动严重受限，应该首先考虑结核，成年人颈痛如果比较严重，颈椎活动受限明显，也应该考虑。当然结核活动期会合并结核全身中毒症状，体格检查颈椎活动范围明显减小，局部压痛明显。血常规可以表现为血沉增快，血红蛋白减少，嗜酸性粒细胞增加。结核菌素试验强阳性。颈椎X线平片可见椎体和椎间盘的破坏，椎间隙减小，椎前软组织肿胀。CT扫描可见骨破坏、死骨、脓肿。MRI则除了以上影像学改变外，还可以更清楚地显示椎间盘的破坏、椎旁脓肿以及椎管受累的情况。比较少见的疾病如颈椎的化脓性感染，原发性化脓性骨髓炎和关节炎均可以发生在颈椎，但非常少见。医源性感染在近几年发生率有增加，多见于颈椎前路手术后食管漏或者颈椎微创手术后。除了感染的全身表现外，通过影像学检查发现骨与关节的破坏，椎旁脓肿，可以帮助鉴别。食管漏的患者可以通过食管造影来判断。

（3）颈椎的非感染性炎症：类风湿关节炎、强直性脊柱炎累及颈椎时颈痛是主要症状。类风湿关节炎主要累及寰枢关节，强直性脊柱炎可以累及整个颈椎。二者的共同特征是都累及其他关节，在颈部受累之前，常常已明确了类风湿关节炎和强直性脊柱炎的诊断。在原有诊断的基础上，通过颈椎影像学检查可以明确诊断。小儿椎间盘炎是另一类病因不明的疾病，有人认为是炎症性疾病，疾病过程中颈痛是主要症状，疾病后期表现为椎间盘的钙化。影像学检查意义重大。

（4）颈椎椎管内韧带骨化或者钙化：在颈椎后纵韧带骨化比较常见，黄韧带骨化和钙化比较少见。早期的主要表现是颈痛、颈僵，椎管侵占较严重或者发生颈椎外伤时可以出现神经症状。平片、CT和MRI可以帮助诊断，CT是金标准。

（5）颈椎骨关节病：颈椎退行性改变可以表现为慢性颈痛，与劳累有关，休息可以减轻。如果是侧块关节的骨关节炎，可以表现为一侧的颈后痛，局部压痛明显。X线平片表现为颈椎退行性改变，MRI可以显示椎间盘退变的程度。颈痛的原因除了骨性关节炎外，有人认为，椎间盘或者后骨刺对后纵韧带的刺激也可以导致颈痛。

2. 上肢神经损害的鉴别

如果单纯表现为上肢的感觉和运动功能障碍（常见于神经根型颈椎病），则必须与神经根以远的上肢外周神经疾病以及肩部的其他疾病进行鉴别。

（1）肩部疾病：当以肩部疼痛为主要表现时，需要与肩周炎或者肩袖损伤进行鉴别。肩周炎好发于50岁左右，一般发生在一侧，肩痛伴活动受限是其典型特征。体格检查肩关节主动活动和被动活动均诱发疼痛加重，局部可有压痛。容易鉴别。但需要注意的是，如果颈椎病或者颈椎病术后肩关节长期不活动也可以继发肩周炎。肩袖损伤除了肩关节某个方向的活动诱发肩痛外（肩关节运动疼痛限制弧），肩部MRI检查或者关节镜检查可以明确诊断。这两种疾病均可出现颈痛和上臂疼痛。肩峰下间隙局部封闭注射常能改善肩袖综合征的症状。

（2）胸廓出口综合征：主要表现为臂丛下干损害，包括感觉和运动异常。也可合并上肢缺血的表现，是锁骨下动脉受压的结果。多见于消瘦的女性，发育性低肩胛、肩下垂牵拉血管神经容易发生，血管神经结构可以在肋锁间隙、颈肋或者前中斜角肌与颈肋的间隙之间受压。体格检查：Adson 试验、间歇跛动试验阳性，锁骨上窝可能有压痛。累及的肌肉肌力下降，皮肤感觉异常。X 线片有时可见颈肋。近年也有人应用 MRI 进行检查，来观察臂丛和锁骨下动脉受压的情况。神经电生理检查可以确定神经损害的范围。

（3）肘管综合征：尺神经在尺神经沟受压或者反复应力刺激可能造成明显的神经损害。表现为前臂和手尺侧 1 个半手指麻木，四五指屈指深肌、小鱼际肌和手的小肌肉肌力可能减退，严重时可致肌萎缩。需要与 C8 神经根病进行鉴别，后者指深屈肌、屈拇长肌和大鱼际肌群可能受累。各种原因所致的肘部畸形、骨关节病可导致本症。X 线片、CT 检查可以发现骨与关节的病变和畸形，神经电生理检查对鉴别诊断意义重大，如果尺神经的功能在肘上下有差异，有助于诊断。改变肘关节活动方式或者制动可能缓解症状。

（4）正中神经嵌压综合征：正中神经在其走行过程中任何部位都可能发生嵌压。在肘部，可以受 Struther 韧带或者位于其浅层的肱二头肌腱膜的压迫，在前臂，肥大的旋前圆肌可能压迫正中神经，或者正中神经的骨间前支可以受到屈指深肌起点的压迫，腕管中受压是最常见的情况，多见于孕妇或者手工劳动者，表现为手掌侧桡侧 3 个半手指，背侧 3 个半手指除远节指皮肤麻木，鱼际肌力弱或者萎缩，症状在屈腕时出现或加重，Tinel 征阳性，Phalen 征阳性。神经电生理检查如发现在腕部近侧正中神经功能正常，但远侧异常，有助于诊断。减少腕关节活动或者制动可能缓解症状。

（5）脊柱骨与关节的肿瘤：当侵犯椎管时，也可以产生神经根或者脊髓压迫症，其特征类似于颈椎病，骨与关节的肿瘤需要 CT 平扫、重建、增强来协助诊断。要特别警惕颈椎病和颈椎肿瘤合并存在而忽略肿瘤诊断的可能性。

（6）神经根炎：一般累及多个神经根，起病较急，可累及感觉和运动神经。一般为一侧上肢。格林巴利综合征也可以累及脑神经。

（7）带状疱疹：多见于机体抵抗力下降时。特点是沿外周神经分布的阵发性剧痛，起病数天后出现相应部位的皮疹。抗病毒治疗和对症治疗后逐渐好转，持续时间不长，最短可在 2 周内痊愈。

（8）神经源性肿瘤：来源于神经根的肿瘤临床表现非常类似于神经根型颈椎病。血旺氏细胞瘤一般起源于感觉根的鞘内部分，可能出现严重的按皮节分布的剧痛。肿瘤的特点一般为慢性起病，缓慢进展，没有缓解期。静息痛。MRI 是鉴别的主要手段。

（9）糖尿病神经病变：可以表现为上肢的麻木，典型的为手套样分布的麻木，是末梢神经慢性损害的结果。仔细研究病史及上肢麻木的特点，容易鉴别。

（10）运动神经元病：当表现为上肢肌肉萎缩，而无感觉异常时，应该与肌萎缩侧索硬化症或者多发硬化等运动神经元病鉴别。运动神经元病的特点是无感觉异常，病情一般呈进展性。可以合并脑神经损害，当累及脑神经时，可表现为饮水呛咳、吞咽困难、发音无力。受累肌肉可以出现不自主跳动。神经电生理检查有特征性改变。当二者合并存在时，鉴别有时比较困难。

（11）胸部疾患：当主要表现为肩背部疼痛时，需要除外胸部疾病，如肿瘤炎症等。

胸部的影像学检查可以帮助鉴别。肺尖的肿瘤还可能累及下部颈神经根或者臂丛出现相应的临床表现。

（12）牵涉痛：心脏、肺、消化道和颞下颌关节的疾病可以牵涉性地导致颈肩痛。需要通过详尽的病史采集、认真的体格检查以及相关系统的辅助检查来协助除外。

3. 脊髓病的鉴别

（1）颈椎后纵韧带骨化症：颈椎 OPLL 在亚洲的人群发病率约为 2%，大于 50 岁为 4%，由于日本较早研究其规律，并且在日本较多见，故又称为日本病。OPLL 早期表现为颈痛和颈僵，当继发性椎管狭窄导致脊髓明显压迫时，则逐渐出现脊髓病，但一般来说，只有当骨化的后纵韧带压迫脊髓非常明显时才会逐渐出现脊髓病的临床表现，这说明脊髓对于非常缓慢的压迫具有很强的适应能力。X 线平片可以显示比较成熟的 OPLL，CT 平扫加重建是诊断 OPLL 的金标准，MRI 图像除了可以显示脊髓受压、脊髓病等改变外，骨化的后纵韧带也常常有特征性改变。需要指出的是，颈椎病合并 OPLL 的情况非常见，单纯的 OPLL 症仅指椎间盘没有退变，或者虽有退变但未造成脊髓或神经根受压，神经受压仅由 OPLL 压迫造成的情况。

（2）颅椎区疾病：包括颅底凹陷、寰枢椎疾患，当这些疾患累及颈脊髓或者小脑时，可以类似于颈椎病的表现。颈椎平片应该注意观察该部位骨与关节的特征，寰枢椎的稳定性需要动力位颈椎侧位片来确定。必要时 MRI 和 CT 检查能够明确诊断。有时该区疾病和下颈椎的颈椎病合并存在，需要判断哪个更重。

（3）颈椎黄韧带骨化或者钙化：比较少见。临床表现与脊髓型颈椎病相同，X 线平片容易漏诊，MRI 有特征性改变，CT 平扫和重建可以清楚显示骨化或者钙化的韧带。

（4）脑血管病：老年人常见病。一般有高血压、糖尿病、高脂血症等病史，突发的脑和脑神经受累的表现，一般为一侧头面部和肢体受累。急性起病，可以反复发生。MRI 检查可见脑梗死的表现。由于老年人脑梗死和颈椎退变都相当常见，二者混淆和二者合并存在的情况时有发生。

（5）肿瘤：脊髓肿瘤可以较早表现神经功能障碍，一般为进展性，无缓解期，恶性肿瘤一般进展迅速。根据脊髓肿瘤的部位不同，可以出现不同的临床特征。脑脊液蛋白含量明显增加。髓外硬膜内肿瘤对脊髓而言为外压性疾病特征。脊柱骨与关节的肿瘤当侵犯椎管时，也可以产生脊髓压迫症，其特征类似于颈椎病，因为对脊髓而言，二者均为外压性疾病。借助 MRI 及其增强容易鉴别。骨与关节的肿瘤需要 CT 平扫、重建、增强来协助诊断。

（6）锥体外系疾病：如帕金森症和帕金森综合征，面容呆板、全身肌张力增高，震颤，小碎步态是其典型的临床特征，血液检查有助于诊断。病情不断进展，严重影响患者的运动功能。试验性药物治疗有助诊断。

（7）脊髓空洞症：脑脊液循环障碍可致局部中央管扩张，程度较重者可出现脊髓病，其典型的感觉异常是痛温觉分离现象。即痛觉异常，而温度觉和粗触觉正常。MRI 检查可以明确诊断。颈椎病脊髓局部压迫严重时有人认为也可产生脊髓空洞，为外压的继发性空洞。

（8）特发性横断性脊髓炎：脊髓的非感染性炎症，主要的病理特征为脊髓的脱髓鞘改变。急性或亚急性起病，快速进展的截瘫，MRI平扫和增强可见脊髓弥漫性病变，脊髓水肿。应用激素治疗有效，但反应不同，大约1/3患者步态和膀胱功能可以恢复，其余的不同程度脊髓功能障碍残留，约1/4患者终身卧床或者离不开轮椅。怀疑时可以转神经内科医生诊治。

（9）感染性脊髓病：人类免疫缺陷病毒感染、肠病毒、疱疹病毒等均可以引起横贯性脊髓炎。结核、梅毒、真菌感染均可以侵犯脊髓，出现脊髓病。硬膜外脓肿、蛛网膜炎显然可以损害脊髓，除了依据各自的临床特征和MRI进行鉴别外，病原学和免疫学诊断至关重要。

（10）运动神经元病：肌萎缩侧索硬化症或者多发硬化症当累及脊髓比较广泛时，常常与脊髓型颈椎病混淆，如果累及脑神经，考虑运动神经元病，如果存在四肢或躯干感觉异常，考虑颈椎疾患。当没有上述特征时，鉴别有一定难度。一般来说，颈椎病的病程呈现复发缓解，总趋势不断加重的特征，而运动神经元疾病是进展性的。神经电生理检查、影像学检查是主要的辅助检查鉴别手段。二者合并存在的情况也是可能的。

（11）亚急性联合变性：由于维生素$B_{12}$缺乏影响脊髓代谢所致的慢性脊髓病，可以累及脑、脊髓、视神经和外周神经。可有皮肤改变如：白癜风、掌部色素沉着、踝部发黑。神经损害与典型的颈椎病相似，如发现影像学特点与临床特征不符时，应考虑本病。应仔细追问病史中有无影响维生素$B_{12}$摄入障碍。血清叶酸和维生素$B_{12}$浓度减少。

（12）胸椎疾病：当神经损害只累及下肢感觉和运动功能时，应警惕是不是胸脊髓病，胸椎间盘突出比较少见，但胸椎黄韧带骨化所致的胸椎管狭窄症在黄种人中不少见，胸椎黄韧带骨化和颈椎后纵韧带骨化合并存在的发生率较高。胸椎髓内外肿瘤也应考虑。胸椎MRI和CT是重要的鉴别手段。

（13）脊髓血管疾病：脊髓主要动脉（前中央动脉）闭塞，可出现前脊髓动脉综合征，病因可能为动脉硬化栓塞、手术分离主动脉、血栓形成、血管炎、主动脉造影的并发症。临床特征为运动功能障碍、位置觉和振动觉存在，损伤平面以下的针刺觉减退或消失。脊髓血管畸形发生在颈椎不多见，胸椎较多见。可表现为脊髓病。脊髓MRI有特征性改变，脊髓血管造影可明确诊断。血肿形成可以发生在硬膜外、蛛网膜下腔、脊髓内，创伤和凝血功能障碍，特别是抗凝治疗，血管畸形均可导致。自发性出血的患者可以快速出现瘫痪和感觉丧失。立即行MRI检查可以明确诊断，尽快手术治疗常常可以最大限度地挽救脊髓功能。

（14）平山病：该病的规律由日本平山发现，因而得名。多见于青年，典型的特征是一侧上肢肌肉萎缩，前臂和手多见。全身多关节活动度增加，屈曲位MRI显示脊髓背侧脊髓外血管丛对脊髓造成压迫。中立位MRI则无此现象。

（15）脊椎其他部位的退变性疾病：上肢以下的感觉运动功能障碍可以由颈椎以下的脊柱退行性改变或者椎管内韧带骨化等疾病引起。如胸椎椎管内韧带骨化或者胸椎间盘突出压迫胸部脊髓可以表现为下肢上运动神经元损害和躯干和下肢的感觉功能异常，腰椎管狭窄症可以导致下肢的间歇性跛行和感觉异常，都需要通过仔细地研究临床表现和影像学检查结果来判断。更加复杂的是颈椎病和上述疾病合并存在的情况也时有发生。如颈椎病合并 OPLL 的患者常常合并胸椎 OPLL 或者有研究者报告颈椎病、颈椎发育性椎管狭窄和腰椎管狭窄症合并存在的概率为 5%～13%，国人的数据可能更高。合并存在时使得神经损害的性质重叠，从而给神经损害的定性和定位带来困难。

4. 颈源性头痛头晕的鉴别

椎动脉型和交感型颈椎病的确诊由于缺乏肯定的形态学证据，因而诊断和鉴别诊断均较困难。

（1）头痛和头晕首先要和颅脑疾病鉴别：脑部肿瘤、脑血管病、癫痫均可导致头痛和头晕。而由于这些疾病危害更大，故鉴别诊断意义重大。当不合并神经系统的定位症状和体征时，需要根据临床症状的特征和辅助检查来鉴别。

（2）当患者存在心血管系统的症状如心悸、胸闷、背部不适，特别是左侧胸部痛，心律失常时，需要与心脏器质性疾病鉴别，如冠心病、心肌炎等。不能通过临床表现鉴别时，心脏辅助检查有助于除外危害更加严重的这些疾病。

（3）当出现眩晕、耳鸣时，需要与耳源性疾病鉴别。比较常见的是美尼尔综合征，前庭功能辅助检查有助于鉴别。

（4）眼部疾病：眼部疼痛、视力异常时需要考虑眼部疾病，最紧急的疾病是青光眼，典型的症状是头痛，视力快速下降，可以合并恶心、呕吐。眼压检查是确诊该病的主要辅助检查，延误诊治会导致永久性盲。

（5）自主神经功能紊乱：过去也称为神经官能症，可以表现为广泛的自主神经功能紊乱，可以累及多个系统。有的严重影响睡眠。受累系统检查无阳性发现。症状不恒定，无规律。在诊断之前一定要明确除外器质性病变。

（6）更年期综合征更年期妇女由于女性激素水平剧烈变化影响多个系统所致，除了头痛头晕等症状外，还可出现心烦，情绪异常，全身多部位不恒定疼痛不适，月经不规律。女性激素检查以及激素替代疗法有助诊断。无确诊性手段。除外更加严重的器质性疾病是必需的。

（7）心因性疾病：焦虑症、抑郁症等多种疾病可以表现为全身多系统不适症状，需要精神科专业医师作出确切诊断。

## 四、治疗

多数颈椎病可以通过非手术治疗使病情得到缓解，部分患者可以获得治愈。人群调查的结果显示，神经根型颈椎病自然病程良好，非手术治疗的优良率为 71%～92%。少部分患者需要手术治疗，手术治疗的目的是缓解或者阻止严重的神经功能障碍，解决非常严重的症状或者长期不愈的对生活工作有影响的临床症状。

（一）非手术治疗方法

1. 休息

卧床休息效果最佳。卧床休息的目的是减小椎间盘的压力，因而可能减轻突出的椎间盘对神经的压迫。卧床休息还能减少椎间的活动度，从而减轻神经的动态压迫。通过休息也可以减轻神经根及脊髓周围的炎症和水肿。临床经验显示，卧床休息的时间以 1 个月为宜。卧床休息应该注意枕头的选择，一般来说枕头的高度不宜高，因为高枕使得颈椎生理前凸减少，容易加重颈椎病的症状，但也有例外的情况，有的患者颈椎在仰伸位时出现症状，这种患者枕头的高度可能就需要稍高一些。枕头的硬度应适中。侧卧时枕头应与肩的高度相等，以使颈椎处于中立位。至于市面上广泛出售的颈椎病枕头，不建议使用。有人甚至建议枕非常硬的颈部枕，应用后患者颈痛很重，则是十分错误的做法。当然不是所有的患者都适宜卧床休息，有的患者在某些特定的体位才能缓解症状，比如半坐位，这些患者就没有必要强调卧床休息。

2. 颈部围领制动

原理与卧床休息相似。但治疗效果不及卧床。一般只需要在起立时佩戴。如果患者不能严格卧床休息，可以采用硬质围领制动颈椎，最大限度地减少颈椎之间的活动，颈围应大小适中，佩戴后应能限制颈椎屈伸和部分旋转活动，一般应使颈椎处于中立位。

3. 物理治疗

热疗、电疗、磁疗均可以采用。目的是改善局部血液循环，减轻炎症反应。

4. 牵引

颈椎牵引可以减低椎间盘压力，也有制动的作用，适用于椎间盘突出的患者。对于部分患者有立竿见影的作用。但一般来说，并不能使已经突出的椎间盘还纳。牵引时多数在颈椎轻度屈曲位时牵引有效，因为这样可以使椎间孔变大。如果牵引数日效果不佳，就可以放弃。旋转推拿牵引的方法可能损伤神经，应禁止采用。

5. 药物治疗

脱水药物（甘露醇、类固醇激素等）适用于急性发作、症状严重的神经根型颈椎病，特别是疼痛较重的患者。甘露醇禁用于肾功能异常的患者，类固醇激素一般短期应用，剂量应足够。中枢镇痛剂、非甾体消炎止痛药、肌松剂和抗抑郁药均可采用。非甾体类消炎止痛药物通过减轻炎症达到止痛的目的，疼痛严重的也可以应用中枢镇痛药，类固醇激素也有减轻炎症的作用。具有活血作用的中药可以改善脊髓和神经根及其周围组织的血液循环，对有些患者有效。

6. 功能锻炼

疾病早期疼痛比较严重时，颈椎制动期间，如果不增加痛苦，可以行颈项部肌肉的等长收缩练习,以防止肌肉萎缩随着症状缓解,逐渐开始颈部肌肉的等张收缩训练。

7. 其他

旋转推拿的方法极易造成脊髓和神经根损伤,颈椎病禁止采用。小针刀是颈椎椎管外的软组织剥离手术,治疗颈椎病既无理论依据,也无确实疗效的科研报告,应该摒弃。至于这些方法的有效性患者,应该认真研究患者的诊断,可能根本就不是颈椎病或者是其他治疗方法(如休息)的作用,因为颈椎病本身有自限性。

(二)手术方法

术全面的脊柱外科医生应该能够熟练掌握所有的这些手术方法,从而能够尽可能地用最好的手术方式应对所遇到的问题。

1. 手术指征

(1)脊髓型颈椎病:由于脊髓型颈椎病致残率高,病程延长明显影响手术疗效,发生外伤后极易造成急性脊髓损伤,因此一旦诊断,就应行手术治疗。但对于有明显手术禁忌证的患者,也只能采用非手术治疗。

(2)经过规范非手术治疗后无效,症状仍然较重,影响日常生活和工作的其他类型颈椎病。其中主要是神经根型颈椎病。至于交感型颈椎病和椎动脉型颈椎病,由于诊断困难,手术治疗疗效不肯定,应慎重选择手术治疗。

(3)神经根型颈椎病症状严重,严重影响工作和生活,如严重的神经根性痛或者肌力减退,就不需经过保守治疗程序,应尽早选择手术治疗。

2. 颈椎前路手术

颈椎前路手术是颈椎病最经典的传统术式。适用于来自脊髓或者神经根前方的压迫的患者,致压物可以是椎间盘、后骨刺或者位于椎间盘水平的 OPLL,一般不合并发育性颈椎管狭窄。手术方法如下。

(1)颈椎前路椎间盘切除,椎体间植骨融合术(ACDF):传统的手术一般采用颈前横切口,游离颈阔肌皮瓣,经胸锁乳突肌内侧间隙、颈动脉鞘与气管食管之间的间隙进入椎前,切开椎前筋膜,即可显示椎间盘和椎体,采用透视定位椎间隙水平,切除椎间盘,必要时切除后骨刺、肥厚或者骨化的后纵韧带,在椎体间植入自体髂骨块,椎前放置负压引流,关闭伤口。

这种传统的手术方式应用多年,临床疗效基本满意,但也存在问题。之后出现了颈椎椎间撑开器,是颈椎前路手术的重要技术进步,它解决了三个问题:椎间隙狭窄患者间盘和后骨刺、后纵韧带切除困难的问题,椎体间后凸畸形无法矫形的难题,由于椎间隙无法撑开不能植入所需高度的植骨块的问题。

(2)颈椎前路椎体次全切除,椎体间植骨融合术:用于椎体后方存在致压因素需要减压的情况,如 OPLL,基本手术方法同上,术中切除椎体时椎体松质骨可能出血比较明显。比较容易出现的问题是横向上切除的范围不够,使得后方减压不彻底,椎体次全切除偏一侧，使得对侧减压不够。术中应该注意避免以上两个问题。减压后重建可以采用自体髂骨块，但目前更多采用钛网内植入自体椎体碎骨的植骨融合方法，椎体次全切除术后在椎体间应用钛板螺钉系统进行固定是目前通行的方法，否则，植骨脱出的可能性较大。

（3）颈椎间盘切除，前路非融合手术：早期的非融合手术是将椎间盘切除，旷置椎间隙，由于会导致椎间不稳定和退变加重，术式已被融合手术取代。近年为了解决椎间融合后相邻节段退变加速的问题，发明了人工椎间盘，尽管有些国家还没有批准使用，但在很多国家已得到一定应用。

3. 颈椎后路手术

颈椎后路减压术的指征包括各种原因所致的颈椎管狭窄、多节段椎间盘突出或者退变。通过椎管扩大，增加脊髓的有效空间，可以直接解除来自后方的压迫，同时通过弓弦原理，脊髓向后退让，间接解除脊髓前方的压迫。颈椎后凸畸形影响后路减压的效果。手术方法如下。

（1）颈椎椎板成形术：颈椎椎板成形术是颈椎后路减压手术的主要术式。和椎板切除术相比，最大限度地维持了颈椎的稳定性，减少硬膜外瘢痕形成。最新的椎板成形术式还能够保留棘突韧带复合体。颈椎椎板成形术术式包括：颈椎单开门椎板成形术、颈椎双开门椎板成形术和其他更加复杂的术式。

颈椎单开门椎板成形术的基本手术方法：俯卧位，头架固定头部于屈颈位。棘突连线后正中切口。暴露椎板。在C3～C7棘突基部钻孔，使用三关节咬骨钳或高速磨钻在C3～C7右侧椎板和侧块关节交界处开槽作门轴（保留内层皮质骨），经过C3～C7棘突上的钻孔穿入10号丝线，一端缝于相应的侧块关节囊上，使用三关节咬骨钳或高速磨钻在C3～C7左侧椎板和侧块关节交界处切开椎板全层，切开左侧C2～T1椎板间黄韧带，将C3～C7椎板自左向右掀起。小心分离硬脊膜外的粘连，将10号丝线结固定。

（2）颈椎椎板切除术：椎板暴露同椎板成形术，确定要切除的椎板，一般来说，治疗颈椎病时减压的范围为C3～C7，颈椎后纵韧带骨化或黄韧带骨化减压范围需超过骨化一个节段。其他原因根据椎板切除的目的确定节段。然后用同样的方法在椎板侧块关节交界处用开槽的方法切断椎板，切断椎板间黄韧带，一次性完整切下所有椎板。切记勿行蚕食状椎板切除，以免增加脊髓损伤的风险。

4. 其他颈椎手术

没有得到广泛应用，但有部分术者采用的术式还有：前路颈椎椎间孔切开术、后路神经根管减压术。这两种术式均可以保留颈椎运动节段，但由于前方入路有损伤交感神经和椎动脉的可能，后方入路切除椎间盘有一定难度，所以一直未被广泛应用。

（邓　颖）

## 第七节 腰椎间盘突出症

腰椎间盘是腰椎主要的连接结构。两个腰椎椎骨和其间的连接结构构成腰椎的运动单位。椎弓之间的连接结构为椎间关节、黄韧带、棘上韧带、棘间韧带及横突间韧带。腰椎间盘共5个，连接第5腰椎与第1骶椎，骶椎和尾椎之间无椎间盘。从腰₁到腰4椎间盘逐渐增厚，腰5较薄。腰椎间盘厚度高于颈椎和胸椎，约占腰段脊柱长度的1/3，全部椎间盘厚度的1/2。通常认为腰椎间盘由三部分组成。中央部为髓核，周围是纤维环，其上下由软骨终板覆盖。髓核是脊索的残余，位于椎间盘偏后，占椎间盘横断面积50%～60%，由疏松的纤维软骨和胶原构成网状结构，呈胶冻状。儿童的髓核和纤维环分界清楚，随年龄增加，髓核水分减少，胶原增粗，髓核和纤维环界限不清。髓核无固定形状，纤维环及上下软骨板将其约束成球形，使椎间盘保持膨胀状态。髓核形状可变，但不被压缩。出生时髓核较大，由脊索细胞构成，10岁后消失。椎间盘承受人体躯干和上肢的重量，又作为脊椎活动的铰链。随着年龄增加，长期应力作用以及伴发的营养障碍易受劳损。

### 一、分型

#### （一）病理分型

腰椎间盘突出与脊柱侧凸一样，是一个形态学命名，但重要的是通过分类对其病理实质的认识，不同病理类型决定不同的处理原则和手术方法。

（1）椎间盘膨出：椎间盘边缘超出椎骨边缘3 mm之内，可累及椎间盘周边100%或累及75%的非对称性膨出，也可以是对称性膨出，至少累及椎间盘周边50%（图4-4A）。

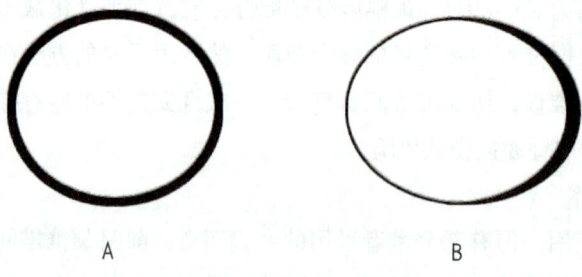

图 4-4 椎间盘突出

A. 累及椎间盘边50%以上为膨出，对称型；B. 累及25%～50%为宽基底疝

（2）椎间盘疝出：宽基底疝累及椎间盘周边25%～50%（图4-4B），局部疝累及椎间盘周边小于25%，又分为突出（基底弦长大于疝出宽度，图4-5A）和脱出（基底弦长小

于疝出宽度，图4-5B）。

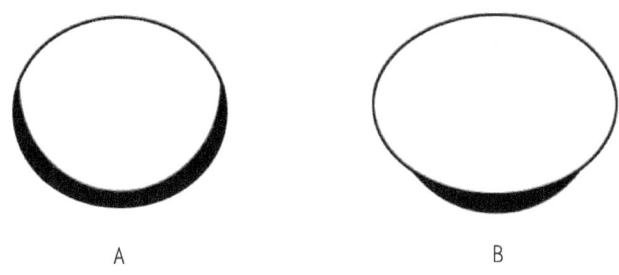

图4-5 局部疝

A. 突出，基底弦长大于疝出宽度；B. 脱出，基底弦长小于疝出宽度

近年来，由于CT和MRI的广泛应用，腰椎间盘突出的影像学诊断几乎遍及所有接受检查的成年人，其中多数属于单纯退变性突出，而且少有系统神经症状。那么如何与引起较重的腰腿痛症状的真性腰椎间盘突出区别，是每一位专业医生应该重视的问题。不同病理类型腰椎间盘突出症临床表现不同，处理原则和手术方法也有所区别。因此，在这里强调MacNab两类椎间盘突出基本病理分型的意义，并且结合临床实践，以附表形式进行对比分析讨论（表4-2）。

表4-2 腰椎间盘突出症的病理类型

| 名称 | 破碎型突出 | 单纯退变性突出 |
|---|---|---|
| 病因 | 椎间盘在退变基础上的损伤，特别是旋转暴力损伤。椎间盘损伤部的修复产生炎症反应病灶，应引起相应神经组织急性炎症 | 椎间盘退变产生的弥漫膨出或局限膨出，常有非典型Scheuermann病作为发病基础。神经组织被挤压在突出的椎间盘和外侧壁的椎间关节前关节囊或后侧的黄韧带之间。通道狭窄和机械刺激引起神经组织的炎症和缺血 |
| 病理 | （1）破碎椎间盘物质与未损伤部脱离，可封闭于纤维环和后纵韧带之下，有称包含型者。破碎病灶可破裂，突破表层纤维环和后纵韧带或游离至硬膜外腔，此时称非包含型<br><br>（2）可见血管化，损伤椎间盘修复性炎症改变<br><br>（3）该型病变累及神经的机制除机械刺激外，化学刺激更为重要<br><br>（4）突出病灶内部压力较高，破裂后压力低<br><br>（5）突出病变顶部多质软，有弹性<br><br>（6）神经通道狭窄的程度相对轻微，缓冲空间相对大 | （1）椎间盘完整型膨出或突出，是单纯退变性椎管狭窄的重要病理组成，常有椎体次发骨骺骨软骨病或称非典型Scheuermann病作为基础。不会出现非包含型<br><br>（2）少有血管化<br><br>（3）其引起神经功能障碍的原因主要是挤压和机械刺激<br><br>（4）突出病变部压力正常或稍高<br><br>（5）突出病变质硬，少有弹性<br><br>（6）受累神经组织多被挤压在椎间盘和椎间关节前关节囊之间，缓冲空间小 |

续表

| 名称 | 破碎型突出 | 单纯退变性突出 |
|---|---|---|
| 病理 | （7）术中可发现突出病灶部明显压痛<br>（8）受累神经增粗，充血水肿，色素沉着<br>（9）可有椎间盘突出再吸收改变<br>（10）有自身免疫反应证据 | （7）术中突出病变部多无压痛<br>（8）受累神经多变细，变扁<br>（9）无椎间盘突出再吸收改变<br>（10）无自身免疫反应证据 |
| 症状 | 椎间盘突出病灶炎症加剧，内压增高时，常有明显腰痛。出现脊柱倾斜机会相对更多，直腿抬高试验反应更重。中央脱出可破入蛛网膜下腔，引起排尿排便困难<br>部位特点：下腰段多见，少见于胸腰段 | 多无腰痛或腰痛不严重。少有脊柱倾斜，直腿抬高试验常为阴性或反应轻微。即便椎间盘后突位于中央，S3S5马尾神经少有受累<br>部位特点：下腰段多见，胸腰段椎间盘突出的常见类型 |
| 手术 | 1. 处理该型椎间盘突出必须去除全部破碎椎间盘物质，勿使遗漏。而非破碎部椎间盘属椎间盘未损伤的正常母体部分，不作切除<br>2. 适用于小切口或内镜下手术。后外侧入路切吸或消融治疗难以完全去除位于死角的椎间盘碎片，非破碎部椎间盘正常母体部分去除较多对椎间盘功能有害 | 1. 处理该型椎间盘突出只要去除前壁或后壁两壁之一即可，后路手术切除致压后壁，硬突出的椎间盘可不作切除<br>2. 椎间盘镜下手术需考虑如何安全进入和完成微创减压。不适宜经后外侧入路切吸或消融治疗，间接减压似无效，而且去除较多虽有退变但仍能维系功能的椎间盘有害 |

### （二）椎间盘突出和受累神经的关系

1. 椎间盘的后外侧突出

由于 L5 神经根管起始于 L4、L5 椎间盘水平下半，与硬膜囊内的 S1 神经相邻，L4、L5 椎间盘突出一般同时累及 L5 和 S1 两个神经，其中 S1 神经为马尾神经部分。

S1 神经根管起始于 L5～S1 椎间盘上方，在椎间盘水平 S1 神经根管距离硬膜囊相对较远，L5～S1 椎间盘突出累及 S1 一个神经根的机会更多。

L4 神经根管起自 L3、L4 椎间盘下方，因此 L3、L4 椎间盘突出一般仅累及 L4 神经的硬膜囊内部分，即马尾部分。

2. 椎间盘的中央突出

可累及一个和多个马尾神经，累及多个神经可引起马尾神经综合征，多见于破碎型突出。也可以仅侵及非骨性侧隐窝。受累神经与后外侧突出相同，多见于退变型突出。

马尾神经综合征 S1～S5 神经受累可使鞍区麻木，括约肌和协助排尿排便肌功能障碍。该征主要由破碎型椎间盘突出破裂侵入已经处于长期炎症状态的硬膜囊和蛛网膜下腔引起，常发作突然，并多有外伤史。由于化学刺激引起马尾神经炎症急剧，神经伤害较重，短时间内可造成不可逆损害。退变型椎间盘突出即便为中央突出，也很难造成马尾神经综合征，中央椎管相对宽敞，难以对马尾神经形成机械刺激，L4、L5 椎间盘突出也可累及 S1 或 S1

以远马尾神经，同样，L5～S1椎间盘突出同时可累及S2或S2以远神经。

3. 椎间管内椎间盘突出和椎间盘极外侧突出

在椎间管内神经根贴近椎弓根内面和下面走行，走行于上半相对宽大的部分，这是由椎体、椎弓根下面及关节突间部组成的半环形骨性通道，一般难以受到退变和异常应力作用产生再塑形的影响，不易发生狭窄病变。而在椎间盘及其上下椎体缘水平为椎间管下半狭窄部，后壁为上关节突及椎间关节前关节囊，属椎间管狭窄的纤维通道部分，但该水平并无神经根穿越，神经根已离开椎间管。换言之，神经根在椎间管内不越过椎间盘。只有当间盘突出范围大，超出椎体间隙较多时会使神经根上举。破碎型椎间盘突出病变破裂，游离向上。椎间隙狭窄、间盘高度减低会使关节突重叠较多，上关节突上移，导致椎间管狭窄，但上述引起神经病变的机会极少，而且常常遇到一种假象，由于CT扫描轴架不正，一个层面先扫到椎间盘退变膨出的一侧会出现突出椎间盘占据椎间管与神经根重叠的影像，是否确实为病变神经根，应结合神经根受累的定位症状和体征认真评价，避免落入陷阱。Postacchini等强调大部分椎间管狭窄不引起神经根压迫，发现影像学显示滑脱造成中央椎管狭窄和椎间孔狭窄，但不行椎间孔切除，仅行椎板切开或全椎板切除常使神经根症状完全缓解，说明真正的多节段椎间盘突出症。

影像学常显示多节段椎间盘突出，特别是MRI某些矢状层面由于椎间盘退变形突出和椎间关节的退变，椎管的呈三叶或三角变形而表现多处以椎间盘突出影像为主的多节段椎管狭窄。也是无神经症状的中老年人常有的影像学退变征象，不一定是神经功能障碍的原因。也是无神经症状的中老年人常有的影像学退变征象，不一定是神经功能障碍的原因。在此强调不要单纯凭借影像学显示的椎间盘突出的征象判断手术的目的性。应明了，绝大多数神经病变发生在一个节段，而且常常是一个或两个神经受累。偶尔发生在两个节段，最后做出诊断一定要根据神经系统定位体征是否与影像学所见相符。仅依靠影像学显示的多节段椎间盘突出，选取多个节段手术是不可取的。

4. 高位腰椎间盘突出

高位腰椎间盘突出一般指T12～L1、L1～L2、L2～L3的椎间盘突出，有如下特点。

（1）高位腰椎间盘突出多为硬突出，而且常有非典型Scheuermann病作为发病基础，在发育异常基础上的退行性变是高位腰椎间盘突出症的发病原因。

（2）高位腰椎间盘突出少有破碎型突出，其可能的原因为上腰段是非典型Scheuermann病变的好发部位。发育异常产生的椎间盘后突常见。其次是上腰椎椎间活动固有阈值低应力集中造成椎间盘损害的机会不多。

（3）影像学显示高位腰椎间盘突出不一定造成神经功能障碍，必须结合临床症状和神经定位体征做出正确判断。

（4）高位腰椎间盘突出累及神经组织常有后壁黄韧带和后外侧壁椎间关节作为重要病变组成。

（5）神经病变和相应的功能异常往往不恒定。其原因是病变累及椎管不均衡。L1椎体与脊髓圆锥对应，T12～L1椎间病变多累及部分马尾神经，神经病变多为炎症和缺血。偶有累及脊髓引起上运动神经元瘫痪神经系统功能障碍者。从后面看马尾神经在后壁敞开的腰椎椎管硬膜囊内像一个后突的半环状幕布排列，神经序数越低，越靠前靠外，序数越高越靠后靠中线，例如在L1～L2椎间水平，L2神经在最前方最外侧；S5神经在中线后方。椎间盘突出病变多累及中线两侧的马尾神经，最外侧的L2可能漏掉。

（6）高位腰椎间盘突出很少累及S3～S5神经引起括约肌功能障碍。理由是高位腰椎间盘突出多为硬突出，少有破碎型椎间盘病变椎间盘物质的化学刺激。中线部位椎管矢状径最大，位于该部S3～S5神经很难因中央椎管狭窄导致功能障碍。

## 二、临床表现

破碎型椎间盘突出发病年龄在40～50岁。50岁以上发病多为退变型突出，而以非典型病突出作为主要病变基础者发病年龄相对低。男性多于女性。

1. 外伤史

重要的是判断外伤与椎间盘突出症的病因、病理是否为因果关系。破碎型椎间盘突出多有明确的外伤史，而退变型腰椎间盘突出少有外伤。

2. 腰腿痛

（1）腰痛：椎间盘损伤后多有腰痛，如无在椎管狭窄基础上的神经损伤，不出现放射神经痛，部分患者否认或记不起既往外伤。急性外伤可造成椎间盘损伤，撕裂，甚至椎间脱位，但不形成椎间盘突出，当损伤撕裂的椎间盘的修复发生炎症反应时产生椎间盘突出，即破碎型突出，外伤可以造成已有破碎的突出椎间盘的炎型病灶内压急剧增高而破裂，引起急性神经症状。随着损伤修复炎症反应产生并累及神经，开始出现腰痛和神经痛，此时腰背痛的原因是炎性病灶刺激了外层纤维环和后纵韧带中的窦椎神经。腰痛发作常突然、剧烈，多有背部肌肉痉挛，脊柱活动痛性受限，翻身起坐困难，如能注意保护，经3～4周多能缓解。退变型腰椎间盘突出，椎间盘多无急性损伤，多无腰痛。可有椎间盘源性疼痛或软组织损伤性疼痛发作，疼痛的发作相对缓慢，多为钝痛，很少完全影响工作。

（2）腿痛：腰腿痛的腿痛指神经痛，多为坐骨神经痛，约占全部腰骶神经根病的95%，少数较高位腰椎间盘突出可有股神经痛，沿神经支配区分布，有时为麻木感，酸胀感。可单侧痛也可因双侧神经受累引起双侧痛。神经痛是机械压力刺激或化学刺激引起神经炎症的结果。发病可急可缓，取决于炎症发生的急与缓。所致坐骨神经痛为放射痛，从臀部开始，沿股后侧，小腿外侧放射到足跟和足。破碎型椎间盘突出，神经炎症发作时，坐骨神经痛剧烈，持续，咳嗽，打喷嚏，椎间盘突出病变部压力和椎管内压力增加，引起炎症神经的刺激，坐骨神经痛加重，患者常采取弯腰、屈髋、屈膝松弛坐骨神经来减轻疼痛。退变型腰椎间盘突出引起坐骨神经痛相对轻微，与狭窄通道内神经炎症反应及神经缺血的轻重有关。患者行走一段路后可出现腿麻痛，蹲下休息片刻疼痛消失，继续再走，又出现腿痛，即所谓间歇性跛行，站立时间长久有类似症状，坐、卧或骑自行车无碍，多被认为是神经慢性炎症缺血所致，与血栓闭塞型脉管炎引起的周围神经缺血的间歇性跛行类似。

3. 压痛

椎间盘病变深在，但破碎型椎间盘突出病变和受累神经炎症L4、L5或L5、S1椎旁常有明确压痛，可有沿坐骨神经的放射痛。退变型椎间盘突出压痛相对轻微，取决于病变神经的炎症程度，退变椎间盘或椎旁软组织的慢性损伤程度。

4. 外观

脊柱倾斜比脊柱侧凸描述更确切，多见于破碎型椎间盘突出。由于前述L5和S1神经根管的结构特点，L4、L5椎间盘突出多累及L5神经的肩部，脊柱向健侧倾斜；L5～S1椎间盘突出多累及S1神经根腋部，脊柱多向患侧倾斜。病期较久或疼痛严重者可出现下肢肌肉萎缩。

5. 脊柱活动

检查脊柱前屈活动，不能单纯依据患者做俯背运动时，躯干长轴或背部切线与下肢的角度判断，因为包含有髋关节的活动。脊柱强直而髋关节正常的人，两手可触地。因此，应明确脊柱活动是每两个椎骨之间活动的总和，而且脊柱不同节段活动阈有差别，需注意脊柱曲度的变化。由于腰痛和神经痛，脊柱活动多有受限，往往在一两个方向上受限明显，常见后伸和侧弯受限。老年脊柱退变，脊柱僵硬活动受限，与活动痛性受限需做鉴别。

6. Laseque征（直腿抬高试验）

患者仰卧，检查者一手握住患者踝部，另一手置于膝上，保持膝关节伸直位，抬高下肢（屈曲髋关节）到一定角度，感到下肢有沿坐骨神经放射痛为阳性。应注意的是个体直腿抬高的角度有差异。不应以抬高的角度来判断，应以两侧对比作依据。其次，应以引起坐骨神经痛为标准，非神经性痛不应作为该试验阳性指征。破碎型椎间盘突出出现Laseque征机会更多。该征提示组成坐骨神经的腰骶神经受累，其机制为坐骨神经紧张，牵扯炎症病变神经根所致。

7. Bragard征

患者仰卧，检查者一手握住患者踝部，另一手置于膝上，保持膝关节伸直位，抬高下肢（屈曲髋关节）到一定角度，感到下肢有沿坐骨神经放射痛时，稍放低直腿抬高角度，检查者再用手握住患者足前部背伸踝关节，如再次引起坐骨神经痛即为阳性。

8. 腘神经压迫试验

患者仰卧，检查者一手握住患者踝部，另一手置于膝部，保持膝关节伸直位，行直腿抬高试验，患者感到下肢有沿坐骨神经放射痛时，稍放低直腿抬高角度，致使放射痛刚刚消失，检查者手指压迫位于股二头肌腱内侧走行的腘神经，即坐骨神经，引起腰和下肢放射痛为阳性。

9. 股神经牵拉试验

患者俯卧，检查侧膝关节保持屈曲，过伸髋关节，如出现股前侧放射痛则为阳性。该试验提示组成股神经的腰神经受累,机制为股神经紧张,牵扯椎管内炎症病变神经根。

10. 神经定位症状和体征

根据美国国立脊髓损伤学会(NASCIS)和国际截瘫学会(IMSOP)推荐国际脊髓损伤神经分类标准,其神经系统检查概括为28个关键感觉点和10个肌节的关键肌的确认。其合理性和准确性已经过世界范围的验证,是神经系统定位检查的重要工具。

最常受累的L5神经和S1神经的关键感觉区分别是第三跖趾关节背侧和足跟外侧。L5的关键肌为足拇长伸肌。S1的关键肌为小腿三头肌。应明确的是由于L5神经根管起始于L4~L5椎间盘下1/2水平,L4~L5椎间盘突出病变多累及L5神经根起点和其背内侧硬膜囊内的S1神经。因此两个神经同时受累的机会更多,S1神经发自L5~S1椎间盘上方,该椎间盘水平S1神经根离开硬膜囊相对较远,突出病变单纯累及S1一个神经机会更多。L3~L4以上椎间盘突出病变极少有破碎和游离型。因此仅累及马尾神经,神经根均发自椎间盘下方。临床症状和神经定位体征多不恒定,取决于哪一个或哪一些神经受累以及神经病变的病理。患者可以仅有间歇性跛行和下肢的酸沉不适,也可以累及下腰神经和骶1神经,与常见的L4~L5、L5~S1相似,须认真加以鉴别。括约肌功能障碍在高位腰椎间盘突出时很少见到(表4-3)。

表4-3 腰神经根病的神经定位

| 受累神经 | 关键感觉区 | 关键运动肌 | 反射 |
| --- | --- | --- | --- |
| L2 | 大腿前中部 | 屈髋肌(髂腰肌) | |
| L3 | 股骨内踝 | 膝伸肌(股四头肌) | 膝反射 |
| L4 | 内踝 | 足背伸肌(胫前肌) | |
| L5 | 第三跖趾关节背侧 | 足拇长伸肌 | |
| S1 | 足跟外侧 | 小腿三头肌 | 跟腱反射 |

当S3~S5马尾神经受累时,患者可有鞍区麻木,排尿及排便困难。称之马尾神经综合征。该征主要见于破碎性椎间盘突出症。该征主要由破碎型椎间盘突出侵入已经处于长期炎症状态的硬膜囊和蛛网膜下腔引起,常因破裂发作突然,并多有外伤史。神经功能障碍进展较快,严重者可发生尿潴留,排便不能控制。女性患者可发生假性尿失禁。男性患者可有阳痿、异常勃起等性功能障碍。

### 三、辅助检查

1. X线平片

由于椎间盘在X线平片上透光度大,难以直观地显示椎间盘突出的病理形态。可以显示作为椎间盘突出的病理基础的退变、发育异常,以及椎间盘突出的间接征象。发现引起神经病变的其他异常,例如肿瘤,结核,椎间盘炎。

X线平片检查可显示骨赘、椎间隙狭窄、终板硬化、真空现象、韧带骨化或关节突肥大、变形、退行性滑脱等退变现象。也可发现移行椎、椎弓崩解滑脱，非典型Scheuermann病症，如软骨结节、椎体变形、终板局限硬化或不规则等先天或发育异常。

正位片可显示脊柱侧凸，即倾斜。侧位片可有生理前凸改变，并容易判断椎间隙变化，破碎型椎间盘突出病变范围广，破碎椎间盘物质多，椎间隙狭窄明显。

2. 椎管造影

准确应称蛛网膜下腔造影，是诊断椎间盘突出较常用的影像检查方法。现在，脂溶性造影剂已废弃不用，常用的水溶性非离子型造影剂为Omnipaque和Lsovist。造影应注意如下事项：①穿刺间隙应避免在可能的病变间隙；②注药勿过快；③注意患者反应，例如梗阻严重，远处注药可加大蛛网膜下腔压力，伤害炎症病变神经；④改换侧位观察时，宜移动管球，不宜使患者过度翻动；⑤升降倾斜检查床宜缓慢，发现病变宜及时点片；⑥X线片上应注明造影剂流动方向；⑦对于下运动神经元损害患者，造影检查向上至少观察到下胸段；⑧充分估计到造影剂梗阻上方造影剂不可见部分的病理改变。

造影可显示蛛网膜下腔造影剂的压迹、充盈缺损、稀和淡、中断及梗阻。反映造影剂在该部受压的范围和程度。宜两侧对比观察。

3. CT检查

腰椎间盘突出的CT检查要求较高的软组织分辨率。应有软组织窗，观察不同层面椎间盘的形态，与神经根、硬膜囊的关系，黄韧带、椎间关节囊及硬膜外脂肪的影像。同时应有骨窗以除外骨质病变。两种类型椎间盘突出病变部与椎间盘主体密度相近，破碎型椎间盘突出可有后缘不规则，突出部大小、程度、形态、部位不一。有时可见真空现象，软骨结节。

CT检查应注意如下问题：①熟悉CT检查的窗技术；②熟悉不同层面椎骨、椎间盘和椎管内结构；③病变椎间宜多层薄扫，以了解椎管全貌及微细结构，追溯神经通道和神经组织的关系；④注意可能因为扫描轴架不正造成各层面两侧结构不对称，先扫到膨隆椎间盘的一侧易误认成椎间盘极外侧突出，此时宜观察神经组织是否受累，有无相应的神经功能障碍；⑤破碎型椎间盘突出病变有时较小，须认真观察；⑥观察连续扫描轴位椎间盘后缘的骨化片往往发现与椎体连接，说明骨化片周围是椎间盘组织伸入延续，是骨化异常，而非椎间盘钙化；⑦须注意可能引起神经功能障碍的椎骨，椎管内或外的肿瘤、结核等病变。

多平面重建（MPR）可在各个平面显示椎间盘三维形态及空间位置。CTM即CT椎管内造影，硬膜囊和神经根袖显影，用来观察神经组织与神经通道的关系，但神经通道狭窄的层面常常无造影剂充盈，有造影剂充盈的层面多无狭窄，对单纯破碎性椎间盘突出，显示较好。

4. MRI

随着MRI技术的不断改进、表面线圈技术的应用以及软件的开发，MRI已是椎间盘退变较为精确的最简单的检查手段。几乎所有的椎间盘突出都有退行性变，$T_2$加权像显示低信号，可能伴有终板的改变；$T_1$加权像低信号，$T_2$加权像高信号提示骨的炎性反应；$T_1$加权像上高信号，$T_2$加权像上中等信号提示黄骨髓成分增多；$T_1$和$T_2$加权像上均为低信号提示骨硬化。

椎间盘突出的影像分析应该以其病理作基础。退变型椎间盘突出属完整椎间盘的局部突起，椎间盘信号多一致；破碎型椎间盘突出的突出病变部与非破碎部之间有时为"窄颈"，有时可见到低信号带。突出部背覆后纵韧带完整，即所谓包含型者，后缘光滑；如发生破裂，后纵韧带破裂处表现为低信号带，可不规则。$T_2$加权像上破碎髓核可为中等或高信号。其形成可能由于椎间盘损伤修复引发局部免疫及炎症反应有关。有非典型Scheuermann病者可见软骨结节、终板不规则、椎体变形、嵴样突起、相应椎间盘多有$T_2$加权像上的低信号，椎间盘移位突出多与椎间盘主体信号一致，除非合并损伤破碎。

## 四、诊断

椎间盘突出症的诊断应根据其临床表现结合影像学所见做出。决不能单凭影像学显示的椎间盘突出和相应的椎管狭窄影像，特别是退变型椎间盘突出，是中老年人退变常见的影像学所见，不一定引起症状。椎间盘后突和神经通道狭窄的程度也往往与神经系统障碍的轻重不呈平行关系。因此，首先应根据症状和体征判断是否为神经根和马尾受累，其次应明确受累神经是否与影像学显示的椎间盘突出病变相应。影像学显示的多节段椎间盘突出，但引起神经症状多为一个节段病变，两个节段同时累及神经组织少见。因此，宜结合受累神经引起的定位体征，明确导致神经功能障碍的病变椎间，即目标椎间，不应无选择地多节段减压，甚至多节段固定。鉴别诊断宜考虑如下疾患。

（1）肌筋膜炎：属于椎骨之间连接结构的慢性损伤的总称，包括椎旁、背部、腹前后壁的肌肉及其在椎骨上的附着，椎间的韧带，如棘上韧带、棘间韧带、黄韧带、横突间韧带、椎间关节囊、腰骶韧带及其附着。扭伤后修复不利，后遗慢性炎症反应，使用过度，长久固定体位均可以造成上述连接结构慢性损伤性炎症。这是腰痛最常见的原因。腰痛表现多样，以其病理而异。可有下肢牵涉痛，但不同于累及神经根的放射痛，更无神经功能障碍引起的定位体征。

（2）退变性椎间盘源疼痛：纤维环慢性损伤引起疼痛属连接结构病变，也应包括在肌筋膜炎之内。退变本身不引起疼痛，慢性损伤修复引起的炎症反应才会是疼痛的原因。但是确切判断较为困难。用椎间盘造影诱发疼痛的方法，从实用性和可靠性两方面值得讨论。退变性椎间盘源疼痛可通过窦椎神经引起感应痛。

（3）椎间关节炎：同其他滑膜关节一样会发生退变软骨磨损，软骨下骨硬化，滑膜炎症，移位或再塑性。同样影像学显示的退变，如同膝关节退变本身不引起疼痛，即便有退行性滑脱。只是慢性损伤引起炎症反应时才致痛。明确病变部位困难，可有下肢牵涉痛，但直腿抬高试验阴性，无坐骨神经放射痛。

（4）脊柱肿瘤：脊柱肿瘤约占全身肿瘤的7%。其中原发良性肿瘤及肿瘤样病变占1/3，恶性骨肿瘤占2/3，大部分为转移癌。良性肿瘤以椎体血管瘤和巨细胞瘤居多，多数血管瘤不引起症状，除非发生骨折或侵入椎管。其次是骨软骨瘤、骨母细胞瘤，一般生长缓慢，很少引起症状，引起疼痛多轻微，偶有恶变者。

原发恶性骨肿瘤可有脊索瘤，多发骨髓瘤，恶性纤维组织细胞瘤。常引起剧烈腰痛和腰骶神经痛，起病可急剧，疼痛剧烈，持续，可阵发加重，进展迅速。局部常有压痛和叩击痛。可有消瘦、贫血、恶病质，血沉加速，碱性磷酸酶或酸性磷酸酶升高（前列腺癌骨转移），溶骨性肿瘤可有高钙血症。影像学有助于肿瘤诊断。X线应该作为腰痛和腿痛患者的常规检查。对每个患者都不应该放松对椎骨质地的观察，注意椎弓根以及附件有无破坏，这是恶性肿瘤可能或常见的侵犯部位。CT检查能从轴位观察椎骨各个层面的异常，应注意窗技术的使用。也强调要根据神经定位症状和体征来确定准确的投照部位。MRI能反映椎骨的代谢状况，恶性肿瘤的高代谢，丰富血运，使病变在$T_1$像上称低信号，$T_2$像呈混杂信号或高信号。须强调的是不要满足看到影像学显示的椎间盘突出，它可能不是神经系统症状的原因，对任何患者不能忽视对能隐现的椎骨肿瘤的存在。

（5）椎管内肿瘤：椎管内肿瘤由于占位于密闭的椎管，可累及椎管内脊髓和神经引起根性痛，也可刺激压迫脊髓内长束纤维，引起下肢症状。马尾神经受累可与椎间盘突出引起者类似。唯起病及进展较慢。椎管内肿瘤可发生于髓内、髓外硬膜内或髓外硬膜外。其中以髓外硬膜内肿瘤最常见，约占椎管内肿瘤的70%。神经鞘瘤最多，脊膜瘤次之。其他还有室管膜瘤、畸胎瘤等。椎管内肿瘤累及神经的部位、范围决定其神经定位症状和体征。起病多缓慢，腰痛症状常不明显。X线平片可有椎弓根间距加大、椎间孔增大、椎弓根变薄，反映肿瘤巨大，生长缓慢，神经通道加宽，椎骨再塑性。椎管内造影常能发现肿瘤占位引起的梗阻。CT检查宜事先通过神经定位判断病变所在部位。MRI有助于发现肿瘤的形态、部位，是在硬膜外、硬膜内还是髓内，与神经组织的关系。

（6）腰椎结核：腰椎结核也是累及腰骶神经的可能病变。病变相对轻微者容易漏诊，误诊为椎间盘突出。应注意腰椎结核多有持续腰痛，腰椎各个方向活动均有受限，如无较大脓肿，椎骨和椎间病灶，X线平片、CT常不能发现病变。此时正确使用CT窗技术，同时有骨窗和软组织窗供观察很重要。MRI检查注意椎骨、椎间盘及椎旁软组织的信号异常。

（7）胸腰段脊柱病变：胸腰段脊柱病变可引起腰骶神经功能障碍，虽然很少见，但该部马尾神经或脊髓内的长束纤维受损有时累及L5或S1神经，影像学常常存在L4、L5和L5～S1椎间盘退变型突出，容易引起误诊。

## 五、治疗

对腰椎退变性疾病预防要点主要为保持良好的防护，防止脊柱损伤，避免长久保持坐位或站位姿态，椎骨之间的动态（肌肉）和静态连接结构（椎间盘和韧带）长时间紧张会疲劳，受到伤害；避免使用过度，即长久活动。经常体育锻炼，保持肌肉、韧带和骨骼的营养状态和强壮有力，增强其抗损伤能力，作为腰椎间盘突出症的预防保健措施。

### （一）非手术治疗

初次发病，病症较轻者可尝试保守治疗。任何治疗都应该针对病变的病理。破碎性椎间盘突出发生破裂，发病急，症状相对重，其病理为椎间盘损伤-修复炎症反应，神经组织损害的主要原因为破碎椎间盘引起的免疫反应，化学刺激。退变型椎间盘突出的神经病变以机械刺激引起的慢性炎症为主。发作期宜采取休息、制动，以减少对神经组织的进一步伤害。必要时绝对卧硬板床休息。护理时勿忘平衡翻身，有时需患者配合，避免强行粗暴翻动患者。

此时如强力按摩或推拿，势必加重神经组织的伤害。应了解腰椎间盘突出患者脊柱侧弯或倾斜是避开伤害反应的结果。过重的骨盆牵引会改变已经处于代偿的神经和神经通道的适应关系，加重对神经的刺激和伤害。至于已经处于炎症高压的破碎椎间盘病灶或作为完整椎间盘的局部突起在牵引下是否能通过组织内压的部分减小而获得缓解，应认真进一步研究。

非甾体抗炎药可抑制前列腺素的合成，减轻炎症反应，解除痛苦，缓解症状。口服或局部注射，包括骶管注射类固醇，虽然有更强的抗炎作用，但副作用较大，可导致组织变性甚至坏死，引起后期的炎症，同时妨碍组织修复。

### （二）手术治疗

1. 适应证

①初次发病，经严格的非手术治疗无效，症状严重者；②屡次发作者；③神经根或马尾神经障碍明显者；④马尾神经受累引起排尿、排便障碍者，应作为急症手术对待；⑤起病急，症状较重，考虑为破碎型椎间盘突出，宜早期手术，阻断免疫复合物所致炎症反应。

2. 常规后路手术技术

（1）体位

1）侧卧：通过脊柱前屈侧位，板间隙展开、加大，不增加腹压及椎静脉丛压力，减少出血。有利于单侧椎板手术，又特别适用于前屈缓解疼痛者。

2）腹卧：腹部悬空，适用于全椎板手术，操作方便。但容易使椎板重叠，椎间隙减小。

3）膝胸腹卧位：须用多功能手术床，便于脊柱前屈，椎板间隙加大。①注意膝和髋不能过度屈曲以免阻碍下肢静脉回流；②支撑点在膝、臀和胸部，最好以凝胶软垫保护，以免受压形成溃疡；③适度倾斜手术床后部，以减少或完全代偿腰椎前突，可扩大椎管容积并张开椎板间隙；④上臂自肩关节外展90°，肘屈曲90°，前臂置于支架，并用凝胶软垫，防止尺神经麻痹；⑤避免肩过度外展和腋部受压，防止臂丛受压；⑥对老年患者应避免旋转头部，避免颈过伸，前额置凝胶软垫；⑦避免眼、鼻和下颌受压；⑧腹部应游离，便于呼吸和减少因腹压增高出血。

4）仰卧位：适用于前侧腹膜外入路或经腹椎间盘手术。

（2）手术椎间定位

1）病变椎间的术前定位：现代手术室内多能使用X线机定位病变椎间，该法方便、准确。仅提醒术前应仔细研究影像学片，尤其在腰椎有移行椎变异时，须格外小心。腰骶椎的变异易导致诊断错误。由于MRI不能在椎管的矢状面上看到肋骨做标记。所看到的腰骶角大小、形态和病变所在位置的关系必须与X线平片对照核准。依据X线平片以双侧髂嵴顶连线辨认棘突的方法虽然简便，但受体位、皮下脂肪厚度及变异的影响不完全可靠。宜结合棘突的特点，如大小、深浅、腰骶角的大小和部位决定切口位置。

2）病变椎间的术中判定：暴露椎弓后侧以后应根据其解剖特点核实病变椎间所在。注意棘突的高度、形状，与腰骶角的位置关系，即深度，相邻棘突间的距离，椎板间隙的大小，椎板的倾斜角度，椎骨间的活动度，是否有腰椎骶化等移行椎影响椎间活动，必须做到心中有数。术中有X线鉴定更可靠。至于病变椎间的压痛和触压反应不一定出现。不宜过分依赖。

3）椎间病变中心的术中判定：认识病变位于所在椎间的什么部位，对于安全进入病灶，特别是小切口和内镜手术的暴露至关重要。胸椎和腰椎椎管狭窄受累神经组织多位于神经根管的椎间关节前关节囊和椎间盘之间部分，椎间关节前关节囊位于病变神经后外侧，突出之椎间盘位于其前内侧。中央椎管狭窄相对轻。临床症状和神经定位体征也多与该病变部位相符，后路手术宜从切口暴露的椎弓后壁辨认病变中心。

（3）麻醉

1）局部麻醉：优点是使患者处于清醒和相对感觉清楚状态，可避免过度牵拉神经，造成伤害，也有利于术中定位。

2）硬膜外神经阻滞麻醉：使患者术中无痛，但牵拉神经患者可有部分感觉，有利于安全手术。须切开硬膜时，应考虑局麻药有可能进入蛛网膜下腔，引起脊髓麻醉的危险。

3）全身麻醉：镇痛完全。要求术者清楚病变的部位、病理、神经通道的解剖，优良的手术技术和丰富的经验。病灶的进入和神经组织的牵拉必须小心轻柔，勿使患者在无感觉状态下再伤害病变神经。

（4）手术技术：椎间盘突出的手术方法多种多样，应根据病理类型，病理改变，手术技术特点，手术室设备器械条件及术者的经验来选取。手术暴露及减压的范围应以安全彻底去除病变为准。小切口，内镜下开窗术应以充分减压，安全进入病灶，不损害神经为前提。

腰椎椎间盘突出病变多侵犯一侧的神经根管，即便椎间盘突出位于中央，受累神经最常见的只是侧隐窝内的神经根或其起始部。手术关键在于安全切除部分椎间关节，特别是上关节突，以便去除累及神经的致压后壁-椎间关节前关节囊，并暴露神经根硬膜囊及突出的椎间盘。Jolles等介绍用高速锉削薄椎板厚度，保留小关节表面，以窄骨刀或Kerisson凿分层进行潜行切除上关节突内侧缘。前关节囊附着的第一层应尽可能薄，切除越薄，对其前内侧神经挤压越轻。如椎管狭窄异常严重，可于上关节突中部开槽，或用高速锉由浅入深"揭除"部分上关节突。减压术中的显微外科技术操作可减少神经损伤和硬膜撕裂。

病变神经和突出椎间盘暴露后应结合影像学所见判断病理改变，观察神经和突出椎间盘关系。突出椎间盘的大小、部位、质地软硬、被覆后纵韧带是否破裂、累及神经的部位，粘连的轻重；病变神经粗细，充血情况，是否容易牵拉开。

妨碍操作的硬膜外静脉丛可用双极电凝以减少出血。若马尾神经或神经根与硬膜及致压物之间粘连紧密，用剥离子强行伸入，剥离或拨动，常引起患者局麻下的疼痛，麻木反应，极易导致损伤。有时须在直视下锐器分离。

破碎性椎间盘突出质软，触之有弹性，组织内压有升高时张力较大，无论是牵引或是推压均不能使其回缩、还纳，常有压痛，受累神经常有水肿、充血、增粗和粘连。可十字或丁字切开纤维环或后纵韧带表层，破碎椎间盘物质常能自行溢出，或很容易用血管钳或髓核钳拉出，有时破碎椎间盘组织与椎间盘母体有部分联系或轻度粘连。碎片可多可少，可大可小。应彻底取出，但对于非破碎部椎间盘不应切取，不能顾忌椎间盘组织碎片遗留，无休止切除非损伤部椎间盘，造成椎间盘损伤加重，功能进一步丧失。有时破碎性椎间盘突出表层已破裂，此时组织内压可降低，压痛减轻，破碎椎间盘组织有时可进入椎管，至硬膜外间隙或蛛网膜下腔。结合影像学所见不难找出。取出游离椎间盘组织后，应探查原发破裂椎间盘裂口，寻找残余椎间盘碎片。

退变型椎间盘突出部质硬，少弹性，多无压痛，有时仅为弥漫隆起，神经通道狭窄程度重，与神经组织粘连轻重不一，硬膜囊常变扁，神经根变细。该型椎间盘突出不发生破裂，表面光滑。如果神经根粘连不重，可轻柔牵开，暴露椎间盘突出部，可用尖刀做环形切开，椎间盘组织作为完整椎间盘的一部分不能溢出，也难用髓核钳成块拉出。应注意，不要用髓核钳去切除深部正常（仅为退行性变）椎间盘组织。如果粘连重，形成瘢痕组织，将神经根部分包绕，则不能用钝器强行分离，以免损伤神经。若锐器分离也不成功，有人主张潜行切除，挖空神经根腹侧，使突出部塌陷，但难以成功。在粘连较重时，不宜强行游离神经，插器械到神经和突出椎间盘之间，敲压椎间盘。由于硬突出累及神经的原因在于机械刺激，只有后壁组织同时挤压才会关闭神经通道引起症状。只要造成压迫的前后壁之一去除，即可形成缓冲空间，实现减压，解除症状。所以有人主张此时椎间盘突出不大者，可不做切除。

1）全椎板切除术：适用于破碎型或退变型中央型椎间盘突出，尤其合并椎管狭窄者。如累及神经根管，宜切除1/3～1/2上关节突内缘，以去除其内前方前关节囊之前的病变神经的后壁。如为破碎型椎间盘突出，突出部位于神经根腋部（常见于L5～S1椎间盘突出），可减小减压范围。有时破碎型椎间盘突出炎症波及侵入硬膜外或蛛网膜下腔，须切开硬膜，探查切除破碎的椎间盘组织。

2）单侧椎板切除术：多用于单侧椎间盘突出累及神经根管者。暴露椎板和软组织剥离后，以半椎板拉钩或牵开器，拉钩尖端固定在椎间关节的外侧缘利用杠杆作用牵开肌肉。

病变椎间盘一般于下位椎骨的上关节突上 1/2 水平,依此为中心上下扩展。常常需要切除部分上关节突内缘以去除附着其上的前关节囊,后者多为受累神经根的侧后壁,实现充分减压和暴露。

3)开窗术:宜确认开窗部位恰恰是病变所在。术前应熟悉病变部位、病理及神经通道。单侧椎间盘突出累及神经根管者,病灶的进入应小心,由于缓冲空间很小,椎板钳下唇插在病变神经背侧与前关节囊之间,容易伤害已经处于炎症状态的神经组织。尤其是退变性椎间盘突出,有器质性神经病变者。如使用骨刀处理上关节突前内宜小心分层薄层切除,勿使其下沉伤害其前或前内侧之病变神经。正确耐心使用气动或电动骨锉是安全进入病灶技术,值得提倡。

3. 腰椎间盘突出症的微创手术

现代外科发展趋势为有限化、显微化、替代化及人工智能化。微创脊柱外科自1970年代中期倡行。微创技术固然使入路组织损伤轻微,手术后制动简化,减少康复时间,但不等于显微外科,后者才是真正意义的微创。因此,微创应该是针对病变神经组织,它直接关系到神经功能的恢复。不能仅做到切口和进入病灶过程中的微创。

(1)单纯髓核溶解,经皮穿刺切吸术或经皮激光腰椎间盘减压术:椎间盘微创脊柱外科手术种类繁多。有些方法治疗依据不足,从病理基础和临床结果来看,均有争议,包括经皮穿刺髓核化学溶解术、经皮椎间盘穿刺切吸术和经皮激光腰椎间盘减压术。髓核溶解是注入木瓜凝乳蛋白酶或胶原酶;临床上开展的胶原酶化学融核术正是利用了其特异性地降解椎间盘基质的作用。髓核溶解,经皮穿刺切吸术或经皮激光腰椎间盘减压术时均破坏椎间盘组织,以期达到"间接减压"的目的。但正常或退变的椎间盘以及非破碎部椎间盘不应切除,应切除的是造成神经病变的椎间盘突出部或破碎部。至于溶解或切除大部分椎间盘组织是否实现间接减压,须进一步研究证实。

当采用单纯髓核溶解,经皮穿刺切吸术或经皮激光腰椎间盘减压术时,对于退变型腰椎间盘突出而言,其突出病变是作为椎间盘整体的弥漫或局部突出,为硬突出,与后壁黄韧带和椎间关节前关节囊的相应挤压。因此行髓核溶解和椎间盘切吸的是正常退变椎间盘,无论溶解量、切吸量有多大,只要对神经根产生致压作用椎间盘后缘不去除,作为完整椎间盘一部分的硬性突出就很难退缩,不能达到减压目的。因为正常或退变椎间盘内压并不高,特别是在卧位时,间接减压论有待证实。对于破碎型则必须去除破碎游离的椎间盘组织,而突出病变部总是处于后外侧入路内镜的死角,溶解切削的组织多为正常组织,即非破碎病变椎间盘。镜筒只能沿椎间关节外壁的工作三角区伸入,进入椎间盘的前或中部,病灶却位于椎间关节前关节囊内前方,难以在直视下直接切除病变尤其是硬突出椎间盘后缘。

(2)腰椎间盘突出症的显微外科手术:目前利用内镜或小切口的椎间盘突出的显微外科手术已广泛开展。椎间盘突出的显微外科手术是指在手术显微镜和显微外科器械帮助下由后路切除椎间盘突出病变。其优点是:适应证多无限制,术野明亮清晰,减小皮肤切口,降低对骨及软组织的损伤，便于硬膜外血管的止血处理，可轻柔操作神经组织，降低严重并发症，缩短手术时间，缩短住院时间，可行门诊手术。缺点是：显示术野小，易对神经血管造成间接损伤，对手术医生应进行较长时间培训。

1）术前准备：应仔细研究影像学片，熟悉神经通道，解剖变异，病理改变。注意腰椎前突程度。

2）患者体位：宜采取前述膝–胸腹卧位。

3）定位：首先确定病变椎间隙的相应体表位置，与中线外侧做切口画线标记，消毒后将穿刺针从手术入路的对侧插向预定椎间，以免血肿妨碍手术入路的显微外科分离。X线核实定位。注意椎板间隙略低于椎间盘间隙。皮肤切口应以病变椎间水平位为中心并根据病变范围扩大延长。

4）皮肤–椎板间隙入路：切开皮肤和腰背筋膜，在钝性Langenbeck和双极电凝止血的帮助下，自棘间韧带和相邻椎板间拉开浅层椎旁肌群。确认椎板间隙，以"花生"拭子清理软组织。从上位椎板和椎间关节囊锐性分离多裂肌中回旋肌的附着点。插入扩张器牵开肌肉，注意勿过度牵拉皮肤。插入牵开器使椎板间窗，椎间关节和上位椎板的下部位于视野中央。

5）椎管入路：在大多数患者，术野的外下方为下位关节突的下方边界，其标志为关节脂肪垫，由此可进入两层黄韧带之间。用Kerrison咬骨钳可进入脂肪垫，安全摘除外层黄韧带的下外部分。一旦内层黄韧带暴露，用显微手术分离器分离黄韧带，用不同型号的Kerrison咬骨钳切除黄韧带的外1/3，并行椎板切除术，直到硬膜囊外侧环状面减压，上位椎板的下缘多需要切除。

6）暴露神经根管：如椎间盘突出为破碎型，椎间关节无增生，可用Kerrison咬骨钳切除前关节囊内侧部分和上位椎骨的下关节突内缘。然后潜行切除前关节囊和上关节突内缘，直到暴露神经根。如为退变型椎间盘突出，用动力球形锉操作会更安全迅速。对于覆盖于突出椎间盘的充血硬膜外静脉宜凝固后，锐性分离。

7）暴露突出的椎间盘：确认突出椎间盘的大小、范围与神经根的关系，小心游离神经，用分离器将其轻轻拉向中线，尽可能避免持续使用拉钩，可用吸引管的钝尖间断地将神经推离病变部，减轻对神经的挤压。

8）切除突出病变部椎间盘：对于破碎型椎间盘突出的包含型，椎间盘的切开应限制到最小限度，开始以最小的髓核钳（15 mm）摘除椎间盘，然后用直的或角状中等髓核钳（2.5 mm）去除脱出、松动、破碎的椎间盘物质。如果突出椎间盘已破裂，即非包含型，除了取出游离破碎的椎间盘外，自穿孔处向后外缘扩大切口，去除残余破碎椎间盘。

如果为退变型突出，有人主张做环形切除，即切除突出病变最高（尖顶）部。突出不多可不做切除。

9）创口闭合：椎间盘突出病变切除后必须仔细止血。可吸收明胶海绵或氧化纤维用于暂时止血，伤口闭合前取出。

10)术后处理:术后6小时允许患者活动。术后第一天开始进行等长肌肉训练,患者可随意自由活动,只要不引起或加重腰痛和神经痛。

(3)微内镜椎间盘切除术(MED)

1)优点:照明好,能直接切除髓核及其他致压物,解剖结构破坏少,损伤小;游离的髓核可以摘除,使突出的髓核消失或减小;术后纤维瘢痕组织少,疼痛轻,可早期下地;椎间较稳定。

2)适应证:以单节段破碎型椎间盘突出最适宜。退变型椎间盘突出需考虑安全进入病变部。禁忌证:马尾神经综合征。

3)缺点:需专用特殊器械,视野局限,操作空间及方向有限,工作通道不易在椎板间隙固定,容易滑向关节突关节。术中有时止血困难,可出现神经根损伤、血管损伤、椎间盘炎等并发症。

MED 是近年来兴起的治疗腰椎间盘突出症的又一项技术。由于切口小,受到医生青睐和患者欢迎。但是,MED 使原敞开直视的手术野管道化,带来相应的技术难题,应引起涉足该项技术者重视。由于没有周围视野,操作方向单一,**缺乏直接触觉**,操作空间狭小,以致定位,进入椎管,止血和安全切除致压组织困难。因此,MED 比开放手术难度大,技术要求更高。应明确的是 MED 使切口小,做到微创,但更重要的微创应当针对病变的神经。多数病变神经被挤压于突出的椎间盘和椎间关节的前关节囊之间,特别是退变型椎间盘突出,几乎没有缓冲空间。即便是神经剥离子强行深入都可能使神经损害加重。不切除后壁致压组织,而从狭窄通道内牵拉出神经,或者强行插入椎板钳下唇均会伤及病变的神经。用术后必然发生神经水肿来掩饰对神经的损伤是不容许的。为此,需再次强调严格掌握手术适应证,提倡术中采用显微外科技术,强调针对病变神经的安全微创观念。

4. 前路或经腹腔镜前路手术

前路椎间盘突出手术避免了应用后外侧入路内镜时病变位于死角的弊病。但对于退变型椎间盘突出应考虑如何安全做到直接切除硬突出椎间盘病变后缘,否则不能实现受累神经减压,但不应切除正常或仍有功能轻度退变的椎间盘。对于破碎型椎间盘突出而言,如后缘破碎部很小,应准确导入器械,将破碎椎间盘组织取出,但不应切除椎间盘非破碎部。显然上述两种病理状况用前路手术不经济,仅适用破碎椎间盘组织量大,涉及范围广的破碎型椎间盘突出。当然破碎游离型也不适于前路手术。

5. 腰椎不稳定和腰椎融合术

首先应明确不稳定的定义。不稳定被认为生物体结构刚度下降,失去最佳平衡状态。刚度是加载于某结构引起位移的比率。Knutsson 将屈伸动态时侧位椎骨前移超过 3 mm 定义为不稳定。Spratt 规定为前移超过 4 mm 或 5 mm 或两个椎骨前屈时倾斜大于 15° 成角为不稳定。临床不稳定为生理载荷下椎间关节明显变形,受累节段活动异常,并出现相应临床症状者为腰椎不稳定。一般所言稳定性应与不稳定概念不同。前者是稳定能力、稳定结构的抗损伤强度。稳定结构破坏,稳定性差,不一定已发生不稳定。外伤不稳定是稳定结构破坏的范围程度足以使受累节段在生理载荷下活动异常。退行性变不稳定是关节退变，稳定结构松弛，刚性下降，使两个运动单位之间活动超出固有范围。

有人用全椎板切除和开窗手术的标本行抗弯抗扭转应力试验，测试两种术式对其稳定性的影响。这里的稳定性显然是指其抗损伤能力或强度，所用载荷不是生理载荷。全椎板切除抗损伤能力差，但在生理应力下很少有活动异常。换句话说，前者虽然稳定性差，但不一定出现不稳定。而术后随着手术损伤的修复，纤维组织，瘢痕组织，甚至软骨和骨组织的形成。手术节段活动范围多有减少。脊柱骨折脱位时，稳定结构破坏严重，非手术治疗修复期后，可发现脱位的两运动单位之间发生融合，并不出现不稳定。

融合内固定以及滑脱椎的复位是当前的热门手术，不过，即便术者手术熟练也难免增加术中出血，费时，易产生并发症。多数医生主张应重视脊柱的稳定，内固定。不过，持不同意见者对其适应证仍有争论。

椎体融合器呈笼状（Cage，TFC或BaK），目前有用矩形融合器的改进。一般经后路同时完成，应用于脊柱界面的固定，提供相对稳定的融合环境，消除椎体间过度剪切力的伤害，支撑植入的松质骨块，使其不被吸收，提高融合率，可附加内固定。腰椎间盘融合术后，其相邻上下椎间盘及关节突关节所受应力加大，常加速退变，如融合不牢固，易形成假关节，引起疼痛。常需加用器械内固定，以缩短患者卧床时间。安放椎体融合器可出现各种并发症，诸如脱位、椎间隙高度不等、下降、融合失败、椎间隙炎。最常见重要的并发症是由于暴露不充分或牵拉粘连的神经导致神经根和马尾神经损伤、性功能障碍等。各种椎弓根钉固定技术已广泛应用，被认为可减少对外固定的依赖，提高和加速植骨融合。

6. 人工椎间盘置换术（ADR）

近十余年来人工椎间盘置换术进展迅速。传统的脊椎融合术使融合椎间丧失活动，脊柱功能紊乱，应力集中于相邻椎间，加速后者退行变，术后数年或数十年引起腰背痛或神经病变，尤其是两个节段以上融合者。而且部分患者形成假关节。因此人们试图用人工椎间盘置换替代引起症状的病变椎间盘，提供类似的稳定、活动和负重性能。人工椎间盘设计基本上分为两类，一类是替代全部或部分纤维环和髓核，另一类仅置换髓核，称人工髓核术（PDN）。后者保留原有的纤维环、椎体终板和韧带，固定较容易，手术损伤小，恢复快。最初Fernstrom报告采用球形合金假体，术后4~7年后88%假体下沉入终板。近年来采用圆顶和杯形，低摩擦，滑动假体，如已应用于临床的S.B Charite Ⅲ型人工椎间盘，近期取得较好结果。目前ADR进展迅速，是一个有前景的脊柱外科新技术。理论上通过ADR恢复脊柱功能单位的运动能力和载荷特性，维持椎间隙高度及脊柱稳定性。消除疼痛，更快恢复正常工作，能预防相邻节段继发性退变。但假体设计并不成熟，应用技术待完善，适应证须进一步研究。其并发症包括内置物的松动、下沉、移位、金属断裂、手术节段自发融合。目前该手术适应证其说不一，争议较多。现就已提出的一些手术适应证进行分析。

（1）椎间盘退变：这是衰老过程中必然发生的。其 X 线显示椎体缘骨赘，终板硬化，可有椎间隙窄，甚至出现"真空"现象，即椎间盘裂隙积气，MRI 见的 $T_2$ 加权像常显示椎间盘低信号。应该视其是否严重丧失功能并引起症状而觉得是否置换。

（2）慢性腰背痛：腰痛原因众多，不能全部归因为椎间盘病变，笼统作为 ADR 的指征。文献多明确指出椎间盘源腰痛为指征。建议能正确分析椎间盘病变和腰痛的因果关系，除外引起腰痛的其他因素，不应该单凭影像学所见断定疼痛的原因。

（3）椎间盘突出症：其病理类型基本上分为两大类。其一是**破碎型**并包括游离型，手术应当取净损伤的破碎和游离部椎间盘，但不宜因顾忌椎间盘突出复发而广泛切除非破碎部未损伤椎间盘部分，更不应切除全部椎间盘。如破碎病变部大，椎间隙变小，椎间盘结构和功能丢失，宜行 ADR。相反，破碎部小，取出后对椎间盘的整体结构和功能影响不大者似无须行 ADR。另一种为退变型椎间盘突出，多构成侧椎管神经通道狭窄的前内侧壁，为完整椎间盘的局部突出，一般仅切除构成狭窄病变的后外侧壁椎间关节前关节囊即可。如能安全切除突出部椎间盘，也仅限于少量，完成减压即可，无须因此行 ADR。

（4）融合椎间邻近的椎间盘退变：是脊椎融合术后继发应力集中的结果。但相邻椎间病变引起症状者毕竟为少数，应认真分析判断。

（5）脊柱节段不稳和轻度滑脱：也应明确是否仍存在异常和超限活动以及作为症状的原因。因此 ADR 的手术适应证值得认真思考和进一步讨论。

7. 人工髓核

由条状弹性纤维制成。纤维环需较完整，可通过后路进入，在纤维环遗留的空腔内植入制成的 PDN，或注入聚合物前体，使其聚合为 PDN，目前仍在研究阶段，稳定性有待观察。单纯髓核置换术的操作较全椎间盘置换术简单，创伤小，潜在危险性或失败发生率均较少，手术时间较短，甚至利用微创技术在内镜下即可植入，更易为医师和患者接受，但仅适用于早中期椎间盘退变，有一定局限性。

8. 腰椎间盘退变基因治疗

腰椎间盘处于独特生理环境。大部分无血管分布，细胞营养缺乏，中心氧张力较低，pH 也较低。直接基因治疗不改变髓核细胞生长环境，有一定优越性。应用分子生物学技术，将一些生长因子作为目的基因或治疗基因，以腺病毒或反转录病毒作载体，用转基因技术将外源性治疗基因再转入终板细胞，使宿主组织变成药物合成场所。利用转基因细胞持续表达高生物活性的内源性生长因子，促进蛋白多糖合成，以改变椎间盘生物活性。

基因的表达在多个层面上受多种因素的调控，其调控机制目前仍不清楚。即使目的基因能有效表达，其表达持续时间及其编码的蛋白质在细胞内外环境中所发挥的生物效应，仍然要受其他细胞因子的影响。目前基因治疗仍处于起步和实验研究阶段。

9. 腰椎间盘突出症的再手术

腰椎间盘突出症的再手术立意前必须仔细研究患者出现症状和神经功能障碍的原因是

什么，符合前述腰椎手术失败综合征中的哪一项。

首先应该明确再手术的适应证，即患者的异常表现的病理基础是什么，是否能够通过手术来解决。有相当多的患者神经损害发生在初次手术，术中过度牵拉或挤压神经，即便损伤较轻都可能造成长久神经症状，企图靠术后给予脱水及类固醇减轻所谓神经刺激产生的水肿的做法不宜提倡。术后出现"日光灼伤综合征"是神经伤害的病理征象，不能认为不可避免而加以容忍，这是术后长久反复出现症状的重要原因。更不能解释为术后粘连，再次手术分离粘连。否则会极易加重神经损伤。所以第一次手术后即有神经支配区域的感觉异常、丢失、麻木，甚至出现肌力减退、反射异常、反映术中神经损害者，再次手术更需慎重。再手术必须明确有腰椎手术失败综合征中所列举的确切病因，能够通过手术解决这一病理改变者。

如果证明首次诊断定位或手术定位错误，再手术相对简单。若为原减压不充分或原病灶去除不彻底，宜由原病灶骨边缘开始进入，扩大减压范围足矣。原手术椎间关节内缘不去除，神经根管得不到充分减压常常是神经功能障碍不改善的主要原因，如需探查椎间盘突出残余碎片，宜注意保护神经组织，勿强行分离粘连，过度牵拉硬膜囊或神经根。

（邓　颖）

## ◎ 胸、腰椎压缩骨折

### 【基本信息】

姓名：皇甫××　　性别：男　　年龄：66岁

主诉：腹痛伴恶心3天余，加重1小时。

现病史：3天前无明显诱因开始出现腹部疼痛，以右下腹部为著，疼痛呈间歇性绞痛，进行性加重，伴有恶心，无呕吐，无发热、腹胀等，无肩背部疼痛及放射痛，未行特殊治疗。患者腹部疼痛症状无缓解，1小时前患者腹痛症状加重，不可耐受，患者及家属为求进一步诊治，遂于今日就诊于我院急诊科，腹部查体后考虑肠梗阻可能。门诊以"腹痛待查：肠梗阻？"收住入院。患病以来，神志清，精神差，饮食睡眠差，大小便正常。

既往史：既往体质一般，3年前因"腰椎骨折"行腰椎手术（骨水泥置入，具体不详）。多年前行"阑尾切除术"，具体不详。

过敏史：否认食物、药物过敏史。

### 【查体】

体格检查：T 36.5℃，P 76次/分，R 18次/分，BP 143/104 mmHg。神志清楚，仰

卧位。全身皮肤黏膜正常无黄染,未见皮下出血点,未见皮疹。全身浅表淋巴结无肿大及压痛。头颅外观无异常,顶枕部可触及头皮下血肿,双侧瞳孔等大等圆,直径约2.0 mm,对光反射存在。巩膜无黄染,口唇无发绀,扁桃体无肿大,咽部无充血、水肿。颈软无抵抗,颈静脉无怒张,气管居中,甲状腺无肿大,胸廓对称无畸形,呼吸动度两侧对称,语颤正常,未触及胸膜摩擦感。两肺叩诊呈清音,两肺呼吸音清,未闻及干湿性啰音及胸膜摩擦音。心前区无隆起,心尖搏动正常,未触及震颤及心包摩擦感。叩心脏相对浊音界无扩大及偏移。心律齐,心音无强弱不等,各瓣膜听诊区未闻及病理性杂音,未闻及心包摩擦音。腹部平坦,触全腹柔软,无压痛、反跳痛,全腹未触及包块,肝脾肋下未触及,墨菲征(−)。移动性浊音(−),肝区及双侧肾区叩击痛(−)。肠鸣音正常,3次/分,未闻及振水音及血管杂音。

专科检查:腹部平坦,腹式呼吸减弱,无静脉曲张,未见胃肠型及蠕动波。腹软,右下腹压痛,无反跳痛,无腹肌紧张,未触及包块,肝脾肋下未触及,墨菲征阴性。无肝区叩击痛,无肾区叩击痛,无移动性浊音。未闻及振水音、气过水声及血管杂音,肠鸣音正常。脊柱胸腰段压痛、棘突叩击痛、疼痛向腹部放射,双侧椎旁肌肉按压痛,脊柱旋转、屈伸活动受限,双下肢感觉运动肌力正常。

辅助检查。腰椎MRI(图4-6):①胸12、腰1椎体塌陷压缩并水肿,结合CT资料(2022-03-28片相比),考虑损伤所致。②胸10、腰3椎体术后?③腰3/4~腰5/骶1椎间盘膨出,腰椎间盘变性。④腰椎脂肪浸润,腰椎骨质增生并许莫氏结节。⑤胸9/10~胸12/腰1椎间水平黄韧带增厚。⑥骶管囊肿。⑦脊柱侧弯。腰椎CT(图4-7):胸10、腰1及腰3椎体压缩变扁,胸10及腰3椎体骨水泥术后改变。骨密度测量:椎体骨密度值低于50 mg/cc,诊断为重度骨质疏松。

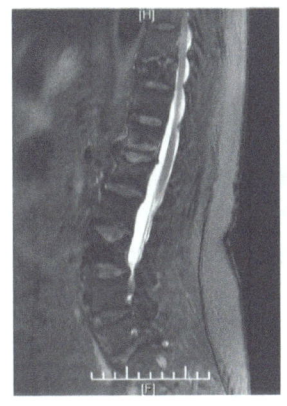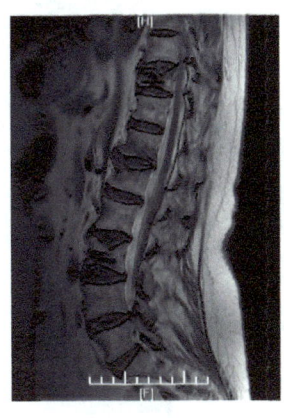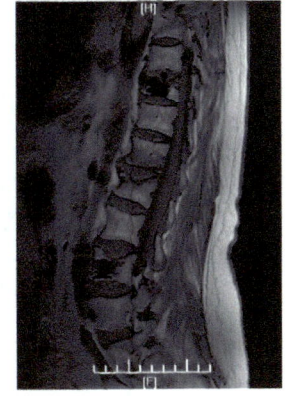

图4-6 腰椎MRI

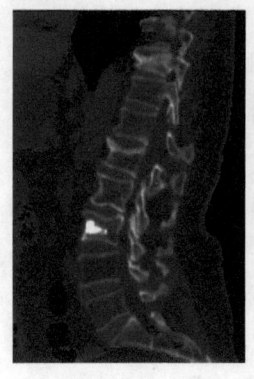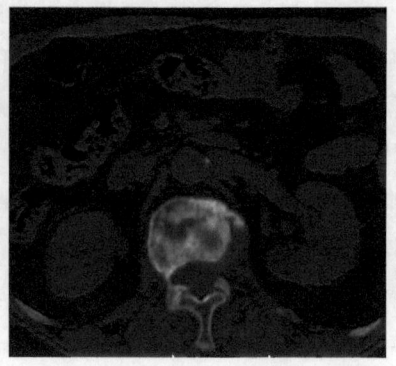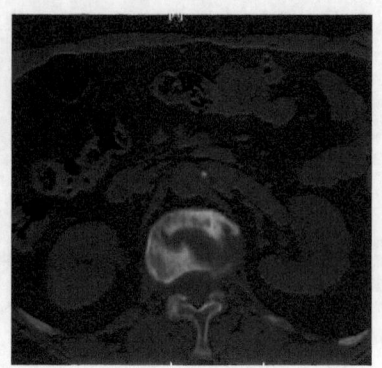

图 4-7 腰椎 CT

【诊断】

腰椎压缩性骨折，胸椎压缩性骨折，重度骨质疏松，腹痛，慢性浅表性胃炎，胃息肉，食管裂孔疝，骨折术后，阑尾术后。

【诊疗经过】

患者因腹胀、腹痛为主诉入院，入院后入住普通外科治疗，予以完善检查，给予对症治疗，症状缓解不明显，完善胸腰椎 MRI 后发现胸腰椎压缩性骨折，经我科医师会诊后，转入我科行胸 12、腰 1 椎体经皮穿刺骨水泥注入椎体成形术，术后行抗骨质疏松药物治疗，恢复良好，腹痛、腹胀症状明显减轻。术后影像结果见图 4-8。

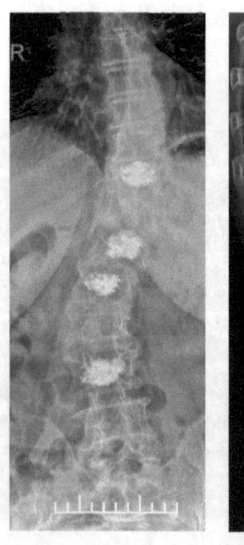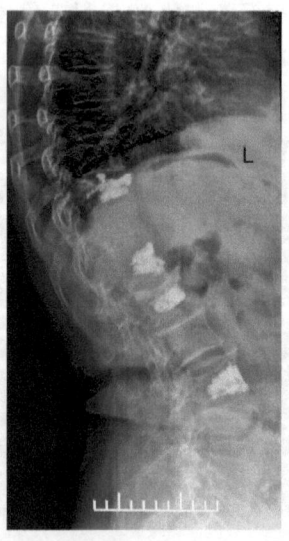

图 4-8 术后影像结果

【出院情况】

患者体温正常，神志清，精神可，一般情况良好，腹痛、腹胀明显减轻，胸背部轻微压痛，已下地行走，双下肢感觉、运动、肌力正常。

### 【总结体会】

根据患者病史、查体及影像学检查，诊断为腰椎压缩性骨折，胸椎压缩性骨折，重度骨质疏松，腹痛，慢性浅表性胃炎，胃息肉，食管裂孔疝，骨折术后，阑尾术后。MRI检查可见胸12、腰1椎体塌陷压缩并水肿；CT检查见胸12、腰1椎体变扁；QCT骨密度测量，椎体骨密度值低于50 mg/cc，为重度骨质疏松；手术指征明确；术前检查白细胞及淋巴细胞计数及白蛋白及前白蛋白数值正常，血糖在正常范围，行胸12、腰1椎体经皮穿刺骨水泥注入椎体成形术。术前完善心、肺等重要脏器功能检查。术前与患者家属充分沟通，详细告知患者病情及手术方案，告知手术风险意外及术后注意事项等，减少医患纠纷出现。

骨质疏松症是一种全身性、代谢性骨骼系统疾病，其病理特征为骨量降低、骨微细结构破坏、骨脆性增加，骨强度下降，易发生骨折；与年龄、性别、种族等因素密切相关，绝经后妇女多发。骨折是骨质疏松症最严重的后果，常是骨质疏松患者的首发症状和就诊原因。骨质疏松性椎体压缩骨折（OVCF）是指由骨质疏松症导致骨密度和骨质量下降，骨强度减低，在轻微外力甚至没有明显外力作用下即发生的骨折[1,2]。椎体是骨质疏松性骨折最常发生的部位，常见症状为腰背部疼痛，尤其是在体位改变时疼痛明显，易漏诊或误诊为腰背肌劳损。压缩严重患者可导致脊柱局部后凸畸形，部分患者还会出现顽固性腰背痛[3]，严重影响患者的生活质量。

OVCF的临床症状、体征：①持续腰背、胸背部，可伴胸肋部痛。平卧休息时疼痛可减轻或消失，体位改变时疼痛加重。可出现脊柱后凸畸形和脊柱骨折骨不愈合[4]。②查体可见胸腰部活动受限，骨折责任椎压痛、叩击痛，一般无下肢神经损害表现（但如压缩或后凸畸形严重，也可出现神经损害表现）。③查体结合影像学检查可确定疼痛责任椎[5]。基于椎体形态改变将OVCF分为3型：①椎体楔形骨折，椎体前方高度变小，后方高度不变；②双凹状骨折，椎体前方，后方高度不变，中间高度变小；③压缩性骨折，椎体各部分高度均变小。其中最常见的是楔形压缩骨折（51%），常导致患者腰背痛、脊柱后凸畸形、呼吸功能降低等一系列并发症[6]。

目前，OVCF的治疗方法包括保守疗法和手术疗法。手术疗法包括微创手术和开放手术。保守疗法包括卧床休息、药物镇痛、支具外固定等。但是保守治疗无法纠正脊柱畸形，且患者常存在较长时间的腰背痛。经皮椎体成形术（PVP）与经皮椎体后凸成形术（PKP）是临床广泛应用的微创治疗方法，主要用于OVCF及椎体血管瘤等疾病[7]。PVP、PKP通过在椎体内注入骨水泥，可有效缓解疼痛，恢复椎体的原有高度以及减少后凸畸形。Eck等[8]对PVP与PKP治疗骨质疏松性椎体骨折以及椎体肿瘤等各种原因引起的椎体压缩骨折进行了一项荟萃分析，从1036篇文献的摘要中选出168篇符合纳入标准的文章，结果发现PVP能使患者的疼痛VAS评分从术前的8.36降至术后2.68，PKP能使患者的VAS评分从术前的8.06降至术后3.46，这两种手术均能有效缓解患者疼痛，提高患者生活质量。

然而，通过对手术患者术后随访发现，PVP/PKP 患者术后有再骨折的风险，相关报道统计，PVP 或 PKP 术后 1 年内再发椎体骨折率高达 19.59%[9]。钟远鸣等[10]认为，术后 3～6 个月是术后再骨折的高危时间，由于多数患者往往在出现临床症状时就诊，其发病时间往往更早。根据再骨折发生部位的不同，可分为原位椎体骨折、相邻椎体骨折和间隔椎体骨折三类，其中以邻近椎体、原位椎体骨折较为多见。骨质疏松症患者骨质流失可引起脊柱强度和力学稳定性的降低，受外力后椎体极易出现塌陷压缩，造成局部疼痛和运动障碍。随着骨质疏松症病情的自然进展，骨质情况进一步下降。PVP/PKP 术后，患者伤椎与骨水泥融合，出现椎体内部压力上升和脊柱关节柔韧性减小；脊柱后凸畸形呈进展性且无法充分矫正，增大了前柱的负荷，相应地增大了相邻椎体的应力，进而易引起新发骨折。分析数据得出组间骨密度 QCT 值的比较 $P<0.05$，提示差异有显著性，因此认为骨密度是 PVP 后再发骨折的危险因素，骨密度越低，继发再骨折的概率越大，进一步证实了骨质疏松是 PVP/PKP 术后再骨折的危险因素[10]。PVP 术后的再骨折很大程度上与骨质疏松的自然进程有关，基础骨折数多、持续低的骨密度状态和低的体重指数会使椎体骨强度降低，相应椎体的再骨折风险增加，从而发生椎体再次骨折，其通过对术后患者予以系统、规律的抗骨质疏松药物治疗，证明抗骨质疏松药物可有效降低术后再骨折[11]，间接证明了骨质疏松是术后再骨折的危险因素。随着年龄的增长，患者钙质流失加剧，骨密度显著降低，是出现新发骨折的重要因素[12]。

本病例为骨质疏松合并椎体压缩骨折患者，既往行 PVP 术，为临近椎体再骨折，我们再次采用 PVP 术治疗椎体压缩骨折，术后患者疼痛立刻减轻，疗效显著，术后常规口服钙剂、维生素 D 促进骨形成，静脉输注唑来膦酸抑制骨吸收，促进钙平衡和增加骨矿含量，来降低术后发生再骨折的风险。

## 【参考文献】

[1] 邱贵兴, 裴福兴, 胡侦明, 等. 中国骨质疏松性骨折诊疗指南（骨质疏松性骨折诊断及治疗原则）[J]. 中华骨与关节外科杂志, 2015（5）: 371-374.

[2] NIH Consensus Development Panel on Osteoporosis Prevention, Diagnosis, and Therapy, March 7-29, 2000: highlights of the conference [J]. South Med J, 2001, 94 (6): 569-573.

[3] SILVERMAN S L. The clinical consequences of vertebral compression fracture [J]. Bone, 1992, 13 Suppl 2: S27-S31.

[4] WANG G, YANG H, CHEN K. Osteoporotic vertebral compression fractures with an intravertebral cleft treated by percutaneous balloon kyphoplasty [J]. J Bone Joint Surg Br, 2010, 92 (11): 1553-1557.

[5] MAO H, ZOU J, GENG D, et al. Osteoporotic vertebral fractures without compression: key factors of diagnosis and initial outcome of treatment with cement augmentation

[J]. Neuroradiology, 2012, 54（10）: 1137-1143.

［6］LIEBERMAN IH, DUDENEY S, REINHARDT MK, et al. Initial outcome and efficacy of "kyphoplasty" in the treatment of painful osteoporotic vertebral compression fractures [J]. Spine（Phila Pa 1976）, 2001, 26（14）: 1631-1638.

［7］杨惠林. 科学认识椎体成形术与椎体后凸成形术的临床价值[J]. 中国脊柱脊髓杂志, 2010, 20（6）: 441-443.

［8］ECK J C, NACHTIGALL D, HUMPHREYS SC, et al. Comparison of vertebroplasty and balloon kyphoplasty for treatment of vertebral compression fractures: a meta-analysis of the literature [J]. Spine J, 2008, 8（3）: 488-497.

［9］YI X, LU H, TIAN F, et al. Recompression in new levels after percutaneous vertebroplasty and kyphoplasty compared with conservative treatment [J]. Arch Orthop Trauma Surg, 2014, 134（1）: 21-30.

［10］钟远鸣, 付拴虎, 张家立, 等. 骨质疏松脊柱压缩性骨折经皮穿刺椎体成形术后再骨折因素的临床研究[J]. 中国矫形外科杂志, 2013, 21（18）: 1829-1832.

［11］唐政杰, 侯宇, 张亘瑷, 等. 椎体后凸成形术后再发骨折的相关危险因素分析[J]. 中国矫形外科杂志, 2015, 23（2）: 124-131.

［12］王化明. 经皮椎体成形术后椎体压缩性骨折患者再骨折的危险因素分析[J]. 中国矫形外科杂志, 2016, 24（4）: 300-303.

（姚帅辉）

# ◎ 脊柱结核

## 【基本信息】

姓名：罗×× 性别：女 年龄：38岁

主诉：背痛并活动受限1年，下肢麻木、乏力4月。

现病史：患者自诉1年前因外伤后出现胸背部疼痛并活动受限，初期未予诊疗，症状逐渐加重。4月前出现右侧下肢麻木、乏力不适，患者仍未进一步诊治。近1月以来上诉症状仍有加重，遂于2022-03-29在外院住院治疗。胸椎DR：胸11、12椎体结构不清、后移，并脊柱后凸畸形。胸椎CT：胸10、11、12及腰1椎体、附件骨质破坏，考虑结核，请结合临床。腰、腰椎磁共振：胸11、12椎体陈旧性压缩性骨折并后凸，局部脊髓受压；局部胸椎椎管受压，胸椎、腰椎退行性病变。腹部CT：考虑脾结核，部分小肠、结肠壁稍厚，不排除结核性病变；盆腔及腹膜后淋巴结稍大，盆腔少量积液，肺部CT提示双肺多发结节，性质待查。在局麻下行胸12椎体经皮穿刺活检术，术后病理：变性纤维及坏死组织，伴钙化，未见明确结核证据。血T-spot阳性，PPD试验阳性（++），结核抗体阴性，肺泡灌洗液TB-DNA阴性，血液培养出耐甲氧西林葡萄球菌（MRS），对红霉素、克林霉素、苯唑西林、青霉素、四环素耐药。给予口服"HREL"抗结核治疗，后因消化道不良反应自行停药。2022-05-09前往外院住院治疗，查肺部CT：①双肺多发粟粒样结节、实性及磨玻璃；胸11、12及腰1椎体多发骨质破坏伴病理性骨折，腰1椎体显著，性质待定，请结合临床。②附见：脾脏多发低密度影，请结合临床。血液检查结果：白细胞计数 $3.51×10^9/L$，红细胞计数 $3.28×10^{12}/L$，血红蛋白浓度92 g/L，CRP 14.56 mg/L，白介素6 10.54 pg/mL，结核免疫检测阳性，谷丙转氨酶193 U/L，谷草转氨酶100 U/L，白蛋白33.5 g/L，肾功能、尿酸、空腹血糖、血脂四项正常。考虑患者为活动性结核，今转我院进一步诊治，门诊以"脊柱结核？肺结核？肠结核？脾结核？"收住入院，自发病以来，神志清，精神、饮食及睡眠一般，大小便基本正常，体重下降约5 kg。

既往史：平素身体健康状况一般，2016年因左颈部肿物在外院手术切除，术后病理确诊为淋巴瘤，给予6疗程化疗，具体情况不详，至今未进行相关复查。否认高血压、糖尿病、心脏病病史，无肝炎、梅毒、艾滋等传染病史。预防接种史不详，无药物或食物过敏史，无手术史，无外伤史，无输血及输血制品史。

## 【查体】

专科检查：胸廓对称，无心前区膨隆，双侧呼吸运动对称，肋间隙正常，语颤对称，肺部叩诊呈清音，呼吸音清，未闻及干湿啰音，无胸膜摩擦音。心前区无隆起，心尖搏动正常，心脏无震颤，叩诊心界正常，心率80次/分，心律齐，各瓣膜听诊未闻及杂音；脊柱胸段后凸畸形，无明显侧凸，胸腰椎各向活动受限，椎旁肌肉压痛，叩痛（－），无下肢放射痛，双侧下肢髂腰肌肌力因疼痛Ⅳ级，余肢体肌力基本正常；右侧大腿后侧、小腿外侧、足背外侧、足底及左足背内缘皮肤感觉减退。双"4"试验（－），骨盆挤压痛阴性，托马斯征（－）双侧直腿抬高试验（－），屈字实验（－），双侧膝腱反射未引出，双侧跟腱反射正常。四肢外形正常，无关节红肿，双下肢无水肿。

辅助检查。胸椎DR（2022-03-29，外院）：胸11、12椎体结构不清、后移，并脊柱后凸畸形。胸椎CT：胸10、11、12及腰1椎体、附件骨质破坏，考虑结核，请结合临床。腰、腰椎磁共振：胸11、12椎体陈旧性压缩性骨折并后凸，局部脊髓受压；局部胸椎椎管受压，胸椎、腰椎退行性病变。腹部CT：考虑脾结核，部分小肠、结肠壁稍厚，不排除结核性病变；盆腔及腹膜后淋巴结稍大，盆腔少量积液，肺部CT提示双肺多发结节，性质待查。行胸12椎体经皮穿刺活检术，术后病理：变性纤维及坏死组织，伴钙化，未见明确结核证据。血T-spot阳性，PPD试验阳性（++），结核抗体阴性，肺泡灌洗液TB-DNA阴性，血液培养出耐甲氧西林葡萄球菌（MRS），对红霉素、克林霉素、苯唑西林、青霉素、四环素耐药。肺部CT（2022-05-09，外院）：①双肺多发粟粒样结节、实性及磨玻璃；胸11、12及腰1椎体多发骨质破坏伴病理性骨折，腰1椎体显著，性质待定,请结合临床。②附见:脾脏多发低密度影,请结合临床。血液检查结果:白细胞计数 $3.51\times10^9$/L,红细胞计数 $3.28\times10^{12}$/L,血红蛋白浓度 92 g/L,CRP 14.56 mg/L,白介素 6 10.54 pg/mL,结核免疫检测阳性,谷丙转氨酶 193 U/L,谷草转氨酶 100 U/L,白蛋白 33.5 g/L,肾功能、尿酸、空腹血糖、血脂四项正常。

术前影像结果见图 4-9。

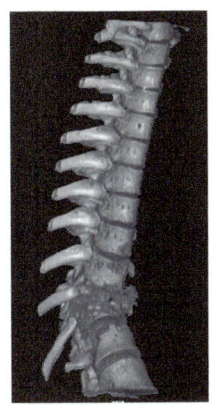
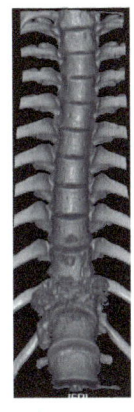
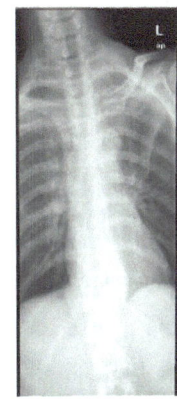
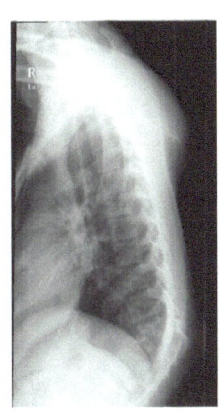
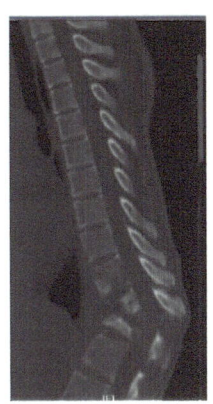
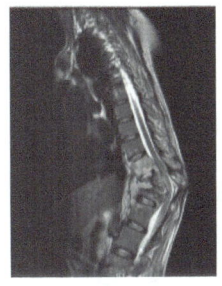
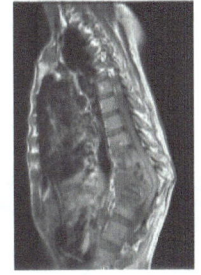
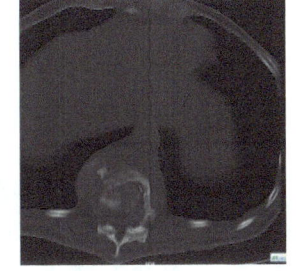
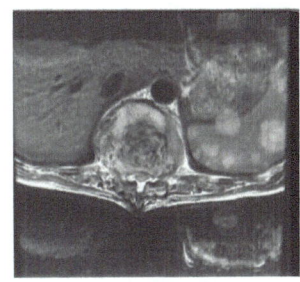

图 4-9 术前影像结果

【诊断】

诊断:①脊柱结核;②肺结核;③肠结核;④脾结核;⑤轻度贫血;⑥低蛋白血症;⑦颈淋巴瘤术后。

鉴别诊断如下。

1. 非结核分枝杆菌感染性骨病

发生在骨组织感染时,可出现发热、盗汗、消瘦、局部疼痛、肿胀、活动受限等,影像学与骨结核类似,需进一步做菌种鉴定,可区分。

2. 尤因肉瘤

尤因肉瘤与发生在骨干结核发病部位类似,都可有发热、局部疼痛、活动受限等表现;尤因肉瘤表面血管曲张并可摸到肿块,需要进行细菌学和病理学检查可鉴别。

3. 类风湿关节炎

常发生在手足小关节及肘、腕、膝、踝等关节,而骨结核很少累及手足小关节。实验室检查血清类风湿因子、关节液细菌学及活组织病理学可鉴别。

4. 急性化脓性骨髓炎

急性化脓性骨髓炎全身症状更明显，且局部肿胀部位可有皮肤发红、温度升高的表现。需要依靠细菌学及病理学检查鉴别。

## 【诊疗经过】

入院完善相关检查，行经前路胸腰椎病灶清除、钛网植骨＋后路脊柱矫形、钉棒系统内固定手术。手术记录：全麻成功后，患者俯卧于手术床上，胸部及双侧髂部垫软垫，腹部悬空。常规消毒，铺无菌巾。以胸11椎棘突为中心做正后方纵向切口，剥离椎旁肌，显露胸8～腰3椎双侧关节突关节、横突。分别经胸8、9、10腰1、2、3椎双侧椎弓根依次植入12枚椎弓根螺钉，C臂X线机透视证实螺钉位置正常。安装直的钛棒，拧紧螺帽固定。大量生理盐水冲洗切口内。将胸11、12椎板及横突表面骨质凿成鱼鳞状，植入可吸收人工骨。再安装连接1个横连杆。留置引流管，消毒切口，缝合切口包扎。

患者再取右侧卧位，经左侧胸腔入路，切除部分第11肋骨。显露胸10/11/12椎旁脓肿及椎间盘、椎体，见有较多脓液，椎间盘及骨质破坏明显，尤其胸11椎体破坏严重。清除胸11、12和胸10、11坏死椎间盘、椎旁脓肿及死骨。大量生理盐水冲洗。做好骨槽，将取自左侧髂嵴的髂骨块修剪合适置入胸10、12椎体间。同时置入抗结核药物（链霉素）及止血材料。留置胸腔引流管。逐层关闭切口。术毕。术后影像结果见图4-10。

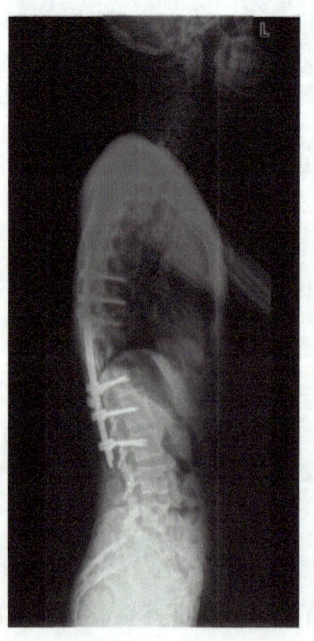
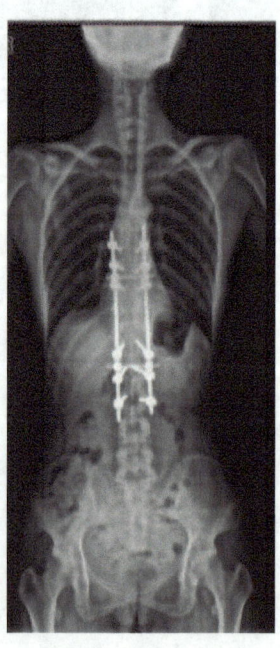
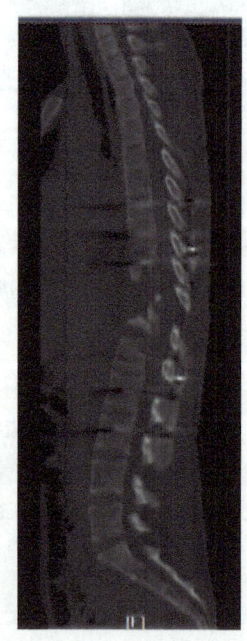

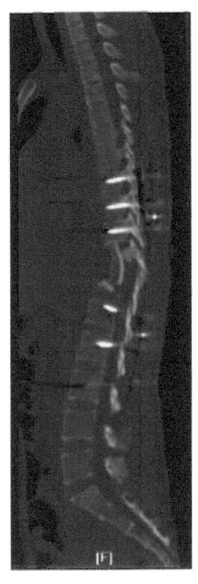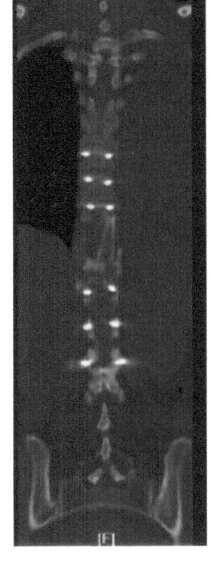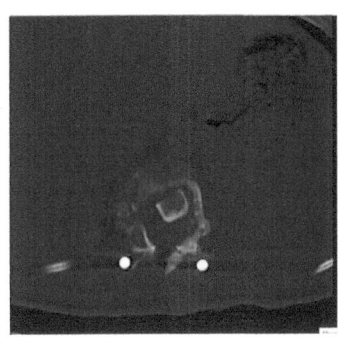

图 4-10 术后影像结果

【出院情况】

患者神清，精神可，无发热、咳嗽咳痰、胸闷胸痛、下肢麻木放射痛腹痛腹胀、恶心呕吐等不适，纳眠可，二便调。查体：生命体征平稳，术口对合可，皮温正常，术口已愈合，下肢活动感觉可。

【总结体会】

患者诊断为腰椎结核，血沉较前下降，腰椎 MRI、CT 等提示腰椎破坏重，脊柱稳性受影响，神经症状明显，椎管占位，脊髓受压，病情加重，将导致大小便、性功能障碍，造成严重后果，应考虑积极手术治疗，后路经皮椎弓根钉棒手术创伤小、术后可早期功能锻炼，减少并发症的发生，但术中可能存在脊髓神经损伤、复位不佳等情况，必后路矫形固定注意松解，动作轻柔，植骨固定，前路结核病灶清除，注意避免损伤脊髓及主要动脉。

（宋　萌）

## ◎ 胸椎结核

【基本信息】

姓名：刘 ×× 　　性别：女　　年龄：59 岁
主诉：胸背部疼痛 20 余天，加重伴双下肢麻木 5 天。

现病史：患者20余天前始出现胸背部疼痛，逐渐加重，伴寒战，低热，至深圳市中医院就诊，予营养神经、止痛、补钙等对症支持治疗后无明显缓解，5天前突发双下肢麻木无力，急查胸腰椎核磁、CT提示胸7、8椎体骨破坏，胸椎结核可能。为求进一步治疗，转至我院就诊。遂由门诊拟"胸椎结核"收入我科，发病以来，神清，精神可，纳眠可，二便正常，近期体重未见明显改变。

既往史：2015年在外院诊断结肠癌，行手术治疗。2018年因结肠癌肝转移在外院行肝部分切除术，术后病理提示腺癌肝转移。既往曾诊断乙肝，现口服韦瑞德治疗。

过敏史：无药物或食物过敏史。

【查体】

体格检查：T 36.30℃，P 56次/分，R 18次/分，BP 133/82 mmHg。发育良好，营养中等，神志清醒，自主体位，正常面容，查体合作。全身皮肤黏膜色泽正常，温度与湿度正常，弹性良，毛发正常，无皮疹，无皮下出血，无肝掌，无蜘蛛痣。全身浅表淋巴结无肿大，头颅无畸形，眼睑正常，结膜正常，巩膜无黄染，角膜正常，双侧瞳孔等大、正圆，对光反射灵敏。无颈部抵抗感，颈动脉搏动正常，颈静脉正常，甲状腺正常，弥散结节性无，气管居中。胸廓对称，双侧呼吸运动对称，肋间隙正常，语颤对称，肺部叩诊呈清音，呼吸音清，未闻及干湿啰音，无胸膜摩擦音。心前区无隆起，心律齐，各瓣膜听诊未闻及杂音。正常肛门及外生殖器部位。脊柱四肢外形正常，无关节红肿，双下肢无水肿。神经系统生理反射存在，病理反射阴性。

专科检查：脊柱生理弯曲存在，行走无跛行，约胸7、8椎体节段压痛，椎体叩击痛，腰部活动部分受限，双下肢直腿抬高试验阴性，双侧股神经牵拉试验阴性，肋弓以下触觉减退，双下肢髂腰肌肌力约Ⅳ级，余肌力正常，双下肢肌张力稍增高，双侧膝反射活跃，巴宾斯基征、戈登征阴性，余肢体检查未见明显异常。

【诊断】

诊断：①胸椎结核；②脊髓压迫症；③肝部分切除（结肠癌肝转移）术后；④结肠癌术后；⑤（传）慢性乙型肝炎；⑥高血压；⑦重度骨质疏松；⑧糖尿病。

鉴别诊断如下。

1. 化脓性脊柱炎

化脓性脊柱炎患者多发病急骤，病程较短，受累脊椎多为轻微的骨质破坏，明显脊柱畸形罕见。化脓性脊柱炎以腰椎受累多见，病变分布与脊柱结核相似，以相邻两个脊椎受累最常见，但脊椎受累少见；化脓性脊椎炎由于发病急骤，附件受累亦罕见，椎旁脓肿范围较脊柱结核小，且钙化较少。

2. 脊柱转移瘤

患者年龄多较大，有原发肿瘤病史，病变多发于椎体中后部和附件，病灶内少或无死骨、钙化，椎间盘受累罕见，椎间隙多保持正常，椎旁软组织肿块范围局限。

3. 布鲁氏菌性脊柱炎

特点为病灶分布于腰椎，其中以低4椎体发病率最高，骨破坏病灶小而多发，多局限于椎体边缘，病灶周围明显增生、硬化，新生骨组织中有新破坏灶形成，椎间盘破坏轻，少或无椎旁脓肿形成。

4. 强直性脊柱炎

可有腰痛，腰部活动受限，严重者颈椎及双髋关节活动障碍，脊柱棘突及双侧骶髂关节可有压叩痛，影像学检查见骶髂关节间隙消失，脊柱呈竹节样改变，髋关节间隙变窄，甚至骨性强直。HLA-B27（+）。可行影像学检查排除。

【诊疗经过】

入院完善相关检查后，行后路胸椎椎弓根钉棒系统内固定+经胸腔胸椎结核病灶清除植骨融合术，全麻成功后，患者俯卧于手术床上，胸部及双侧髂部垫软垫，腹部悬空。常规消毒，铺无菌巾。以胸8椎棘突为中心做正后方纵向切口，剥离椎旁肌，显露胸5～11椎双侧关节突关节、横突。分别经胸5、6、7、10、11椎双侧椎弓根依次植入10枚椎弓根螺钉，C臂X线机透视证实螺钉位置正常。安装直的钛棒，拧紧螺帽固定。大量生理盐水冲洗切口内。安装连接1个横连杆。留置引流管，消毒切口，缝合切口包扎。

患者再取左侧卧位，经右侧胸腔入路，切除部分第8肋骨。切开胸膜，经胸腔显露胸8/9椎体及椎间盘、椎体，见胸8/9椎间盘及骨质破坏明显。清除胸8/9坏死椎间盘及死骨。大量生理盐水冲洗。做好骨槽，将切除肋骨修剪合适置入胸8/9椎体间。同时置入抗结核药物（链霉素）及止血材料。留置胸腔引流管。逐层关闭切口。术毕。术前及术后的影像结果见图4-11、图4-12。

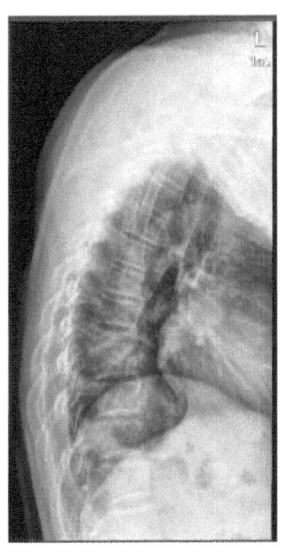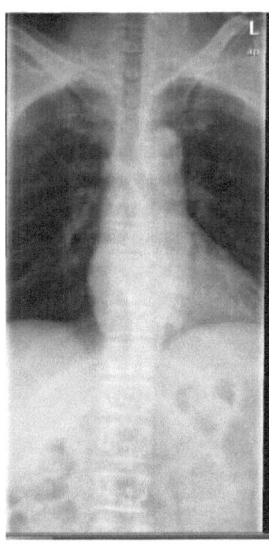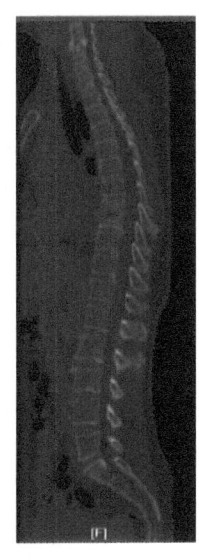

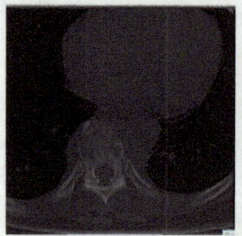 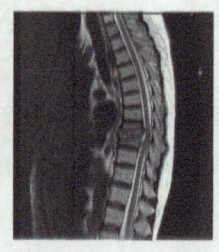 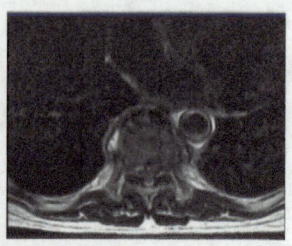

图 4-11 术前影像结果

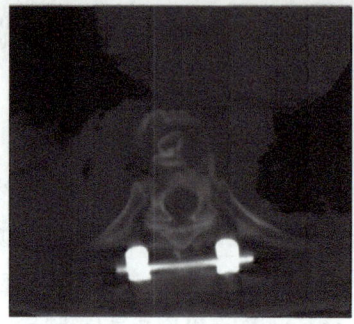 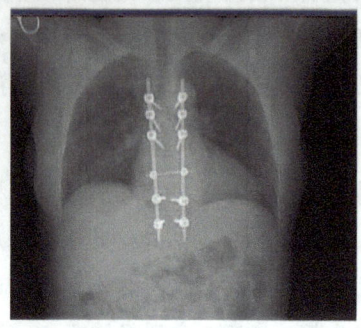

图 4-12 术后影像结果

【出院情况】

患者神清,精神可,右侧胸壁轻度疼痛,按压后加重,无发热、腹痛腹胀、胸闷胸痛、恶心欲呕等不适,纳眠可,二便正常。查体:生命体征平稳,皮肤对合可,术口已愈合,无红肿渗液、压痛,下肢活动感觉可。

【总结体会】

结合患者的病史、查体以及影像学资料,患者诊断为胸椎、骶椎结核,血沉较前下降,椎体破坏明显,脊柱稳性受影响,椎管有占位,一旦损伤到脊髓,将导致大小便、性功能障碍,造成严重后果,应考虑积极手术治疗,后路经皮椎弓根钉棒手术创伤小、术后可早期功能锻炼,减少并发症的发生,但术中若有脊髓神经损伤、复位不佳情况时,必要时可切开复位,做好术前准备,可先行固定手术重建脊柱稳定后,后期根据情况行腰椎结核病灶清除手术,择期安排手术治疗。双侧胸腔积液,建议放置胸腔闭式引流。

(宋 萌)

## ◎ 胸椎结核合并周围脓肿

【基本信息】

姓名:许×× 性别:男 年龄:32岁

主诉:反复胸背部疼痛1年,加重3月。

# 脊柱损伤 第四章

现病史：患者 1 年前始无明显诱因反复出现胸背部疼痛，经过"休息、口服止痛药"等治疗后症状可稍缓解，3 月前胸背部疼痛再次发作，咳嗽、弯腰、步行时加重，无伴下肢麻木乏力，卧床休息时未见明显缓解，遂至外院就诊，行 CT 检查提示考虑胸椎结核、胸腔积液，并因胸腔积液放置胸管引流，今为进一步治疗，转至我院骨科，门诊以"胸椎结核合并周围脓肿"收入我科，患者自起病以来，精神胃纳欠佳，无发热盗汗，无胸闷气喘，无心悸心慌，无腹痛腹胀，近期体重未见明显变化。

过敏史：无药物或食物过敏史。

【查体】

体格检查：T 36.3℃，P 78 次/分，R 20 次/分，BP 112/74 mmHg。发育良好，营养中等，神志清醒，自主体位，正常面容，查体合作。全身皮肤黏膜色泽正常，温度与湿度正常，毛发正常，无皮疹，无皮下出血，无肝掌，无蜘蛛痣。周身浅表淋巴结无肿大。头颅无畸形，眼睑正常，结膜正常，巩膜无黄染，角膜正常，双侧瞳孔等大、等圆，对光反射灵敏。无颈部抵抗感，颈动脉搏动正常，颈静脉正常，甲状腺正常，无弥散性结节，气管居中。胸廓对称，心前区膨隆无，双侧呼吸运动对称，肋间隙正常，语颤对称，肺部叩诊呈清音，呼吸音清，未闻及干湿啰音，无胸膜摩擦音。心前区无隆起，心律齐，各瓣膜听诊未闻及杂音。正常肛门及外生殖器部位。脊柱四肢外形正常，无关节红肿，双下肢无水肿。神经系统生理反射存在，病理反射阴性。

专科检查：车床入院，约胸椎水平棘间隙压痛，无向双下肢放射，腰部活动部分受限，双下肢直腿抬高试验阴性，双侧股神经牵拉试验阴性，双下肢肌力、肌张力、感觉正常，会阴部感觉正常，双侧膝、踝反射正常，病理反射未引出，余肢体检查未见明显异常。

辅助检查：外院 CT 检查提示，考虑胸椎感染，结核可能性大，胸腔积液。

【诊断】

诊断：①胸椎结核合并周围脓肿；②胸腔积液。

鉴别诊断。病理性骨折：常为低能量损伤或无明显外伤史，出现腰背部疼痛，逐渐加重，夜间疼痛。查体：病椎叩击痛，影像学资料提示椎体骨折改变，或伴周围软组织影，骨质破坏等情况，结合本病史、查体以及影像学资料，可排除。

【诊疗经过】

入院后完善相关检查，手术记录：麻醉成功后，患者俯卧位于手术床上，胸部及双侧髂部垫软垫，腹部悬空，标记手术区域，术区常规消毒，铺无菌巾。以胸 7～12 为中心行后正中切口，长约 20 cm，依次切开皮肤、皮下组织直至胸腰背筋膜，常规暴露 T7～T12 的双侧椎板至关节突关节外侧以及横突，C 型臂透视确认病椎后于 T7、T8、T11、T12 植入富乐医疗器械有限公司提供合适长度的椎弓根螺钉，术中 C 型臂透视见椎弓根螺钉长度、方向、深度适宜，两侧置入预弯好的连接棒。检查无活动性出血，大量生理盐水冲洗伤口，左右椎旁各放置引流管一个，依次缝合关闭切口。

术中改俯卧位为右侧卧位，术区常规消毒，铺无菌巾。取左胸后外侧切口，沿左侧第9肋切开一长约20 cm的切口，依次切开皮肤、皮下组织、筋膜，切除第9肋骨，保留切下的肋骨，预留植骨备用，经肋床进胸。患侧塌肺，显露第9、10病变胸椎椎体的侧前方，见一梭形椎旁脓肿，累及胸9～胸10椎体，缝扎横过脓肿壁或椎体的血管，切开脓肿，打开脓腔，见少许黄色浓稠样脓液溢出，彻底吸取脓液，探查见胸9～10椎体中部一死骨腔，椎间隙变窄，刮除干酪样坏死组织、增生的肉芽组织以及残留的坏死间盘，切除病变的椎体以及硬化骨组织。将上下椎体修整，准备好植骨床，取合适长度的肋骨植入胸椎间隙。检查无活动性出血，大量生理盐水冲洗伤口，放置胸闭式引流管，清点器械无误后，依次缝合关闭，切口敷料包扎。手术顺利，麻醉效果可，术后安返病房。术前、术后影像结果见图4-13、图4-14。

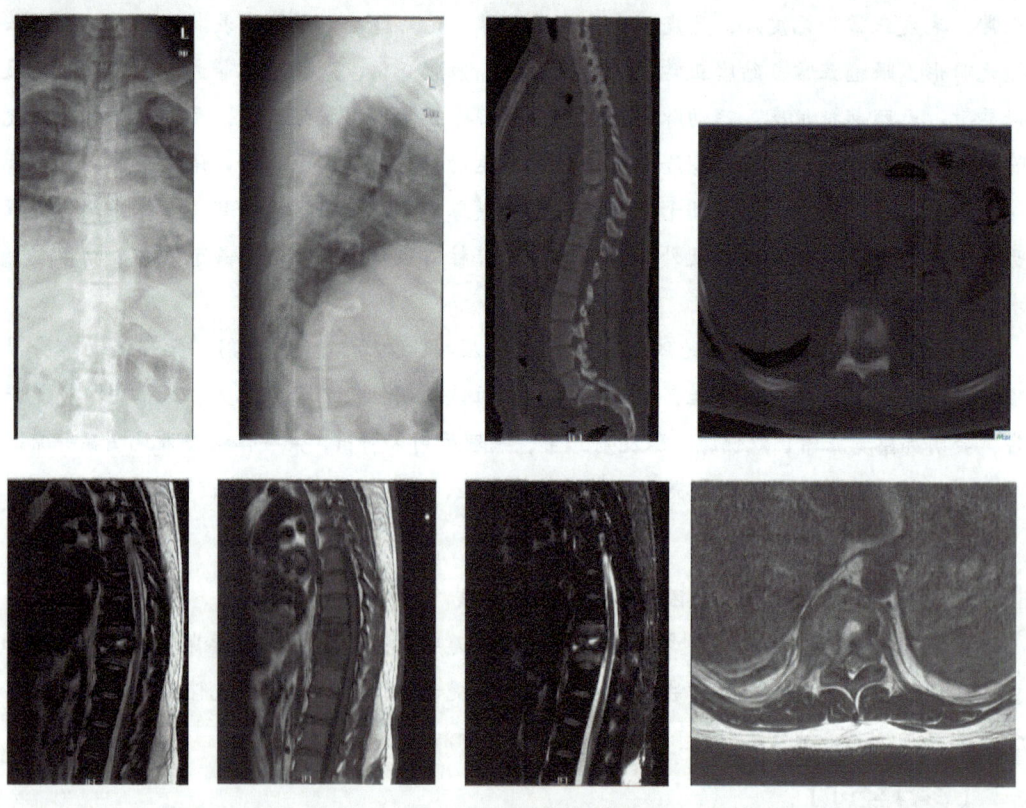

图4-13 术前影像结果

# 脊柱损伤 第四章

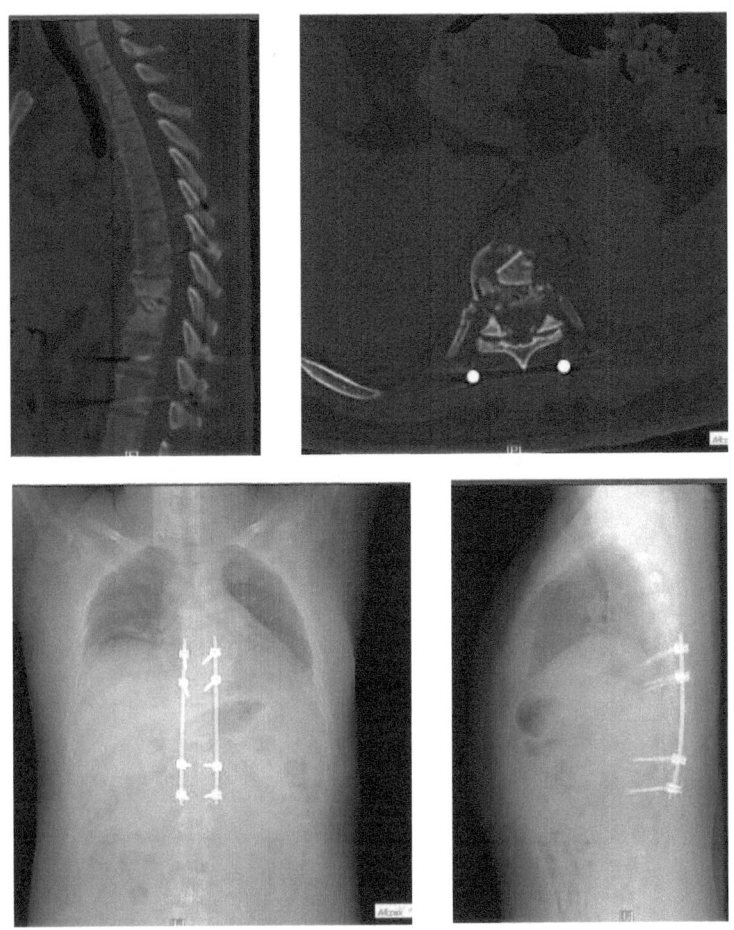

图 4-14 术后影像结果

## 【出院情况】

一般情况可,伤口疼痛缓解,下地活动可,无畏寒发热,精神、胃纳可,大小便未见明显异常。查体:伤口对合可,局部无红肿渗液,下肢活动感觉可。

## 【总结体会】

结合患者的病史、查体以及影像学资料,诊断为胸9/10椎体结核伴周围脓肿,抗结核治疗约4周,血沉较前明显下降,复查胸椎MRI、CT等提示胸椎破坏严重,后凸畸形,累及后方椎管,脊柱稳性受影响,保守治疗易出现后凸畸形加重,甚至截瘫等情况,建议手术治疗,手术可行左胸入路行结核病灶清除,取肋骨植骨融合,后路椎弓根钉棒系统内固定术。

(宋 萌)

## ◎ 神经根型颈椎病

**【基本信息】**

姓名：黄×× 性别：女 年龄：55 岁

主诉：突发右上肢放射痛 2 小时。

现病史：患者于 2 小时前无明显诱因突然出现右上肢放射痛，疼痛由右侧颈肩部放射至右前臂、手部，休息后疼痛不缓解；无头晕、头疼、恶心、呕吐；为求治疗今来诊，急诊检查后以"神经根型颈椎病"为诊断收入科，患者入院前神志清、精神可，体力、体重无明显变化。

既往史：既往 3 年前患胆结石、子宫肌瘤，在我院行手术治疗，术后愈合良好。

过敏史：否认食物、药物过敏史。

**【查体】**

体格检查：T 36.5℃，P 78 次/分，R 19 次/分，BP 115/68 mmHg。神志清楚，仰卧位。全身皮肤黏膜正常无黄染，未见皮下出血点，未见皮疹。全身浅表淋巴结无肿大及压痛。头颅外观无异常，顶枕部可触及头皮下血肿，双侧瞳孔等大、等圆，对光反射存在。巩膜无黄染，口唇无发绀，扁桃体无肿大，咽部无充血、水肿。颈软无抵抗，颈静脉无怒张，气管居中，甲状腺无肿大，胸廓对称无畸形，呼吸动度两侧对称，语颤正常，未触及胸膜摩擦感。两肺叩诊呈清音，两肺呼吸音清，未闻及干湿性啰音及胸膜摩擦音。心前区无隆起，心尖搏动正常，未触及震颤及心包摩擦感。叩心脏相对浊音界无扩大及偏移。心律齐，心音无强弱不等，各瓣膜听诊区未闻及病理性杂音，未闻及心包摩擦音。腹部平坦，触全腹柔软，无压痛、反跳痛，全腹未触及包块，肝脾肋下未触及，墨菲征（－），移动性浊音（－），肝区及双侧肾区叩击痛（－）。肠鸣音正常，3 次/分，未闻及振水音及血管杂音。

专科检查：颈部右侧椎旁肌肉明显压痛及叩击痛，颈部活动稍受限，右侧臂丛神经牵拉试验阳性、压颈试验阳性，双侧霍夫曼征弱阳性，双上肢末梢血运、感觉可，肌力、肌张力可，生理反射存在，病理反射未引出，余未见异常。

辅助检查。颈椎正侧位 X 线（2020-07-09，本院）：颈 5、6、7 椎体前后缘均有骨质增生影，颈 5/6、颈 6/7 椎间隙变窄，符合颈椎病改变（图 4-15）。颈椎间盘 CT（2020-07-10，本院）：①颈椎生理曲度变直。②颈椎退行性变。③颈 6、7 椎体终板炎。④胸 1 椎体类圆形高密度影，骨岛？钙化灶？⑤颈 6/7 椎间隙狭窄。⑥颈 2/3、3/4、4/5、5/6、颈 7/胸 1 椎间盘突出（图 4-16）。颈椎间盘 MRI（2020-04-14，本院）：①颈椎骨质增生，曲度变直。②颈 4/5、颈 5/6、颈 6/7 椎间盘变性伴突出，颈 6/7 层面椎管狭窄。③胸 1 椎体内异常信号，考虑钙化灶（图 4-17）。

脊柱损伤 第四章

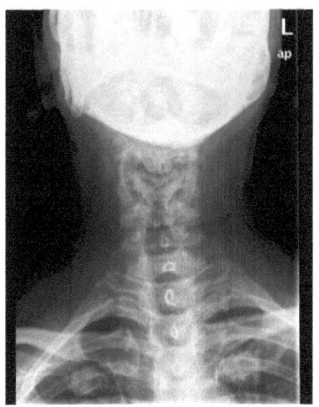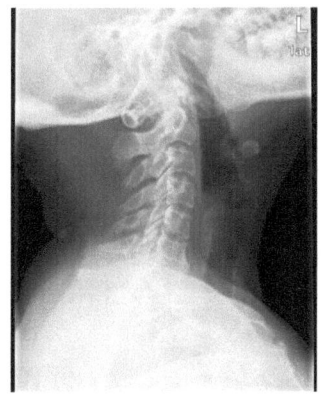

图 4-15 颈椎正侧位 X 线

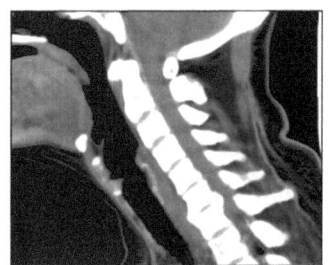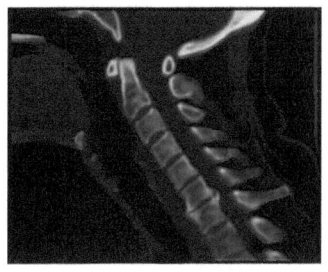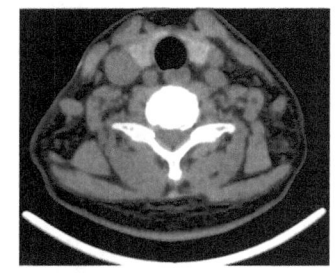

图 4-16 颈椎间盘 CT

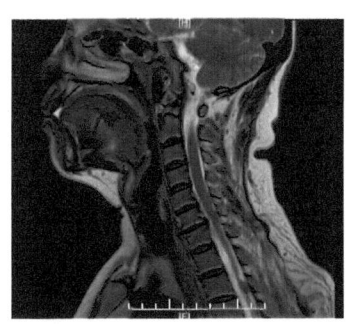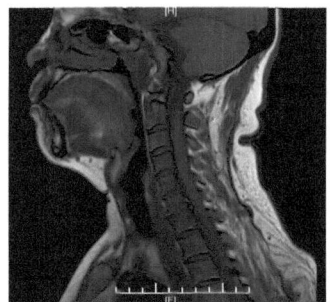
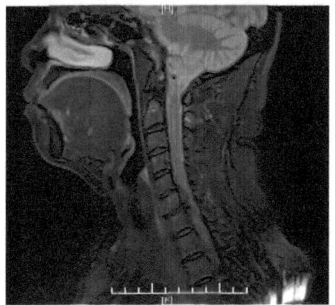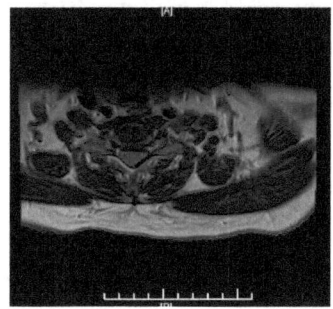

图 4-17 颈椎间盘 MRI

【诊断】

神经根型颈椎病。

【诊疗经过】

入院后完善血常规、血凝、术前八项、心电图检查;给予颈部牵引;中药封包、理疗等对症处理;活血消肿、营养神经类药物治疗,完善围手术期准备,排除手术禁忌,行前路颈 6/7 椎间盘摘除植骨融合内固定术,术后抗炎、营养神经、改善微循环,消肿镇痛药物对症治疗。术后影像结果见图 4-18。

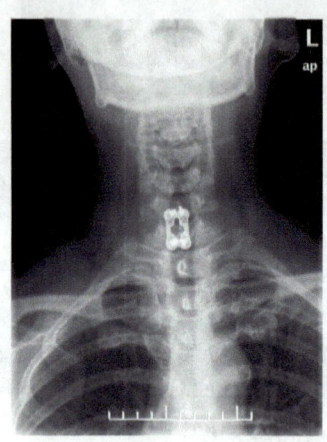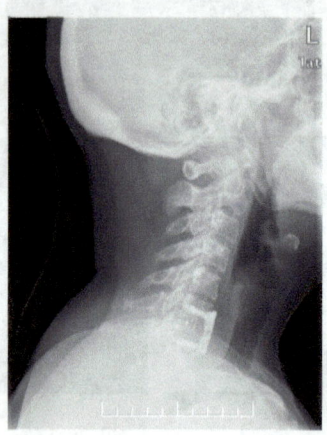

图 4-18 术后影像结果

【出院情况】

神志清,精神可,一般情况良好,生命体征平稳,右上肢放射痛消失。颈部术区切口愈合良好,颈部无肿胀,声音无嘶哑、饮水无呛咳,右手示指、中指稍麻木,四肢肌力、运动正常。

【总结体会】

根据患者病史、查体及影像学检查,诊断为神经根型颈椎病。CT 影像学可看到颈 6/7 椎间隙狭窄,颈 6/7 椎间盘突出并钙化压迫右侧神经根,手术指征明确;术前检查白细胞及淋巴细胞计数及白蛋白及前白蛋白数值正常,血糖在正常范围,行前路颈 6/7 椎间盘摘除植骨融合内固定术(ACDF)。术前完善心、肺等重要脏器功能检查。术前与患者家属充分沟通,详细告知患者病情及手术方案,告知手术风险意外及术后注意事项、康复计划等,减少医患纠纷出现。

颈椎病是以颈椎椎间盘退行性变及其继发的一系列颈椎失稳、髓核突出、骨赘形成、韧带肥厚和椎管狭窄等病理改变为基础的退行性疾病。颈椎病通常可分为颈型、神经根型、脊髓型、椎动脉型和交感型等多种,神经根型颈椎病作为发病率最高的类型,占其中的 60% ~ 70%[1]。神经根型颈椎病患者由于椎间盘外侧突出或骨赘增生导致颈神经根在椎间孔受压，引起颈、肩及上肢的放射痛、麻木，严重影响患者生活质量和工作能力[2]。

根据专家组的总结[3]，神经根型颈椎病患者的特征性症状为单侧或双侧上肢神经根支配区的麻木或放射痛。神经根型颈椎病患者早期可出现颈部疼痛和僵硬，部分患者伴有肩胛部或胸背部疼痛，局部用力、喷嚏、咳嗽等可使该疼痛加重。部分患者活动颈部时可听到关节弹响。部分患者可出现血管运动神经症状，甚至肌萎缩和肌束颤动。在查体上，患者对应神经根支配区皮肤可出现感觉减退、肌力改变、肌肉压痛、腱反射减弱，颈部活动受限，颈部肌肉紧张，部分颈部肌肉压痛。此外，神经根型颈椎病还有一些特殊试验。臂丛神经牵拉试验：患者取坐位，头向健侧偏，术者一手抵患侧头侧，一手握患腕，向相反方向牵拉。因臂丛神经被牵张，刺激已受压之神经根而出现放射痛或麻木等感觉为阳性。压颈试验：患者取坐位，头略后仰偏向患者，用手向下压迫头部，患者对应上肢出现放射性疼痛为阳性。颈部牵拉试验：患者取坐位，向上牵引患者头颅，原有的颈部或上肢疼痛较前缓解为阳性。头部叩击试验：一手置于患者头部，另一只手叩击其上，出现颈部或上肢放射性疼痛为阳性。

神经根型颈椎病诊断标准：出现颈部疼痛伴上肢放射性疼痛；受压迫的神经根对应皮节区感觉减退；椎间孔挤压试验或臂丛神经牵拉试验阳性；X线片可见骨赘增生特别是钩椎关节增生明显，椎间隙和椎间孔面积减小；磁共振图像可见椎体后缘神经管变窄。

目前颈椎前路间盘摘除减压融合内固定术（ACDF），是治疗神经根型颈椎病的常规术式，该术式能对受压迫的神经根充分减压，明显改善神经症状，提高患者生活质量。ACDF自20世纪50年代问世以来[4,5]，由于其更加易于显露，更小地刺激脊髓，更为广泛地直接和间接减压以及恢复颈椎曲度和提供即刻稳定性的优点，逐渐被越来越多的学者所认可。前路减压植骨融合可以更广泛、直接地处理脊髓、神经根的前方压迫，并且通过椎体间撑开以及融合固定可有效增加椎管、神经根孔的大小，有利于神经、脊髓的间接减压。ACDF能够直接解除突出椎间盘及骨赘对神经根的压迫，并通过椎间融合器的植入恢复正常椎间高度，改善颈椎生理曲度，保持颈椎稳定，因此，ACDF已成为国内外广泛接受的治疗退行性颈椎病的颈前路经典术式[6]。

Gaetani等学者[7]通过观察随访153例用ACDF手术治疗的颈椎病患者，统计发现神经根型颈椎病患者疗效的改善率为90.9%。Farzad等学者[8]对68例单节段神经根型颈椎病患者采用显微镜下ACDF术治疗，采用VAS评分和NDI评分对患者疼痛和活动障碍进行研究，随访发现，以上评分均获得明显改善，其中年龄大于45岁的患者，NDI评分改善更佳，这说明年龄大的患者行ACDF治疗获益更多。但是ACDF手术也是存在一些并发症的，如假关节形成、临近节段退变、前入路相关的并发症、移植物相关的并发症以及术后吞咽困难等[9]。掌握熟练的手术技巧、术前充分而详细的规划、术前气管食管推移训练、术后专业的护理以及药物治疗可以有效预防或治疗这些术后并发症[10]。

**【参考文献】**

[1] COREY D L, COMEAU D. Cervical radiculopathy [J]. Med Clin North Am, 2014, 98 (4): 791-799.

[2] ABUMI K, PANJABI M M, KRAMER K M, et al. Biomechanical evaluation of lumbar spinal stability after graded facetectomies [J]. Spine (Phila Pa 1976), 1990, 15 (11): 1142-1147.

[3] 神经根型颈椎病诊疗规范化研究专家组. 神经根型颈椎病诊疗规范化的专家共识 [J]. 中华外科杂志, 2015, 53 (11): 812-814.

[4] SMITH G W, ROBINSON R A. The treatment of certain cervical-spine disorders by anterior removal of the intervertebral disc and interbody fusion [J]. J Bone Joint Surg Am, 1958, 40-A (3): 607-624.

[5] CLOWARD R B. The anterior approach for removal of ruptured cervical disks [J]. J Neurosurg, 1958, 15 (6): 602-617.

[6] 吕慧, 张锦明. 神经根型颈椎病的临床治疗现状与进展 [J]. 医学综述, 2017, 23 (12): 2390-2394, 2399.

[7] GAETANI P, TANCIONI F, SPANU G, et al. Anterior cervical discectomy: an analysis on clinical long-term results in 153 cases [J]. J Neurosurg Sci, 1995, 39 (4): 211-218.

[8] OMIDI-KASHANI F, GHAYEM HASANKHANI E, GHANDEHARI R. Impact of Age and Duration of Symptoms on Surgical Outcome of Single-Level Microscopic Anterior Cervical Discectomy and Fusion in the Patients with Cervical Spondylotic Radiculopathy [J]. Neurosci J, 2014; 2014: 808596.

[9] TERAI H, SUZUKI A, TOYODA H, et al. Tandem keyhole foraminotomy in the treatment of cervical radiculopathy: retrospective review of 35 cases [J]. J Orthop Surg Res, 2014, 9: 38.

[10] TSCHUGG A, MEYER B, STOFFEL M, et al. Operative Versorgung der degenerativen Halswirbelsäule [Operative treatment of the degenerative cervical spine] [J]. Nervenarzt, 2018, 89 (6): 632-638.

（姚帅辉）

# 脊柱损伤 第四章

## ◎ 腰椎管狭窄症

### 【基本信息】

姓名：陈×× 　性别：女 　年龄：68岁

主诉：腰痛伴双下肢疼痛2年余，加重2月。

现病史：2年前无明显诱因出现行走后双下肢酸困、麻木，以左下肢为重，休息后缓解，跛行距离约200米，伴腰部疼痛、活动受限，未予特殊治疗，近2月出现腰部及双下肢疼痛、麻木加重，今患者为求进一步诊治，就诊于我院门诊，以"腰椎管狭窄"收入院。近来，患者精神尚可，睡眠可，食欲可，大便正常，小便正常，体重无明显改变。

既往史：有高血压病史4年，未规律服用降压药物治疗，未监测。无糖尿病病史；否认肾脏病史，有冠心病史2年，于外院诊断为"冠心病"，平时间断口服速效救心丸，未正规治疗，陈旧性脑梗死病史2年，于外院诊断为"脑梗死"，未遗留肢体障碍。双下肢静脉曲张术后3年；腰部外伤史8年，保守治疗，遗留陈旧性腰椎骨折；否认输血史，否认献血史，否认肝炎史，否认结核史，否认传染病病史，预防接种史不详，无食物过敏史，未发现药物过敏史。

### 【查体】

体格检查：T 36.4℃，P 74次/分，R 18次/分，BP 166/82 mmHg。神志清楚，仰卧位。全身皮肤黏膜正常无黄染，未见皮下出血点，未见皮疹。全身浅表淋巴结无肿大及压痛。头颅外观无异常，顶枕部可触及头皮下血肿，双侧瞳孔等大等圆，对光反射存在。扁桃体无肿大，咽部无充血、水肿。颈软无抵抗，颈静脉无怒张，气管居中，甲状腺无肿大，胸廓对称无畸形，呼吸动度两侧对称，语颤正常，未触及胸膜摩擦感。两肺叩诊呈清音，两肺呼吸音清，未闻及干湿性啰音及胸膜摩擦音。心前区无隆起，心尖搏动正常，未触及震颤及心包摩擦感。叩心脏相对浊音界无扩大及偏移。心律齐，心音无强弱不等，各瓣膜听诊区未闻及病理性杂音，未闻及心包摩擦音。

专科检查：脊柱外形无畸形，脊柱生理弯曲存在，腰椎棘突间隙及两侧椎旁压痛、叩击痛轻微，腰部主动屈伸活动因疼痛轻度受限，有双下肢放射痛，放射痛沿臀部、大腿后外侧，放射至小腿。双下肢感觉麻木，双下肢直腿抬高试验阴性，肌力、肌张力正常。双侧膝反射及跟腱反射未引出，病理反射未引出。

辅助检查。腰椎正侧位X线（2021-11-04，本院）：①腰椎骨质增生，椎体序列失稳。②腰4椎体压缩性改变。③腰3/4、4/5、腰5/骶1椎间隙变窄（图4-19）。腰椎间盘CT（2021-11-04，本院）：①腰4椎体压缩骨折伴邻近椎间盘积气、椎旁软组织稍肿胀。②腰椎骨质增生，腰2~4序列不稳。③腰2/3、腰3/4、腰5/骶1椎间盘膨出。④腰4/5椎间盘突出。⑤腰3/4、4/5黄韧带肥厚，椎管狭窄（图4-20）。腰椎间盘MRI

（2021-11-05，本院）：①腰椎退变、序列失稳。②考虑腰3椎体压缩性改变，并椎体缘骨质水肿。③腰椎间盘变性、腰3/4、腰4/5、腰5/骶1椎间盘突出伴对应椎管狭窄。④腰1/2、腰2/3椎间盘膨出。⑤腰3/4、4/5椎间盘层面黄韧带肥厚（图4-21）。

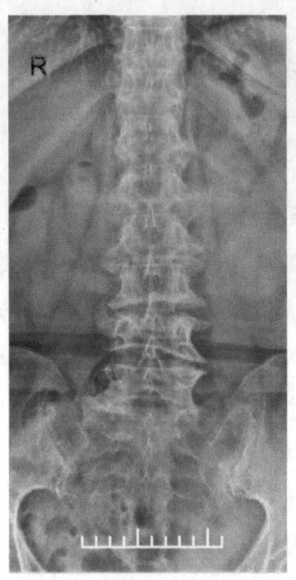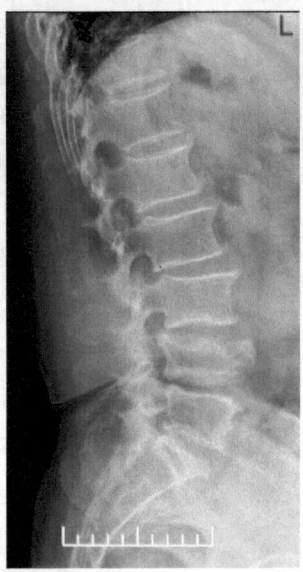

图4-19 腰椎正侧位X线

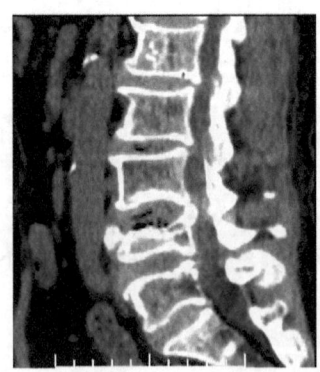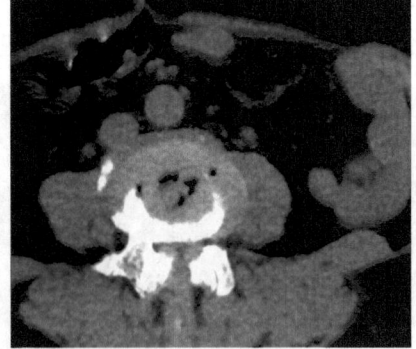

图4-20 腰椎间盘CT

# 第四章 脊柱损伤

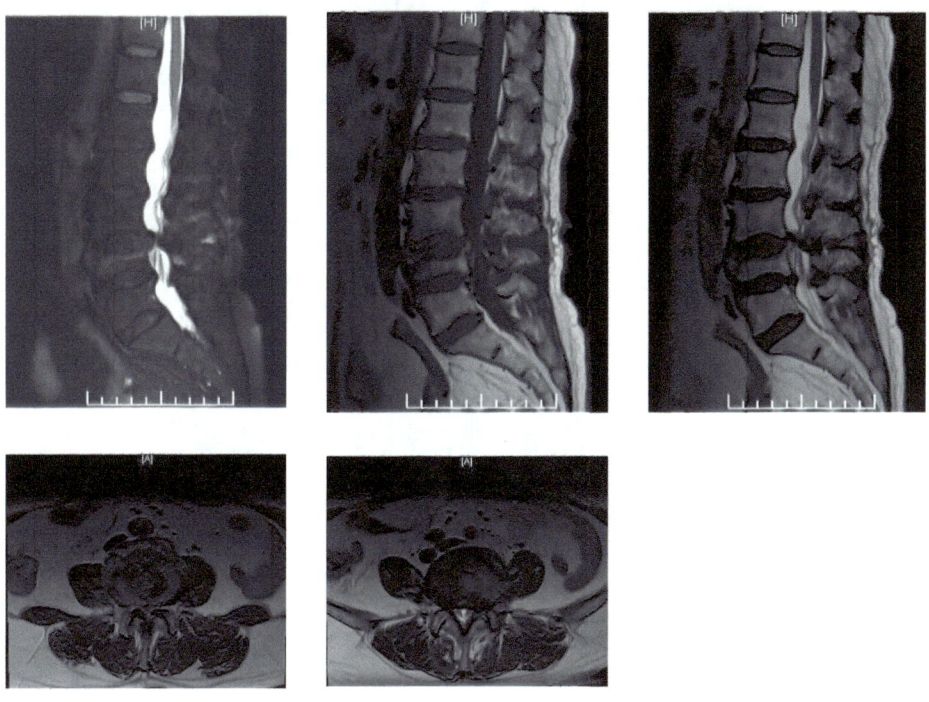

图 4-21 腰椎间盘 MRI

## 【诊断】

①腰椎管狭窄症；②腰椎间盘突出症；③陈旧性腰椎骨折；④双下肢静脉曲张术后；⑤陈旧性脑梗死；⑥高血压3级（很高危）；⑦冠心病。

## 【诊疗经过】

完善入院血常规、血生化等及影像学检查，排除手术禁忌证，在全身麻醉下行腰3/4、4/5椎间盘切除＋椎管减压＋植骨融合钉棒内固定术。术后予以预防感染、止痛、抗凝等对症治疗。术后影像结果见图4-22。

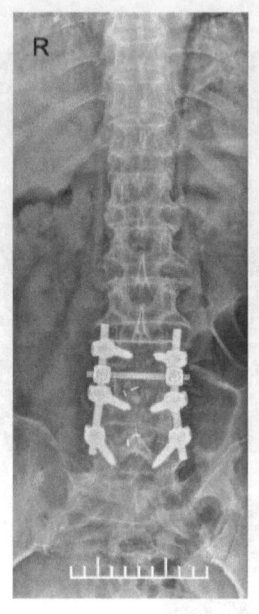
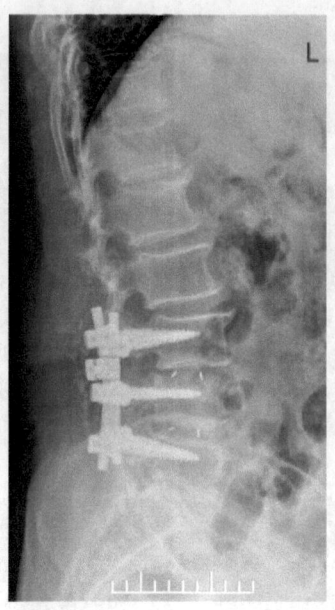

图 4-22 术后影像结果

【出院情况】

神志清，精神可，术口疼痛减轻，饮食及睡眠良好，大小便正常，生命体征平稳。腰背部术区切口纱布敷料干燥，愈合良好。双下肢疼痛、麻木症状较术前明显减轻，双下肢肌力正常。

【总结体会】

根据患者病史、查体及影像学检查，诊断为腰椎管狭窄症。术前X线片可看到腰3/4、腰4/5椎间隙狭窄；CT及MRI可见腰3/4、腰4/5椎间盘突出并椎管狭窄较为明显，患者主要症状为腰痛伴双下肢放射痛、间歇性跛行，手术指征明确；术前检查白细胞及淋巴细胞计数及白蛋白及前白蛋白数值正常，血糖在正常范围，行腰3/4、4/5椎间盘切除＋椎管减压＋植骨融合钉棒内固定术。术前完善心、肺等重要脏器功能检查。术前与患者家属充分沟通，详细告知患者病情及手术方案，告知手术风险意外及术后注意事项，康复计划等，减少医患纠纷出现。

腰椎管狭窄症（LSS）是指由各种原因引起的骨质增生或纤维组织增生肥厚，导致椎管或神经根管的矢状径较正常者狭窄，刺激或压迫由此通过的脊神经根或马尾神经而引起的一系列临床症状[1]。虽然椎管狭窄可能是先天存在的，但更加常见的原因是腰椎的退行性改变，因此在老年人中发病率较高[2]。腰椎管狭窄症其特点是：腰椎管内容积减小，马尾神经根受压，腰腿部疼痛、屈伸受限及间歇性跛行。因此，腰椎管狭窄具有明显的持续行走障碍，尤其是中老年人群。腰背部及下肢疼痛是LSS的常见临床表现。

腰椎管狭窄通常由以下因素导致：①椎间盘突出。椎间盘突出可导致腰椎管狭窄，同时可加重临床症状。椎间盘随年龄的增长发生退变，髓核失去弹性的同时纤维环也出现裂隙，加以外力等作用，会导致椎间盘破裂，髓核、纤维环甚至终板向后突出压迫神经，进而产生症状。同时，髓核中某些成分刺激神经根会导致无菌性炎症，炎性介质作用于局部又会加重组织的充血和水肿，引起相应临床症状[3]。随着病程进展，病变局部发生钙化或骨化，进而导致腰椎管狭窄。②关节突关节增生。椎间盘退变导致椎间隙变窄，病变节段运动力学发生改变，进而导致骨关节病发生于相应关节突关节，形成的骨赘凸入椎管，从而引起狭窄。③黄韧带肥厚。黄韧带肥厚或骨化是引起腰椎管狭窄的重要原因，当椎管已有狭窄或者伴有椎间盘突出时更会加重临床症状[4]。黄韧带发生退变导致其纤维成分发生变化，弹性纤维的含量下降导致韧带弹性降低。当脊柱处于后伸状态时，黄韧带向后凸入椎管，压迫神经根，引起一系列临床症状。④其他病变。腰椎的侧凸畸形、先天性骨性椎管狭窄、腰椎后缘离断症等也是腰椎管狭窄症发病的重要因素。

根据发病原因将腰椎管狭窄分为发育性腰椎管狭窄症及退变性腰椎管狭窄症（DLSS）两类[5]，LSS主要表现为椎管狭窄、椎板及椎弓根问题，诊断清晰，以外科治疗为主。DLSS主要是由于腰椎退行性病变、椎间盘突出、关节及韧带组织增生所致的椎管、侧隐窝及椎间孔形态的异常变化，引发椎管不同层面或部位容积变小，进而导致神经及血管受压迫或刺激后出现相应临床症状。腰椎管狭窄症以解除椎管压力为治疗目的，减轻神经根所受压迫及刺激为原则[6]。

对于保守治疗后效果欠佳且疼痛逐步加剧者，临床多主张手术治疗，手术的最终目标为在实现腰椎主椎管和神经根管充分减压的同时，重建并维持脊柱的稳定性。外科治疗DLSS主要包括以下适应证：①具中度以上放射性疼痛或神经功能损伤，或者伴有下腰痛者；②出现间歇性跛行，步行距离小于100~200 m或症状持续加重者；③持续性的侧凸、腰椎滑脱并出现严重的临床表现，影响生活质量者；④马尾神经功能受损者；⑤保守治疗3~6个月后症状无明显减轻者，身体条件允许进行外科手术治疗者[7]。

减压是治疗LSS的基本原则和有效方法。可分为开放减压术和微创减压术，开放减压术包括全椎板切除术、半椎板切除术、椎板间开窗术等，微创减压术主要有内窥镜下减压术等。全椎板切除减压椎间融合内固定术（PLIF）是对LSS进行减压的经典手术方式。该术式优势在于术中视野清楚、减压相对完全、内固定坚实牢靠，通过在后路将椎板碎骨块植于椎体间，从而融合责任节段并有效维持一定椎间高度，可以在某种程度上增加椎体序列的稳固性[8]。Atlas等[9]的一项针对148例患者为期4年的随访研究认为，对于腰椎管狭窄症但未合并腰椎滑脱的患者，全椎板切除术可获得更好的临床疗效。此术式多适用于中重度中央型腰椎管狭窄、多节段椎管狭窄以及有椎体融合指征的患者，其优点为手术切除了受累节段上下相邻腰椎的椎板以及棘突，充分暴露的术野更便于术者操作，有利于椎管减压，但对椎体骨性结构、椎旁肌肉和韧带的破坏会严重影响脊柱的稳定性，因此，行全椎板切除术治疗的患者通常需要再行椎体融合术。郑琦等[10]精确建立复杂性腰椎管狭窄症LSS的退变腰椎有限元模型；结果显示单纯的减压手术虽然可以缓减神经疼痛，但可能进一步造成腰椎稳定性的破坏,结合椎弓根内固定不能提供全面的稳定性,进一步结合椎体间盘融合的治疗效果比较稳定。

【参考文献】

[1]贾连顺,杨立利.退变性腰椎管狭窄症的现代外科学概念[J].中华骨科杂志,2002,22(8):509-512.

[2]TRAM J, SRINIVAS S, WALI A R, et al. Decompression Surgery versus Interspinous Devices for Lumbar Spinal Stenosis: A Systematic Review of the Literature[J]. Asian Spine J, 2020, 14(4): 526-542.

[3]MASUDA K, OEGEM A TR J R, An H S. Growth factors and treatment of intervertebral disc degeneration[J]. Spine(Phila Pa 1976), 2004, 29(23): 2757-2769.

[4]杨永林,吴小宝.腰椎管狭窄104例与黄韧带的关系[J].临床军医杂志,2002,30(5):15-18.

[5]许建文,钟远鸣.退变性腰椎管狭窄症影像学表现与非手术治疗研究概况[J].中国矫形外科杂志,2008,16(11):842-845.

[6]陈新,黄波,万海武.椎间植骨内固定治疗腰椎管狭窄症的优势☆[J].中国组织工程研究,2013(31):5705-5710.

[7]夏可周,郭卫春.退变性腰椎管狭窄症手术治疗中不同术式的应用进展[J].山东医药,2016,56(39):103-105,106.

[8]张佳林,杨生森,闫军法,等.有限椎板切除减压与全椎板切除减压椎间融合术治疗腰椎管狭窄症的疗效比较[J].宁夏医科大学学报,2017,39(12):1412-1415,1419.

[9]ATLAS S J, KELLER R B, ROBSON D, et al. Surgical and nonsurgical management of lumbar spinal stenosis: four-year outcomes from the maine lumbar spine study[J]. Spine(Phila Pa 1976), 2000, 25(5): 556-562.

[10]郑琦,应小樟,石仕元,等.复杂性腰椎管狭窄症的有限元建模与分析[J].第三军医大学学报,2012,34(18):1897-1900.

(姚帅辉)

## ◎急性创伤性颈椎间盘突出症合并脊髓损伤

【基本信息】

姓名:朱×× 性别:女 年龄:61岁

主诉:头颈部及右侧髋部摔伤伴头晕及恶心1小时。

现病史：家属代诉患者大约 1 小时前因车祸摔伤头颈部及右侧髋部，伤后无昏迷，感伤处疼痛伴头晕及恶心，无呕吐，无肢体抽搐，无明显心慌气促，无大小便失禁，未做特殊处理，急送入院，门诊行头颅 CT 检查后以"脑外伤"收入我科。

过敏史：否认药物过敏史。

## 【查体】

体格检查：T 36.5℃，P 76 次 / 分，R 20 次 / 分，BP 148/74 mmHg。神志基本清楚，轮椅推入病房，查体基本合作。GCS 评分 15 分，双侧瞳孔等大、等圆，对光反射存在，左侧颞顶部头皮裂伤，长约 5 cm，伴活动性出血，颈软，心肺听诊无明显异常，腹平软，全腹无压痛、反跳痛，移动性浊音阴性。双上肢麻木，双手握拳不能，右侧髋部疼痛，右下肢活动稍受限，左侧肢体活动可，病理征（−）。

专科检查：头部敷料干燥，颈托外固定，双侧肩部、肘部、腕关节活动可，感双侧肘关节、双侧指间关节至指尖均有疼痛，双侧 Hoffmann 征（+），双上肢肌力 4 级，胸椎及腰椎无明显叩击痛，骨盆挤压分离实验（−），左侧臀部局部疼痛，局部瘀斑，可见 2 个针眼，双下肢肌力、感觉、活动可，胸腹部感觉正常。

辅助检查。急诊头部 CT：左侧顶部头皮血肿，颅内未见明显血肿及脑挫裂伤。2021 年 8 月 30 日颈椎 CT：颈 5/6、颈 6/7 椎间盘突出，考虑双侧寰枢关节半脱位，颈椎退行性变。2021 年 8 月 30 日颈椎 MRI（图 4-23）：颈椎未见骨折、脱位等征；考虑颈 5/6 椎体终板炎；颈椎退变；颈 5/6 椎间盘向左后突出，椎管狭窄；颈 6/7 椎间盘向后突出，椎管狭窄。2021 年 9 月 1 日颈椎 X 片（图 4-24）：颈椎退行性变，颈曲变直；寰枢关节未见明显异常。

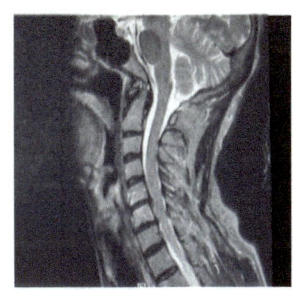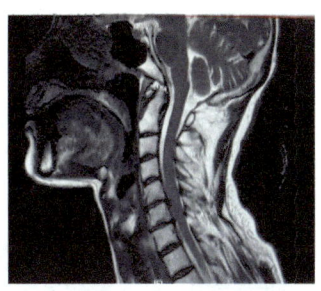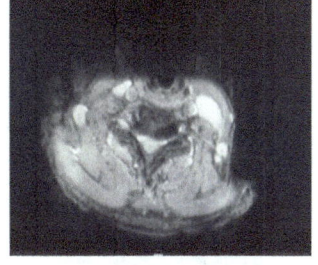

图 4-23 颈椎 MRI

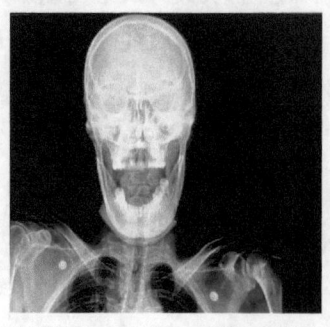
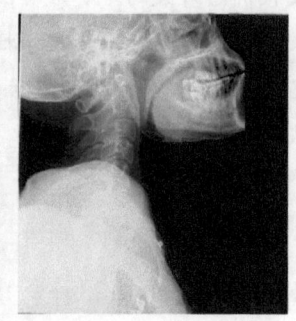

图 4-24 颈椎 X 线

【诊断】

初步诊断：①左侧顶枕头皮裂伤；②头皮血肿；③颈髓损伤待查；④颈椎骨折可能；⑤右髋部骨折待排。

最终诊断：①颈部脊髓损伤；②创伤性急性颈椎间盘突出症合并椎管狭窄；③头皮裂伤；④耳石症。

【诊疗经过】

患者因"脑外伤"于 2021 年 8 月 29 日入住脑外科，于 2021 年 8 月 30 日 02∶54 因患者出现双上肢麻木，疼痛难忍，双手握拳不能，考虑颈髓损伤转入 ICU。ICU 请骨科医师会诊后，患者于 2021 年 8 月 31 日由 ICU 转入骨科行专科治疗。患者入院相关检查完善后，根据患者症状、体征、检验及影像学检查，经骨科全科医师讨论后，有手术指征，无明显手术禁忌证，建议行手术治疗，向患者及家属交代目前病情、预后、手术相关风险，患者及家属了解后，经过商议，同意行手术治疗。于 2021 年 9 月 6 日在气管插管全麻下行"创伤性急性颈椎间盘突出症（颈 5/6、颈 6/7）合并椎管狭窄颈椎前路椎间盘切除＋椎管减压＋椎间植骨融合＋内固定术"。术后患者症状明显缓解，恢复良好，于 2021 年 9 月 24 日出院。术后影像结果见图 4-25～图 4-29。

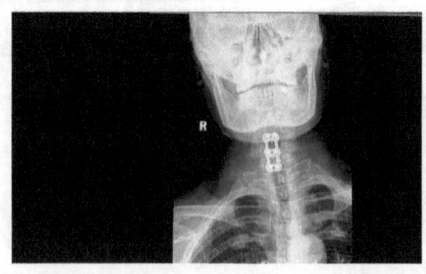
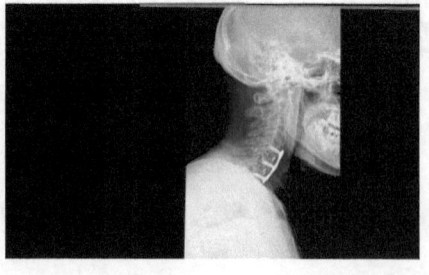

图 4-25 术后 X 线（2021-09-08）

## 第四章 脊柱损伤

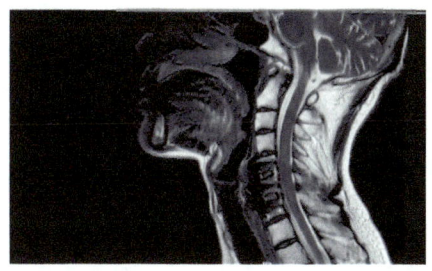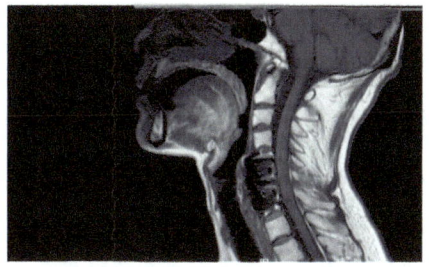

图 4-26　术后 MRI（2021-09-20）

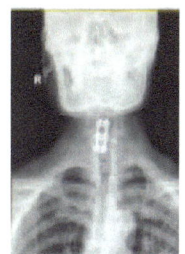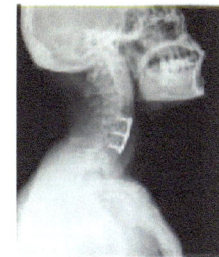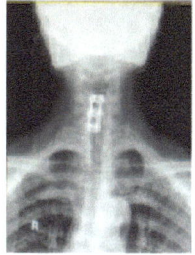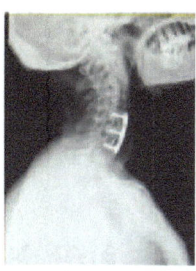

图 4-27　术后 X 线（2021-10-11、2021-12-07）

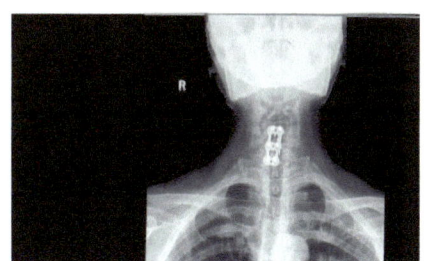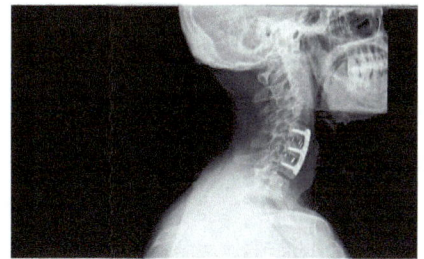

图 4-28　术后 X 线（2022-03-01）

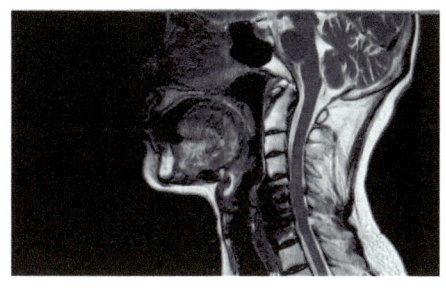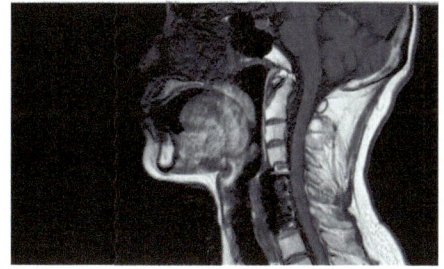

图 4-29　术后 MRI（2022-03-01）

【出院情况】

患者诉下床后偶有颈肩部麻木不适，精神、饮食、睡眠尚可，大小便正常。查体：神清，生命体征稳定，心肺未见明显异常，切口无红肿及分泌物，切口对合好，切口已拆线，双手感觉麻木减轻,双手各指可行屈伸活动,双上肢肌力5级,双上肢血运正常;双足各趾麻木,双下肢肌力5级,双下肢血运正常。

【总结体会】

急性创伤性颈椎间盘突出症导致的颈髓损伤颇为常见,最主要的就是早期明确诊断、激素冲击、早期手术介入,后期致残率才能明显降低。

颈前路手术是治疗颈椎病及颈髓损伤的经典手术方式。其优点是:避免了后方显露的并发症,直接对神经根进行减压,对椎管的干扰最小。缺点是:损伤气管食管喉管神经,喉上神经的风险,一过性的呕吐,难以正常吞咽,或者是椎动脉损伤,但这种损伤发病率很低。

同时要关注颈前路术后出现邻椎病、颈部僵硬、颈后疼痛等症状。

(刘 毅)

## ◎ 腰椎间盘突出症

【基本信息】

姓名:陈×× 性别:男 年龄:39岁

主诉:腰痛伴右下肢放射痛2周。

现病史:患者2周前无诱因出现腰部疼痛,伴有右下肢放射性疼痛,疼痛区域为右大腿及小腿后外侧,就诊于当地医院行MRI检查提示腰4/5椎间盘脱出,给予保守治疗(具体用药不详),现腰部疼痛加重,伴有右足拇指背伸力量差,为求进一步诊疗来我院,门诊检查后以"腰椎间盘突出症"为诊断,平诊收入院。本次患病以来,神志清,精神可,饮食、睡眠可,大小便正常,近期体重及体力无明显变化。

过敏史:无。

【查体】

体格检查:P 96次/分,R 20次/分,BP 138/102 mmHg,疼痛3分。发育正常,营养良好,正常面容,神志清楚,精神安静,自主体位,言语流利,对答切题,查体合作。

专科检查:脊柱生理弯曲存在,腰椎主动活动受限,双髋关节"4"字试验阴性,左下肢直腿抬高试验阴性,加强试验阴性,右下肢直腿抬高试验阳性,加强试验;右足拇指背伸肌力4级,余肢体感觉、肌力均正常,双下肢肌张力正常,双下肢膝腱反射、踝反射正常,双侧巴宾斯基征阴性。

辅助检查。MRI(图4-30):腰椎间盘脱出(L4/5),伴硬膜囊受压。CT:①腰3/4、腰5/骶1椎间盘膨出。②腰4/5椎间盘突出,伴相应椎管狭窄。③考虑双侧骶髂关节炎,请结合临床及实验室检查。④双肺多发散在炎性机化性改变。⑤右肺上叶后段局部牵拉性支气管扩张。⑥冠状动脉粥样硬化，建议CTA。DR：腰椎骨质增生。腰4/5椎间盘变性。

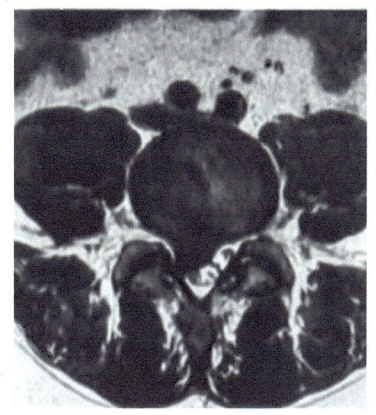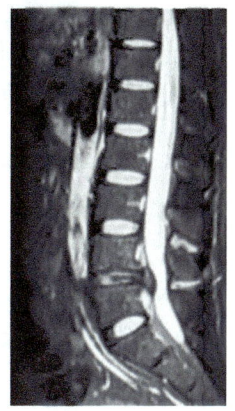

图4-30 术前MRI

## 【诊断】

初步诊断：腰椎间盘突出症。

鉴别诊断如下。

1. 腰椎管狭窄症

多见于老年男性，无明确外伤史，有间歇性跛行，查体无明显阳性体征。不支持点：患者年轻，无间歇性跛行，影像学检查可见巨大间盘脱出、神经卡压明显。

2. 梨状肌综合征

以臀部和下肢痛为主要表现，神经定位体征多不明显，髋关节外展、外旋位抗阻力时可诱发疼痛。不支持点：患者臀部无压痛，下肢直腿抬高试验阳性，神经损伤定位与腰椎影像学检查一致，排除梨状肌综合征。

最终诊断：腰椎间盘突出症。

## 【诊疗经过】

入院后给予完善DR、CT等相关检查，明确诊断，排除手术禁忌证后给予"单侧双通道内镜下（UBE）腰4/5突出髓核摘除、射频消融、椎管扩大减压术"，术后给予预防感染、营养神经、激素减轻神经水肿对症用药；术后第一日，患者诉右下肢疼痛明显缓解，右足踇趾背伸肌力4级+，切口留置引流管1根，术毕（12：00）至次日晨08：00，共引流出暗红色血性液20 mL，换药后拔出引流管；术后第三日，患者无特殊不适，佩戴腰围下床活动。现恢复良好。术后CT重建见图4-31，切口情况见图4-32。

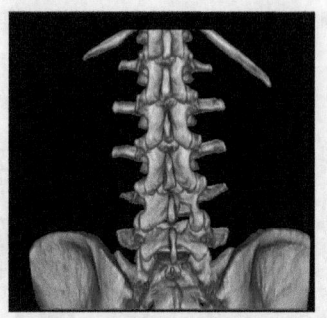

图 4-31　术后 CT 重建

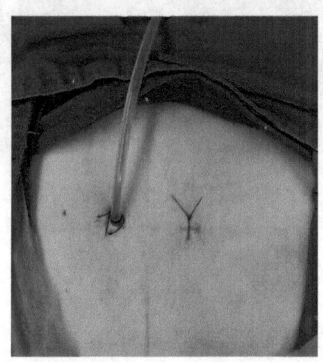

图 4-32　切口情况

【出院情况】

术后 1 周，患者腰部无明显疼痛，右足拇指背伸肌力 5 级，双下肢直腿抬高试验阴性，双下肢感觉、肌力、肌张力正常，切口愈合良好，拆线后给予办理出院手续。

【总结体会】

结合症状、体征及影像学结果：目前腰椎间盘突出症诊断明确，右下肢放射疼痛，右足踇趾背伸肌力减弱，影响日常生活；此次发病症状重，经保守治疗效果欠佳，影像学显示腰 4/5 椎间盘突出，考虑行手术治疗；由于患者较年轻，开放内固定融合手术创伤较大，术后远期并发症较多，麻醉时间、手术时间较长，出血多，对全身情况影响较大，不利于恢复，且对脊柱稳定性影响较大；综合考虑后建议行单侧双通道内镜（UBE）下髓核摘除、椎管及神经根减压；UBE 技术兼有内镜放大的视野和开放手术灵活的操作等特点；该手术对肌肉损伤较小，术中对神经根及硬膜囊干扰小，具有创伤小、恢复快、对全身影响小、感染风险低等优势，术中镜下取出突出髓核阻滞，有效解除神经压迫、促进神经功能恢复，但存在术中神经根损伤、硬膜囊破裂等风险，术后可能出现血肿压迫、远期腰椎间盘突出复发等情况，应避免暴力操作，保护神经根及硬膜囊，注意放置引流，术后指导患者功能锻炼，告知日常生活等注意事项，预防神经根粘连及腰椎间盘突出复发。

（马梓昆）

# 第五章 手部损伤

## 第一节 手部皮肤损伤

良好的皮肤覆盖是手部损伤后预防感染和保证深部组织损伤处理效果的最关键措施。一般皮肤裂伤可以清创后直接缝合,而对清创后伴有皮肤缺损的手外伤处理,则是长期以来手部皮肤损伤的研究重点。

### 一、皮片移植术

将表皮连同部分或全部真皮自身体某部取下来,移植到另一部位,用以修复皮肤缺损的手术方法,称皮片移植术。该手术是操作简单而常用的修复手部皮肤缺损的方法,也是修复各种皮肤缺损及长期不愈的肉芽创面的较好方法。皮片成活后的外观及功能恢复均较好。缺点是皮片成活后会有不同程度的收缩,缺乏正常皮肤的弹性,色泽较正常皮肤暗,其耐磨性和感觉也均较差。皮片越薄,上述缺点越多。

#### (一)皮片分类

1. 刃厚皮片

此种皮片包括表皮及真皮的乳头层,厚度 0.2 mm 左右。

(1)适应证:感染的肉芽创面或创面的暂时闭合。

(2)优点:容易成活,供皮区创面愈合快,不留瘢痕。

(3)缺点:皮片收缩多,质地较硬,色素沉着明显,耐磨性差,感觉恢复也差。

2. 断层皮片

此种皮片包括表皮及大部分真皮,相当于全厚皮肤的 1/3 ~ 3/4,厚度 0.3 ~ 0.8 mm,分为中厚断层和厚断层皮片。

(1)适应证:手部血运良好的新鲜创面及健康的肉芽创面,几乎均可用断层皮片。

(2)优点:皮片成活后收缩小,有一定的弹性,耐磨性较好,色素沉着轻,外观较好,感觉恢复亦较好。

(3)缺点:成活能力较刃厚皮片差,对受区创面要求较高,供皮区愈合时间较长,常留有不同程度的瘢痕。

3. 全层皮片

此种皮片包括表皮及全部真皮,不含皮下组织。

(1)适应证:手掌、大小鱼际等功能区及骨突部位的较小面积皮肤缺损的修复。

(2)优点:具有断层皮片的各种优点,且较之更优越。

(3)缺点:受皮区创面要求高,供皮区需通过缝合或全层或中厚皮片移植修复,不适合做较大面积的移植。

4. 特殊的表皮移植

(1)带真皮下血管网皮片。移植物包括表皮、真皮、真皮下血管网及少许脂肪组织。

1)适应证:关节周围的无菌创面,截肢(指)的残端,比较深的皮肤缺损。

2)优点:植皮成活后可获得良好的外观,其色泽、质地与功能较全层皮片更优越。

3)缺点:皮片的成活率不够稳定,供皮区需通过缝合或植皮修复。

(2)甲床及指甲移植

1)适应证:适于部分甲床缺损,部分或全指甲缺损的病例,但应慎用。以废弃的手指做供区为妥。

2)优点:可恢复指甲的完整性,外观较好。

3)缺点:成功率不高,有时供区或受区指甲会变形。

(二)皮片移植供区选择

除手掌及跖底外,其他各处均可。原则上以选用与受区皮肤质地、颜色相近,且较隐蔽的部位为宜。以大腿内侧、外侧及腹部等处应用较多。肉芽创面植皮,受区与供区之间应有一定距离,以避免交叉感染。

(三)受皮区创面要求

1. 肉芽创面

以肉芽鲜红,颗粒致密,无出血,分泌物少时植皮为宜。

2. 新鲜创面

受区基底血运良好,没有裸露的肌腱、皮质骨、软骨和瘢痕。

(四)取皮方法

1. 普通手术刀取皮

适于小的断层皮片、全层皮片、带真皮下血管网皮片的切取。

2. 滚轴取皮刀取皮

适于大面积的刃厚皮片、断层皮片及全层皮片的切取。

3. 鼓式取皮刀取皮

适用范围与滚轴式取皮刀取皮相似。

## （五）操作要点

（1）保持受区平整。

（2）受区充分止血。

（3）尽量避免受区残存异物、血块或组织碎屑。

（4）移植皮要妥善固定，保证皮片与基底帖服良好且压力均匀。

（5）供皮区油纱、纱布、棉垫加压包扎应牢固。

## （六）术后处理

（1）抬高患肢，减轻肿胀。

（2）保持敷料有适当的松紧度。

（3）肉芽创面植皮3天后可第1次更换敷料。

（4）新鲜创面植皮后10天左右首次更换敷料。

（5）适当应用抗生素。

## （七）植皮失败原因

（1）在无血运的创面上或不健康的肉芽创面上植皮。

（2）移植皮片固定不良。

（3）创面止血不充分，移植皮片包扎时压力不够，致皮片下形成血肿或积液。

（4）皮片下感染。

## 二、皮瓣移植术

### （一）适应证

（1）有无骨膜的皮质骨、软骨面、肌腱及大的血管、神经等外露的创面的修复；贴骨瘢痕或经久不愈的皮肤溃疡；将来需要在其深面修复肌腱或骨关节的创面。

（2）为改善外观、恢复功能及手指再造。

（3）为改善局部特别是功能区的血液循环和感觉功能。

### （二）皮瓣分类

主要按有无轴型血管而分为以下几类。

1. 随意皮瓣

①局部皮瓣。②邻位皮瓣。③远位皮瓣。④管型皮瓣。⑤筋膜皮瓣。⑥超比例皮瓣。

2. 轴型皮瓣

①一般轴型皮瓣。②岛状皮瓣。③游离皮瓣。④肌皮瓣。⑤含血管蒂的复合组织瓣。

3. 复合血供皮瓣

如以皮神经伴行营养血管及深筋膜血管网为蒂的皮瓣。另外还有一些非生理皮瓣，如静脉动脉化皮瓣、静脉网状皮瓣及静脉血营养皮瓣。

(三)常见手外伤皮瓣修复

1. 随意皮瓣

(1) 局部皮瓣

1) 矩形推进皮瓣：适于皮肤松弛部位较小的皮肤缺损，或手指指端缺损。

注意：推进皮瓣蒂部的臃肿皮肤可做三角形切除。推进皮瓣修复指端缺损时应在指间关节屈曲位缝合，以缓解皮瓣张力，待伤口愈合后再锻炼伸直。

2) 三角形推进皮瓣（V-Y 缝合）：适于修复指端缺损。

注意：三角形顶点不超过远侧指横纹。当切到皮下组织时，应注意勿损伤指固有血管和神经。在皮瓣与指骨掌侧间切断纤维隔，以增加皮瓣的移动度。

3) 双侧 V-Y 缝合：适于三角形缺损和指端缺损。

注意：同三角形推进皮瓣。

4) 局部旋转皮瓣：适于手背、前臂、上臂皮肤较松弛部分的皮肤缺损。

注意：所设计皮瓣的顶边应高于缺损部位，皮瓣旋转角度越大，高出的距离越多，这样在旋转以后才可以覆盖创面。皮瓣转移后蒂部所形成的皱褶宜Ⅱ期修整，Ⅰ期修整易影响皮瓣的血液循环。

(2) 邻位皮瓣

1) 邻指皮瓣：适于指掌侧皮肤缺损的修复。

注意：一般用指背皮肤修复邻指指腹侧皮肤缺损。避免在指背正中线做纵行直切口，皮瓣切取的范围，近端不越过指蹼，远端不越过指间关节。在供皮区的伸指肌腱上应保留完整的腱周组织。

2) 鱼际皮瓣：适于示、中、环、小指的指端缺损或侧方缺损。

注意：皮瓣的蒂部可根据创面的需要设计在近端、远端、尺侧或桡侧。术后应将患指固定于屈曲位。

3) 剔骨皮瓣：适于患者全身情况差、不适于做复杂皮瓣手术者，手指骨、关节损伤严重合并掌部大面积皮肤缺损者。

注意：要严格掌握适应证。

(3) 远位皮瓣。优点：可以修复不同大小的创面，特别是大面积的创面，但是术后需要制动肢体，患者生活不便，且需二次手术断蒂。

1) 臂交叉皮瓣：所设计皮瓣不要跨越肘关节；尽量不用逆行皮瓣；妥善固定两上肢，避免蒂部受压、扭转或牵拉。

2) 胸部皮瓣：部位隐蔽，特别适合于女性患者。如为手指撕脱伤，可以将皮瓣卷成管状，将伤指插入管内。

3) 腹部皮瓣：适于修复手和前臂面积较大的皮肤缺损，特别是不适合于皮片移植的创面。皮瓣的面积可以切取较大，质地软，外观较好。

注意：所切取皮瓣尽量不跨越中线。皮瓣不宜过长，否则易发生静脉回流障碍，皮瓣蒂部应保留一定厚度的皮下脂肪，蒂部过薄会影响皮瓣的血液循环。皮瓣的蒂部不应过短，过短会使蒂部张力大或易受牵拉，换药亦不方便。

4）袋状皮瓣：适于几个手指或全手皮肤撕脱伤。

在腹部做切口，潜行剥离，将撕脱的手指或全手放入腹部袋中，二期行皮片移植修复创面。

（4）管形皮瓣：适于拇指再造或手指皮肤的套状撕脱。

1）优点：皮管形成后，蒂部无创面外露，不易感染，肢体有较大的活动范围。

2）缺点：需要二次手术断蒂，手术时间长。

3）注意：皮管形成2周后开始蒂部血液阻断训练，直到阻断血液供应1小时后皮管颜色无改变才可以断蒂。

2. 轴型皮瓣

以直接动脉或深部动脉干为轴心血管所形成的皮瓣为轴型皮瓣。根据形成及转移形式不同可以分为带蒂的轴型皮瓣、岛状皮瓣及游离皮瓣。

轴型皮瓣血供丰富，突破了普通皮瓣的长宽比例限制。如果将皮瓣内的皮神经与受区的神经吻合，还可使皮瓣有较好的感觉。术后制动要求较宽松。

轴型皮瓣在设计和切取时应注意"点、线、面"的概念，"点"是指皮瓣的轴心血管进入皮肤或组织的部位，是皮瓣设计的轴心点和手术的关键点。"线"是指皮瓣的轴心血管在皮瓣内走行的投影线，是皮瓣设计和切取的轴心线。"面"包括皮瓣的解剖面、所设计切取的皮瓣面积以及皮瓣所能切取的最大面积。

带蒂轴型皮瓣转移时应注意蒂部避免牵拉、折叠或扭曲；岛状皮瓣转移时应注意隧道的宽度及血管蒂的紧张度；游离皮瓣移植时受区要有可供吻合的动、静脉。切取皮瓣的面积应略大于受区面积，以使皮瓣转移后能在无张力下缝合。

（1）腹股沟皮瓣，该皮瓣主要以旋髂浅动脉、腹壁浅动脉为轴心血管。该皮瓣可切取面积较大，供区隐蔽，供区功能影响小，适于大面积的皮肤缺损，尤其是凹陷创面。

1）应用解剖：旋髂浅动脉和腹壁浅动脉均起自腹股沟韧带下方5 cm处的股动脉，均有同名静脉伴行。旋髂浅动脉分深、浅两支，浅支发出不久即穿过阔筋膜越过髂前上棘向上走行；深支沿腹股沟韧带下走行，在髂前上棘附近穿出阔筋膜转向外下方，进入臀部。腹壁浅动脉从股动脉发出后向上越过腹股沟韧带，分布于下腹部。

2）皮瓣设计。①旋髂浅动脉所供皮瓣：自腹股沟韧带下5 cm的股动脉上起始，与髂前上棘相连并向外延伸，以此为轴线，皮瓣的上缘不过脐平线，下缘在髂前上棘之下内侧不超过腹股沟韧带中点，外缘不超过侧中线。②腹壁浅动脉所供皮瓣：自腹股沟韧带下5 cm股动脉搏动处，与脐做一连线，以此为皮瓣的轴线，皮瓣的内侧界不超过腹中线，上界平脐。

3) 手术要点：按皮瓣设计先切开上缘和两侧缘，于深筋膜下、腹外斜肌腱膜浅层向下分离至腹股沟韧带处。对所掀起皮瓣做透光试验，并用甲紫在皮瓣蒂部标记血管，以此为轴心再继续切取皮瓣两侧至蒂部；可根据创面需要将蒂部设计成不同的形状。

4) 注意事项：①约有3%的人两动脉缺如，故在逆行掀起皮瓣时需做透光试验以确认有无主干血管及其走行。②如患者肥胖，则切取皮瓣较厚。设计皮瓣时应充分考虑到这一点，以防止受区修复后过于臃肿。

(2) 前臂背侧皮瓣：该皮瓣以骨间背侧动脉为轴心血管，厚薄适中，切取面积较大，不牺牲前臂的主要动脉，逆行转移可以修复手部创面。

1) 皮瓣设计。①点：在尺骨茎突近侧3 cm处，肱骨外上髁与尺骨小头桡侧的连线上。②线：肱骨外上髁与尺骨小头桡侧的连线上。③面：前臂深筋膜下，血管位于肌膜间。皮瓣切取范围，上界在前臂上、中1/3交界处，下界为腕横纹，外侧界为桡动脉内缘，内侧界为前臂尺侧缘。

2) 注意事项：①旋转点不应低于轴心线上尺骨茎突近侧2.5 cm处，否则将损伤血管蒂部。②骨间背侧神经与同名动、静脉伴行，切勿损伤。

(3) 手背皮瓣：手背皮瓣是以第2至第4掌背动脉的血管蒂的皮瓣。因第2掌背动脉出现率高，口径粗，故较常用。顺行设计皮瓣可以修复腕部皮肤缺损，逆行设计皮瓣可以修复指部皮肤缺损。亦可根据创面组织缺损情况形成带肌腱、掌骨或骨膜的复合组织皮瓣。

1) 皮瓣设计：以第2掌背动脉皮瓣为例说明如下。①点。距指蹼皮缘105 cm处为动脉交通支发出皮支的位置，是为皮瓣提供血供的关键点和皮瓣逆行转移的轴心点。②线。掌骨间隙中心线。③面。在手背筋膜的深层切取；近侧可达腕背横纹，远侧可达指蹼缘两侧，可在轴心线一侧2.5 cm内。

2) 手术要点：先于皮瓣指蹼处切开，于深筋膜下向轴心点游离，证实指蹼处存在皮支后，切开皮瓣四周的皮肤，在深筋膜下由近端向远端游离皮瓣。在手术显微镜下仔细分离指蹼处的血管蒂至足够长度，结扎关节支血管。放松止血带，将皮瓣逆行旋转180°后观察血循环情况，如血循环良好即可转移。

3) 注意事项：①游离蒂部时应特别仔细。②此皮瓣蒂部较短，适合于手指中、近节皮肤缺损的修复。

(4) 岛状皮瓣

1) 示指背侧岛状皮瓣：以桡动脉腕背支发出的第1掌骨背动脉为轴心血管，同时保留指背静脉和桡神经浅支发出的指背神经。适于拇指指端皮肤缺损或虎口处较小的瘢痕挛缩。

①皮瓣设计。a. 点：第1、2掌骨夹角的尖端。b. 线：第2掌骨的桡侧。c. 面：血管位于深筋膜下，近端在第1骨间背侧肌的肌膜下剥离，远端在伸指肌腱的腱周组织浅处剥离。切取范围，远端不超过手指近侧指间关节，侧方可达手指的侧方中线，近端在掌骨

头近侧，面积为 2.5 cm×4 cm。

②手术操作要点：在第 1、2 掌骨间做"S"形切口，从真皮下向两侧分离，勿伤血管及神经，看清第 1 掌骨背动脉的走行，然后切开皮瓣的四周，在伸指肌腱腱周组织浅层逆行掀起皮瓣，游离血管神经蒂至第 1、2 掌骨夹角的尖端。

③注意事项：第 1 掌骨背动脉有一定的解剖变异，极少数人可缺如，有的位于骨间背侧肌下或穿过骨间背侧肌，游离血管蒂时应注意。切取皮瓣两侧时应注意勿损伤指掌侧血管、神经。

2）手指侧方岛状皮瓣。以手指固有动脉为轴心血管、指总动脉为蒂的岛状皮瓣。常以中指尺侧或环指桡侧作为供区。用于手指部皮管移植术后指端功能区感觉的重建。

①点：指蹼近侧 1.5 cm，指总动脉分叉处。②线：手指屈指肌腱的侧方。③面：皮下组织深层。远端在甲根近侧，近端依需要而定，两侧在手指掌、背侧中线。

（5）游离皮瓣

1）足背皮瓣：足背皮瓣是以足背动脉为血管蒂的游离皮瓣。适于修复手背及手掌较大面积的皮肤缺损，特别是有复合组织缺损者。

①应用解剖：足背皮瓣由足背动脉的皮支供血，足背动脉在发出足底深动脉处有恒定的向足背发出的 3～4 个细支，此处是足背皮瓣设计的轴心点。足背皮瓣的静脉回流有两套，浅层为大、小隐静脉，深层为足背动脉的伴行静脉。

②皮瓣设计：a. 点。足背动脉在第 1、2 跖间隙搏动消失处。b. 线。足背动脉的轴线，以及向第 1 趾蹼的延长线。c. 面。在大隐静脉的深层，腱周组织浅层。近侧达内外踝的连线，远侧达趾蹼处，内侧包括大隐静脉，外侧可根据需要决定是否包括小隐静脉。最大切取面 17 cm×10 cm。

③手术要点：术前用甲紫标好皮瓣边界、足背动脉和大隐静脉的走行位置。先从近侧做切口，在拇长伸肌和趾长伸肌腱之间游离出足背动、静脉血管蒂。再切开皮瓣内侧缘，找到大隐静脉 / 于其内侧切开，深筋膜下剥离。越过拇长伸肌腱后，紧贴骨膜表面剥离，将足背动、静脉主干包括在内。切开皮瓣的远侧及外侧，结扎足背动脉的穿支，由远向近掀起皮瓣。

④注意事项：术前应仔细检查足背动脉、胫后动脉及足背浅静脉有无损伤或发育异常，以决定是否能施行手术。

2）拇趾甲瓣。是以趾足底同有动脉为血管蒂的游离皮瓣。适于拇指甲床缺损，特别是合并甲周、指腹缺损的修复。①皮瓣设计：如与受区拇指桡侧指动脉吻合，则应切取对侧的拇趾甲瓣，如与受区拇指尺侧指动脉吻合，应切取同侧的拇趾甲瓣。一般切取拇趾腓侧半趾甲瓣，面积较受区宽 2 mm，并带拇趾腓侧甲襞 5～10 mm，下甲皮 2 mm，甲根部上甲皮 10 mm。②手术要点：沿拇趾腓侧背部做"S"形切口，可见真皮下静脉网向近端汇合成一条趾背静脉，向远端分成 3～4 根细支通向甲根部。将这些细支连同周围的软组织于拇伸趾肌腱旁膜表面向甲根游离，近端静脉留取长度根据受区静脉情况而定。于趾蹼处找到并游离趾腓侧趾足底固有动脉和趾神经达趾骨间关节水平，证实神经血管束已进入游离组织内。纵行切开拇趾趾甲及周边皮肤，紧贴远节趾骨骨膜部分。

（张以财）

## 第二节　手部骨及关节损伤

手的功能十分重要，它几乎参与了日常生活和工作的大部分活动。它既需要精巧、协调、速度快，又需要有一定的力量，对治疗的质量要求很高。手部骨关节多，骨骼体积小，关节囊薄，稳定关节的韧带多，结构复杂、精细，即使有轻微的骨与关节损伤，也会引起不同程度的功能障碍。手部的肌肉、肌腱多，作用力复杂，骨折复位后不稳定，畸形愈合发生率较高，且易累及临近的肌腱及手内肌，影响其运动功能。骨关节损伤后的长时间固定，也易导致关节囊挛缩，造成关节僵直。由于这些原因，影响了手部骨关节损伤的治疗效果。另外，对康复治疗的重视不够也是影响疗效的另一重要原因。

基于手的解剖、生理及损伤后的病理特点，手部骨关节损伤后的治疗中应注意以下几个方面：①尽早解剖复位。②固定牢固。③要认识到手功能恢复是治疗的最终目的，注意手功能的保存。④重视康复治疗。

### 一、指骨骨折

#### （一）远节指骨骨折

1. 指骨粗隆骨折

指骨粗隆骨折分为简单型及复杂型，由于有指甲作支托，可以不做制动，着重软组织损伤的修复及预防感染。

2. 指骨干骨折

可用手法整复及屈曲位固定。如为开放性骨折，可用克氏针纵行固定，但不要贯穿远侧指间关节，以免损伤关节面。注意修复甲床损伤。

3. 指骨基底骨折

可发生在指骨基底的掌侧、背侧或侧方，均为关节内骨折，大多数为撕脱骨折。

（1）背侧撕脱骨折：最常见，为伸指肌腱撕脱骨折。如为新鲜骨折，可用石膏或支具将近侧指间关节屈曲，远侧指间关节过伸位固定6周；如骨折块较小，可将其切除，然后将肌腱缝合固定于原止点处。如骨折片超过关节面的1/3，可行抽出式钢丝固定或克氏针固定。

（2）掌侧撕脱骨折：为指深屈肌腱撕脱骨折；如骨折块小于关节面的1/3，可将其切除，用钢丝将撕脱的肌腱重新固定于止点处。如骨折块超过关节面积的 1/3，可行切开复位内固定。

（3）侧方撕脱骨折：常伴关节囊或韧带损伤，可在关节伸直位固定患指 3 周。如骨折块较大，移位明显，伴有关节侧方不稳，可行切开复位，用克氏针或螺丝钉内固定。

### （二）中节指骨骨折

如骨折位于指浅屈肌腱止点远端，骨折向掌侧移位，可采用手法整复，将骨折远段屈曲复位，用石膏或绷带卷在屈指位制动。

如骨折位于指浅屈肌腱止点的近端，骨折向背侧成角，整复时需将骨折远段伸直复位，用石膏在伸直位制动。

亦可采用克氏针内固定。

### （三）近节指骨骨折

在指骨骨折中最常见，骨折处多向掌侧成角。

对某些闭合性、稳定性骨折可闭合复位，石膏或绷带卷制动，保持掌指关节屈曲 45°，近侧指间关节屈曲 90°。

手法复位外固定失败者，斜行骨折不稳定者，或是开放性骨折需清创者，可以切开复位内固定。内固定器材以克氏针为最常用，可根据骨折的不同类型而采用不同的穿针方式。另有钢丝内固定也较常用。对于螺丝钉或微型钢板固定虽然有一定的适应证，但因对肌腱滑动功能影响大，且需二次手术取出，故应用较少。近几年兴起的还有微型外固定支架。

## 二、掌骨骨折

掌骨骨折分为掌骨头、掌骨颈、掌骨干及掌骨基底骨折。

### （一）掌骨头骨折

为关节内骨折，应尽量解剖复位，保证关节面平整，屈曲位外固定或克氏针内固定 3～4 周后开始功能锻炼。如掌骨头严重粉碎、短缩，无法使用内固定时，可用骨牵引 3～4 周，然后开始主动的功能锻炼。

### （二）掌骨颈骨折

第 5 掌骨最多见，其次为第 2 掌骨，第 1 掌骨很少见。骨折易向背侧成角。

无移位骨折，可用石膏托固定腕关节于轻度背伸、掌指关节屈曲 50°～60°、指间关节休息位。6～8 周后拆除石膏进行手部功能锻炼。

骨折成角及移位明显的需手法整复。因为掌指关节侧副韧带附着于掌骨头两侧偏背部，若将掌指关节伸直位牵引，会使掌骨头向掌侧旋转，加重掌屈畸形，所以手法复位时须将掌指关节屈曲 90°，再沿近节指骨纵轴向背侧推顶，同时在骨折背部向掌侧加压，即可复位。骨折复位后用背侧石膏托将掌指关节制动于屈曲 90° 及握拳位，4 周后拆除石膏进行活动。

### (三）掌骨干骨折

以3、4掌骨发生较多。

稳定性骨折，可用石膏将患手固定于腕轻度背伸，掌指关节屈曲位6~8周。

不稳定性骨折，如长斜行、螺旋形骨折，多发性掌骨干骨折或开放性掌骨干骨折需行清创手术者，可行交叉克氏针固定。

### （四）掌骨基底骨折

多发生在1、4、5掌骨，多为腕掌关节内骨折，以第1掌骨发生率最高。

1. 关节内骨折

包括Bennet骨折和Rolando骨折。

（1）Bennett骨折：多由轴向暴力所致，骨折线自掌骨基底内上斜向外下，进入腕掌关节，内侧形成一个三角形骨块，因其附着于掌骨间韧带而保持原位。拇指腕掌关节是鞍状关节，内侧骨折后，掌骨基底部内侧失去骨性阻挡作用，在拇长展肌及鱼际肌的牵拖下发生第1腕掌关节脱位或半脱位。大多数内侧骨块小于掌骨基底关节面的1/3。

Bennett骨折复位容易，但易再移位，固定困难。可自前臂至拇指近节上一管型石膏，在石膏凝固之前进行手法整复。

将拇指外展位牵引，同时向尺、掌侧推压掌骨基底，感觉到复位后，将拇指置于外展位，掌指关节轻度屈曲位，直到石膏凝固。固定4~6周。

亦可在透视下用克氏针将两骨折块固定在一起。如两侧骨折块较小，可在复位后将第1掌骨基底部固定在大多角骨或第2掌骨基底上。

闭合复位困难者，可以切开复位克氏针固定。

Bennett骨折治疗不当易发生背侧成角畸形愈合，可行截骨矫形术。

（2）Rolando骨折：为第1掌骨基底的"T"形或"Y"形粉碎骨折，可伴有关节半脱位。如关节面尚平整，可手法复位石膏外固定。如骨折有移位，且骨折块较大，可做内固定。如骨折粉碎严重，骨折块较小者，可行骨牵引治疗。

2. 关节外骨折

多为横行或斜行骨折。骨折处易向桡背侧成角。

一般可行闭合复位"人"字石膏固定拇指于休息位6~8周。不稳定性骨折，可在透视下行经皮克氏针固定或切开复位内固定。

### （五）其他掌骨基底骨折

一般较少移位，可在手法整复后行短臂石膏托固定。第4、5腕掌关节活动度较大，骨折后有时固定困难，可行经皮或切开复位后克氏针固定。

## 三、腕骨骨折

### （一）舟骨骨折

在腕骨骨折中最常见，多由传导暴力和直接暴力所致。

1. 功能解剖

舟骨分为结节部、腰部及近端三部分。腰部最细，易发生骨折。舟骨表面大部分由关节软骨覆盖，血液供应较差。舟骨从结节部和腰部背侧的韧带附着处获得血液供应。腰部骨折时，从远端及腰部而来的血管受到损伤，可造成骨折近端缺血性坏死。

2. 骨折分类

舟骨腰部骨折分为水平斜行、横行和斜行三类。

3. 诊断

有跌倒后腕背伸手掌撑地史，腕桡侧疼痛，鼻烟窝变浅、压痛，拇指纵向叩击时腕部疼痛加重。腕关节背伸及桡偏时疼痛明显。

X 线片对舟骨骨折有重要的诊断价值。如仍不能确诊，可行 CT 检查，或将腕关节暂时制动，10 天后再复查 X 线片以明确有无骨折。

4. 治疗

（1）非手术治疗：新鲜骨折无移位或虽有移位但已手法复位的，可用石膏管型固定。对结节部骨折，应使腕关节处于轻度桡偏及背伸 20°～30° 位。近端骨折应使腕关节轻度尺偏及背伸，拇指处于对掌位。

部分延迟愈合的骨折也能通过延长固定时间而获得愈合。

（2）手术治疗

1）新鲜骨折：可以行切开复位，钢针、螺钉等内固定。

2）陈旧骨折不愈合及假关节形成可行植骨术或桡骨茎突切除术。若近端骨折块缺血坏死，可行死骨摘除术。舟骨周围有创伤性关节炎者，可做局限性关节融合术。

### （二）月骨骨折

1. 诊断

腕部明显的受伤史。腕部疼痛，腕背中央压痛，肿胀。腕关节掌屈、背伸活动明显受限。X 线片可以协助诊断。

2. 治疗

月骨骨折可用石膏固定 4～6 周。掌侧骨折将腕在屈曲位固定，背侧骨折在背伸位固定。背侧骨折块较大者可行切开复位内固定。背侧骨折块不愈合而腕部持续性疼痛者，可将背侧骨折块切除。

### （三）三角骨骨折

发生率在腕骨骨折中排第 3 位。多为撕脱骨折，常发生在三角骨背侧或尺侧。三角骨体部骨折多为直接暴力所致，并可产生三角骨、月骨周围脱位。

三角骨的撕脱骨折，可用石膏托将腕制动在功能位4～6周。若骨折不愈合并有腕部疼痛者，可将撕脱骨折块切除。骨折严重合并三角骨、月骨周围脱位者应行切开复位内固定。

#### （四）豌豆骨骨折

应注意尺神经有无合并损伤。可用石膏托固定腕关节于功能位4～6周。骨折不愈合伴有局部持续性疼痛者，可将豌豆骨切除。

#### （五）大多角骨骨折

应注意正中神经有无压迫症状。

大多角骨体部骨折应尽量解剖对位，以保证第1腕掌关节的功能，可行切开复位钢针或螺丝钉内固定。大多角骨背骨折，多用石膏将腕关节固定于功能位，晚期如发生骨折不愈合，可将骨折片切除。晚期继发腕管综合征者需行腕管内松解术。

#### （六）小多角骨骨折

多合并第2、3腕掌关节脱位，常需切开复位内固定。骨折不愈合者，可行第2、3腕掌关节融合术。

#### （七）头状骨骨折

头状骨是最大的腕骨，是腕部活动的轴心。多因直接暴力或腕关节极度背屈跌倒而致伤，可同时伴有其他腕骨骨折，产生头-舟状骨综合征。骨折的近段可旋转90°～180°。

无移位骨折可用石膏托固定腕关节于功能位6～8周。有移位的骨折应先行复位。如骨折块较大或合并舟骨骨折，可行切开复位内固定。骨折不愈合并近端块坏死或有创伤性关节炎者，可切除近端骨折块，或做适当范围的关节融合。

#### （八）钩骨骨折

多为直接暴力伤，伤后手掌尺侧疼痛，用力握拳疼痛加重，局部压痛明显。小指抗阻力外展疼痛加重。有时有尺神经损伤表现。

新鲜的钩骨骨折，可用石膏托将腕关节固定在功能位4～6周。钩部骨折不愈合，可造成小指屈肌腱损伤或尺神经深支受压，可将钩部切除。

### 四、腕骨脱位

#### （一）舟骨脱位

临床上极少见。X线正位可见舟、月骨间隙变宽，侧位像Taleisnik征阳性。

臂丛麻醉下，牵引拇指，向掌侧推压移位舟骨的近端即可复位。腕关节轻度背伸位固定3周。复位或固定困难者，可行切开复位克氏针内固定。

### (二) 月骨脱位和月骨周围脱位

1. 月骨前脱位

如跌倒时腕呈极度背屈位，月骨被头状骨和桡骨挤向掌侧脱位，侧位X线像，头状骨与桡骨关节面接触，月骨到桡骨关节面前缘呈现倾倒的茶杯状。桡骨与月状骨掌侧缘连线不呈"C"状而呈"V"状。如头状骨向背侧轻度脱位，月骨部分前倾，正位X线像头状骨、月骨有重叠，月骨呈三角形。

新鲜月骨前脱位需早期整复。腕背伸位牵引，使头状骨与桡骨间隙加宽，同时从腕掌侧向背侧压迫脱位的月骨，使之复位，然后逐渐使腕掌屈45°。石膏托固定于这一位置。一周后改为腕关节中立位固定2周。手法复位不成功，应行切开复位。陈旧性月骨脱位，可考虑做月骨摘除。

2. 月骨完全脱位

月骨的掌背侧韧带均断裂，血液供应完全丧失，即使早期复位，仍易发生坏死，早期即可行月骨摘除术，术后腕关节功能位制动3周。

3. 月骨周围型脱位

月骨周围型脱位是指月骨和桡骨远端关节面的正常关系不变，而其他腕骨向月骨背侧或掌侧脱位，以背侧脱位多见。X线正位片可见腕中关节间隙消失，舟月关节间隙加宽，呈现舟月分离。月骨投影仍为四边形。侧位片可见桡月关节正常，其他腕骨向背侧脱位。

新鲜损伤，可行手法整复，复位后的处理同月骨脱位。陈旧性损伤，可行腕关节融合术。

### (三) 经舟骨、月骨周围脱位

为舟状骨腰部骨折后，远段随同头状骨向前侧移位，近段和月骨相连并与桡骨保持正常关系。

新鲜损伤，可行手法整复，复位后用石膏托固定手腕屈曲位1周，然后将腕关节改为中立位固定3周，再更换成管型石膏固定4周。手法整复失败或受伤3周以下者可行切开复位，切除舟骨近端骨折块。

## 五、掌指关节韧带损伤及脱位

### (一) 掌指关节韧带损伤

掌指关节侧副韧带起自掌骨头的两侧偏背部，斜向掌面，分别止于近节指骨基底两侧偏掌部。掌指关节伸直时该韧带呈松弛状态，掌指关节屈曲时该韧带呈紧张状态。

1. 诊断

手指有牵拉过伸、扭转或侧方打击等外伤史。伤后手指的基底部疼痛及压痛，可见皮下瘀血、肿胀，屈伸活动受限。手指向伤侧相反方向活动时疼痛，并有掌指关节的侧向不稳定。侧方应力下拍正位X线片可见伤侧关节间隙增大。

## 2. 治疗

对于新鲜损伤，伤指无明显侧向不稳的，可将患指掌指关节屈曲 30°位固定 3~4 周，也可将患指与相邻健指互相固定。若伤指有明显侧向不稳，于侧方应力下 X 线片示伤侧关节间隙明显增宽，伴有关节半脱位，应行手术修复。

### （二）掌指关节脱位

手指扭伤、强力背屈等，可引起掌指关节脱位，多见于拇指和示指。脱位后指骨向背侧移位，掌骨头突向掌侧，形成关节过伸位畸形。示指脱位后常偏向尺侧，指间关节半屈曲。拇指掌指关节脱位时，掌骨头穿破掌侧关节囊，颈部被卡在纵行撕裂的关节囊中，有时籽骨或拇长屈肌腱也嵌入两关节面之间，使复位困难。示指脱位时，掌骨头从掌板近端穿破关节囊，掌板嵌于两关节面之间，掌骨颈夹在屈指肌腱和蚓状肌之间，造成复位困难。

可先试行手法复位。如手法复位不成功即行手术复位，牵开影响掌骨头复位的组织，还纳掌骨头，术后半屈曲位固定 3 周。

## 六、指间关节侧副韧带损伤及关节脱位

### （一）指间关节侧副韧带损伤

#### 1. 诊断

手指远端遭受侧方力或扭力后指间关节出现梭形肿胀、疼痛，屈伸活动受限，局部压痛，被动侧方活动时疼痛加剧，或有明显的侧方不稳，在侧方应力下摄正位 X 线片可见伤侧关节间隙增大。

#### 2. 治疗

新鲜的韧带不完全性断裂，无明显关节不稳的，可行伤指伸直位固定 4 周。如有明显侧方不稳，于侧方应力下正位 X 线片示伤侧关节间隙明显增大的，说明侧副韧带完全断裂，早期应行手术缝合。术后伤指伸直位固定 4 周。

### （二）指间关节脱位

多由于手指过伸损伤或受侧方外力造成。脱位后远位指骨多向近位指骨背侧移位，同时向侧方偏移。

在牵引的同时轻度屈曲手指即可复位，石膏托固定 4 周。如复位后关节有明显侧方不稳，应手术修复断裂的侧副韧带，术后石膏托固定 4 周。

（张以财）

## 第三节 手部肌腱损伤

手部肌腱损伤的治疗要点是保护和修复肌腱功能，预防肌腱粘连，提高康复治疗水平。

### 一、手部肌肉的功能

1. 屈肌

（1）尺侧腕屈肌：主要起于肱骨内上髁，止于腕部豌豆骨和腕掌侧支侧带的尺侧。是强有力的屈腕肌，与尺侧腕伸肌协同可使腕关节尺偏。

（2）桡侧腕屈肌：起于肱骨内上髁和前臂筋膜，止于第2、3掌骨基底部的掌侧面。强有力的腕屈肌，与桡侧腕伸肌协同有使腕关节桡偏的作用。

（3）掌长肌：起自屈肌总起点，前臂深筋膜及肌间隔，止于腕横韧带并延续于掌腱膜，主要功能为屈腕。

（4）拇长屈肌：起于桡骨掌面上2/3及骨间膜，止于拇指末节指骨基底部掌面。作用为屈曲指间关节。

（5）指浅屈肌：起于肱骨内上髁屈肌总腱，4根肌腱分别止于示、中、环、小指中节指骨近侧掌面。作用为屈曲2～4手指的近侧指间关节。

（6）指深屈肌：起于尺骨前面与内侧面的上3/4，4根肌腱分别止于示、中、环、小指的末节指骨基底掌面。作用为屈曲手指远侧指间关节。

屈指肌腱穿过腕管至手掌时呈放射状，指浅屈肌腱在指深层肌肌腱的浅层。在掌部，蚓状肌起自屈指深肌腱。在近肌腱附着处，有三角形的膜状组织连接于肌腱与骨膜，为短腱纽。在近节指骨处有带形膜状组织与肌腱相连，为长腱纽。腱纽处是腱鞘滑膜脏层与壁层交接处，内有营养肌腱的血管。每一屈肌隧均有长腱纽与短腱纽。从掌骨头到中节指骨，屈肌腱被包围在纤维管内，此管称为腱鞘，起滑车作用，其中掌骨头、近节指骨中部、中节指骨中部的腱鞘明显增厚，为腱鞘的滑车。滑车损伤后，屈指时肌腱呈"弓弦状"而不能充分屈曲。

2. 伸肌

（1）桡侧腕长、短伸肌：桡侧腕长伸肌起自肱骨外上髁和前臂外侧肌间隔，止于第2掌骨基底背面。桡侧腕短伸肌起自肱骨外上髁及骨间膜，位于桡侧腕长伸肌的深面，止于第3掌骨基底背面，两腱同经一个鞘管。两者的作用为伸腕，并有协助屈肘及腕桡偏、前臂旋后的作用。

（2）尺侧腕伸肌：起自肱骨外上髁，前臂背侧筋膜及尺骨后缘，止于第5掌骨基底背面，作用为伸腕及使腕尺偏。

（3）拇长伸肌：起于尺骨背面中1/3，止于拇指远节指骨的基部，经过腕背韧带时在桡骨结节处转弯，该结节成为拇长伸肌的滑车。其作用为伸拇指指间关节和内收拇指。

（4）拇长展肌：起自尺骨、桡骨及骨间膜，止于第1掌骨基底部的外侧。作用为牵拉第1掌骨斜向桡背侧，并同时旋后，使拇指指腹与手掌近于同一平面，并可稳定第1掌骨基底。

（5）拇短伸肌：起自桡骨背侧，止于拇指近节指骨基底的背侧。作用为伸拇指掌指关节。

（6）指总伸肌：起于肱骨外上髁和前臂背侧筋膜。通过腕管后，4个手指伸肌腱呈扇形分开，在近节指骨背侧分为中央束和两个侧束。中央束在近、中指骨基底背侧有止点，侧束在近节指骨近端两侧分别接受骨间肌和蚓状肌的肌腱，向远侧至中节指骨背侧汇合后，止于远节指骨基底背侧。作用为伸2～4指的掌指关节及指间关节。

（7）示指固有伸肌：起于肱骨外上髁，止于示指掌指关节背侧伸腱扩张部。作用为伸示指掌指关节。

（8）小指固有伸肌：起于肱骨外上髁，与指总伸肌并行，止于小指掌指关节背侧伸腱扩张部。作用为伸小指的掌指关节。

手背的伸肌腱在掌指关节处扩展呈膜状，称为腱帽。其两侧接受来自骨间肌及蚓状肌的纤维。腱帽有保持伸肌腱不向两侧脱位的作用。伸腱的侧束有纤维与中央束联系，使手指屈曲时两条侧束不致向掌侧滑脱。两侧束间亦有横向的纤维相连。

3. 手内肌

（1）骨间肌：共有7条，背侧4条，使手指外展；掌侧3条，使手指内收。均起于各掌骨并止于近节指骨基底的一侧。掌侧骨间肌内收手指，背侧骨间肌外展手指，二者均可屈掌指关节和伸指间关节。

（2）蚓状肌：第1、2蚓状肌起于示、中指指深屈肌腱的桡侧，第3、4蚓状肌起于中、环指及环小指指深屈肌腱的毗邻侧，止于伸腱扩张部及近节指骨基底部桡侧。作用为屈掌指关节，伸指间关节。

（3）鱼际肌：包括拇短屈肌，拇短展肌，拇对掌肌和拇收肌。

（4）小鱼际肌：包括小指展肌，小指对掌肌，小指短屈肌和掌短肌。

4. 肌腱

指深屈肌腱的纤维鞘，起自指骨掌面的侧缘和关节掌板的两侧边缘，包绕屈指肌腱及其滑液鞘，形成骨纤维隧道。骨纤维隧道的内壁与屈肌腱之间有滑液膜，便于肌腱滑动。滑液膜脏层包在肌腱表面，壁层衬在纤维鞘内面。在肌腱下面中线有滑液膜反折部分，称腱系膜，它与屈腱及骨膜联系，是营养血管进入肌腱的重要途径。

## 二、手部肌腱分区

1. 屈指肌腱分区

（1）屈指肌腱Ⅰ区：从中节指骨中部至指深屈肌腱止点。此段腱鞘内只有一条指深屈肌腱。

（2）屈指肌腱Ⅱ区：从远侧掌横纹（指纤维鞘管起始部），至中节指骨的中部（指浅屈肌腱抵止处），又可分为3个亚区。

1) 近端区：相当于鞘管的A1～A2，指浅屈肌腱位于指深屈肌腱的掌侧。

2) 中间区：指浅区肌腱分叉处，指浅屈肌腱分成两股包绕指深屈肌腱。

3) 远端区：指深屈肌腱，自指浅屈肌腱交叉部穿出处至指浅屈肌腱抵止处。

（3）屈指肌腱Ⅲ区：从腕掌侧横韧带远侧缘到远侧掌横纹。

（4）屈指肌腱Ⅳ区：屈指肌腱位于腕管内的一段。

（5）屈指肌腱Ⅴ区：腱肌移行处至进入腕管前一段。

2. 拇长屈肌腱分区

（1）拇长屈肌腱Ⅰ区：从近节指骨中部至末节指骨基底，肌腱的抵止处。

（2）拇长屈肌腱Ⅱ区：自掌指关节至近节指骨中段。此区肌腱位于纤维鞘管内，在掌指关节掌侧有两个籽骨位于肌腱的两旁。

（3）拇长屈肌腱Ⅲ区：拇长屈肌腱鞘近侧缘至腕掌侧横韧带的远侧缘。

（4）拇长屈肌腱Ⅳ区：拇长屈肌腱位于腕管内的一段。

（5）拇长屈肌腱Ⅴ区：肌腱移行处至腕横韧带近侧缘一段。

3. 伸指肌腱分区

（1）伸指肌腱Ⅰ区：从中节指骨中、远1/3至远节指骨基底背侧伸肌腱抵止处。

（2）伸指肌腱Ⅱ区：从近节指骨近端至中节指骨远端背的伸肌腱。此段肌腱分为中央束和两侧腱束3束。骨间肌和蚓状肌腱加入侧腱束，在掌指关节的背侧形成腱帽。

（3）伸指肌腱Ⅲ区：自腕背横韧带远端至近节指骨近端。

（4）伸指肌腱Ⅳ区：伸指肌腱位于腕背鞘管内，分别穿过6个骨纤维鞘。

（5）伸指肌腱Ⅴ区：伸肌腱自腕背鞘管近端至肌腱起始处。

### 三、肌腱的营养与愈合

1. 肌腱的营养

（1）屈肌腱鞘内肌腱：由滑液扩散和血液灌注两种方式，滑液扩散是主要的营养来源，血液供应主要来源于腱纽和腱系膜的血管。

（2）非鞘管区肌腱：主要靠来自腱周组织的血液供应，在肌腱与肌腹移行处也有较多血管进入肌腱，肌腱附着部邻近的骨或骨膜的血管有少数分支进入肌腱。

（3）肌腱的淋巴系统对肌腱的营养。

2. 肌腱的愈合

在肌腱的愈合过程中，既有腱外组织的长入，也有肌腱本身细胞的增殖，两种机制同时并存，共同完成肌腱的修复。

（1）肌腱的外愈合：肌腱断裂后，腱外膜中成纤维细胞增殖，随毛细血管长入肌腱断端间的创面内,逐渐形成与肌腱长轴垂直排列的胶原纤维。2～3周后,创面内的胶原纤维受肌腱张力的作用而逐渐成为平行肌腱长轴排列。此时,肌腱断端已有较强的抗张强度,可进行肢体或手指的一定幅度的主动活动。不受限制的活动应在6周后进行。

(2)肌腱的内愈合:肌腱断裂后48小时,肌腱表面的成纤维细胞在滑液的激发下开始增殖。

第2～3周其增殖活动最为活跃,第4～6周,成纤维细胞的修复作用时间长,速度较慢,在肌腱修复的中、晚期起主要作用。

1)手术切口设计:手部构造与功能有许多特点,手掌侧真皮内有大量弹力纤维,平行于掌侧皮纹排列。手指掌侧纵向切口或垂直跨越手掌横纹的切口,易切断这些弹力纤维,术后由于指屈伸活动的牵拉,造成切口瘢痕增生、挛缩,妨碍手指的伸直功能。手背的纵向切口,与皮下肌腱的走行方向一致,易发生切口瘢痕与肌腱粘连,影响手指的屈伸活动。平行指蹼的切口易使指蹼因瘢痕挛缩,影响分指功能。因此,在手部设计切口时,应遵循以下原则:显露良好,避免损伤血管神经等重要组织,减少切口愈合后的瘢痕挛缩及妨碍关节活动。

2)肌腱缝合方法:有 Bunnell 缝合法、可抽出式缝合法、"8"字缝合法、Kessler 缝合法、Kleinert 缝合法、埋入式缝合法、编织缝合法等。以 Kessler 缝合法、埋入式缝合法、"8"字缝合法及 Kleinert 缝合法较为实用。

肌腱缝合要遵循无创伤操作,应用无创肌腱缝线,缝合方法简便、实用,对肌腱内血供破坏小,缝合部要光滑,缝合后要有一定的抗张能力。

3)常见肌腱损伤修复方法。①新鲜屈指肌腱损伤:a. 屈指肌腱Ⅰ区断裂。如断端距止点1 cm 以内,或为止点处撕脱,可用抽出式肌腱缝合法,重建屈指肌腱止点。如断端距止点距离大于1 cm,应行肌腱直接缝合。b. 屈指肌腱Ⅱ区断裂。近端区:一般需同时修复指深、浅屈肌腱。若吻接处正在A4韧带下,则需切除部分鞘管,或保留鞘管,仅缝合深腱,切除部分浅腱。中间区:单纯指深屈肌腱断裂应一期缝合。如指深屈肌腱及指浅屈肌腱分叉后的一段断裂,可只修复指深屈肌腱;如指浅屈肌腱的两股同时断裂,则只缝合一股即可。远端区:将断裂的指深屈肌腱一期缝合即可。拇长屈肌腱在Ⅱ区内断裂后,可用延长近端的方法或重建肌腱止点的方法,使腱鞘内无缝接点,避免在籽骨处发生嵌顿及粘连。c. 屈指肌腱Ⅲ区断裂。此区内的指深、浅屈肌腱断裂或拇长屈肌腱断裂均应一期缝合。屈指肌腱Ⅳ区断裂。单纯指浅屈肌腱断裂应一期缝合。深、浅屈肌腱均断裂的可修复指深屈肌腱及拇长屈肌腱,将断裂的浅腱远、近端各切除一段。d. 屈指肌腱Ⅴ区断裂。此区肌腱断裂均应一期缝合。②新鲜伸肌腱损伤:a. 伸指肌腱Ⅰ区损伤。损伤后呈"锤状指"畸形。对闭合性损伤,可用石膏将伤指固定于近侧指间关节屈曲,远侧指间关节过伸位6周。对开放性损伤,可一期修复断裂的肌腱,将伤指用石膏固定于上述位置6周。b. 伸指肌腱Ⅱ区损伤。此区伸指肌腱断裂应一期缝合,术后将患肢固定于腕关节轻度背伸,掌指关节、指间关节伸直位4周。c. 伸指肌腱Ⅲ区损伤。将断裂的肌腱一期修复,伸腕、伸指位制动 4 周。d. 伸指肌腱Ⅳ区损伤。将断裂的肌腱一期缝合，同时切除缝合口浅处的韧带和滑膜鞘，使其直接位于皮下。e. 伸肌腱Ⅴ区损伤。将断裂肌腱一期缝合，伸腕、伸指位固定 4 周。

（张以财）

## 第四节　拇指及手指缺损的功能重建

### 一、拇指缺损功能重建

拇指缺损，按缺损水平分为 4 度。
Ⅰ度：自近节指骨远端缺损。
Ⅱ度：自掌指关节缺损。
Ⅲ度：经掌骨水平缺损。
Ⅳ度：整个拇指包括大多角骨缺损。

#### （一）适应证

（1）拇指在指间关节以近水平的缺损或拇指皮肤、指甲撕脱伤。
（2）拇指及其掌骨或大多角骨缺失者。
（3）2～5 指在近侧指间关节以近水平的缺损，或残指长度难与拇指对指，或相应的掌骨亦缺失者。
（4）拇指和手指完全缺失。

#### （二）功能重建要求

（1）要有足够的长度和稳定性。
（2）拇指需长 5～6 cm，略短于正常拇指，手指需长 7～8 cm，相当于原来手指近侧两节的长度。
（3）位置适当，能够控制其活动，能与其他手指对指。
（4）血供良好。
（5）有一般感觉和实物感觉。
（6）屈伸有力。
（7）外观良好。
（8）疗程短，痛苦少。

### (三)手术方法选择

拇指缺损功能重建的方法有多种,在选择手术方法时应考虑以下几点:①拇指缺损的水平。②拇指缺损的局部及周围的条件。③患者年龄及职业要求。④患者本人的愿望。⑤术者的技术水平。

1. 拇指Ⅰ度缺损的功能重建

这类损伤拇指保留有功能长度,急诊处理时应尽可能保留伤指长度,常需用皮瓣闭合创面,而不应采用缩短残端直接缝合的方法。晚期如果合并拇指指蹼皮肤挛缩影响拇指对掌功能,则应松解挛缩组织,加深加宽拇指指蹼。如果同时合并有第1骨间背侧肌及拇收肌挛缩,则需将该两肌的瘢痕组织切断,或将第1骨间背侧肌起点及拇收肌的止点切断以加宽指蹼。

2. 拇指Ⅱ度缺损的功能重建

这类损伤已丧失拇指的功能长度,因为附着于第1掌骨的内在肌尚存,腕掌关节活动良好,只要延长拇指残端到一定长度,就能使重建的拇指有较好的功能。常用的延长拇指的方法为各种皮瓣移植加植骨术再造拇指。

3. 拇指Ⅲ度缺损的功能重建

常用于指移位再造拇指和带跖趾关节的第2足趾移植再造拇指,对新鲜套状撕脱伤,可选用拇甲皮瓣移植再造拇指。

4. 拇指Ⅳ度缺损的功能重建

可应用第2掌骨基底旋转截骨,将示指拇化再造拇指,还可采用带足背皮瓣及跖趾关节的第2足趾移植再造拇指。

### (四)拇指功能重建方法

1. 舌状皮瓣延长法

适于晚期拇指Ⅱ度缺损、残端皮肤松软、质地良好的病例。

2. 帽状皮肤瓣延长法

适于拇指Ⅱ度缺损、残端及周围皮肤比较松软、质地良好的晚期病例。

3. 拇指蹼加深法

适于残端及周围皮肤条件差,不宜做复杂的拇指再造手术,同时合并其他四个手指缺损者。

4. 骨延长法

适于拇指Ⅰ、Ⅱ度缺损或拇指先天性发育不良、短小畸形者。先将第1掌骨截骨,利用牵引器的撑开体逐渐使第1掌骨延长,从而增加拇指长度。

5. 示指背侧皮瓣加虎口皮瓣瓦合法

适于拇指Ⅱ度缺损、急诊拇指脱套伤而示指背侧及虎口处皮肤完好者。

6. 岛状皮瓣法

①舌状皮瓣与示指背侧岛状皮瓣法。②神经血管束岛状皮瓣法。③中指尺侧环指桡侧双叶皮瓣法。④带桡骨块前臂逆行岛状皮瓣法。

7. 植骨与皮管移植法

由于其缺点较多，临床上已应用较少。

8. 手指残端拇化法

适于拇指Ⅱ、Ⅲ度缺损，合并示指或环指部分缺损者。要求示、环指缺损的长度不短于近节指骨，且残端软组织较好。

9. 拇甲皮瓣法

适于拇指Ⅰ、Ⅱ、Ⅲ度缺损，拇指Ⅱ、Ⅲ度缺损合并虎口或手背皮肤瘢痕挛缩，或拇指撕脱性离断无条件再植者。

10. 足趾移植法

目前以第2足趾移植再造拇指为主，国外应用拇指移植再造拇指也较多。我国在应用拇趾移植再造拇指方面也进行了研究，取得了一定经验，认为该法再造的拇指外形与原拇指相似，功能恢复好，手术效果满意。现就其手术操作中应注意的几个方面简介如下。

（1）由于拇指所属深静脉较小，静脉回流主要靠浅静脉，为了保证静脉回流充分，拇指所属的所有浅静脉均应保护好，以便吻合时有充分的可供吻合的血管。

（2）保留供区拇趾胫侧舌形皮瓣约占拇趾周径的1/4，其尖端平甲根，以保留足底重要受力点处的正常皮肤覆盖。

（3）可将移植拇指末节基底部胫侧的骨性突出部凿去，清除跖侧多余的脂肪。由于拇指的主要供血血管位于腓侧，应注意保留腓侧脂肪。通过以上处理，可以在保证拇指末节供血良好的基础上改善其外形。

（4）以在前臂腕掌侧吻合血管为宜，此处多远离外伤所致的瘢痕区，软组织条件好，有利于吻合血管的成功。

（5）根据主要供血血管和大隐静脉的走向，以切取同侧的拇指移植较好，这样可使移植后的血管蒂从虎口背侧皮肤松弛处通过。而切取对侧拇指时，血管蒂从大鱼际通过，容易受压影响血供。

（6）血管蒂的长度要适中，既要防止吻合口张力过大，又要避免血管迂曲。

## 二、手指缺损功能重建

1. 舌状皮瓣延长法

适用于单一手指部分缺损，残端皮肤松弛，质地良好的晚期病例。

2. 帽状皮瓣延长法

主要适应于2～5指缺损，残留手指长度难与拇指对指者。

3. 骨牵引延长法

适于残留近节的手指缺损或先天性手指矩小畸形者。

4. 皮管移植法

适于多个手指的套状撕脱伤时挽救个别手指。

5. 足趾移植法

适于单指、多指或全手指缺损的重建。

对于单个手指部分缺损，其方法是切取部分第 2 足趾游离移植于患指缺损处。多个手指缺损，可同时截取 2、3 足趾游离移植，重建 2～5 指中相邻的两个缺损的手指。

对于全手指缺损，重建的主要目的是恢复手的部分捏、握功能，可采用游离第 2 足趾移植重建拇指功能，再切取另一足的一趾或两趾重建手指功能。

（张以财）

## 第五节　断指显微解剖及其再植手术

20 世纪 60 年代末报道首例断指再植成功以来，断指再植技术已广泛开展，20 世纪 80 年代进一步取得幼儿断指、末节断指和双手 10 指离断再植成功。

### 一、断指显微解剖

断指再植的成功除了具备精湛的显微外科技术外，熟练掌握指的显微外科解剖知识还是断指再植成活和良好功能恢复的基础。

#### （一）指动脉和神经

每个指的掌侧和背侧均有对称性分布的动脉和神经，即 2 条指掌侧固有动脉和固有神经，2 条指背动脉和神经。神经与动脉伴行，构成指掌侧和指背侧血管神经束。

1. 指掌侧动脉和神经

（1）掌侧总动脉：在掌骨头平面分叉，分为两条指掌侧固有动脉。指掌侧总神经分为两条指掌侧固有神经的位置，在动脉分叉平面近侧约 1.5 cm 处（相当于远侧掌纹平面）与指掌侧固有动脉在掌指关节平面才完全相伴行，形成血管神经束，沿指屈肌腱鞘两侧行向远端。

（2）掌侧固有动脉和神经：两者位置及排列关系恒定，以各指中轴为准，在近节指和中节指，神经位于动脉内侧。指固有神经沿途发数条细小支至指掌面及背侧面，在近节指近端 1 cm 处恒定地发出横径为 1.0～1.2 mm 的背侧支，斜行越过动脉浅面行向远侧指间关节背面，支配中、远节指背侧皮肤（图 5-1）。指掌侧固有动脉向掌侧发出分支与对侧的相应分支吻合形成弓；向背侧发出数支穿动脉和关节支，分布于指背侧和各指间关节。在末节指，动脉主干逐渐转向指的中部并与对侧同名动脉吻合，形成指端血管弓（网）。

（3）手指两侧固有动脉：指掌侧固有动脉管径有所不同，并呈规律性分配，即拇指、示指和中指的尺侧固有动脉粗于桡侧固有动脉（差0.2～0.3 mm），而环指和小指的尺侧动脉细于桡侧动脉（约0.2 mm）。上述管径粗细的分布规律，可指导断指再植优先吻接血供占优势侧的血管。

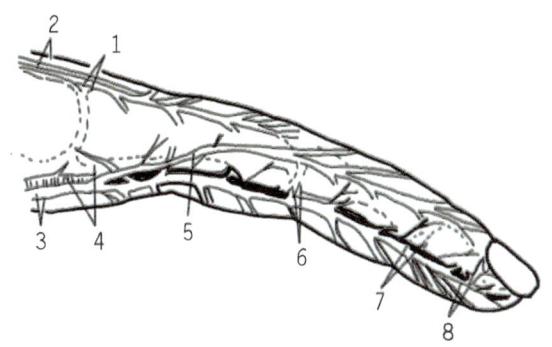

**图 5-1　指动脉和神经（侧面观）**

1. 关节支；2. 指背动脉和神经；3. 指掌侧固有动脉和神经；4. 关节支；5. 背侧支；6. 关节支；7. 关节支；8. 甲床支

2. 指背动脉和神经

（1）指背侧动脉和神经：变异较大。拇指背桡侧动脉来自桡动脉的分支，外径约0.5 mm；尺侧动脉来自第1掌背动脉，外径0.8 mm，桡侧指背神经为1.1 mm，尺侧为1.3 mm。动脉与神经在拇指近端相伴行，在拇指远端神经则与发自拇指掌侧固有动脉的穿支相伴行。小指背侧的动脉、神经分布与拇指相类似，桡侧和尺侧指背动脉外径均为0.4 mm，相应侧的指背神经横径为0.8 mm和0.9 mm。

（2）示指、中指和环指桡侧半指背动脉和神经：约有90%仅分布至近节指近侧半或达近节指间关节背面，分布达末节指的极少。上述三指背面远侧大部分是由指掌侧固有神经背侧支及其相伴行的指掌侧固有动脉的分支分布。

3. 指动脉弓

指两侧的固有动脉除在指端吻合形成动脉弓外，向掌侧和背侧恒定地发横行吻合支，形成指掌弓和指背弓。

（1）指掌弓：指固有动脉在近节指和中节指的远侧1/3平面均发一横行吻合支形成动脉弓。该弓紧贴指骨掌侧骨膜、屈指肌腱的深面。

（2）指背弓：徐达传等观察到指固有动脉在距甲根皮近侧约5 mm处向背侧发的横行吻合支形成指背弓，弓位于浅筋膜内，外径在0.4～0.9 mm，并分细支至甲床根部及甲廓组织，上述动脉弓对沟通指两侧的血供、指掌侧与背侧的血供有意义。

## (二)指静脉

可分为浅静脉、深静脉和交通支三部分。

### 1. 指浅静脉

指的浅静脉较粗,指静脉血主要通过浅静脉回流。断指再植术中主要吻合浅静脉。指的静脉可分为指背面、指掌面和指侧面三部分。为便于断指再植时静脉的寻找和对其进行定位描述,将示指、中指、环指和小指四指自末节至近节分为9个平面。远侧和近侧指间关节以及掌指关节分别为第3、第6和第9平面。拇指划分为6个平面。在每一个平面上设一个切面,术者面向近侧切面,将切面视为钟面,背面正中为12点(图5-2),指浅静脉在某些位点上有较恒定存在的规律性。左、右手指断面上的位点具有对称性,文中以右手为标准进行描述。

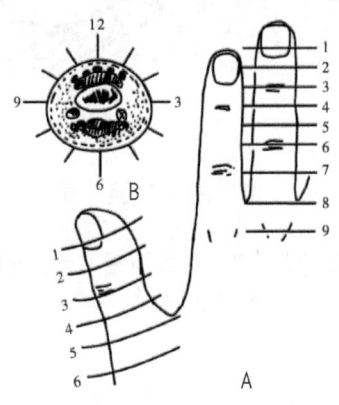

**图5-2 指各平面的划分**

A. 第一平面位于甲床的近侧1/3和中1/3交界处;第二平面位于甲皱襞和远侧指间关节中点;B. 近侧平面上各点的划分及结构

(1)指背面均浅静脉:指背面的浅静脉起自甲床两侧的两条小静脉,距甲沟1~2mm,沿甲皱襞向指背面正中靠拢,口径0.3~0.4mm。两条小静脉在第2和第3平面之间汇合,其汇合点恰在12点处,口径为0.5~0.6mm,在汇合处尚有来自甲皱襞和甲床的两条小静脉汇入(图5-3),由甲床来的小静脉口径约为0.1mm。汇合后的静脉在指背面12点处上行,越过远侧指间关节。在其两侧还有来自指侧面的两条口径约0.2mm的小静脉上行,位置恒定。在末节指指甲周围的浅静脉汇集形式可归纳为两种基本类型,各型的出现率见图5-4。

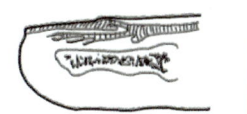
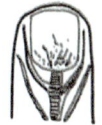

图 5-3 甲床和甲皱襞的小静脉

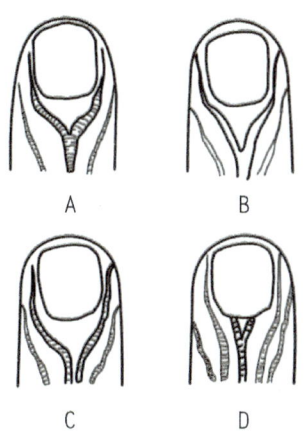

图 5-4 末节指背面浅静脉类型

A. Ⅰa型；B. Ⅰb型；C. Ⅱa型；D. Ⅱb型

在中节指中部，纵行的浅静脉多集中在 1 点和 11 点之间，并相互吻合成网，在靠近近侧指间关节处又趋分散。跨过关节处浅静脉形成 4～6 条相互平行的静脉，排列整齐，吻合支少而纤细，口径 0.8～1.0 mm。在近节指处浅静脉又趋集中，相互吻合成网，最终形成 1～3 个静脉弓。口径约 1.5 mm。但拇指不形成弓。其余各指为单弓者占 74%，双弓者占 21%，三弓者占 5%。相邻手指的静脉弓脚在掌骨头两侧汇合注入手背静脉。中指背面的静脉基本位于正中，而其他各指有偏离正中的倾向。即示指和拇指背面的浅静脉偏向桡侧，以示指更显著。环指和小指则偏向尺侧，以小指为明显。指背浅静脉在不同的水平面还接受侧面来的静脉。

综上所述，指背浅静脉的分布特点是：以围绕甲床近似弓状的静脉开始，以近节指近侧 1/3 处的静脉弓结束。远侧指间关节处排列规整，中节处集中成网，近侧指间关节处分散，近节指处又集中成弓。形成集中、分散、集中的趋势。拇指无静脉弓，浅静脉数量多，口径较其他指稍粗，近节的静脉口径为 1.5～1.8 mm。

从切面上来看，在手指不同节段的不同平面上，指背浅静脉排列有一定的规律性，在某几点上较恒定，像末节指第一平面的 3 点和 9 点处，第二平面的 2、3、9 点和 10 点处，第三平面的 12 点处。第 3、4、7 和 8 平面上，静脉多集中在 11、12 和 1 点之间。在第 6

平面上，即近侧指间关节处，指背静脉分散于 10、11、12、1 和 2 点之间，而 3 和 9 点上无静脉通过，可能是这两点向两侧突出，经常受压所致。在拇指、示指和小指的切面上，远离中指的一侧更为集中。在断指再植吻合静脉时，如果在断面的静脉出现频率较高的位点上较集中的部位所偏向的一侧寻找静脉，找到的机会可增大。

（2）指掌面浅静脉：指掌面的浅静脉较背面纤细，纳为五型。起始处小静脉口径 0.4 mm，与皮肤相贴，不易分离，尤其是在跨过远侧指横纹这种差异在近手指基部处更为明显。Matloub（1770）曾提出，手指末节静脉回流以掌面为主，而近节以背面为主。在末节起始处，它们的起始形态各异（图 5-5）。

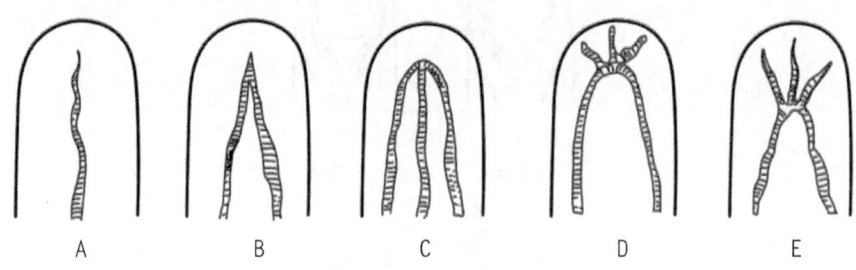

**图 5-5　末节指掌面浅静脉的类型**

A. Ⅰ型占 48%；B. Ⅱ型占 20%；C. Ⅲ型占 17%；D. Ⅳ型占 10%；E. Ⅴ型占 5%

指掌侧浅静脉从中节开始，多数为数条纵行的静脉，由侧支相互吻合成网，指掌面的静脉也有偏离中指的倾向，拇指和示指偏向桡侧，小指和环指斜向尺侧，尤以拇指和小指为显著。指掌面浅静脉在不同的水平与指侧面静脉相连，再连于指背。最后在手指基部掌面形成两条小静脉，稍向两侧倾斜而连于指蹼静脉，口径约 1.0 mm。掌面静脉排列有离中现象的手指，其根部两侧的两条小静脉口径以偏离中指侧的较粗。小指根部掌面只有尺侧一条。从切面上来看，第 1、2 和 3 平面上 5、6 和 7 点上较恒定地有小静脉通过。从水平面 4 开始掌面浅静脉出现偏移，离中侧的位点上静脉出现的频率较高，且口径稍大。

（3）指侧面浅静脉：指侧面的静脉起于甲沟外侧小静脉前方的一条纤细的静脉，口径约 0.3 mm。它向近侧行至远侧指间关节时分为两条，分别连至掌面和背面的静脉，分叉时有时呈弓状。末节侧面静脉起始部的形态可分 5 型。在中节和近节指侧面的静脉从前下向后上倾斜，连接掌面和背面的静脉，每侧有 2～3 条，越近基部倾斜度越大，近基部者几乎与手指长轴平行。发自中节掌面，经近侧指间关节前外侧向后上的静脉，较为粗大而恒定。指侧面的静脉与掌面一样，也有离中现象。远离中指侧的静脉较粗大。

2. 指深静脉

指背深静脉与指背动脉伴行，起于近节指骨近侧 1/3 处和掌指关节囊附近，很快汇入掌背动脉的伴行，行程较背侧的长。一般所述指深静脉多指此静脉。该静脉是否存在，一直有争议。Eaton 提出，这条伴行静脉行于指血管神经束内。国内张良用连续组织切片法和显微解剖法进一步证实了它的存在。Lucas、Nysrom 也相继发表了对指掌侧固有静脉的观察结果，支持这条静脉存在的观点。指掌侧固有静脉纤细，仅为同名动脉的 1/3～1/2，或更小。起始部位不一，近者可起于近节指近侧 1/3，远者可起于末节指，无集中起于某一水平的趋势。该静脉多为 1 条，偶见 2 条者，伴同名动脉的一侧迂曲走行，最后汇入指掌侧总静脉。

3. 指深、浅静脉交通支

指深、浅静脉之间有交通支相连，多在指掌侧固有静脉和指背浅静脉之间，少数连于指掌侧固有静脉和指侧面浅静脉之间。这些交通支常与指掌侧固有动脉发出的小动脉相伴行。有少数指掌侧浅静脉在向近侧走行过程中穿至深筋膜下，在指血管神经束的前方走行一定距离后，再穿回浅筋膜内。这种情况在无伴行静脉的节段内更为多见。这种静脉与动脉的关系不如伴行静脉密切，相距较远，口径远大于伴行静脉，与动脉口径相近。

## 二、断指再植手术

断指再植自 20 世纪 60 年代中期获得成功以来，发展迅速，在我国不仅大城市医院，现在县医院及工矿基层医院亦已广泛开展断指再植手术。由于显微镜及显微器械不断改进，显微外科技术不断提高，使再植的成活率由 50% 提高到 97%。89 所医院 2008 年底行断指再植 10 000 余例，其成活率为 97%，各种高难度断指再植也不断取得成功，而且手指功能恢复良好。因此，现代人们对于断指再植的认识和要求在不断深入与提高，对于断指再植的适应证亦在不断扩大。要为伤者最大限度地接活一个有用的手指，就必须根据伤情、全身情况、环境、技术能力和设备情况而决定断指是否再植。

### （一）手术指征

1. 全身情况

创伤性手指断离，除了单纯切割伤外，常系因爆炸、挤压、车祸、挫裂伤，有可能合并创伤性休克及胸、腹、脑等重要脏器损伤，故对断指伤员必须全面检查，了解其他部位损伤的程度。应当首先处理危及生命的合并伤、将断指暂时冷藏保存，待全身情况许可并能耐受长时间手术时再进行再植手术。或是一面积极地处理全身情况，一面做好再植准备，一旦全身情况好转，即可进行再植。决不可不顾全身情况贸然施行再植手术，以免延误或加重病情危及生命。

2. 年龄

（1）断指伤员绝大多数为生产劳动与生活劳动中的青壮年，对手的外形及功能要求较高，迫切希望接活一个外形美观、功能恢复良好的手，以便从事社交活动及生活劳动。老年人断指要考虑到有无伴有老年性疾病、身体功能有所减退、能否耐受长时间的手术及术后较长时间卧床与制动、术后能否适应抗凝、抗痉挛等药物的应用。如身体条件允许、本人要求迫切，可以再植。

(2)小儿断指再植后,由于肌腱、神经、骨骼能获得良好的结果,以及由于年龄小适应性及塑造性强,容易使各部分发育良好,任何能够再植的部分都应进行再植,决不能轻易放弃再植,并竭尽全力保证再植手指成活,以免遗留终身残缺,由此带来严重生理影响和心理上的痛苦。

3. 再植时限

再植时限是指指体断离至血液循环恢复之间的时间,在这一段时间内,手指还能再植成活。断指要比断肢对组织缺血缺氧的耐受性大,但缺血时间越长,二重损伤(组织缺血缺氧损伤,再植后血液再灌注损害)越严重,达到一定程度,组织将发生不可逆的病理变化,手指再植不会成活。

断指再植的时限是相对的,它受季节温度的影响,而组织对缺血缺氧的耐受力与温度又有很大的关系。炎热高温季节,断离指体组织迅速变性坏死,其再植时限就相应缩短,而低温寒冷季节,或伤后的断指经过冷藏处理,组织变性慢,其再植时限就可适当延长。从实践中看,在常温下总缺血时间(包括热缺血和凉缺血时间)以不超过24小时为宜。文献上报道经过冷藏处理的总缺血时间为96小时仍再植成活,随着冷冻保存技术的发展,再植时限可进一步延长,王增涛报道冷冻保存81天手指再植成功。这毕竟为一定条件下的少数病例,尚不能视为常规。

4. 断指状态

(1)必须有一定的完整性:为了使指体能够成活并在后期恢复较好的功能,断离的手指应保持一定程度的完整性,再植手术方能获得成功。对于较整齐的各平面的切割性断指均为再植的适应证。凡爆炸伤指体破碎、挤压伤致指体失去原有的形状、组织结构已完全破坏,显然已无再植条件。有的外伤指体虽完整,但挫伤严重,使皮下静脉网破坏、毛细血管床、指动脉均广泛损害,这类亦失去再植条件。指体轻度挫伤,皮下散在小点状瘀血斑,只要指动脉及指背静脉尚健康,也可试行再植。如断指部分皮肤缺损可利用邻指皮瓣或小静脉皮瓣移植覆盖创面后再植。

有许多完整的断指在来医院途中经生理盐水、75%乙醇、苯扎溴铵液及葡萄糖液或已融化的冰水浸泡时间较久,组织水肿或脱水,浸泡液进入血管腔及组织间隙,血管内皮细胞受到不同程度的损伤,影响成活。浸泡时间短,组织损坏较轻,可试行再植。

(2)有一定的长度:指体断离后两断端分别进行清创缩短后再植,切割、电锯伤缩短很少,不影响再植的长度。而手指的长度是关系整个手外形美观的一个重要标志。如两断端破坏严重,清创时需去除较多组织,再植后手指过于短小就会失去美观及功能的意义,故无再植的必要。切割性一指多段断离伤,再植虽有一定难度,但清创中去除缩短较少,应争取再植。既往断指多指掌指关节至远侧指间关节之间的断离,对末节离断再植提及很少并有很多争议。随着显微修复外科的发展,对末节再植意见渐趋一致。对拇指、幼儿、青年及从事乐器等特殊职业者,只要末节(包括指尖)完整,能找到可供吻合的血管,均应再植。再植的末节对功能及外形均有良好效果。

（3）必须能恢复一定的功能：再植的手指不仅要保证成活，更重要的是恢复其功能。如果接上去的手指不能发挥应有的功能或对整个手的正常功能不利，就不能再植。例如一个掌指关节和近侧指间关节都遭到严重损害的手指，再植后关节不论伸直位或屈曲位融合，都不会发挥伸屈功能，反而在生活劳动中对其他指功能有一定影响。同样，一个神经、肌腱撕脱缺损又不能修复的断指，再植成活后既没有感觉功能又没有运动功能，对此类损伤就应毫不犹豫地放弃再植。相反，对具有特殊重要功能的拇指撕脱性断离，其肌腱、神经、血管从近端抽出，平面不规则，挫伤范围广，利用这些抽出的组织再植是不可能的，需动用示指的部分血管、神经、肌腱组织进行再植。此非但再植成活率高，而且术后功能恢复良好。

任何手指的缺失，对手的握持功能均有一定程度的削弱，因此，对任何有条件再植的断指均应积极再植。多个手指断离，只要有再植条件，均原位再植，手术中根据损伤程度和每个手指在整个手中所占长度比例缩短，进行原位或移位再植。只要设计合理，术后手虽比原来小，但外形仍显美观，并恢复较大捏、夹、抓、握功能。如断离的手指没有条件再植，应将有条件再植的手指移植到能发挥更大作用的指位上。

### （二）分类

断指是指掌指关节以远不同平面的手指离断伤，包括近节、中节和末节离断。根据手指损伤的程度可分为两类。

1. 完全性断离

断离手指远侧部分完全离体，无任何组织相连，或只有已挫伤的少许软组织相连，但在清创时必须将这部分组织切除者称为完全性断离。

2. 不完全性断离

伤指的断面有骨折或脱位，断面只有损伤的肌腱相连或残留相连的皮肤不超过手指断面周径的1/8，其余组织包括血管均断裂，断指的远侧部分无血供或严重缺血，不接血管将引起手指坏死者称为不完全性断离。

不完全性手指断离易与手指开放骨折并血管、神经、肌腱损伤者相混淆。后者相连的组织较多，尚保留一些侧支循环，不吻接血管也能成活，即使需要进行血管修复重建其血液循环以保证远端指体的成活，这种损伤也不能称为不完全性断指。

### （三）手术方法

断指再植是一直在手术显微镜下操作的一项比较细致而难度较大的工程，除了必须熟练掌握骨科、血管外科、整形外科等基本知识外，还必须熟练掌握显微外科操作技术，能达到稳、准、轻、巧无创伤的操作技能。根据再植的一般原则和顺序，按具体情况，灵活掌握，使手术中的每一步骤、每一环节确保无误。其手指断离再植的顺序有两种。一种是多数学者常规采用的顺行再植法，即清创→骨骼固定→伸屈肌腱缝合→指背静脉吻合→背侧皮肤缝合→指固有动脉吻合→指神经缝合→掌侧皮肤缝合。另一种是逆行再植法，即掌侧皮肤缝合→指神经缝合→指动脉吻合→屈肌腱缝合→骨骼固定→伸肌腱缝合→指背静脉吻合→指背皮肤缝合。后者优点为手术操作中不用翻手，尤其在拇指再植及小儿再植中较为方便，但在做骨骼内固定时要慎重，防止牵拉及扭伤已缝合的动脉及神经。

1. 清创

清创的目的在于使创伤、污染的创面变为相对整齐清洁的伤口，为组织修复创造条件。彻底的清创是手指再植手术成功的首要环节。应当细致准确，既要清创彻底，又要珍惜健康组织，一般先清创远端再清创近端，对多指断离，可分组进行清创，以减少手术时间，节省医师的精力和体力。

（1）刷洗：剪去过长的指甲，用无菌毛刷蘸肥皂乳或肥皂，刷洗断离的手指和伤手3遍，每遍刷洗3～5 min，然后用生理盐水冲洗干净，拭干。

（2）浸泡：将伤手和离体指浸泡在1∶2000氯己定液中5 min，浸泡同时将创面污物、异物及血块去除。个别污染严重者用3%过氧化氢泡洗2遍，然后更换氯己定液再浸泡5 min。

（3）消毒：以碘酒、乙醇、氯己定，或用碘附液消毒远近端皮肤，然后铺无菌巾单。

（4）创面清创：创面清创全过程必须在手术显微镜下进行，以便辨认血管神经，避免损伤或切除过多组织。以小圆刀或眼科剪沿断端皮缘切除一周2～3 mm宽皮肤。切至指背皮下时仔细辨认位于皮下的小静脉，其断端处往往有瘀血点，稍加解剖即能找到指背静脉断口，一般能发现2～4条静脉在指背互相形成弓或网。如指背静脉细小或已破坏不能利用时，可在掌侧中央皮下找到静脉。指动脉和指神经位于屈肌腱两侧的皮肤韧带夹层内，用手指轻挤压断端或切开部分皮系韧带即可看到。如动脉血管回缩时可提起较粗的指神经，在神经后外侧可找到。将准备吻合的血管神经外膜以细丝线结扎以作标记，然后将整个创面的组织切除一层，直达骨面。腱鞘、肌腱、指骨均作相应的清创缩短，最后用1∶1000氯己定液再清洗消毒。

2. 骨骼固定

指骨的内固定是再植手术的支柱。软组织清创后的指骨相对增长应将两断端指骨切除5 mm左右，小儿切除2 mm左右，以便进行软组织修复。关节附近离断者，应于远离关节指骨多咬除一些，关节处只切除少许即可，以保证关节的完整性。一侧关节面破坏、另一侧关节完整时，可将已破坏的关节清除，形成一个半关节，可留作后期关节成形，一般不主张关节融合。其固定方法可采取细钢针髓内贯穿固定。此法简单、迅速，是较常用的方法。钢针交叉固定，多用于指骨体处断离，因不通过关节固定，固定较牢，可早期作功能练习，但固定操作时易损伤血管、神经，要细心。也可用0.6～0.8 mm的钢丝固定。无论采用哪种固定方法，总的原则是选用简便易行、确实可靠、节省时间的固定方法。固定完毕，缝合骨膜或筋膜，以防止骨端分离及旋转（图5-6）。

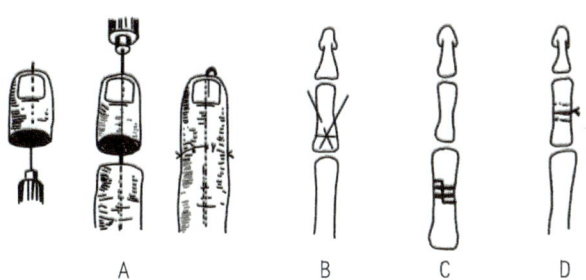

图 5-6 指骨固定方法

A. 克氏针贯穿固定；B. 克氏针交叉固定；C. 梯形截骨螺丝钉固定；D. 钢丝环扎固定

3. 肌腱修复

肌腱早期修复是手指功能恢复重要一环。缝合肌腱应无创操作，细致进行，以恢复原来的解剖结构。其顺序是先缝合指伸肌腱（包括侧腱束缝合），然后缝合指屈肌腱。指伸屈肌腱用 3-0 尼龙线作间断"8"字或褥式缝合。指屈肌腱修复包括指浅屈、深屈肌腱与腱鞘，只要有修复的条件如切割伤均全部修复。断指患者常因外伤致腱鞘不规则破损，范围大，不能修复，为防止肌腱粘连，将指屈浅肌腱剪除，只缝合指深屈肌腱，也是目前常采用的一种修复方式。指深屈肌腱近端回缩力大，牵出后为防止在张力下缝合而撕裂伤，于断端以近 15 mm 处横穿一针头，使其不能回缩，以利于操作。可用 3-0 尼龙线作 Kessler 或"∞"字缝合或改良 Bunnell 缝合。肌腱对合后可在断端间断加针缝合，以充分对合，增加缝合强度和消灭粗糙面（图 5-7）。

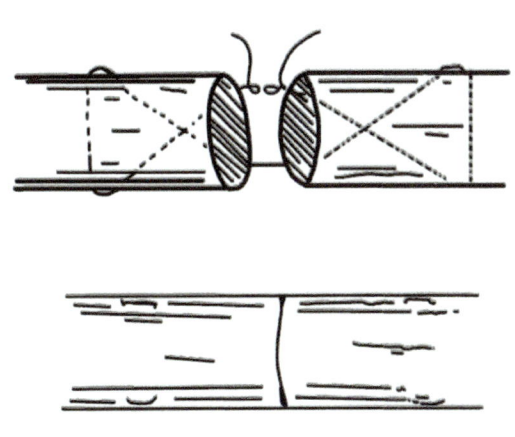

图 5-7 改良 Bunnell 缝合

4. 指背静脉修复

精细的血管吻合是再植手术成活的关键。应集中精力认真细致地吻合血管。缝合前，先将伤手置于手掌朝下、手背向上的便于操作的合适位置，手术野铺以清洁湿润纱布，以便放置针线并易发现及防止纱布纤维脱落带入血管腔。将血管周围的软组织牵开，以显露两端相对应、口径相等指背静脉。吻合之前还必须对血管质量进一步检查，如有内膜损伤必须切除，如吻合张力大，血管长度不够，可在近端充分游离指背静脉，以延长其长度。如缺损过大，可取他处静脉移植。将静脉两断端外膜剪去 2 mm，在吻合处深面用一小块绿色的塑料膜作为背景，再用肝素普鲁卡因液冲洗断端血管腔。根据血管粗细情况可选用10-0、11-0 或 12-0 无损伤针线，作两定点间断加针外翻吻合（图 5-8）。缝合质量好的血管，松掉血管夹即有静脉血通过吻合口反流至远端。小儿的血管细、娇嫩，不宜应用血管夹，可行开放式吻合。指背只要有可供吻合的静脉均尽量予以吻合，以利于再植指的血液循环（图 5-9）。

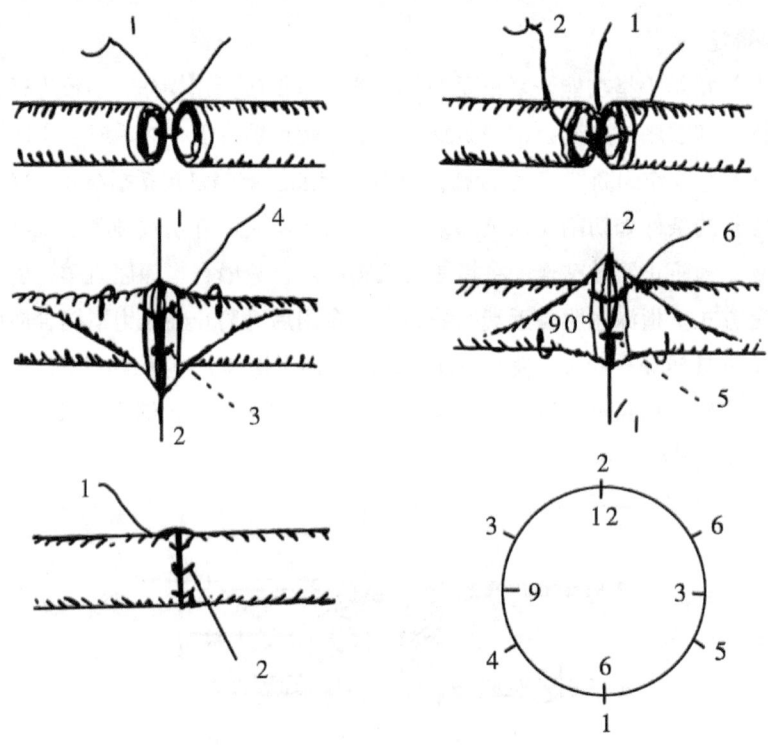

图 5-8　两定点间断加针缝合法

5. 指背皮肤缝合

指背皮肤缝合应在静脉吻合完毕后及时进行。缝合时和拉线打结时要避开静脉部位，防止误伤已修复好的静脉。一般选用 3-0 丝线缝合，皮肤对合后使静脉在无张力下通畅良好。手指两端的周径相差不大时，不用作锯齿状切开皮肤缝合，只作环形缝合不会压迫静脉影响回流，并且皮肤愈合后瘢痕细小，外形良好。

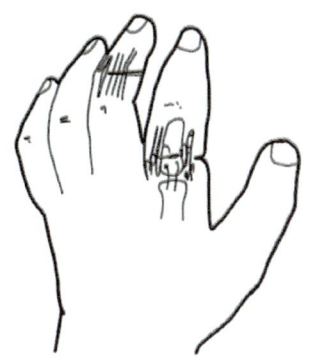

**图 5-9　指背静脉吻合**

6. 指动脉修复

指动脉修复是手指再植术中的最重要环节，必须以一丝不苟的精神与吻合静脉相同的方法去吻合动脉。吻合前要对动脉两断端作详细检查，除注意外膜的损伤征象外，尤其重视内膜的损伤，如内膜毛糙不光滑，表示已损伤，应剪除损伤段，直至正常的内膜为止。近端血管多有回缩，外露较少，常常需要做侧方切口去寻找。血管清创完毕后松开止血带或去除血管夹让近端血管喷血，将腔内残留的血凝块喷出，如血管呈持续状喷血，一般表示血管良好。如血呈渗出或间断状喷出，甚至无出血现象，表示血管痉挛或仍有血管损伤处。在撕脱性损伤中，即便是血管外观正常以及有正常出血，偶然有时也可以发生血栓。在临床上看到指动脉血栓形成要比静脉血栓形成的多。

血管缺损过多，不可在张力下勉强吻合，应采取措施，在无张力下吻合。一般可采用健侧的指动脉游离足够长度后移位于患侧与远端指固有动脉吻合。多个手指断离时，可取小静脉移植修复。实践证明，高质量的多个吻合口修复比在张力下修复要保险得多；吻合两条指动脉比吻合一条指动脉使再植指成活的机会多，而且后期无明显的手指变细及怕冷等改变。偶尔，血管痉挛是一个难题，但常常可以在局部外膜下使用3%罂粟碱注射液得到缓解。对于顽固性痉挛，采取上述方法无效时，剥离外膜、管腔内压扩张或在已吻合的血管远端用显微镊子轻柔地夹持血管进行通畅试验，常能最后奏效（图5-10）。血循环恢复后，其征象为：①萎瘪的指腹变为丰满，恢复原来的张力。②皮肤颜色由苍白转为红润，毛细血管充盈试验阳性。③指体由冷变温。④指端小切口出血活跃，血呈殷红色。⑤超声多普勒测试仪，在指端能听到动脉搏动声。

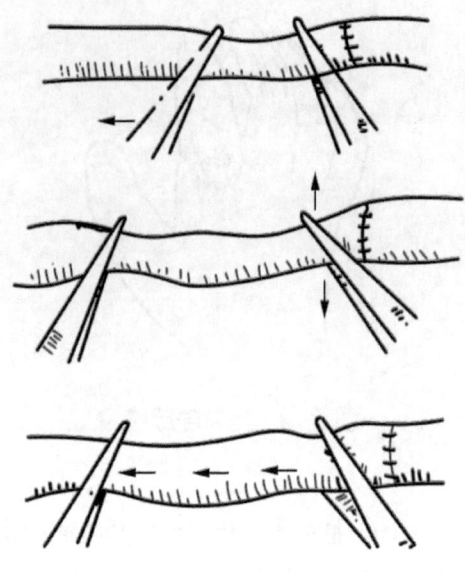

图 5-10　血管通畅试验

7. 指神经修复

早期正确地修复神经是再植手指感觉功能恢复的基础。因此必须认真仔细修复神经，最好两条指固有神经均修复，以恢复更好的感觉。缝合神经是在指动脉修复后进行；否则会妨碍指固有动脉吻合操作。在吻接前将挫伤的神经切除，使健康的两端在无张力下用9-0无损伤尼龙线间断外膜缝合，一般 2 ~ 4 针（图5-11）。缝合两条神经确有困难时，可缝合一侧指神经。如缝合同侧有困难时可跨越屈肌腱交叉缝合，或取邻指的神经移位交叉吻接。根据各手指在功能上有一定区别，故一般修复主要的一侧，如拇指、小指修复尺侧，示、中、环指修复桡侧指固有神经为主。

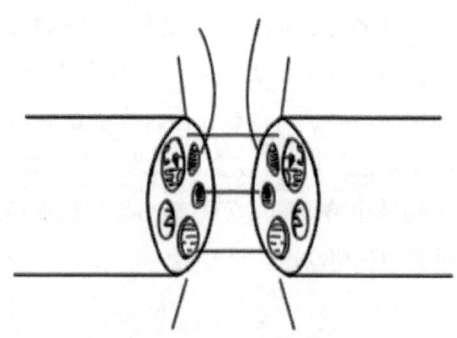

图 5-11　神经缝合法

8. 掌侧皮肤缝合

（1）血液循环建立后，掌侧皮肤要一期闭合，可能的情况下与背侧皮肤一样做环形疏松直接缝合，皮肤过紧、过长缝合都会影响手指血供。进针勿过深，以免损伤指动脉。皮肤缺损可采用邻指皮瓣成形或游离皮片移植。

（2）皮肤伤口关闭后要洗去血污。先以小块凡士林纱布覆盖缝合伤口处，再以剪碎的纱布铺盖，最后以大块纱布包扎。在包扎时注意以下几点：①置手指于功能位。②敷料包扎勿过紧过松。③禁止环形包扎或并指包扎。④患指指端外露，以便观察血供和测量指温。

（四）术后处理

由于手指损伤的类型、程度不一，血管吻合的质量和数量不一，伤员的体质与精神状态不同，断指再植术后可产生全身或局部的并发症，如果因疏忽而处理不及时，容易导致手术的失败。再植术后及时正确地处理是再植指成活不可忽视的辅助措施。

1. 石膏固定

再植后的手指应给予石膏固定制动，使手指维持在所需要的位置。伤员术后情绪改变随之产生过度活动而影响血液循环。一般给予上肢石膏托或夹板固定，固定时近端要超出肌肉起始点，远端要超出指端，以达充分固定的目的。如远端不超出指端，有时内固定钢针尾部易钩住被褥而使患者活动扭转刺激血管痉挛。小儿断指再植术后易躁动不安，只固定一侧上肢是达不到固定的目的，需在亚冬眠疗法下用"飞机式"石膏夹固定双上肢于外展60°位，可获得良好的固定效果。

2. 病房要求

再植后的患者，需要安置在安静、舒适和空气新鲜的特定病房中休息，最好不要放入普通大病房内混住，病房应有保暖设备使室温维持在25℃左右，以防寒冷刺激诱发血管痉挛。在再植指的上方相距4 cm处以60 W灯泡持续照射，以提高局部温度。切勿放置过近以免引起烫伤，室内绝对禁止吸烟，以避免患者吸入烟雾中的尼古丁致血管痉挛，导致再植指坏死。

3. 体位

（1）术后10天内，患手抬高至略高于心脏水平，以利静脉及淋巴回流减轻肿胀反应；采用平卧位，禁止侧卧，以防肢体受压，影响动脉供血或静脉回流。

（2）下地后患手以绷带或三角巾悬吊于胸前功能位，以免坠积性瘀血。

4. 应用防凝及解痉药物

血管吻合口的通畅主要取决于彻底清创和精确无误的小血管吻合技术。但要看到断指再植术后10天内，容易发生血管痉挛及血管内血栓形成，导致手术失败。为保证手术后血管通畅，适当预防性应用防凝及解痉药物，有助于避免或减少血管痉挛或血栓形成。有时可获得较好的结果。此类药物确有降低血浆中纤维蛋白原、血液黏稠度、血小板聚集功能及黏附率、溶栓、扩张血管及改善微循环的作用，故成为显微血管术后常规用药。常用的药物有：罂粟碱、妥拉唑啉、低分子右旋糖酐、阿司匹林、双嘧达莫、复方丹参等。肝素由于有明显的不良反应，目前已不列为常规用药，但在明显出现再植指血液循环危象时，及时地投入能起到可观的作用。

5. 应用抗生素

近十几年来,抗生素的生产不断飞速发展,有许多广谱抗生素相继问世,抗生素的预防和抗感染作用,在现代治疗中已充分地体现出来。因此,在手指断离再植以及其他显微外科手术后的治疗中,也出现了广泛而大量地使用抗生素,用以预防和治疗术后感染的情况。

手指断离创面是污染的创面,均有发生感染的可能。不容否认强调在手术中彻底清创是避免感染的主要措施,而不应单纯依赖使用抗生素作为预防感染的主要手段。忽视清创术,即使术后使用大量的抗生素,也并不一定能够避免感染的发生。诚然,尽管经过彻底清创,因再植手术伤口暴露时间长,潜在感染的可能性依然存在,术后抗生素的使用也是必要的。抗生素药物的选择应根据创面污染的轻重。创面污染轻的,手术后常规应用青霉素和链霉素或庆大霉素肌注。创面污染重的并有广泛挫伤的应用大剂量青霉素类每日2次,静脉滴注,还可加用甲硝唑等药物静脉投入,有利于抑制革兰阳性和阴性细菌。一旦伤口感染发生,除了局部换药引流外,应作细菌培养和药敏试验,以便全身给予有效的抗生素治疗。

在应用抗生素中一定要注意避免应用对血管有刺激的抗生素,如红霉素等,同时还注意防止对肝、肾的损害。

6. 血供观察

(1)皮肤颜色:血液循环正常时的皮肤是红润略带微黄。指体指甲床颜色反映皮下血液循环的情况,在再植术后是最容易观察又是最可靠的客观指标。手指再植术后,早期因血管呈扩张状态,其颜色比正常时更红润。指体由红润变苍白,说明系指动脉痉挛或栓塞造成再植指缺血。指体由红润变为暗红,继而转为青紫色,甚至出现皮下水疱,说明指静脉血流受阻。指体呈浅灰色,有花斑状瘀血,轻压处呈苍白状,表示静脉血淤滞,毛细血管床缺乏动脉血的灌注。

(2)皮肤温度:再植指皮肤温度的高低反映手指血液循环情况。在患指和健指各定一个相同部位的测试点,用皮肤温度监测计定时测试,并作对照。测试时要移开照射的灯泡。皮温计敏感性较高,笔试测头触皮压力要均匀,以免发生误差。患指血供正常时,温度与健指几乎相等,高低只相差1~2℃,若指温低于健指3~4℃,则说明再植指血供障碍,应立即采取相应的解救措施。

(3)毛细血管充盈试验:正常手指压迫指甲或皮肤处呈苍白色,去除压迫立即恢复原来红润,为毛细血管充盈试验阳性。如动脉供血不足,其毛细血管充盈缓慢或不充盈。静脉回流不畅时,毛细血管床瘀血,指体呈暗紫色,压迫出现苍白区,去除压迫后迅速充盈。有时动脉栓塞,静脉仍有反流血,充盈试验缓慢,往往被认为仍有动脉血供。此试验有一定误差,只供参考,不能作为判断血供的主要依据。

(4)指腹张力:通血后的指腹饱满而富有弹性。供血不足指萎瘪,缺乏张力;血液回流障碍，则皮肤青紫张力增高。

（5）指端小切口出血试验：用小尖刀于再植后的指腹侧方做一小切口，一则观察手指血供情况，二则在静脉回流受阻不畅时放血可起到治疗作用。观察小切口出血，了解再植指血供情况，是一个可靠的指标。血供正常时小切口用针头挑刺出血活跃，溢出鲜红色血液。出血少或不出血，表示动脉供血障碍。如小切口流出暗紫色血液，而且速度较快，表示静脉回流障碍。

以上客观指标一般术后每 30 min 或每小时观察一次，以后随时间延长及血液循环情况改变适当增加或减少观察次数。一旦发现异常情况应根据五项内容综合判断其病理变化的性质与程度（表 5-1）。

表 5-1　动、静脉危象鉴别

| 鉴别要点 | 动脉 | 静脉 |
| --- | --- | --- |
| 皮色 | 苍白 | 暗紫 |
| 皮温 | 低 | 低 |
| 指腹张力 | 低 | 高 |
| 小切口出血 | 少或不出 | 多呈暗紫色 |
| 毛细血管充盈 | 阴性 | 阳性 |

7. 血管危象的处理

再植术后发生血液循环危象的常见原因可概括为两类：一是血管本身的因素，如血管痉挛、血栓形成等；二是血管外因素，如血肿、组织水肿皮肤缝合张力过大等。血管外因素如不能及时得到解除，即可导致血管本身的改变，发生血管血栓形成与血管痉挛临床较难区别，一般原则是先按血管痉挛处理，如不显效，立即手术处理。

（1）血管痉挛：包括动脉和静脉痉挛。动脉痉挛可造成严重指体供血不足，而静脉中层平滑肌稀少、口径又相对大，痉挛不至于引起回流障碍。动脉痉挛多发生于术后 1～3 天，24 小时内最为多发，少有发生在术后十几天的。对顽固性痉挛，经处理 30 min 仍不能缓解的要手术探查。术中见动脉痉挛，可用 50% 硫酸镁液纱布湿敷，3% 罂粟碱行动脉外膜注入等措施治疗。

（2）血栓形成：多由于血管清创不良、血管吻合质量欠佳、吻合口张力过大及上面所述及的血管外因素等引起。一旦血栓形成，应及时进行手术探查。手术中暴露吻合的血管，可见到吻合口近端扩张，吻合口阴影增深，触之有实质感，远端血管变细，无搏动，断口血管内有血栓，血栓以下切断不喷血。如血栓局限很小，只需取出，检查内膜完整光滑，用肝素盐水冲洗，血管张力不大时可直接缝合。如血栓广泛较大，需截除一段血管，行血管移植修复，重建血液循环。同时将肝素 100～200 mg 加入生理盐水 500 mL 内稀释，静脉滴注，维持 24 小时。一般维持 5～7 天后可停药。在应用期间密切注视出血倾向。

8. 功能练习

手指断离后再植，就会不可避免地使手指的动作受到一定的限制，这给人们的生活起居、劳动生产带来困难。如果术后及时进行得当的练习，会使伤手获得最大限度的功能恢复。相反，如果术后怕痛，不注重功能练习，再植的手将会是一个僵直无用的手。

（1）积极地进行主动和被动的功能练习，是恢复手功能的简单易行和最有效的方法。可以改善伤手的血供及营养，恢复关节活动度，增加肌力，使运动逐渐协调。主动活动是主要的，被动活动起辅助作用，应鼓励和指导患者自己做主动和被动功能锻炼。值得注意的是，要对患者讲明功能练习的意义及重要性，定期检查效果，以防患者因疼痛或疏忽而放松了锻炼、错过了时机，或因锻炼不得法而未起到锻炼作用。

（2）要尽量缩短制动时间，手术后3周去除外固定，先行固定远近端的关节小范围的被动活动。在指骨未骨性愈合前，骨折端已经有较多坚强的纤维骨痂连接，早期去除内固定不会出现骨折端错位。于4周去除内固定钢针，行徒手功能练习。被动练习手指关节屈、伸活动，待关节活动达到要求后，重点行主动功能练习。其活动范围应由小到大，次数要由少到多，这样会得到很好的效果。在练习过程中要避免伤者用健手揉捏指间关节，否则有害无益，会使结缔组织增生，指间关节长期增粗，从而影响了手指的活动度。

（3）除以上徒手练习外，还可借助简单的物体和器械以增加练习兴趣和效果。如用宽约6 cm的木板，握于手掌内，用以控制拇指及手指的掌指关节，使指间关节便于锻炼。揉转金属球、核桃可以练习手指及拇指伸、屈、外展、内收及协调运动。揉捏橡皮泥、握握小皮球、圆锥体、分指板、指拨齿轮器等器械也都是锻炼手功能十分有效的方法。除了积极的练习外，在日常生活中要尽量多使用患手指，如拣划火柴、扣纽扣、系鞋带、系腰带、写字、洗衣服等。

（4）在治疗的早、中、晚期，根据病情及恢复情况给予必要的辅助治疗，如红外线、TDP、微波、音频、蜡疗、按摩等理疗。有条件时，可根据病情设计和制作支具，如单指或多指屈曲支具、单指或多指背伸支具、近侧指间关节伸直支具、拇指对掌功能支具等，术后使用可消除瘢痕、防止和矫正畸形，并能有效地进行主被动练习，以使再植指成为一个灵活有用的手指。

### 三、断指再植术后晚期修复性手术

由于手工业机械的使用越来越普遍，致使手指离断伤明显增多，很多患者有机会得到再植，并且使再植的手指成活，断指成活了不等于再植成功，更重要的是恢复断指功能及美观，因此再植术后晚期并发症的修复或矫治颇为重要。

（一）自体骨移植术

1. 手术指征

再植时由于指骨粉碎骨折骨缺损、骨折对合不良、内固定不牢、髓腔破坏严重，或软组织血供不良、骨感染,造成骨缺损或骨不连接者。自体骨移植术,供骨主要取自髂骨或桡骨远端的骨松质。

2. 麻醉

臂丛,取髂骨加硬膜外麻醉。

3. 手术步骤

以拇指近节指骨骨缺损为例。

(1)以指骨缺损处的横纹端侧方做纵切口长约2 cm直达指骨。

(2)清除指骨断端间的纤维瘢痕组织,咬除部分硬化骨,打通指骨髓腔。

(3)于桡骨远端背侧做纵切口,分层次暴露桡骨远端,根据骨缺损大小切取合适骨块,两端修成菱形,插入指骨骨髓腔,克氏针贯穿固定(图5-12)。术后行石膏托指板固定4~6周。

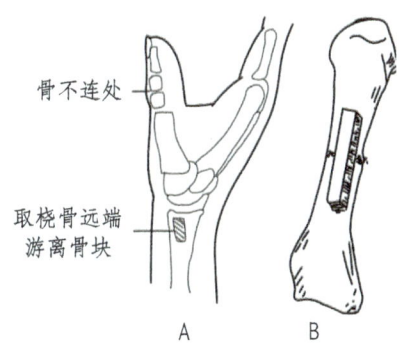

**图 5-12　拇指近节骨不连髓内自体骨移植**

A. 取骨块;B. 嵌入植骨

### (二)肌腱粘连松解与肌腱移植术

1. 手术指征

旋转撕脱或挤压撕脱性断指,肌腱、鞘管或肌腱床挫伤严重,或者断指平面位于Ⅱ区(无人区),修复操作粗糙,缝合方法不当,内固定时间过长,功能锻炼欠佳,常引起肌腱粘连或断裂。需于再植术3~6个月后行肌腱粘连松解或肌腱移植重建术。

2. 麻醉

臂丛麻醉。

3. 体位

仰卧位,臂外展置于患侧手术台上。

4. 手术步骤

以示指二区屈指深肌腱粘连或断裂为例。

(1)切口:在示指掌侧做S形或Z形、侧正中、掌侧斜切口至合适长度,仔细分离,避免损伤指固有动脉及神经,暴露指屈肌腱(鞘)。

(2)肌腱松解术:锐性分离或以肌腱剥离子,向远近端分离肌腱直至完全松解。注意保护滑车的完整性,特别是环状韧带2(A2)和4(A4)的完整,否则手指屈曲时会产生弓状畸形,影响手指的屈曲功能,如滑车已破坏不能保留,则重建屈肌肌腱滑车。术后第2 d换药后即在保护下进行主被动功能锻炼。

(3)肌腱移植术:①对肌腱已断裂或粘连变性严重者,则需行肌腱移植重建术。在原手术切口基础上,远端切至末节指腹。手掌部于远侧掌斜纹开始,向近端做3~4 cm弧形切口(图5-13)。切开皮肤、皮下组织及掌腱膜,掌腱膜应与皮瓣一同掀起,注意勿损伤掌浅弓血管及指总神经。显露手指和手掌部腱鞘后,锐性切开腱鞘(注意保留A2和A4滑车),切除变性肌腱和瘢痕,指浅屈肌腱止点切断、切除。②指深屈肌腱远端于抵止部切断,近端游离至无瘢痕正常组织或在蚓状肌水平切断,部分指深屈肌腱顺行撕脱破坏,可选同指或邻指屈指浅肌作为动力肌。在腕部及前臂中段做两个横切口,根据缺损长度取掌长肌腱(图5-14A)。将移植肌腱一端缝于近端动力肌腱,并用蚓状肌包埋以防粘连,另一端穿过保留或重建之滑车,根据Schneider"手指阶梯排列"调整肌腱张力,用抽出缝合法固定至末节指骨或屈肌肌腱远侧断端上(图5-14B)。术后石膏托将患指固定于屈曲位4周,拆除石膏,循序渐进行功能锻炼。

(4)滑车重建术:屈肌腱滑车已破坏或肌腱松解后残留的滑车系统不能有效地发挥作用,或肌腱移植重建时必须重建滑车(主要是A2和A4滑车)才能有效地恢复手指功能。切口同"示指屈指肌腱松解移植切口",充分显露所有屈肌腱滑车系统,切除瘢痕化的肌腱和周围瘢痕,但必须保留没有瘢痕的正常腱鞘,应用切除不用的指浅屈肌腱、腕或踝屈肌支持带、掌长肌腱,作成长约6 cm、宽约0.25 cm腱条,如果原屈肌腱鞘仍有满意的骨纤维边缘,将肌腱与其编织后再用褥式缝合固定。如果骨纤维边缘不完整,可将肌腱条围绕指骨包绕一周,并与自身用褥式缝合固定(图5-15)。

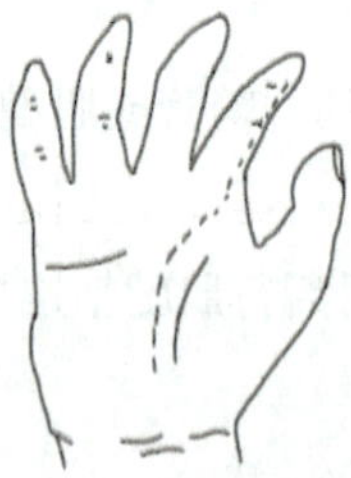

图5-13 示指屈指肌腱松解移植切口

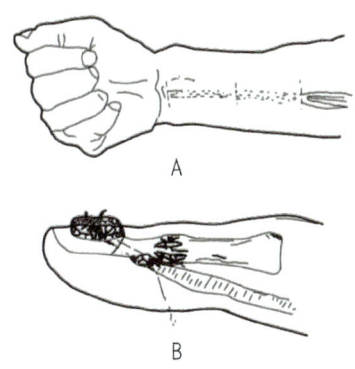

图 5-14 取掌长肌腱（A）与指深屈肌腱重建（B）

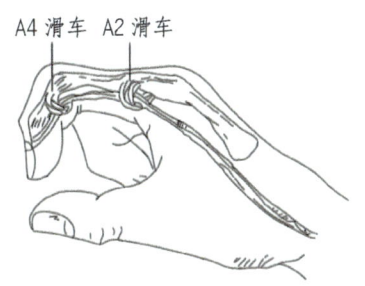

图 5-15 滑车重建术褥式缝合固定

### （三）关节功能重建与关节融合术

断指离断平面位于关节或关节破坏严重，再植后关节强直于非功能位，畸形严重，影响功能，或远端指间关节离断后槌状指畸形，指伸肌腱止点无法重建，需做关节功能位融合术。第 2～5 指掌指关节离断或关节破坏功能丧失对功能影响较大，而且影响其他手指掌指关节活动度和力量，或术后伴有创伤性关节炎疼痛严重，可行吻合血管跖趾关节移植重建术或人工掌指关节置换术。

1. 吻合血管跖趾关节移植术

该手术适用于重要示、中指单指掌指关节或近指间关节移植，但术后移植关节屈曲活动度限制在 30° 以内，术前应慎重评估手术适应证。

2. 人工掌指关节置换术

（1）适应证：掌指关节平面再植术后掌指或近指间关节破坏严重、关节非功能位畸形无法矫形，而皮肤软组织条件尚可者。

（2）麻醉：臂丛麻醉。

（3）切口设计：关节背侧横切口。

（4）手术步骤：①牵开伸肌腱暴露并纵行打开关节囊，切除部分关节囊及术野内所有滑膜组织。②咬骨钳修整关节面残余骨组织，用髓腔锉逐号扩大两端骨髓腔，以容纳假体柄。③在试模植入并确定尺寸后将安装假体套上金属环后按近远顺序插入髓腔，复位假体关节。④复位伸肌腱，并缝合固定伸肌腱两侧，恢复其对线并防止肌腱滑脱导致指体偏移，关闭切口。

（5）术后处理：将移植关节伸直位固定3周后拆除（骨移植患者延长至术后4～6周）。在指导下功能康复训练。

3. 指间关节融合术

（1）适应证：关节破坏严重，遗留严重创伤性关节炎，关节强直于非功能位，采取其他手术方法无法恢复功能，软组织如肌腱、关节囊等缺如无法重建者。

（2）麻醉：臂丛麻醉。

（3）体位：仰卧位，臂外展置于侧方手术台上。

（4）切口设计：背侧S形或Z形、指侧方纵切口。

（5）手术步骤：①逐层分离，暴露关节。②切开骨膜及关节囊。③以骨刀将近指间关节截骨呈掌屈40°，远指间关节掌屈30°位（图5-16）。④交叉克氏针固定，必要时取骨松质移植，以促进早期愈合，闭合切口。⑤术后处理，术后石膏托固定4～6周。

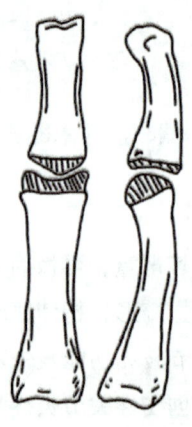

图5-16 指间关节融合术

### （四）畸形矫正术

对断指条件较差，但断指指功能重要，尽量保留再植长度导致骨断端未能精确对位，或因内固定欠妥造成成角、旋转或屈曲畸形，以及瘢痕挛缩造成的侧方成角畸形等，影响外观及功能，需二期（术后半年）行矫正手术。

1. 成角、旋转畸形矫正术

（1）麻醉：臂丛麻醉。

（2）体位：仰卧位，臂外展置于手术台上。

（3）切口设计：以畸形的顶点为中心，于手指侧面正中做纵向切口。

（4）手术步骤：①切开皮肤、皮下组织，注意保护指动脉及神经。②切开畸形部位骨膜，并向两侧剥开。③根据成角畸形及旋转角度，用骨刀做楔形截骨或将指骨截断。④矫正后以交叉克氏针或指骨钢板内固定。闭合切口。见图5-17。

（5）术后处理：患指石膏托（夹板）外固定，逐步进行功能锻炼，4～6周骨折愈合后去除外固定，加大功能锻炼力度。

2. 锤状指及纽孔畸形矫正术

因肌腱缺损修复困难或遗漏修复侧腱束造成的肌腱张力不平衡所致的锤状指畸形、纽孔畸形等，可二期行肌腱移植修复或重建术。但锤状指畸形修复效果往往欠佳，如畸形严重影响功能，可行远指间关节融合术。

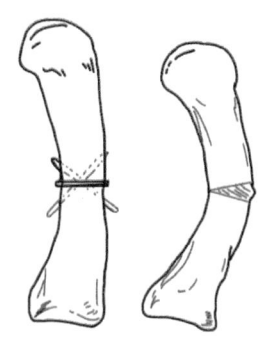

图5-17 指骨畸形愈合截骨矫形术

（五）截指术

1. 适应证

（1）再植后断指的畸形明显，即使做了矫形手术亦未恢复外形及功能。

（2）神经缺损较多或顺行撕脱无法修复，再植指无感觉，指腹萎缩明显易冻伤或烫伤，溃疡长期不愈合。

（3）并发感染、骨髓炎长期不能治愈。

（4）单指离断术后功能差影响其他手指功能。

（5）上述情况下为减轻患者痛苦或经济负担，在患者同意后可行截指术。

2. 注意事项

（1）应尽量保留残指长度，尤其是拇指，其次为中指、示指。为安装美容指或再造手指创造条件。

（2）残端皮肤缝合时应无张力，防止皮肤坏死或瘢痕增生，导致骨外露或残端痛。

（3）避免纵行残端瘢痕，导致残端挛缩，持物无力。

（4）指间关节离断时，应切除软骨面，残端修成弧形。

### 四、断指再植术后功能评定

断指再植功能评定标准的讨论:目前断指再植已不能单纯满足于成活率高,还要掌握好再植的指征,更要提高术后功能恢复水平。为此,许多学者一致认为应制定统一的断指再植术后功能评定标准。

为此,初步拟订一份"断指再植疗效评定标准"草案予以介绍。

断指再植疗效评定标准:再植指功能好坏主要决定于关节活动范围、感觉恢复程度、血循环、外观及日常生活活动情况,五者评定标准尽量采用国际通用检测办法。

1. 关节活动功能(国际手外科联合会制定)

总屈曲度(掌指 + 近指间 + 远指间) – 总伸直受限度(掌指 + 近指间 + 远指间) = 手指总屈伸度(TAM)。

优 = TAM 200°~260°(相当于正常指的 75%~100%)。

良 = TAM 130°~200°(相当于正常指的 50%~75%)。

差 = TAM 100°~130°(相当于正常指的 40%~50%)。

劣 = TAM < 100°(相当于正常指的 < 40%)。

2. 感觉恢复程度(世界卫生组织采用)

优 = S5,单一神经支配区两点辨别能力恢复正常(< 10 mm)。

良 = S4,单一神经支配区浅痛觉及触觉恢复,过敏感消失。

差 = S3,单一神经支配区浅痛觉及触觉恢复。

劣 = S2 及 S1,无感觉或单一神经支配区只有皮肤深痛觉。

3. 血循环状况

优 = 皮肤色泽、温度正常,不需特殊保护。

良 = 色泽稍差,温度略低,怕冷。

差 = 肤色苍白或发绀、温度明显低,特别怕冷。

劣 = 肤色灰暗或发绀,冷天不敢外露。

4. 再植断指外观

优:再植指没有旋转、非功能成角畸形,外形丰满,短缩不超过 1 cm。

良:轻度旋转、非功能成角畸形,但无明显功能影响,轻度萎缩,短缩不超过 1.5 cm。

差:旋转、成角畸形,影响功能,有萎缩,缩短不超过 2 cm。

劣:畸形明显,短缩超过 2 cm,严重影响功能及外观。

5. 再植断指日常生活活动

进行十项内容检查:①拣针(指甲捏)。②拣分币(指腹捏)。③写字(常用3指捏)。④提(箱子或桶,提包、水壶等重物)。⑤拿茶缸(较大的)。⑥锤钉子(强力握持)。⑦上螺丝(中央抓握)。⑧系鞋带(综合细动作)。⑨扣纽扣(综合细动作)。⑩拧开大口瓶(用指夹的强握)(完成得好得满分;可以完成,不太好得一半分;不能完成则无分）。

　　优：完成得分 3/4 以上（75%～100%）。
　　良：完成得分 1/2 以上（50%～74%）。
　　差：完成得分 1/4 以上，不到 1/2（25%～49%）。
　　劣：完成得分 1/4 以下（0～24%）。
　　6. 综合评定
（1）关节活动功能占 40%。
（2）感觉恢复程度占 20%。
（3）血循环状况占 10%，
（4）再植断指外观占 10%。
（5）再植断指日常生活活动占 20%。
　　7. 等级分值
80～100 分 = 优。
60～80 分 = 良。
40～60 分 = 差。
＜40 分 = 劣。

（周继学）

## 第六节　断掌显微解剖及其再植手术

　　由于掌部的血管、神经、肌肉和肌腱等的解剖结构复杂，特别是血管、神经的分支与交通支众多，分布复杂，因此再植较一般断肢更加困难。如何进一步提高再植的成活率及最大限度地恢复功能，本节单独就断掌做详尽的阐述。

### 一、断掌显微解剖

　　由于腕、掌部的血管、神经、肌肉和肌腱等解剖结构呈多层次排列，特别是血管、神经的分支与交通支复杂，又较细小，再植仍比较困难，再植的成活率和功能恢复不如断肢、断指再植。熟悉腕、掌部不同区段的解剖结构，特别是有关的血管和神经，是进一步提高再植成活率和最大限度功能恢复的基础。因此，本节重点叙述掌部的血管和神经。

#### （一）腕、掌部离断平面的划分

　　腕、掌部离断的范围，其近端为桡腕关节平面，远端相当于指掌侧总动脉分出指掌侧固有动脉的平面。对上述范围的离断再植，国内外许多学者进行了临床和显微外科解剖学研究，但有关断掌再植的分型尚不统一，归纳起来有下述两种：①以腕掌部血管的分布为基础分为腕掌部、掌中部和掌指部三型断掌。②根据损伤情况和再植特点，在三型断掌分型基础上，增加混合性和毁损性两型断掌。本节拟以掌部综合性解剖结构为基础，结合多数文献的分型方法，将腕掌部分为掌近区段（腕掌区段）、掌中区段和掌远区段（掌指区段）来叙述各区段的解剖结构。

### （二）腕、掌部各区段解剖特点

1. 掌近区段（腕掌区段）

相当于腕骨段或掌深弓以近的断腕。此区段远端桡、尺侧分别有大、小鱼际肌起始，指屈浅、深肌腱，拇长屈肌腱和正中神经集中于腕管内，尺神经和尺动脉位于腕尺侧管内；指伸肌腱在腕背侧亦较集中，桡、尺侧腕屈肌腱和腕伸肌腱列于掌、背两侧；正中神经和尺神经为神经干；桡、尺动脉及其主支排列为掌、背两个层次（图5-18）。手背浅静脉已汇合成数条静脉干，张绍祥等归纳为桡、尺侧组：桡侧组平均有2.0（1～4）支，尺侧组有3.0（2～5）支，分别位于相对应的第2掌骨背桡侧和第3掌骨背尺侧，总截面积尺侧组大于桡侧组15.6%（表5-2）。

表 5-2 掌近区段主要血管的内径

| 血管名称 | 内径 | |
|---|---|---|
| | 范围 | 平均 |
| 桡动脉 | 1.7～2.9 | 2.3 |
| 尺动脉 | 1.5～2.9 | 2.2 |
| 第1掌背动脉 | 0.4～1.5 | 0.9 |
| 第2掌背动脉 | 0.5～1.1 | 0.8 |
| 桡侧组浅静脉 | 0.9～3.0 | 1.8 |
| 尺侧组浅静脉 | 0.6～3.0 | 1.6 |

2. 掌中区段

相当于掌骨段或掌深弓与掌浅弓之间。此区段桡、尺侧为大、小鱼际肌，掌心部有手内在肌（骨间肌、蚓状肌）和指浅、深屈肌腱，背侧有指伸肌腱。正中神经、尺神经和桡神经在此段的分出肌支、指掌侧总神经和返神经（图5-19）。动脉分支多，排列为掌浅、掌深和掌背侧三层；掌浅层主要为掌浅弓，弓的凸出部在本段中1/3，从弓发出三条指掌侧总动脉和小指尺侧固有动脉；掌深层为掌深弓和由弓发出的掌心动脉，掌深弓位于本段近侧1/3，拇主要动脉亦在此区段内；掌背侧有第1～4掌背动脉。手背浅静脉平均有8.9（4～13）支，83.3%有手背静脉弓（图5-20）。

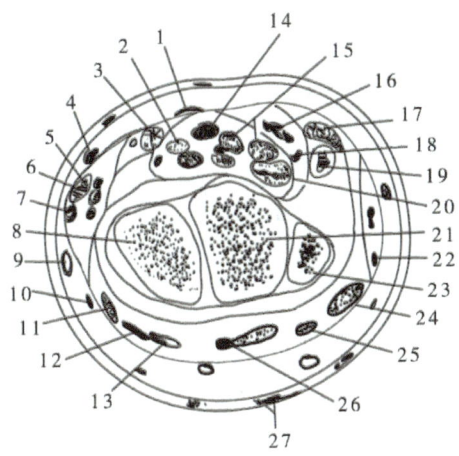

**图 5-18 掌近区段断面的主要结构**

1. 掌长肌腱；2. 拇长屈肌腱；3. 桡侧腕屈肌腱；4. 桡神经浅支；5. 拇长展肌腱；6. 桡动、静脉；7. 拇短伸肌腱；8. 手舟骨；9. 头静脉；10. 桡神经手背支；11. 桡侧腕长伸肌腱；12. 拇长伸肌腱；13. 桡侧腕短伸肌腱；14. 正中神经；15. 指浅屈肌腱；16. 尺动、静脉；17. 尺侧腕屈肌腱；18. 尺神经；19. 豌豆骨；20. 指深屈肌腱；21. 月骨；22. 尺神经手背支；23. 三角骨；24. 尺侧腕伸肌腱；25. 小指伸肌腱；26. 指伸肌腱；27. 浅静脉皮神经

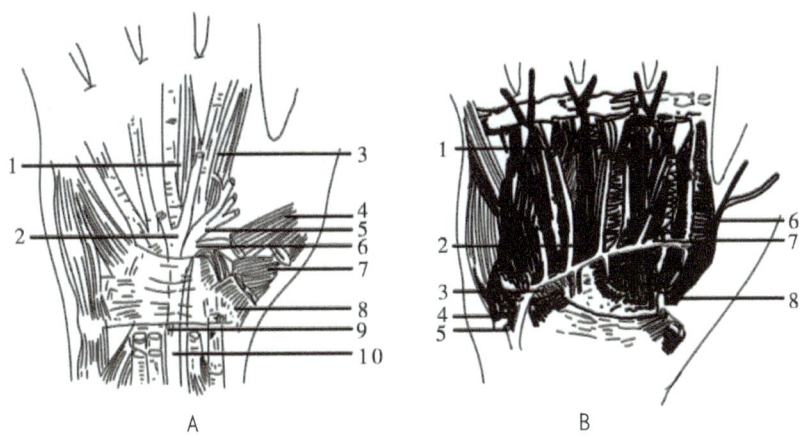

**图 5-19 腕掌部正中神经、尺神经的分支**

A. 正中神经的分支分布：1. 至第2蚓状肌神经；2. 正中神经尺侧支；3. 第1蚓状肌；4. 拇短屈肌浅头；5. 第1指掌侧总神经；6. 鱼际肌支；7. 拇对掌肌；8. 拇短展肌；9. 掌皮支；10. 正中神经。B. 尺神经的分支分布：1. 第3蚓状肌神经；2. 尺神经关节支；3. 尺神经深支；4. 尺动脉；5. 尺神经浅支；6. 拇主要动脉；7. 至骨间肌神经；8. 桡动脉

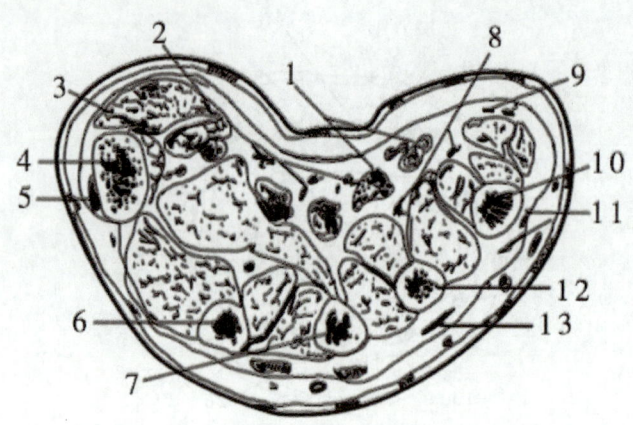

**图 5-20 掌中区段断面的主要结构**

1. 指屈肌腱；2. 指掌侧总血管神经；3. 拇长屈肌腱；4. 第1掌骨；5. 拇长伸肌腱；6. 第2掌骨；7. 第3掌骨；8. 掌心动、静脉；9. 小指掌侧固有血管神经；10. 第5掌骨；11. 小指伸肌腱；12. 第4掌骨；13. 指伸肌腱

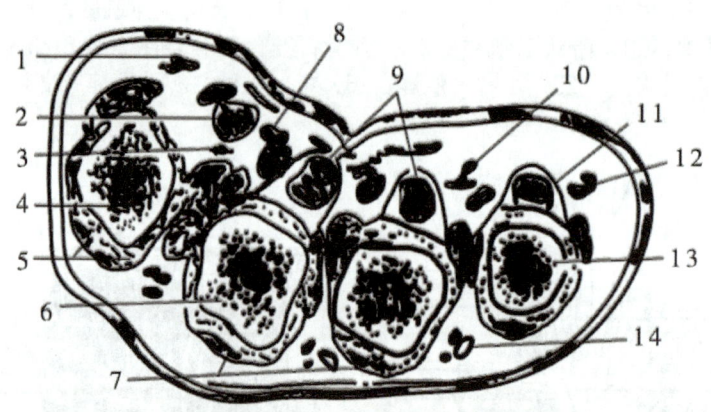

**图 5-21 掌远段断面的主要结构**

1. 指掌侧固有血管、神经；2. 指屈肌腱；3. 掌心血管；4. 第2掌骨；5. 指伸肌腱；6. 第3掌骨；7. 指伸肌腱；8. 指掌侧总血管、神经；9. 指浅屈肌腱；10. 指掌侧总血管、神经；11. 指深屈肌腱；12. 小指掌侧固有血管、神经；13. 第5掌骨；14. 指背血管、神经

3. 掌远区段

相当于掌远纹以远区段。此区段指屈浅、深肌腱位于指腱鞘内，指伸肌腱开始扩张形成指背腱膜。动脉由三层转变为两层，指掌侧总动脉和指掌侧总神经的远区段位于本区段的近端，分别位于第2～4掌骨间隙内（图5-21），在远区段分为指掌侧固有动脉，指掌侧固有神经。示指桡侧和小指尺侧指掌侧固有动脉和神经，分别位于相应掌骨的桡侧和尺

侧。手背浅静脉相对集中在相应掌骨头间隙内,此区段平均有浅静脉10.3（8～15）支,内径平均为1.2（0.4～2.0）mm。

（三）断掌再植的解剖要点

断掌再植成活的关键是血管的修复重建,临床观察表明,充足的血供更有利于神经、肌肉和肌腱等结构的功能恢复和再植手营养状况的改善。神经、肌腱、肌肉、骨和关节的修复,则与手功能恢复密切相关。尤其是神经的修复是重建手功能的重要方面,应争取将感觉神经和运动神经全部恢复。

1. 各区段血管修复

（1）掌近区段：此区段断掌常损伤桡、尺动脉,应予以修复,如有血管缺损,用游离静脉段桥接修复,桡、尺动脉对手部血供,以哪一条为主,存在不同的见解。张绍祥等根据这两条动脉在手部血供部位、血管横截面积与优势供区等综合分析认为,应更加重视对桡动脉的修复。徐恩多等则认为掌浅弓主要由尺动脉形成,由弓发出的各指掌侧总动脉及指掌侧固有动脉,供应尺侧3个半指乃至5个指血供者,占87.4%,尺动脉在手部血供占主要地区,应重视对尺动脉的修复。此区段断掌除应重视桡、尺动脉的修复外,在一些个体桡动脉掌浅支、正中动脉、骨间前动脉或骨间后动脉四者中常有一条较粗大,也是手部血供主要血管,应予以重视,注意修复。此区段腕背侧浅静脉较粗,在桡、尺侧已形成头静脉和贵要静脉,除修复上述两条静脉外,在头静脉与贵要静脉之间,尚有2～3条较粗的浅静脉,亦应修复。

（2）掌中区段：此区段断掌损伤血管多,常损伤掌浅、深弓及其分支,掌浅弓常破坏缺损。由于此区段各主要动脉有各自主要血供范围,应视血管远、近端损伤的具体情况加以分析,灵活搭配,重建血供,对掌浅弓缺损者,庄永青、王琰采用足背静脉弓移植修复重建。总的来说,修复桡动脉→掌深弓供血系统,可重建拇、示指血供；修复尺动脉→掌浅弓→指掌侧总动脉供血系统,可重建中、环指和小指血供。此区段手背浅静脉有4～13支,83.3%存在静脉弓,选择4～6条较粗大的浅静脉予以修复。

（3）掌远区段：此区段断掌会损伤指掌侧总动脉或指掌侧固有动脉的始段。若为指掌侧总动脉损伤,除修复3条指掌侧总动脉外,示指桡侧指掌侧固有动脉和小指尺侧指掌侧固有动脉亦应争取修复。对指掌侧总动脉指固有动脉缺损者,采用Y型静脉游离移植、桥接修复。若为指掌侧固有动脉损伤,则修复优势侧血管为主。此区段的静脉主要修复位于掌骨间隙内的头间静脉4～6条。

2. 各区段神经修复

（1）掌远区段：此区段多为干性神经损伤,修复较容易。①正中神经在腕前区位置较浅,位于桡侧腕屈肌腱与掌长肌腱之间,于屈肌支持带深面至手掌,在屈肌支持带下缘分为内、外侧支。外侧支发正中神经返支（鱼际肌支）,除正中神经主干损伤外,该支有可能被损伤,应特别注意修复。②尺神经在豌豆骨桡侧,经屈肌支持带与腕掌侧韧带形成的腕尺侧管入手掌，于钩骨钩处分为浅、深支。此段可损伤尺神经干或尺神经浅、深支的始端。③桡神经浅支在桡骨茎突远侧上方 3.5～6.5 cm 处分为内、外侧支。内侧支横径平均为 2.1 mm，外侧支为 1.3 mm，可在第 1、2 掌骨底之间的间隙内寻找缝接。④尺神经手背支多在尺骨茎突平面转至手背，分为内、外侧支，横径分别为 1.1 mm 和 2.0 mm。可在尺骨茎突下段寻找修复。

（2）掌中区段：此区段内神经支多，各神经支有各自支配的肌肉和感觉区域。运动神经支多细小，修复较困难，应重点修复正中神经返支、尺神经运动支、指掌侧总神经、示指桡侧和小指尺侧指掌侧固有神经。桡神经浅支和尺神经手背支已分散，可在掌背骨间隙内寻找修复。

（3）掌远区段：此区段内的神经修复与断指再植基本相似。除拇指和小指应注意指背神经修复外，重点修复指掌侧总神经或各指的指掌侧固有神经。

## 二、断掌再植手术

断肢（指）再植技术已较成熟，且成活率高，然而断掌再植由于其特殊性，再植较困难，影响再植成活率的提高。解放军 89 医院至 2008 年 6 月前进行断掌再植 365 例，成活率 91.5%。

断掌再植的适应证、急救、再植术及术后处理基本同断肢（指）再植术。

### （一）分型

断掌是指从掌腕关节至掌指关节处的断离，根据需要有以下几种分型。

1. 按断离的形态分型

（1）横形断掌。

（2）斜形断掌。

（3）纵裂形断掌。

（4）圈形断掌。

（5）毁坏形断掌：沉重的钝性物压轧或挤压伤，手掌中近端毁损或部分缺失。腕掌骨呈粉碎性骨折、脱位或缺失。皮肤、肌肉、肌腱、神经严重挫灭或撕裂。血管广泛挫灭断裂。远端无血供。尽管尚有破碎组织相连，实质上等于完全断离。此型再植相当困难，利用结构完好的残存手指，移植在尺桡骨远侧残端，成 2 指或 3 指的再造手，重建部分手的功能。

2. 按血管结构特点分型

（1）掌指动脉型：自掌中纹以远，即掌骨中段至掌指关节处断掌。此型为指总动脉断裂。

（2）掌弓动脉型：掌中纹至拇指外展背侧水平线，即掌骨中段至掌骨基底部的断掌，此型为掌浅弓动脉损伤。

（3）掌弓主干型：拇指外展背侧水平线以下，相当掌骨基底到掌腕关节水平的断掌。此型为尺动脉浅弓动脉干断裂。

（4）混合型：为不规则损伤，合并二型以上断掌。

3. 根据断掌平面分型

见图5-22。

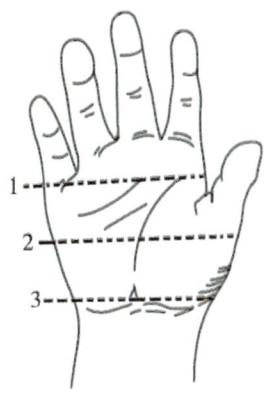

图5-22 掌部离断Ⅰ、Ⅱ、Ⅲ型

1. 掌远段离断；2. 掌中段离断；3. 掌近段离断

（1）掌远段离断：远侧掌横纹，即掌骨头以远的断掌（经掌骨头、颈及掌指关节）。该处指总动脉与神经已分为指固有动脉与指神经。近节指背静脉弓的弓脚向掌骨头集中，汇合成掌背与头间静脉。屈指肌腱在骨纤维管内，伸肌处于指背腱膜起始段即伸腱帽。拇指常不断离，再植方法见第五节。诸指间指蹼存在良好侧支循环，再植后成活率高。

（2）掌中段离断：相当于掌骨段（经掌骨基底及掌骨干）。两侧为大小鱼际肌，掌心在中央，内在肌集中在该段内。掌浅弓及指总动脉在远端，掌深弓在该区域近端，拇主要动脉及第1掌背动脉等均在此区域内。掌背静脉等分别向头静脉、副头静脉及贵要静脉集中。正中、尺神经的肌支、指神经支亦在该区域内散开。损伤较重、组织修复及血循环重建常不够满意，失败机会多。

（3）掌近段离断：相当于腕骨段（经掌腕关节、腕骨），两侧为大小鱼际肌起点，尺侧有尺神经管，中央为腕管，屈肌腱及神经集中于管内。伸拇、伸腕、伸指等肌腱容易寻找。桡动脉经解剖鼻烟壶底，从第1掌骨间隙穿入掌内；尺动脉在豌豆骨、钩骨钩外侧通过后组成掌弓。两动脉于该段无大分支。背侧静脉已汇成数根主干。

（二）分类

1. 非掌指部离断

（1）完全性断掌：其含义同完全性断肢或完全性断指。

（2）不完全性断掌：有少量指蹼与另一健指相连，或有皮肤相连，其相连皮肤少于

1.5 cm，此断掌不能依靠健指或相连组织侧支成活。

2. 掌指部离断

（1）全手掌离断：包含第 1~5 指或第 2~5 指。

（2）部分手掌离断：只包含部分手指的斜行离断。

### （三）手术要点

1. 彻底清创

彻底清创是再植成功的先决条件。由于挫伤坏死组织的临床判断有时很困难，加上有过多的切除组织会影响手的功能之虑，常使清创偏于保守。正确的做法是应根据损伤情况，软组织颜色、厚度，皮肤，皮下组织有无分离等综合判断。对切割性损伤，只要切除皮缘 1~2 mm，缩短骨骼 0.5~1 cm 即可。对圆盘锯致伤的断掌，软组织切除不应少于 4 mm，骨骼的缩短稍多于软组织。对挫伤与撕裂性断掌的清创，应无保留地切除一切无生机的组织，根据挫伤组织的情况决定骨骼应缩短多少。若有神经、肌腱从近端撕脱者，应探查前臂。在软组织清创的同时，应辨认组织结构，给予标记，为修复做好准备。血管、神经的清创应在手术显微镜下进行。有时虽然肉眼观察血管正常，但在显微镜下可发现内膜粗糙、内膜与管壁分离等现象。血管的清创应达到显微镜下正常的程度。

2. 骨关节处理

掌腕骨允许多缩短一些以适应血管与软组织的修复。但掌指关节应尽量保存以利抓握，必要时创造条件待二期关节成形或移植。拇指的腕掌关节是锁匙关节，也尽量保存以利活动。对掌腕部的骨折，应在背伸 25°~30°、拇指外展位，用克氏钢针经第 1 掌骨穿过腕骨与桡腕关节，同时还要固定第 2 与第 5 掌骨。掌中部骨折时，各掌骨应分别用克氏钢针固定，近端穿过腕掌关节，远端尽可能从掌骨头背侧穿出。

3. 血管吻合——再植成败的关键

掌远段及近段再植动脉吻合较易。掌中段再植时，掌内血管分布可呈多种类型，桡尺动脉间可成完整的深浅弓，亦可形成不完整的弓或树枝状分布。如浅弓破坏，近侧端只有 2 个断端，而远侧有多根指总动脉甚至指固有动脉断口，要在术中灵活地搭配。总的来论，吻合桡动脉分支可保存拇、示指；吻合尺动脉可保证中、环、小指血供。吻合指总动脉可供养相邻两指；吻合指动脉通过指蹼内丰富侧支循环，亦能带活邻指。在不同平面的断掌，可能是尺、桡动脉主干与指总动脉吻合，或为指总动脉与指动脉吻合，常有血管口径差异的问题。可采用 3% 罂粟碱行外膜注射扩张口径小的一端，使其两端大致相等；或将口径小的一端剪成斜面、M 形等，相对扩大口径。吻合时注意使内膜外翻，适当缩小针距，并使针距排列均匀。吻合的动脉应微有张力、不扭曲、无喷射状漏血。若术中反复出现动脉供血停止，常说明清创不彻底，或吻合有缺点，或吻合时带入了纱布纤维或外膜，或出现血管痉挛，这种情况若经解痉处理无效，就应切断重新吻合。根据血管口径的大小决定缝合针数。采用 10-0 或 11-0 无创伤性尼龙线，对腕掌部尺、桡动脉缝合 12 针，指总动脉

8～10针，指总动脉对指动脉缝6～8针。静脉缝合的针数可稍少，边距宜稍大。掌腕部或掌中部的全手掌离断，通血后应检查拇指血供情况，若拇指血供不足，应探查并吻合拇指动脉。手的静脉是由深静脉回流到浅静脉，断掌再植只要吻合手背静脉就能保证足够的静脉回流而不必吻合深静脉。

4. 神经的处理

手内的感觉及运动支争取全部修复。在掌中段，应重点修复正中神经鱼际回返支及各指指总或固有神经；尺神经分支处损伤，将近侧神经干束分开，并按运动束、感觉束的相应的位置分别与远端的支作束膜缝合。若有缺损可作束间移植。

5. 肌腱修复

拇指伸屈长肌腱须一期修复。对于手指，其伸指肌腱在吻合手背静脉之前缝合，而屈指肌腱，可切除远侧指浅屈肌腱，以近端指浅屈肌腱或指深屈肌腱与远端指深屈肌腱缝合。在掌腕部，同时切除腕横韧带，在掌指部尚须切除部分纤维鞘管，只要肌腱对合严密，即使在掌指部鞘管内或鞘附近的断腱进行一期修复仍可获得良好效果。断掌再植后，由于瘢痕形成，组织粘连，二期手术时，组织的解剖和辨认均有困难，并有误伤血管神经的可能，甚至危及手指的成活，因此屈肌腱均应一期修复。

6. 皮肤覆盖

一期封闭创面，合理地缩短骨骼，无张力下缝合皮肤以保护深部组织。若清创后皮肤缺损大，用游离植皮及皮瓣转移封闭创面，可避免坏死、感染，也可为晚期整复创造条件。

（周继学）

## ◎ 右中指瘢痕挛缩合并屈曲畸形

【基本信息】

姓名：蓝×× 性别：女 年龄：30岁

主诉：右中指手术后瘢痕挛缩伴活动受限2月余。

现病史：患者自述于2月余前因在家中不慎机器压伤右中指致右中指远节离断，于邻近医院就诊，予以行残端修整术。术后出现右中指瘢痕挛缩，右中指指间关节活动受限，自行予以理疗、功能锻炼等治疗，未见明显好转。为求进一步诊治来我院，门诊医师查体后收入院。

过敏史：无。

【查体】

专科检查：右中指自甲根部缺失，右中指近指间关节呈屈曲畸形，右中指桡侧、尺侧各可见一长约4.0 cm纵行手术切口瘢痕组织（图5-23），局部瘢痕组织增生明显，皮肤瘢痕粘连严重，右中指指间关节活动严重受限，无法伸直，无反常活动，无叩击痛，无骨擦感，末梢血运可。

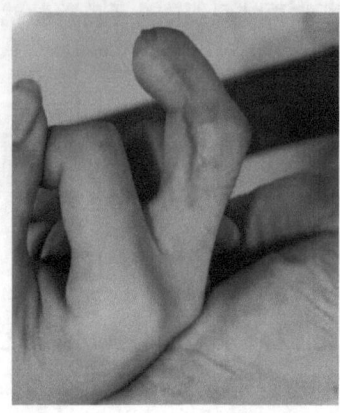 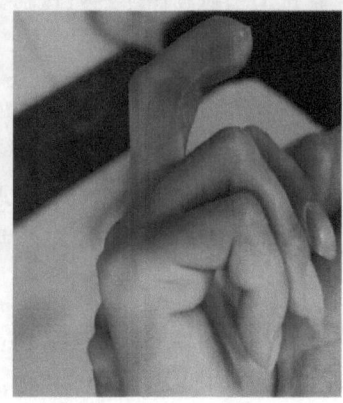

图 5-23　术前外观

辅助检查：术前 X 线结果见图 5-24。

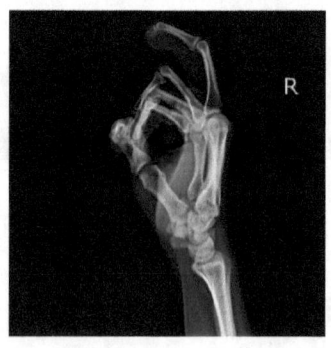 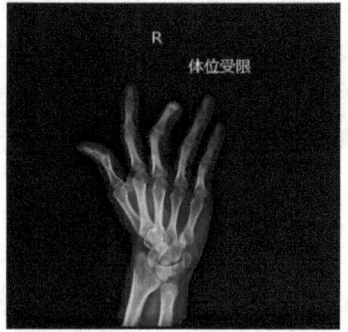

图 5-24　术前 X 线

【诊断】

右中指瘢痕挛缩合并屈曲畸形。

【诊疗经过】

完善相关检查及术前准备后，予以臂丛神经阻滞麻醉下行"右中指瘢痕切除、瘢痕松解＋肌腱粘连松解＋游离右前臂静脉皮瓣移植修复术"。

术中将瘢痕切除、松解后发现指动脉、指神经及肌腱外露，且指动脉、指神经短缩，如果强行将手指完全伸直可能会导致远端血运障碍及感觉障碍。故我们切取皮瓣后考虑血管、神经情况，不强求患指完全伸直，调整皮肤张力，予以皮瓣修复。术后对患者进行功能训练指导，以期逐渐恢复患指伸直状态并恢复患指功能。术后外观照见图 5-25 ～图 5-27。

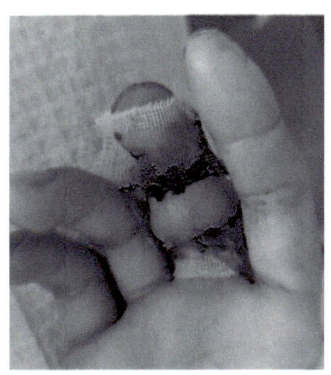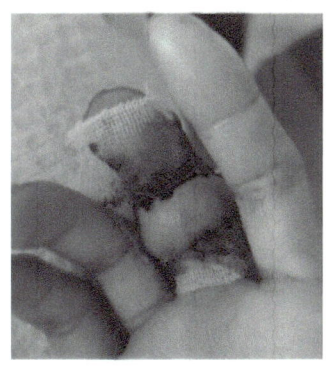

图 5-25　术后 1 周外观照

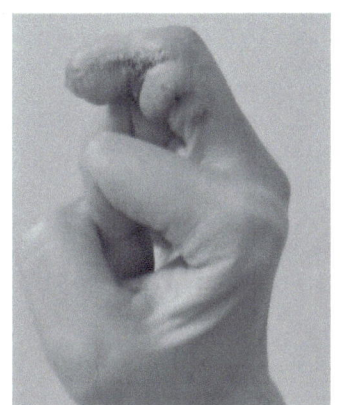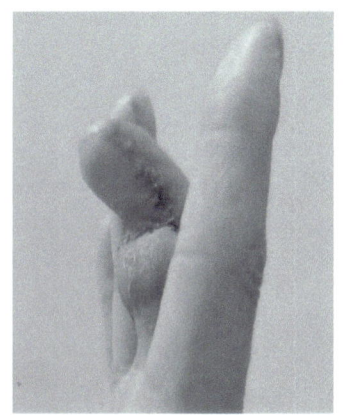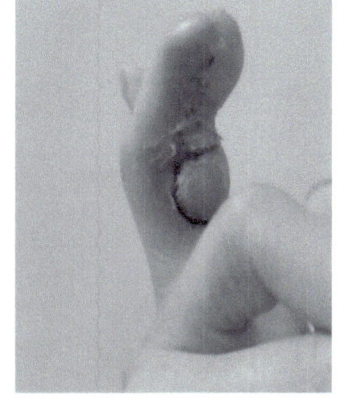

图 5-26　术后 4 周外观照

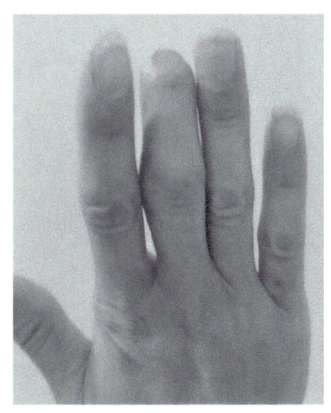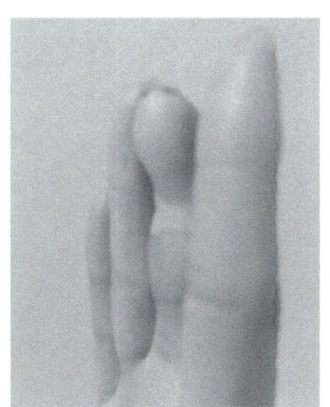

图 5-27　术后 10 周外观照

## 【出院情况】

出院情况良好,无不适。

【总结体会】

游离皮瓣最重要的是术后血运的观察，包括皮温、皮色、毛细血管反应、皮瓣张力等，而且要注意液体量充足、充分的镇痛。同时予以罂粟碱及肝素防止血管痉挛及血栓形成，尽量要求患者卧床、适当的温度，可予以烤灯照射来维持温度，避免烟的刺激。手术成功与否除了手术本身，更重要的是术后的护理及观察，需要医护专业的配合。

（张以财）

# 第六章 足踝部损伤

## 第一节 踝关节骨折

踝关节骨折是临床常见损伤，约占全身骨折的 4.2%，居关节内骨折之首，多发生于 16～35 岁的青壮年。

踝关节骨折不仅有骨骼的损伤，且常合并有韧带损伤和关节脱位，因此本节在叙述骨折的同时，也讨论韧带损伤和关节脱位的处理。

### 一、临床表现

绝大多数踝关节骨折由扭转暴力所致。因外力作用的方向、大小和肢体受伤时所处的位置不同，可造成不同类型、不同程度的损伤。

踝关节骨折的症状主要是局部的疼痛、肿胀和不同程度的运动功能障碍。踝关节有不同程度的肿胀、皮下瘀血和压痛。压痛尖锐的部位表明局部有损伤。若骨折有移位，踝部可有畸形，畸形的方向常可作为判断暴力作用方向的一个指标，如足内翻畸形，常因内收暴力所致。内、外踝均为皮下骨，若踝部骨折有移位，可清楚地触及骨折断端，并可触及骨擦感。

X 线可明确诊断。根据骨折的类型、骨折移位的特点、距骨在踝穴中倾斜或侧移位的情况，以及骨折线的位置与胫距关节面的相应关系等。尚可分析出损伤的机制。

### 二、创伤机制与分型

踝关节损伤若采用保守疗法治疗，对治疗有指导价值的是 Lauge-Hansen 分类法，其对特殊的骨折类型及创伤机制作了详细的分类。根据受伤时足所处的位置、外力作用的方向以及不同的创伤病理改变而分为旋后-内收型、旋前-外展型、旋后-外旋型、旋前-外旋型和垂直压缩型，其中以旋后-外旋型最常见。该分类法强调踝关节骨折波及单踝、双踝或三踝是创伤病理的不同阶段。在重视骨折的同时必须也重视韧带的损伤，只有全面地认识损伤的发生与发展过程，方能正确评估损伤的严重程度，确定恰当的治疗方案。

#### （一）旋后-内收型

足于受伤时处于旋后位，距骨在踝穴内强力内收，踝关节外侧组织受到牵拉而损伤，内踝受距骨的挤压而损伤。

所有的踝关节损伤，由于伤力的大小不同，致伤力量可在整个过程中停留于任何一点，因而可有不同程度的损伤形式。

第Ⅰ度：踝关节外侧韧带部分或完全断裂，或引起外踝骨折。

外侧韧带的损伤可能是部分的，只有前距腓韧带的撕裂，这是由于足跖屈强力内翻所致，在此位置上，外侧韧带的前束处于张力下。若内收伤力停止，这是唯一的损伤，常称为"踝扭伤"。

若踝关节在90°位上强力内翻，踝关节外侧韧带的所有三束均同时被牵拉，可导致外侧韧带的完全断裂；若三束韧带的抗拉力大于外踝骨时，将造成外踝的骨折。该骨折表现为跟腓韧带附着处的外踝尖的撕脱骨片，或在踝关节水平位撕脱整个外踝。这种骨折的特征是横形骨折，在腓骨外侧皮质有明显的裂隙。而在旋前-外展损伤时，腓骨外侧皮质为碎裂状，两者形成鲜明对照。

第Ⅱ度：暴力继续，距骨将推挤内踝发生近乎垂直的骨折，骨折位于踝关节内侧间隙与水平间隙交界处，即在踝穴的内上角，常合并踝穴内上角关节软骨下骨质的损陷，或软骨面的损伤。

（二）旋前-外展型

足在旋前位，距骨在踝穴内被强力外展，踝关节内侧组织受到牵拉伤力，外踝受到挤压伤力。

第Ⅰ度：内侧牵拉伤力引起三角韧带断裂或较常见的内踝撕脱骨折。由于距骨的异常活动没有旋转因素，内踝的外展骨折在X线侧位上呈横形，骨折位于踝关节水平间隙以下。

第Ⅱ度：若暴力继续，将导致下胫腓韧带部分或完全损伤。撕裂下胫腓前韧带，造成下胫腓部分分离；也可表现为胫骨前结节撕脱骨折；也可将下胫腓前、后韧带及骨间韧带完全撕裂，而发生下胫腓完全分离。有时也可因后韧带坚强未被撕裂，而发生后踝撕脱骨折。

第Ⅲ度：距骨继续外展，使外踝在胫距关节面上0.5~1 cm外形成短斜形或碎裂骨折，小蝶形骨片位于外侧。

（三）旋后-外旋型

足处于旋后位，距骨受到外旋伤力或小腿内旋而距骨受到相对外旋的外力。距骨在踝穴内以内侧为轴向外后方旋转，冲击外踝向后外方移位，推开后踝的限制并牵拉内侧组织而损伤。

第Ⅰ度：足处于旋后位，距骨受外旋伤力而外旋，因内侧组织不在张力状态下，因此内侧组织不先损伤，而先撕裂下胫腓前韧带，或造成胫骨前结节撕脱骨折。

第Ⅱ度：伤力继续便产生外踝在下胫腓联合水平的冠状面斜形骨折，骨折线自胫距关节水平处向后上方延伸。

第Ⅲ度：暴力继续，距骨继续向后旋转至踝穴外，推开后踝的限制，造成后踝的骨折。此时后踝骨折块被完整的后韧带与外踝连在一起，向后外方移位。

第Ⅳ度：在前基础上，再进而发生三角韧带撕裂或内踝骨折，形成旋后-外旋损伤的三踝骨折-脱位。

### （四）旋前-外旋型

足于受伤时处于旋前位，三角韧带处于张力状态，当距骨在踝穴内外旋时，紧张的内侧组织首先损伤而丧失稳定性，距骨以外侧为轴向前外侧旋转移位，撕裂下胫腓韧带与骨间韧带后，造成胫骨的螺旋骨折。

第Ⅰ度：内踝撕脱骨折或三角韧带断裂。由于这类损伤使距骨内侧向前旋转，内踝向前拉脱，结果是骨折线在矢状面上自前上斜向后下。

第Ⅱ度：内侧损伤后，距骨失去三角韧带的限制，在踝穴中向前摆动，故外旋时先撕脱下胫腓前韧带，继而撕裂骨间韧带，发生下胫腓不完全分离，或撕脱胫骨前结节。

第Ⅲ度：若暴力再进而扭转腓骨，造成高位腓骨螺旋形骨折，有的高达腓骨颈，最低的位置也在下胫腓联合上2.5 cm，骨折线自前上斜向后下。

第Ⅳ度：再严重时，可在Ⅲ度的基础上，撕裂下胫腓后韧带发生下胫腓完全分离，或下胫腓后韧带保持完整，而形成后踝的撕脱骨折，同样也发生下胫腓分离。

### （五）垂直压缩型

足在不同的伸屈位置，遭受垂直压缩暴力所致。足在中立位时，遭受垂直压缩力，暴力沿肢体纵轴传导，距骨滑车将胫骨下关节面劈成碎片；当足处于背伸位时，将产生胫骨下关节面前缘的压缩骨折；当足处于跖屈位时，产生胫骨下关节面后缘的压缩骨折。

## 三、诊断

根据伤后踝部疼痛、肿胀、功能障碍等症状，以及局部压痛、皮下淤血、畸形和骨擦感等体征，结合X线片，可得到正确的诊断和分型。

若怀疑有韧带断裂时，有必要在应力下摄X线片，此时常需用麻醉。在内翻应力下拍摄双踝前后位片，如距骨倾斜超过健侧5°~15°，提示前距腓韧带完全断裂，15°~30°提示外侧韧带前束和中束断裂，大于30°提示外侧韧带的三个组成部分完全断裂。在外翻外旋应力下拍摄前后位X线片，若内踝与距骨间隙增宽超过2~3 mm，下胫腓间距大于5 mm，提示下胫腓韧带全部断裂；若下胫腓间距小于5 mm，但大于3 mm，且对侧下胫腓间隙小于3 mm，提示下胫腓韧带不全断裂。

对于踝关节损伤，一般来说患者所描述的足扭转的方向是不可靠的，踝关节损伤发生得太快，不能正确地被患者所认识。所以分析其受伤机制时应以X线片为主，部分病例可结合体格检查。

在分析 X 线片时主要根据以下诸点。

（1）骨折类型的生物力学机制：对长骨来说，若弯矩起主要作用则致横形、横斜形或蝶形骨折，若扭矩起主要作用则致螺旋形或长斜形骨折。此点在分析腓骨受伤机制类型时尤为重要。另外，由于外踝的轴线和腓骨干的轴线向外成 15° 夹角，因此在外翻力作用下导致的腓骨骨折亦可呈由内下略向外上的短斜形。韧带牵拉力导致的骨折线方向和拉力方向接近垂直。压迫力导致的骨折线方向和骨内剪应力方向一致。

（2）骨折移位的特点和距骨在踝穴中倾斜或侧移位的情况。

（3）骨折线的位置与胫距关节面的相应关系：一般来说，牵拉损伤其骨折线低于胫距关节面，挤压损伤则略高于胫距关节面。对腓骨来说，腓骨骨折水平越高，下胫腓韧带损伤越严重，踝穴不稳定的危险性也越大。

（4）损伤的严重程度：下列各点有助于诊断和辨认 Lauge-Hansen 分型。①注意腓骨骨折的类型及位置的高低若为长斜形或螺旋形骨折，是由外旋伤力所致，见于旋后 - 外旋型损伤与旋前 - 外旋型损伤。但前者骨折位置较低，从胫距关节水平处向后上方延伸；而后者位置较高，至少在下胫腓韧带联合上方 2.5 cm 处。骨折为横形，且低于胫距关节面，外侧皮质裂开、开口，为旋后 - 内收型损伤所致。骨折为短斜形或外侧皮质碎裂的蝶形骨折，骨折线水平在下胫腓韧带联合上 0.5 ~ 1 cm 处，则为旋前 - 外展型损伤所致。②注意内踝骨折的类型及位置的高低：内踝骨折线水平，且低于胫距关节面，是因三角韧带受牵拉所致。若骨折线自踝穴的内上角发生垂直或斜形骨折，是由旋后 - 内收损伤所致。③注意是否有下胫腓分离：下胫腓分离最多见于旋前 - 外旋损伤，少数见于旋前 - 外展损伤，而旋后 - 外旋损伤一般不伴有下胫腓分离。④各型损伤中以旋后 - 外旋损伤最为常见。

## 四、治疗

复位的标准（Phillips 提出）：①踝关节内侧间隙不超过距骨顶与胫骨下端关节面间距 2 mm。②内踝向任何方向移位不超过 2 mm。③腓骨骨折远端向外侧移位小于 2 mm，向后侧移位小于 5 mm。④侧位 X 线片显示胫骨后踝骨折块小于胫骨下关节面的 25%，或虽大于 25%，但移位小于 2 mm。

近年来，许多学者研究证实外踝是维持踝关节稳定的重要因素。外踝骨折后的短缩和外侧移位，踝穴势必增宽，使距骨在踝穴内失去稳定而发生外移或倾斜。但距骨向外移位 1 mm，胫骨与距骨接触将减少 40%，接触面减少后每单位负重面积所承受的压力加倍，将导致踝关节的创伤性关节炎。所以我们认为，踝关节骨折应力求解剖复位，最低标准应是：完全纠正外踝的短缩与外移，以及下胫腓分离，而在其他方面不低于 Phillips 的标准。

整复的时机：踝关节骨折移位者，因合并距骨的脱位，故应立即整复。即使是肿胀严重或局部有张力性水泡也不应拖延整复时间，否则患者疼痛难忍，更重要的是，肿胀很难在短期内消退，待肿胀消退后，骨折因纤维组织形成已很难通过手法整复而达到良好的复位。踝关节的骨折 - 脱位即使肿胀严重，手法复位也不太困难，骨折及脱位复位后，肿胀在 2～3 天内迅速消退，若有残余移位，此时可再次整复。

关于踝关节骨折的治疗方法，目前大致有手法复位外固定、闭合复位内固定和手术切开复位内固定三大类。手法复位外固定具有方法简便，安全经济的优点，若使用得当，大多数病例可获得满意的疗效；其缺点是稳定性差，尤其是严重不稳定的踝关节骨折，易发生再移位。手术切开复位并坚强内固定，由于是在直视下解剖组织进行骨折复位，故解剖复位率高，坚强的内固定又可早期活动关节，防止关节僵直，因而有明显的优越性；该疗法的缺点是需解剖组织，使软组织的稳定结构受到破坏而影响关节功能，以及感染的威胁等，此外对于局部肿胀严重及伴有皮肤挫伤、张力性水泡等病例，显然不宜立即切开复位，等到皮肤条件好转后再手术，则贻误了骨折治疗的最佳时机。闭合复位内固定则综合了上述二者的优点，具有操作简便、固定牢靠、组织创伤小、感染率低等优点，为治疗不稳定性踝关节骨折的有效方法。

**（一）手法复位外固定**

治疗踝关节损伤时有一个很重要的原则，就是按暴力作用相反的方向进行复位和固定。所以不同类型的损伤有不同的复位与固定方法。

1. 旋后－内收损伤

（1）Ⅰ度损伤：踝关节外侧韧带断裂或外踝骨折。

如果是外侧韧带的部分断裂，可用胶布外翻位固定。固定时间 2～3 周。去除固定后加强踝关节功能锻炼，并在行走时将鞋底外侧垫高 0.5 cm，以保持患足处于轻度外翻位。

韧带完全断裂者应用石膏固定。应将足固定在 90° 并轻度外翻位，并保持石膏固定 4～6 周。若将韧带完全断裂误认为单纯扭伤而处理不当，将引起踝关节复发性脱位，而使关节不稳定。韧带完全断裂者拆除石膏后，应重视愈合韧带组织本身功能的再锻炼，摇板锻炼对增加踝关节稳定有重要的意义。

对外踝骨折采用石膏或夹板固定均可取得良好的疗效。不论何种固定，均应将患足固定于轻度外翻位，6 周后去除固定，逐步负重。

（2）Ⅱ度损伤：双踝内收骨折。①手法复位：患者仰卧，由一助手用肘部套在腘窝下，另一助手一手握足跟，一手持足尖，将足保持在 90° 位，两人先顺畸形方向牵引，而后调整至中立位。待重叠畸形纠正后，术者双拇指推内踝骨折块向外，余双手四指扳外踝骨折近端向内，下助手同时在保持牵引下将患足外翻，以纠正骨折移位。②石膏或夹板固定；若采用石膏固定，可用膝以下石膏管型，注意内、外踝及足跟部用衬垫保护。在石膏未定型前，术者用一手的手掌（不是手指）在足跟的内侧施加轻度压力，而另一手加抗力于外踝骨折的近端，将患足塑形于轻度外翻位。根据骨折愈合的情况，6～10 周拆除石膏固定。注意各期功能锻炼。

若采用小夹板外固定，其长度应上至小腿的中上 1/3 处，下端前侧 2 块应下达踝关节平面，内、外、后 3 块应超过足底 4 cm。注意压垫的位置，应将足固定于轻度外翻位。功能锻炼同石膏固定。

2. 旋前-外展损伤

（1）Ⅰ度损伤：内踝撕脱骨折或三角韧带断裂。

内踝的无移位骨折及三角韧带断裂者，可用膝以下石膏或超踝夹板内翻位固定6周。后两周，可带石膏负重锻炼。

若内踝骨折有分离者，可用手法复位，复位后固定同上。

（2）Ⅱ度损伤：内踝骨折伴下胫腓韧带部分或完全损伤。

将患足内翻，整复内踝，并用双手掌对抗叩挤两踝，以纠正下胫腓分离。复位后用膝以下石膏管型固定，注意将双踝及足跟处用衬垫保护。在石膏未定型前，术者用双手掌在双踝处加压塑形，以防止下胫腓分离，同时助手推挤足跟外侧，以使石膏塑形成轻度内翻位。术后注意抬高患肢，注意各期功能锻炼。一般需固定6~8周。也可使用超踝夹板固定。

（3）Ⅲ度损伤：第Ⅱ度加以外踝骨折。①手法复位：助手将足置于90°位轻柔牵引，不可使用强力，以防软组织嵌入内踝骨折间隙影响复位及愈合。待重叠畸形矫正后，术者用双拇指推外踝骨折远端向内，双手四指扳胫骨远端向外，助手同时将患足内翻，以纠正骨折移位。若伴有下胫腓分离，术者用双手掌扣挤双踝来纠正。②石膏或夹板固定：若采用石膏固定，可用膝以下石膏管型，注意内、外踝及足跟部用衬垫保护。若不伴有下胫腓分离，术者重点将患足塑形于轻度内翻位；若伴有下胫腓分离，术者重点用双手掌在双踝内外侧加压塑形，下助手配合在足跟外侧加压，将患足塑形于轻度内翻位。

若采用夹板固定，应使用超踝夹板，根据骨折的移位情况及是否伴有下胫腓分离而正确使用压垫。固定后，应将患肢抬高，注意各期功能锻炼，及时更换松弛失效的固定。一般需固定8~10周。

3. 旋后-外旋损伤

（1）Ⅱ度损伤：下胫腓前韧带损伤伴外踝骨折。

该骨折一般移位很少，若外踝轻度移位，助手可将患足内旋15°，术者推挤向后外侧移位的外踝而复位。复位后，采用超膝石膏管型将足内旋15°位固定6周。

（2）Ⅳ度损伤：三踝骨折。①手法复位：助手在行对抗牵引时，不可用强力牵引，以防过度牵引后软组织嵌入内踝断端之间而影响整复及愈合。骨折重叠畸形矫正后，在助手将足内旋的同时，术者用双拇指推挤外踝骨折的远端向前、向内，余四指扳胫骨远端向后、向外，如此可纠正距骨的脱位及外踝的移位。触摸腓骨下端骨折平整后，下助手将足置于背伸90°位，推挤内踝向上，以纠正内踝的分离。手法成功的关键是术者推挤复位的同时，下助手将足有力地内旋。企图将足内翻来纠正距骨与外踝向外后侧的旋转移位是错误的，根据距下关节功能机制：距下关节活动的平均轴心角度是在水平位上42°，在矢状面上向内侧16°，所以距下关节成为一个扭矩变换器，跟骨在内翻时引起距骨外旋，将重复受伤过程，加大损伤，使移位增大。若后踝的骨折块大于胫骨下关节面1/3时，常合并距骨的向后上方脱位。在整复时，术者一手将足跟向下向前推，一手掌置于胫骨远端前方向后压，即可轻易地纠正后踝移位及距骨的向后脱位。绝不可在跖底足前部加力，使踝关节背伸来纠正后踝骨折，否则因杠杆作用会使移位加重。②固定：凡不稳定的踝关节外旋类骨折，均应在内旋位固定才能有效地防止骨折再移位，而小夹板难以使患足得到确实的内旋固定，故不宜使用夹板，而应采用长腿石膏超膝关节固定。

整复后，因内、外踝均为皮下骨，遂可通过触摸而判断骨折复位的情况，若复位良好，即用石膏固定。石膏固定应超膝关节，并使膝关节屈曲15°～20°，方能控制外旋伤力。石膏固定应有良好的塑形，将患足固定于背伸90°、内旋15°～20°位上。如后踝骨折块大于胫骨下关节面1/3时，在足后跟及胫骨下端前侧用棉垫作衬垫，在石膏未定型前，术者一手掌按胫骨远端前方向后，另一手掌推足跟向前，用中等力度加压塑形，可有效地防止后踝的再移位。

复位固定后，患肢抬高，鼓励患者加强足趾活动及小腿肌肉等长收缩功能锻炼，同时辅以活血化瘀药物口服，在3～5天内应用20%甘露醇250～500 mL静脉滴注。肿胀消除后及时更换石膏。视其年龄、骨折移位程度及软组织损伤程度，6～10周拆除石膏。6周后如骨折尚未牢固愈合，可用行走石膏下地负重锻炼。拆除石膏后，用弹力袜控制失用性水肿，直至肢体的肌力与血循环恢复，如此可有效地减轻关节僵直的程度。

4. 旋前－外旋损伤

（1）Ⅰ度及Ⅱ度损伤：内踝骨折及内踝骨折伴下胫腓前韧带、骨间韧带断裂。

骨折一般无显著移位，若有移位，将足内旋、内翻下整复移位之内踝。复位后，用石膏将足背伸90°及内旋15°～20°，并轻度内翻位固定。

（2）Ⅲ度损伤：Ⅱ度损伤加腓骨骨折（下胫腓部分分离）。

其手法复位比较容易，将足置于内翻内旋位整复是复位的关键，术者应扣挤双踝以纠正下胫腓的部分分离。应用膝以上的石膏管型固定，塑形时足应有轻度内翻和确实的内旋，内、外踝两侧方应加压塑形。

5. 垂直压缩损伤

若骨折粉碎程度严重，可采用跟骨牵引，在牵引下整复骨折移位，并配合使用夹板固定。在固定期间早期进行踝关节的轻微活动，以起"模造"作用。4周后更换为石膏固定，直至伤后10～12周方可负重。

### （二）闭合穿针内固定

1. 适应证

（1）距骨原始移位大于1 cm者。因关节损伤严重，稳定性差，易发生再移位。对此类损伤，手法复位后，经皮穿针内固定可提高固定的效果。

（2）旋前－外旋损伤Ⅳ度。因腓骨高位骨折，下胫腓完全分离，稳定性极差，石膏固定效果不佳。在手法复位后，宜使用穿针内固定。

（3）内踝骨折有软组织嵌入，阻碍骨折复位和愈合时。采用克氏针撬拨，将嵌入的内侧韧带或骨膜等软组织拨出，并用克氏针经皮穿针内固定。

（4）下胫腓分离合并胫骨前结节撕脱骨折者，骨折块卡于下胫腓间隙，影响下胫腓分离的复位。对此类损伤可用克氏针橇拨骨折块，使"卡壳"缓解，手法复位后，用克氏针内固定。

2. 闭合穿针内固定类型

（1）内踝骨折撬拨复位穿针内固定：若骨折线较宽，复位困难，或复而返回者，考虑有软组织嵌夹于骨折线之间，复位时可用克氏针将嵌夹于骨折间的软组织拨出。局部消毒麻醉后，用直径为2 mm的克氏针，从内踝前方或后方，经皮插入骨折间隙由深向浅撬拨，将嵌入的内侧韧带或骨膜等软组织拨出。对内踝骨折复位后不稳定者，采用经皮穿针内固定。取一枚直径2 mm的克氏针自内踝尖处穿入皮下，触及骨质后，用骨钻向外、上方缓缓钻入，直至穿透胫骨外侧骨皮质。再于上一进针点前0.5~1.0 cm处（视骨折块大小而定），用骨钻穿入另一枚克氏针交叉固定。针尾剪短折弯，埋入皮下或留于皮外。

（2）外踝骨折穿针内固定：局部消毒麻醉后，术者维持复位，一助手取1枚直径为2.5 mm的克氏针自外踝尖纵行向上经皮穿入，使克氏针进入近折端4~5 cm为止。若骨折不稳定，可行交叉固定。在固定时应考虑外踝与腓骨干之间有10°~15°的外翻角，以防此角变小，踝穴变窄，影响踝关节背伸功能。

（3）下胫腓分离的撬拨复位与穿针固定：下胫腓分离合并胫骨前结节撕脱骨折者，骨折块卡于下胫腓间隙，影响下胫腓分离的复位，此时可用一枚直径为2~2.5 mm的克氏针从下胫腓联合上方经皮穿入，向后下方插入下胫腓联合间隙，向前撬拨，将骨折块撬向前侧，使"卡壳"缓解，再用手法扣挤下胫腓联合而复位。若复位后不稳定，可用一枚克氏针从外踝斜向内上穿透胫骨内侧皮质固定。

（4）后踝骨折的穿针固定：后踝骨折块超过关节面1/4者，可自跟腱两侧交叉穿入2枚直径为2.5 mm的克氏针，注意勿损伤胫后血管神经。进针方向与小腿纵轴垂直，深度达胫骨前侧骨皮质。

若为双踝骨折，复位后固定的顺序是先内踝后外踝。因为内踝在足背伸内翻位下易于复位固定，外踝在未固定前可与距骨一起适应、满足内踝的复位体位。

若为三踝骨折，复位后固定的顺序是先后踝，再内踝。因为先固定内外踝，由于内外踝的骨性相夹，后踝难以解剖复位。

本疗法的优点为：①固定可靠。内外踝均为交叉克氏针固定，不仅防止了骨折的侧方移位，而且可以防止骨折端间的旋转移位，从而将其牢固地固定起来。②骨折愈合快。本疗法复位准确，固定可靠，又不破坏骨折处血运，从而保证了骨折的顺利愈合。③功能恢复好：可靠的固定及顺利愈合使患肢早期功能锻炼成为可能，从而促进了其功能恢复。④感染率低：不切开皮肤及周围软组织，故感染率低。

（邓 颖）

## 第二节 踝关节脱位

踝关节由胫、腓、距三骨构成。距骨被内、外、后三踝包围，由韧带牢固固定在踝穴中。内侧的三角韧带起于内踝下端，呈扇形展开，附着于跟骨、距骨、舟骨等处，主要作用是避免足过度外翻。由于三角韧带坚强有力，常可因足过度外翻，牵拉内踝造成内踝撕脱性骨折。外侧韧带起于外踝尖端，止于距骨和跟骨，分前、中、后3束，主要作用是避免足过度内翻。此韧带较薄弱，当足过度内翻时，常可导致此韧带损伤或断裂，亦可造成外踝撕脱骨折。下胫腓韧带紧密联系胫骨腓骨下端之间，把距骨牢固控制在踝穴内。此韧带常在足极度外翻时断裂，造成下胫腓联合分离，踝穴变宽，失去生理稳定性。单纯性踝关节脱位极为罕见，多合并有骨折。踝关节骨折合并脱位已在踝关节骨折一节讨论。本节讨论以脱位为主，合并轻微骨折的损伤。

根据脱位的方向不同，可分为外脱位、内脱位、前脱位和后脱位。根据有否创口与外界相通，可分为闭合性脱位和开放性脱位。一般内侧脱位较多见，其次是外侧脱位和开放性脱位，后脱位少见。由于踝关节周围软组织少，又处于皮下的缘故，踝脱位畸形严重，常伴有皮肤裂开，此时要仔细清创，防止感染。

### 一、踝关节内脱位

#### （一）创伤机制

多为间接暴力引起，如扭扭而致伤。常见有由高处跌下，足的内侧先着地，或走不平道路，使足过度外翻、外旋致伤，往往合并有内、外踝骨折。

#### （二）诊断

1. 临床表现

踝关节肿胀、疼痛、瘀斑、起水泡，足踝功能丧失，足呈外翻外旋，内踝不高突，局部皮肤紧张，外踝下凹陷，畸形明显，常合并有内踝外踝骨折，或下胫腓韧带撕裂。X线检查，正位片可见距骨及其以下向内侧脱出，且往往合并有内踝外踝骨折。

2. 诊断依据

依据外伤史，以及足外翻，内踝下突起等典型畸形即可确诊。结合X线片，可更明确判断是否合并骨折。

#### （三）治疗

1. 手法复位外固定

一般行手法整复外固定，采用牵拉推挤复位法。患者患侧卧位，膝关节半屈曲，一助手固定患肢小腿部，将小腿端起。术者一手持足跗，一手持足跟，顺势用力牵拉，并扩大畸形，然后以两手拇指按压内踝下骨突起部向外，其余指握足，在保持牵引的情况下，使足极度内翻、背伸，即可复位。复位后，用超踝塑形夹板加垫，将踝关节固定在内翻位。单纯脱位固定3周，合并有骨折者固定5周。

2. 药物治疗

此伤位居足踝，瘀血易下注内结，多肿胀严重，或起水泡。故发病后，即应大剂量服用活血化瘀、利湿通经之剂，方用活血疏肝汤。待肿胀消退后，内服通经利节、壮筋骨之药。解除固定后，内服补气血、壮筋骨、强腰膝、通经活络之品，方用健步壮骨丸等。

## 二、踝关节外脱位

### （一）创伤机制

多为间接暴力所致。与内脱位机制相反，如扭崴，由高跌下，足的外侧先着地或行走不平道路，或平地滑倒，使足过度内翻、内旋而致伤。往往合并有内、外踝骨折。

### （二）诊断

1. 临床表现

踝关节肿胀，或起水泡、有瘀斑，功能丧失。足呈内翻内旋，外踝下高突，皮肤紧张，内踝下空虚。若伴有外踝骨折，则肿胀疼痛更显著；若伴有下胫腓韧带撕裂，则下胫腓联合分离。

2. 实验室及其他检查

X线表现：正位片可见距骨及其以下向外侧脱出，往往合并有外踝及内踝骨折。有下胫腓韧带撕裂者，可见下胫腓关节脱位，间隙增宽。

3. 诊断依据

依据外伤史和临床表现，以及足内翻、外踝下高突等典型畸形，即可确诊。结合拍X线片，可判定是否合并骨折。

### （三）治疗

1. 手法复位外固定

一般行手法整复外固定，采用牵拉推挤复位法。患者健侧卧位，患肢在上，膝关节屈曲。一助手固定患肢小腿部，将小腿端起。术者一手持足跗部，一手持足跟，顺势用力牵拉，并扩大畸形。然后以两手拇指按压外踝下方突起部向内，其余指握足，在保持牵引的情况下，使足极度外翻，即可复位。

复位后，以超关节塑形夹板加垫固定踝关节于外翻位，其他同踝关节内脱位。

2. 药物治疗

同踝关节内脱位。

## 三、踝关节前脱位

### (一) 创伤机制

间接暴力或直接暴力引起,如由高处跌下,足跟后部先着地,身体向前倾,而致胫骨下端向后错位,形成踝关节脱位。或由于推跟骨向前,胫腓骨向后的对挤暴力,也可致踝关节前脱位。

### (二) 诊断

1. 临床表现

踝关节肿胀、功能障碍,足呈极度背屈,不能跖屈,跟腱两侧有胫腓骨远端的骨性突起,跟骨向前移,跟腱紧张,常合并胫骨前缘骨折。

2. 诊断依据

依据外伤史,临床表现以及典型的畸形,如足背屈、跟骨前移、跟腱紧张、跟腱两侧可触到胫腓骨下端向后突等即可确诊。结合拍 X 线片,可确定有否骨折。

### (三) 治疗

1. 手法复位外固定

一般行手法整复外固定,采用牵引提按复位法。患者仰卧,膝关节屈曲。一助手固定患肢小腿部,将小腿提起。术者一手握踝上,一手持足跖部,顺势牵拉的情况下,持踝上之手提胫腓骨下端向前,握足跖的手使足跖屈,向后推按,即可复位。复位后以石膏托固定踝关节于稍跖屈的中立位 3~4 周。

2. 药物治疗

同踝关节内脱位。

## 四、踝关节后脱位

### (一) 创伤机制

足尖或前足着地,暴力由后方推挤胫腓骨下端向前。或由高坠下,前足着地,身体向后倾倒,胫腓骨下端向前翘起而致踝关节后脱位。往往合并后踝骨折。

### (二) 诊断

1. 临床表现

踝关节肿胀、疼痛,功能障碍。足跖屈,跟骨后突,跟腱前方空虚,踝关节前方可触及突出的胫骨下端,而其下方空虚。常合并后踝骨折。

2. 诊断依据

依据外伤史和临床表现,以及典型畸形,如足跖屈、踝前能触到撬起的胫骨下端等,即可确诊。结合 X 线片,确定是否合并骨折。

### (三) 临床治疗

**1. 手法复位外固定**

一般行手法整复外固定，采用牵拉提按复位法。患者仰卧，膝关节屈曲。一助手以双手固定小腿部，将小腿端起。一助手一手持足跖部，一手持足跟部，两手用力牵拉，扩大畸形。术者用力按压胫腓骨下端向后，同时牵足的助手在牵引的情况下，先向前下提牵，再转向前提，并略背屈，即可复位。复位后，以石膏托固定踝关节于背屈的中立位4~6周。

**2. 药物治疗**

同踝关节内脱位。

## 五、开放性脱位

### (一) 创伤机制

踝关节开放性骨折脱位多由压砸、挤压、坠落和扭绞等外伤引起，其致伤原因与闭合性骨折脱位不同。根据资料统计，踝关节开放性骨折脱位的开放伤口，均表现为自内向外，即骨折近端或脱位之近骨端自内穿出皮肤而形成开放创口。

踝关节开放性骨折脱位，伤口污染较重，感染率相对增高。如单纯依靠外固定维持整复后的位置，一旦创口感染后进行换药，则影响固定效果，极易发生移位。

### (二) 诊断

**1. 临床表现**

踝关节肿胀、疼痛、功能障碍，伤口多位于踝关节内侧，一般为横形创口，严重者胫骨下端外露，伤口下缘的皮肤嵌夹于内踝下方，足呈内翻内旋，外踝下高突，内踝下空虚。

**2. 诊断依据**

依据外伤史、临床症状，结合X线片即可明确诊断。

### (三) 治疗

踝关节开放性骨折脱位在治疗上应着眼于如何防止感染及稳定骨折与脱位，使关节得以早期进行功能锻炼。切开复位内固定具有直视下达到解剖复位的优点，内固定又为早期开始关节功能活动创造了条件，缩短了患肢功能恢复的时间，因此踝关节骨折脱位多采用手术进行治疗。彻底清创，复位后，对合并骨折进行内固定。对损伤或污染严重不能内固定的病例，可依赖软组织缝合后的张力和管形石膏维持复位的位置，肿胀消退后及时更换，以期达到最大限度的功能恢复。

（何灿杰）

## 第三节　足舟骨骨折

足舟状骨骨折是少见的损伤，其有四种损伤类型。

### 一、舟骨结节骨折

足受内翻应力后，由于胫后肌腱和弹簧韧带牵拉，可造成舟骨结节骨折。由于胫后肌腱止点广泛，除止于舟骨结节跖侧外，尚有纤维扩展到三个楔骨，故对舟骨结节起到限制作用，骨折移位多不明显。另外，直接外力作用于局部也可造成骨折。

（一）诊断

骨折后应注意识别是单纯舟骨骨折还是广泛中跗关节损伤的一部分，应拍摄足前后位及侧位和斜位 X 线平片以明确诊断。还应排除先天性副舟骨的可能，其多为双侧对称，且边缘整齐与舟状骨有明显分界。

（二）治疗

无移位骨折只需制动 3～4 周即可。如骨折移位大于 5 mm 时，有可能发生不愈合，应切开复位，螺钉内固定。如果发生骨折不愈合，一般无症状，不需处理。如果不愈合后局部持续疼痛，可切开复位螺钉内固定，石膏固定 8 周。小块骨片也可切除，固定肌腱至骨折远端。

### 二、舟状骨背侧缘骨折

此类骨折在足舟状骨骨折最为常见。多为足跖屈内翻时距舟韧带或关节囊牵拉舟状骨背侧缘附着造成撕脱骨折。骨折块多为小薄片，有时可伴有外踝扭伤。还应注意识别这种骨折可能是中跗关节损伤的一部分（图 6-1）。一般短期休息和制动即可。如长期有症状时可手术切除骨片。如果骨块较大，带有部分舟骨关节面应切开复位内固定，以减少中跗关节半脱位的危险。

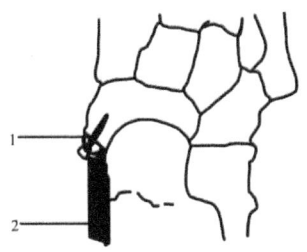

图 6-1　舟状骨结节骨折螺钉固定

1. 骨折线；2. 胫后肌腱

### 三、舟状骨体部骨折

舟状骨体部骨折不常见。可由直接外力或间接外力引起。如碾轧伤常引起粉碎性骨折，而间接应力如跖屈的足从高处坠落后产生的轴向压缩应力，可引起舟状骨骨折移位和韧带损伤。

#### （一）分型

Sangeorzan 将舟状骨体部骨折分为三型。

Ⅰ型：舟骨水平骨折，背侧骨折块常小于跖侧骨折块，前足无移位。

Ⅱ型：最常见，骨折线从舟骨背外侧向跖内侧，内侧骨折块较大并向背内侧移位，跖外侧骨折块较小且常粉碎，前足亦向内侧移位，但跟舟关节完整。

Ⅲ型：舟骨中部矢状面粉碎性骨折，内侧骨折块较大，跟舟关节破坏，前足向外移位，跟骰关节可半脱位。

#### （二）诊断

拍摄足的正斜位以及侧位 X 线平片，必要时行 CT 重建。

#### （三）临床治疗

无移位骨折小腿固定 6 周。移位骨折应切开复位并尽可能达到解剖复位，这样才能获得较好疗效。手术采用前内侧切口，从内踝前方胫前、胫后肌腱间进入，显露距舟和距楔关节。Ⅰ型骨折较易复位，可用螺钉固定。Ⅱ型骨折由于骨折线斜形不易看到，可用外固定器撑开骨折间隙。粉碎不严重，复位骨折后用螺钉固定；严重粉碎性骨折，可先将较大骨块经舟楔关节固定于楔骨。Ⅲ型骨折，手术较困难，由于骨折中间粉碎，难以固定，可将主要骨折块复位并用螺钉或克氏针固定于胫骨或楔骨，骨质缺损处植骨。术后用小腿石膏固定 6～8 周。

#### （四）预后

Ⅰ型骨折预后较好，Ⅱ、Ⅲ型骨折由于难以达到解剖复位，易发生距舟关节创伤性关节炎和舟骨缺血性坏死。预后常常不好。

### 四、舟状骨疲劳骨折

疲劳骨折好发于跖、胫骨等部位，但在足舟状骨也偶有发生。疲劳骨折是应力加在正常骨骼上而发生的，与病理骨折不同。

#### （一）病因

在长跑运动员中发生者较多，其原因可能与运动量突然增加或在中止训练后再恢复时强度过大有关。此外，也可能和训练器材的改变有关。不经常运动者偶然一次运动也可导致此种骨折。

### （二）诊断

多无明确外伤史，在一次大运动量训练后足背内侧痛，触舟状骨部位有压痛，拍摄足正位片可发现舟骨骨折，但应该和二分舟状骨鉴别。如早期未发现骨折而又高度怀疑时，应再次摄片或做核素骨扫描、CT检查以帮助诊断。未及时诊断，有可能使骨折发生移位或不愈合。骨折常位于舟骨中1/3，以矢状面垂直骨折多见，一般无明显移位。

### （三）治疗

无移位骨折可用小腿非负重石膏固定6~8周。如果骨折移位或发生迟缓愈合、不愈合则需要手术植骨固定，甚至行关节融合术。

（何灿杰）

## ◎ 跟骨骨折

### 【基本信息】

姓名：曹×× 性别：男 年龄：56岁

主诉：外伤后右足剧烈疼痛1天。

现病史：患者于1天前干活时不慎从高处滑落致右足着地，伤后出现右足跟剧烈疼痛，疼痛呈持续性，休息后不缓解，伴右足活动受限，无晕厥、烦躁、心悸、发热、咳嗽、咳痰、咯血，无恶心、呕吐，无胸痛、盗汗，就诊于我院门诊。查X线显示：右侧跟骨骨折，考虑右跟距关节半脱位。以"右侧跟骨骨折"收入院。患者本次发病以来，患者神志清，精神可，饮食、睡眠可，大、小便正常，体力差，体重无明显减轻。

过敏史：否认食物、药物过敏史。

### 【查体】

体格检查：T 36.2℃，P 74次/分，R 18次/分，BP 125/63 mmHg。神志清楚，仰卧位。全身皮肤黏膜正常无黄染，未见皮下出血点，未见皮疹。全身浅表淋巴结无肿大及压痛。头颅外观无异常，顶枕部可触及头皮下血肿，双侧瞳孔等大、等圆，对光反射存在。扁桃体无肿大，咽部无充血、水肿。颈软无抵抗，颈静脉无怒张，气管居中，甲状腺无肿大，胸廓对称无畸形，呼吸动度两侧对称，语颤正常，未触及胸膜摩擦感。两肺叩诊呈清音，两肺呼吸音清，未闻及干湿性啰音及胸膜摩擦音。心前区无隆起，心尖搏动正常，未触及震颤及心包摩擦感。叩心脏相对浊音界无扩大及偏移。心律齐，心音无强弱不等，各瓣膜听诊区未闻及病理性杂音，未闻及心包摩擦音。腹部平坦，触全腹柔软，无压痛、反跳痛，全腹未触及包块，肝脾肋下未触及。

专科检查：脊柱生理弯曲存在、无畸形，双上肢活动可，胸廓挤压试验阴性，胸腰椎活动度正常，无压痛、叩击痛，髋部活动正常、无压痛，右足跟部肿胀、青紫，右足跟部压痛、叩击痛阳性，活动受限，右足背动脉搏动可触及，末梢血运良好，感觉正常，其余各关节未见红肿、压痛，活动无受限。双下肢无凹陷性水肿。

辅助检查。术前本院查X线（图6-2）显示：右侧跟骨骨折。术前本院查CT（图6-3）显示：右侧跟骨粉碎性骨折，距骨外下缘骨折、右跟距关节半脱位。

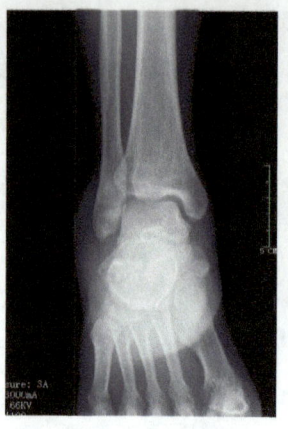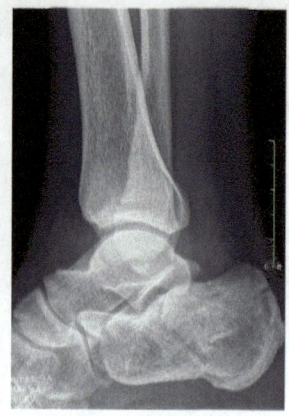

图6-2 术前X线

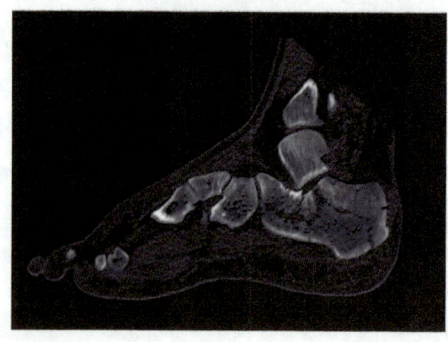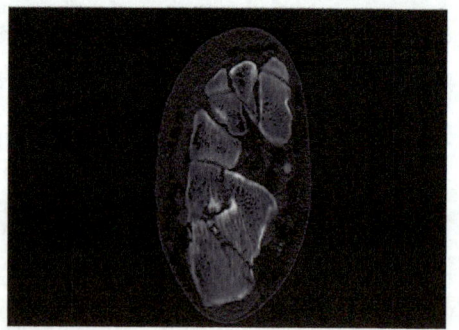

图6-3 术前CT

【诊断】

①右侧跟骨骨折；②右跟距关节半脱位。

【诊疗经过】

入院后石膏外固定，检查血常规、心电图、术前八项、CT等；行右跟骨骨折切开复位内固定术；术后石膏外固定；抗感染、活血化瘀、促进骨折愈合类药物应用及对症处理；卧床休息，适度抬高患肢，配合适度功能锻炼；观察患肢神经支配区感觉、运动情况，对症处理。术后影像结果见图6-4。

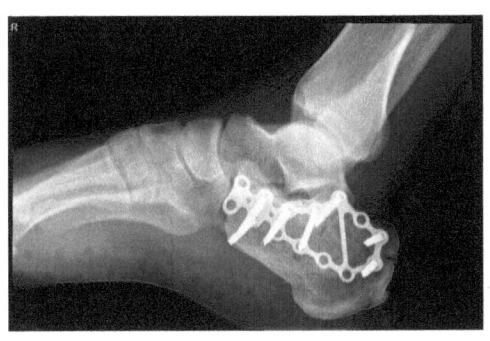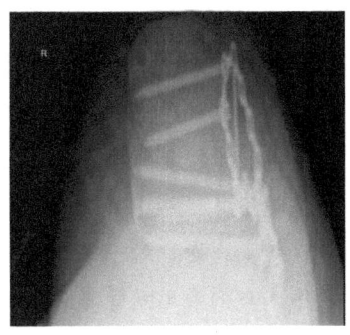

图 6-4　术后影像

【出院情况】

患者体温正常，神志清，精神可，一般情况良好，右足踝部石膏外固定牢固，松紧度适中，右足切口纱布敷料干燥，切口无红肿，愈合良好，右侧足背动脉搏动可触及，末梢血运良好，感觉正常。

【总结体会】

根据患者外伤病史、查体及影像学检查，诊断为右侧跟骨骨折、右跟距关节半脱位。CT 影像学可看到右侧跟骨粉碎性骨折；距骨外下缘骨折、右跟距关节半脱位，距下关节不平整，手术指征明确；术前检查白细胞及淋巴细胞计数及白蛋白及前白蛋白数值正常，血糖在正常范围，行右跟骨骨折切开复位内固定术。术前完善心、肺等重要脏器功能检查。术前与患者家属充分沟通，详细告知患者病情及手术方案，告知手术风险意外及术后注意事项，康复计划等，减少医患纠纷出现。

跟骨是人体运动的重要支点，是运动损伤中较常见的病种，跟骨骨折的发生率占全身所有骨折的 1%～2%，手术治疗方式是目前处理跟骨骨折的重要方法，得到了广大临床医师的普遍共识[1]。但由于跟骨的不规则结构、骨折类型多样，以及跟骨周围皮肤软组织容易缺血坏死及术后容易感染等因素，使得跟骨骨折手术治疗难度和术后风险大大增加。跟骨骨折是以距下关节面粉碎，力学稳定性丢失、力线不正，跟骨轴侧向成角，Bohler's 角减小、消失或反角，Gissane's 角缩小或增大等为主要特征的临床常见骨折[2]。若术中未纠正跟骨力线、恢复关节面平整，易导致术后足部僵硬、疼痛及以足内翻畸形[3]。跟骨 Sanders Ⅲ型骨折以关节面粉碎、长宽高度丢失、严重的内侧柱嵌插畸形为主[4]。

手术治疗跟骨骨折的目的是恢复跟骨的解剖形态，特别是距下关节的 Bohler 角、Gissane's 角及跟骨的长、宽、高，其解剖形态恢复程度直接影响治疗效果和预后[5]。跟骨由于其骨骼的不规则结构特性和骨折的复杂性，跟骨骨折依然存在不确定性，寻找规范安全有效治疗模式，降低并发症发生，加速骨折愈合，提高跟骨功能康复仍是跟骨骨折治疗的热点[6]。

传统外侧 L 形切口能够清晰显露跟骨，方便骨折复位及内固定。但由于此切口皮瓣张力较大，显露距下关节时往往需要通过广泛剥离、游离外侧皮瓣，会造成软组织血运破坏，容易发生切口感染、皮缘坏死等并发症[7]。微创跗骨窦入路是目前治疗跟骨骨折主流的手术入路，具有手术时间短、术后并发症少、疗效较好等优点[8~9]，但存在学习曲线长、显露不充分、跟骨前部螺钉置入困难等缺点。

跗骨窦入路切口较小，位于跟骨外侧跗骨窦处，逐层分离后即可显露距下关节，软组织损伤小。直视下复位距下关节，经皮下游离后插入微型解剖钢板，紧贴距下关节面下缘固定。但是，跗骨窦切口对于跟骨外侧壁粉碎及跟骨长、宽、高明显改变的患者复位程度有限。本次手术我们采用跗骨窦入路行切开复位内固定术，和传统手术相比，小切口手术操作简单，可避免损伤周围软组织，保护血管组织，避免受到破坏，从而缩短住院和手术的时间，减少手术出血量。经证实跗骨窦小切口手术出血量更少，患者术后康复速度更快，术后1个月关节功能得到有效恢复，对术后生活质量有积极影响。

**【参考文献】**

[1] 俞光荣. 跟骨骨折的基础与临床[M]. 上海：上海科学技术出版社，2008.

[2] 武勇. 跟骨骨折的治疗进展[J]. 中国骨伤，2017，30（12）：1077-1079.

[3] GRIFFIN D, PARSONS N, SHAW E, et al. Operative versus non-operative treatment for closed, displaced, intra-articular fractures of the calcaneus: randomised controlled trial [J]. BMJ, 2014, 349: g4483.

[4] BESCH L, WALDSCHMIDT J S, DANIELS-WREDENHAGEN M, et al. The treatment of intra-articular calcaneus fractures with severe soft tissue damage with a hinged external fixator or internal stabilization: long-term results [J]. J Foot Ankle Surg, 2010, 49 (1): 8-15.

[5] 罗兵，杨家福，瞿刚波，等. 经跗骨窦入路和外侧L形切口入路内固定治疗跟骨骨折[J]. 临床骨科杂志，2020，23（3）：443-446.

[6] 沈超，娄玉建，王秀会. 跟骨内翻畸形对踝关节应力变化三维有限元分析[J]. 生物骨科材料与临床研究，2018，15（1）：5-7，后插2.

[7] 周亮，徐宏宇，周海东. 跗骨窦切口微型钢板结合空心钉内固定治疗跟骨骨折[J]. 临床骨科杂志，2020，23（6）：891-894.

[8] 王一飞，薛锋. 跗骨窦入路微型钢板治疗跟骨骨折的疗效[J]. 临床骨科杂志，2020，23（01）：138-141.

[9] 徐广，郭亮，沈作佳，等. 跗骨窦切口治疗Sanders Ⅱ、Ⅲ型跟骨骨折[J]. 临床骨科杂志，2021，24（1）：139-141.

（姚帅辉）

## ◎ 三踝骨折

### 【基本信息】

姓名：王××　　性别：女　　年龄：22岁

主诉：外伤致右踝关节肿痛、活动受限1小时。

现病史：患者于1小时前在家下楼梯时不慎摔倒，扭伤右踝关节，当时感右踝关节肿痛，活动受限，疼痛呈持续性钝痛，无下肢麻木等伴随症状，急至我院急诊。行CT示：右踝骨折，急诊以"右踝骨折"为诊断收住院。自发病以来，精神尚可，睡眠可，食欲可，大便正常，小便正常。既往体质健康。

过敏史：否认食物、药物过敏史。

### 【查体】

体格检查：T 36.5℃，P 82次/分，R 21次/分，BP 101/60 mmHg。神志清楚，仰卧位。全身皮肤黏膜正常无黄染，未见皮下出血点，未见皮疹。全身浅表淋巴结无肿大及压痛。头颅外观无异常，顶枕部可触及头皮下血肿，双侧瞳孔等大等圆，对光反射存在。巩膜无黄染，口唇无发绀，扁桃体无肿大，咽部无充血、水肿。颈软无抵抗，颈静脉无怒张，气管居中，甲状腺无肿大，胸廓对称无畸形，呼吸动度两侧对称，语颤正常，未触及胸膜摩擦感。两肺叩诊呈清音，两肺呼吸音清，未闻及干湿性啰音及胸膜摩擦音。心前区无隆起，心尖搏动正常，未触及震颤及心包摩擦感。叩心脏相对浊音界无扩大及偏移。心律齐，心音无强弱不等，各瓣膜听诊区未闻及病理性杂音，未闻及心包摩擦音。

专科检查：右踝关节中度肿胀、无畸形，压痛，局部皮下青紫，皮温不高，踝关节活动受限，局部可触及异常活动及骨擦感。双侧下肢肌力肌张力正常，末梢血运及感觉无异常。

辅助检查：2020-11-04本院急诊查右踝关节CT（图6-5）显示：①胫腓骨远端骨折，部分断端稍错位、分离，关节周缘见小游离骨片。②足舟骨及跟骨前缘骨皮质欠规整，考虑撕脱骨折。

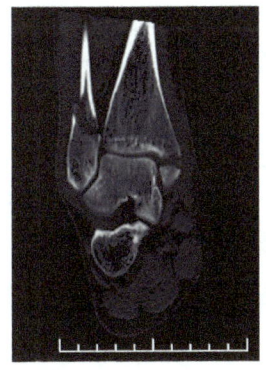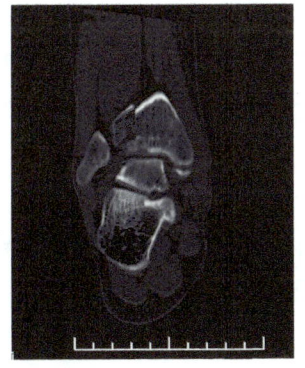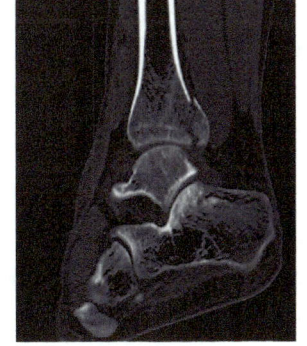

图6-5　右踝关节CT

## 【诊断】

①右侧三踝骨折；②右足舟骨骨折；③右跟骨骨折。

## 【诊疗经过】

入院后完善血常规、肝功能、肾功能、电解质及下肢彩超等检查；平卧休息，石膏固定、制动；镇痛、消水肿、抗凝等药物对症治疗；排除手术禁忌证，行右侧三踝骨折切开撬拔复位钢板内固定术，术后抗炎、活血化瘀、消肿镇痛、局部理疗等对症治疗。术后影像结果见图6-6。

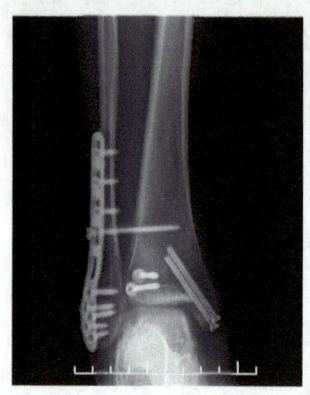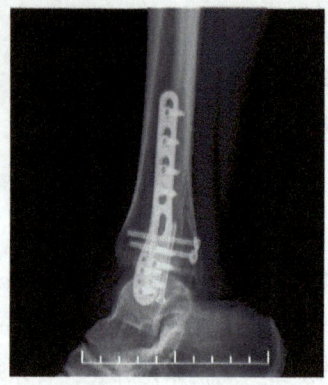

图6-6 术后影像结果

## 【出院情况】

神志清，精神可，一般情况良好，生命体征平稳。右足踝部石膏外固定，松紧度适中，右足踝部术区切口纱布敷料干燥，切口已拆线；右足踝部局部肿胀消退，右足背动脉搏动可触及，末梢血运良好，右足感觉正常，右足踝背伸活动功能可。

## 【总结体会】

根据患者外伤病史、查体及影像学检查，诊断为右侧三踝骨折、右足舟骨骨折、右跟骨骨折。影像学显示骨折累及内踝、外踝、后踝，其中足舟骨及跟骨前缘为撕脱骨折，行保守治疗，而三踝骨折手术指征明确；术前检查白细胞及淋巴细胞计数及白蛋白及前白蛋白数值正常，血糖在正常范围，在腰椎管内麻醉方式下行三踝骨折切开复位钢板内固定术。术前完善心、肺等重要脏器功能检查。术前与患者家属充分沟通，详细告知患者病情及手术方案，告知手术风险意外及术后注意事项，康复计划等，减少医患纠纷出现。

三踝骨折是临床上常见的关节内骨折之一，累及内踝、外踝、后踝，是踝关节骨折中最严重的类型，约占7%[1]，也称Cotton骨折。骨折通常由强大的外部旋转力导致，常伴踝关节脱位、半脱位以及周围韧带的损伤。如果早期治疗不当，可能会导致患者出现创伤后关节炎、踝关节活动受限及慢性踝关节疼痛等并发症。

踝关节骨折的手术治疗多采用仰卧位下内外侧切口联合的方式进行复位与固定，但对于三踝骨折，此种方式无法充分暴露后踝骨折块，对于术中骨折严重程度的合理评估以及内固定的置入都会带来一定的限制，从而加大术者操作难度。若术中进行体位的变换，则应重新进行消毒铺单，这将延缓手术时间，加大手术感染的风险。我们在术中采用漂浮体位，先取健侧卧位，患肢略内旋，可充分显露踝关节外侧及后侧，行后外侧入路，可有效固定外踝和后踝；后转换为平卧位，患肢略屈曲外旋，显露内踝，行前内侧入路，固定内踝。设置患者为漂浮体位，可充分直观地暴露三个关节面的骨折块，便于复位和固定，同时避免了进行二次消毒铺单，便于术中调整相应体位，有效提高了手术效率，降低了术中感染的风险[2~3]。

传统观点认为，如果骨折块小于关节内受累面积的25%，且内、外踝固定后关节稳定，则不需要固定后踝骨折。当后踝骨折块的大小累及胫骨远端关节面的比例＞25%或者关节面移位＞2 mm时为手术治疗指征[4]。有研究表明，即使是很小的后踝骨折块对踝关节稳定性也非常重要，而且手术固定的适应证也在逐渐扩大[5]。Langenhuijsen等[6]认为，当后踝骨折块累及关节面＞10%时，有必要行内固定治疗达到解剖复位，25%以下的骨折块若没有解剖复位则会对预后产生负面影响。Kang等[7]研究发现骨折块累及关节面＜25%时，采用空心螺钉固定对骨折愈合和维持踝关节对位有较好的效果。该患者术前经过CT评估后踝骨折块为＜25%，术中通过后外侧入路显露后踝，采用空心螺钉由后向前进行固定，术后随访效果满意。

我们认为，后踝是胫腓骨远端的重要结构，它通过下胫腓后韧带（PITFL）和下横韧带为腓骨远端提供骨性约束，并稳定胫腓联合[8]，骨折块大小不应该是决定治疗的唯一因素，在临床上还应关注骨折块是否移位以及下胫腓关节的稳定性等因素。手术时首先采用后外侧入路进行腓骨固定，克氏针临时固定，在腓骨后外侧应用3.5 mm重建钢板以起到抗滑作用。术中应注意将钢板远端置于外踝尖上方2 cm以上，避免因钢板与腓骨肌腱摩擦而增加肌腱炎发生的风险。而下胫腓联合是否固定，术中行Cooton实验进行检查，若＞3 mm，此为固定的指征，可采用1枚3.5 mm螺钉经腓骨向胫骨固定三层皮质[9]。后踝固定时，若骨折块较小，可采用1~2枚3.5 mm空心螺钉由后向前固定，术中由后向前打入螺钉时，不要选用过长的螺钉，避免损伤胫前动脉。

最后采用前内侧入路显露内踝，切除中间骨膜，采用1~2枚3.5 mm空心钉固定，操作时注意保护大隐静脉、隐神经，术中还应对三角韧带的浅、深2层进行探查。有研究表明，若踝关节骨折合并三角韧带损伤，早期修复三角韧带可显著增加韧带的抗张力度及踝关节的稳定性，有利于患者后期踝关节功能恢复，降低术后关节僵硬、关节疼痛等并发症发生率[10]。该病例术中无三角韧带损伤，我们按照外踝-后踝-内踝的顺序进行复位固定，术后随访12个月，患者无关节僵硬、关节疼痛发生，影像学检查显示内固定无移位、松动、断裂，达到骨性愈合。

## 【参考文献】

[1] 赵章伟, 谢秉局, 周德彪, 等. 后外侧入路固定后踝和外踝治疗三踝骨折[J]. 中国运动医学杂志, 2015, 34(7): 638-641.

[2] 方玮, 杨文贵, 韩雪昆, 等. 漂浮体位下后外侧联合前内侧入路手术治疗旋后-外旋型Ⅳ度踝关节骨折[J]. 中国骨与关节损伤杂志, 2018, 33(8): 869-871.

[3] 成金磊, 吕飞飞, 谢武昆, 等. 漂浮体位下后外侧入路治疗三踝骨折临床疗效分析[J]. 临床军医杂志, 2018, 46(6): 674-675.

[4] KALEM M, ŞAHIN E, SONGÜR M, et al. Comparison of three posterior malleolar fixation methods in trimalleolar ankle fractures[J]. Acta Orthop Belg, 2018, 84(2): 203-212.

[5] O'CONNOR T J, MUELLER B, LY T V, et al. "A to p" screw versus posterolateral plate for posterior malleolus fixation in trimalleolar ankle fractures[J]. J Orthop Trauma, 2015, 29(4): e151-e156.

[6] LANGENHUIJSEN JF, HEETVELD MJ, ULTEE JM, et al. Results of ankle fractures with involvement of the posterior tibial margin[J]. J Trauma, 2002, 53(1): 55-60.

[7] KANG C, HWANG D S, LEE J K, et al. Screw Fixation of the Posterior Malleolus Fragment in Ankle Fracture[J]. Foot Ankle Int, 2019, 40(11): 1288-1294.

[8] KARACA S, ENERCAN M, ÖZDEMIR G, et al. Importance of fixation of posterior malleolus fracture in trimalleolar fractures: A retrospective study[J]. Ulus Travma Acil Cerrahi Derg, 2016, 22(6): 553-558.

[9] DUAN X, KADAKIA A R. Operative Treatment of Posterior Malleolar Fractures[J]. Open Orthop J, 2017, 11: 732-742.

[10] CHOI J Y, KIM J H, KO H T, et al. Single Oblique Posterolateral Approach for Open Reduction and Internal Fixation of Posterior Malleolar Fractures With an Associated Lateral Malleolar Fracture[J]. J Foot Ankle Surg, 2015, 54(4): 559-564.

(姚帅辉)

## ◎ LisFranc 损伤合并骰骨骨折

### 【基本信息】

姓名: 董×× 性别: 男 年龄: 47岁

主诉: 外伤致左足肿痛、畸形伴活动受限9小时余。

现病史: 患者诉于入院前9小时余, 因下楼梯时不慎踩空致左足受伤, 即感左足剧烈疼痛，左足肿胀、畸形，伴有活动受限，不敢行走，局部有骨摩擦感，无明显血运障碍，无感觉麻木。于当地医院行 CT 检查后未予以特别处置。为求进一步诊治来我院就诊，急诊医师予以完善肺部 CT 及左足三维 CT 后收入院。

过敏史：无。

【查体】

专科检查：左足肿胀，左足第 1 跖骨呈内翻畸形，左足背第 1～3 跖骨、左足跗骨及骰骨处压痛明显，局部可触及骨擦感，踝关节被动活动时左足疼痛加剧，左足趾末梢皮肤颜色可，张力适中，左侧足背动脉搏动可，左足趾活动尚可。

辅助检查。我院三维 CT（2022-04-29）示（图 6-7）：①左距骨内下部、左足内中外楔状骨、骰骨、左足第 1 及第 2 跖骨基底部骨折，其中内侧楔骨、骰骨断端稍分离，余诸骨断端对位对线良好，左足部分跗骨关节间隙变窄；②左跟骨前上缘、左足第 3 跖骨基底部撕脱性骨折；③左足部软组织肿胀。术前左足正斜位片见图 6-8。

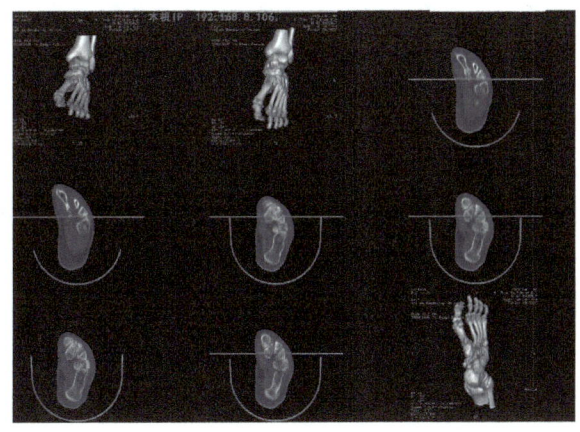

图 6-7　术前三维 CT 部分截面

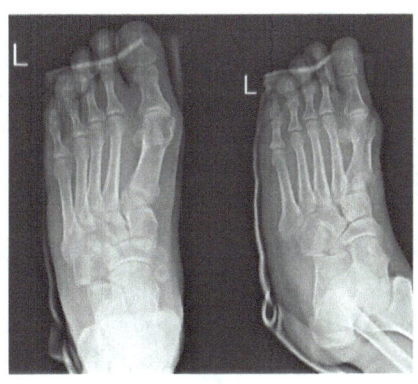

图 6-8　术前左足正斜位片

359

## 【诊断】

初步诊断：①左足第1、2跖骨基底部骨折。②左足内中外侧楔状骨骨折。③左足骰骨骨折。④左跟骨上缘撕脱性骨折。⑤左足第3跖骨基底部撕脱性骨折。⑥左距骨内下份骨折。

鉴别诊断如下。

1. 左踝关节骨折

支持点：有相应部位外伤、肿痛及活动受限。不支持点：左踝关节包含内踝、外踝无明显压痛，无叩击痛，左侧踝关节未触及骨擦感。三维CT未见踝关节骨折迹象。故可排除。

2. 左足舟骨骨折

支持点：有相应部位外伤、肿痛及活动受限。不支持点：患者受伤后左足舟骨无明显压痛、叩击痛，未触及骨擦感。三维CT未见舟骨骨折迹象。故可排除。

最终诊断：①左足 LisFranc 损伤，左足第1、2、3跖骨基底部骨折，左足第1跖楔关节半脱位伴关节囊破裂伤，左足内中外侧楔骨骨折；②左足骰骨粉碎性骨折伴跟骰关节半脱位；③左侧腓骨长肌腱止点撕脱伤；④左跟骨上缘撕脱性骨折；⑤左距骨内下部骨折。

## 【诊疗经过】

入院后予以抬高患肢、冷疗及应用甘露醇注射液予以消肿治疗。患者左足多发骨折，骨折波及关节面，且左第1跖跗关节半脱位状态，考虑为 LisFranc 损伤合并骨折，保守治疗难以良好恢复骨折波及关节面光整，难以良好维持半脱位复位状态，将对患者长期功能产生影响。故待肿胀消退后，予以于腰硬联合麻醉下行"左足多发关节内骨折切开复位内固定、关节脱位切开复位内固定、关节囊韧带修复、石膏外固定术"手术治疗。术中探查发现左足多发骨折为：LisFranc 损伤，并伴有骰骨粉碎性骨折、腓骨长肌腱止点撕脱，且左第1跖跗关节半脱位状态。术中遂予以复位半脱位第1跖跗关节并予以内固定，修复LisFranc 韧带，并将腓骨长肌腱止点予以重建，复位并内固定骨折骰骨，加以石膏外固定辅助。术后复查影像结果见图6-9、图6-10。

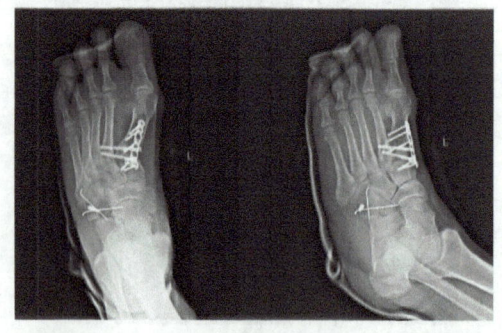

图 6-9　术后第 3 天复查左足 X 线

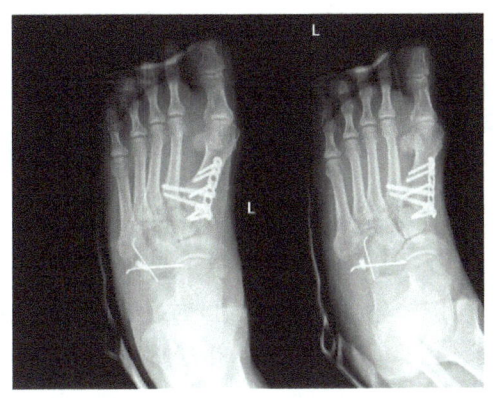

图 6-10　术后 1 个月复查左足 X 线

## 【出院情况】

患者精神状态可，未诉疼痛等不适，无畏寒发热、胸闷、胸痛，恶心呕吐等明显不适症状。专科检查：左足石膏外固定在位无松动，伤口敷料无明显渗血，周缘无明显红肿，无脓性分泌物，左足末梢颜色红润，张力适中，左足趾活动可。

## 【总结体会】

存在第 1 跖跗关节半脱位时，在手术中要将脱位复位，必要时可将空心钉固定于第 2 跖骨来稳定第一跖骨，同时在钢板选择上也要注意选择适配钢板最好是塑形钢板专用，可更好贴合。固定脱位后要注意将 LisFranc 韧带修复，对于稳定有很大的帮助。

而 LisFranc 损伤有时合并多个跗骨及骰骨骨折，像本例患者骰骨粉碎性骨折，予以采用微创小切口空心钉联合克氏针固定，可以做到减小创伤的同时良好复位骨折。

（张以财）

# 第七章 骨关节疾病

## 第一节 骨关节炎

随着人口老龄化，骨关节炎已成为严重影响人们特别是老年人生活质量和活动能力的最常见的关节疾病。骨关节炎是以软骨退变为特征、伴有关节周围骨反应的滑膜关节疾病。这一概念排除了有软骨病变而没有骨增生反应的疾病如类风湿关节炎、多发性软骨炎等，也排除了无软骨病变而单纯骨增生形成骨赘的疾病，其必要条件是二者同时具备。

### 一、病因

1. 影响骨关节炎发病的全身因素

（1）肥胖：肥胖可以从两个方面引发骨关节炎。①机械性因素。②代谢因素。很明显，肥胖增加关节负荷，过量负荷是骨关节炎的重要诱因。代谢因素与肥胖者的胶原代谢有关，目前认为代谢因素更为重要。

（2）遗传因素：结节性骨关节炎和全身性骨关节炎受遗传因素影响最大。实验证明 FILA-A1、B8 及其 $\alpha_1$ 抗胰蛋白酶 MZ 表型，在软骨自身免疫机制中起重要作用。COL2A1 基因与多关节骨关节炎特异相关，说明 COL2A1 基因决定的Ⅱ型胶原缺陷可能是导致骨关节炎的潜在因素。

（3）骨密度：调查显示骨质疏松与骨关节炎负相关，骨密度越高，发生骨关节炎的可能性越大。调查还发现，矮胖型人群的骨密度较高，较易发生骨关节炎，瘦长型人群骨密度较低，较易发生骨质疏松。

（4）性激素：多关节骨关节炎患者中女性占大多数，且常发生于停经后。研究发现，骨关节炎的某些亚型与性激素水平改变有关，在软骨细胞上已经发现一些雌激素受体，这提示骨关节炎可能与激素调节有关。

（5）吸烟：有调查显示，吸烟者较少发生膝关节骨关节炎，有人推测这可能与烟内有抗雌激素成分，影响细胞代谢有关。

（6）另外，有些调查显示，骨关节炎还可能与糖尿病、高血压、高尿酸血症等疾病有关。

2. 影响骨关节炎发病的局部因素

（1）创伤：较大的创伤是引起骨关节炎的常见原因，特别是创伤后导致关节结构改变的损伤，更易导致骨关节炎，如经关节骨折、半月板损伤、膝交叉韧带损伤等。长骨骨折引起的骨关节炎常发生在邻近的关节，如股骨骨折易引起髋关节骨关节炎，胫骨骨折易引起踝关节骨关节炎，肱骨骨折易引起肩关节骨关节炎。此外，长期反复的小的疲劳性创伤也是骨关节炎常见病因。

（2）关节形状：关节形态异常容易导致骨关节炎，这在髋关节特别明显，无论先天畸形或后天的发育不良，只要引起髋关节形态异常，继发髋关节骨关节炎的比例非常高。

（3）职业和业余活动：特殊职业如矿工、风钻操作工等很容易发生特定关节的骨关节炎。相反，芭蕾舞演员、长跑运动员、跳伞者等人们想象容易引起骨关节炎的职业人群，骨关节炎发生率并无明显增高。这是否说明职业对骨关节炎的发病更具影响力，其原因还有待进一步调查研究。

3. 发病机制

骨关节并非简单的随增龄发生的退变。目前认为有两种情况可导致骨关节炎发病。一种是，软骨发生异常改变，但所受应力正常，软骨不能耐受正常的应力，发生退变，导致骨关节炎。另一种是，软骨本身正常，但承受的应力异常，软骨不能承受过度异常的应力，发生退变，产生骨关节炎。这两种情况的共同结果是软骨的极限强度，特别是其疲劳强度不足以承担其所承受的应力，软骨中胶原纤维网架的物理连续发生松弛，胶原纤维结超微结构遭到破坏，胶原纤维发生疲劳性断裂。

使软骨胶原纤维网架产生损害的另一重要原因是软骨面的粘连性磨损和界面磨损。当软骨受到长时间恒定载荷，软骨内液体被挤出，软骨形变加大。关节相对合的软骨面间的滑液也被挤出，对合的软骨面发生直接接触，此时关节活动可使软骨表面出现明显磨损。软骨表面磨损和胶原纤维网架的松弛断裂，可造成软骨内蛋白聚糖成分漏出，蛋白聚糖漏出又反过来影响胶原纤维网架的稳定性，如此形成的恶性循环使软骨基质进行性破坏。软骨基质是软骨细胞赖以生存的微环境，软骨基质破坏可引起软骨细胞一系列的生物学反应而发生退变或坏死。

在软骨细胞生物学反应中，目前发现一氧化氮（NO）起很重要的介导作用。NO以游离基团的形式，在组织中迅速弥散并诱导产生IL-1、TNF-$\alpha$和TNF-$\beta$等细胞因子，这些细胞因子促使软骨细胞产生金属蛋白酶（MMPs）。MMPs包括胶原酶、明胶酶和间质溶素，这些酶可以降解结缔组织中的大多数大分子物质，包括胶原和蛋白聚糖，同则MMPs还抑制软骨细胞合成胶原和蛋白聚糖。

更重要的是，MMPs不仅能降解软骨的基本成分Ⅱ型胶原和蛋白聚糖，它还能降解对胶原和蛋白聚糖连接起非常重要作用的聚合素、修饰素及Ⅳ型和Ⅵ型胶原，如此使胶骨基质的破坏进一步加剧。

在软骨被破坏的同时，骨关节炎的发病过程中始终伴随软骨的修复反应，基质降解引起 TGF-β、IGF-1、FGF 等生长因子释放，这些生长因子可促使软骨细胞增生增殖，促进各种基质大分子合成，特别是促使软骨中、深层内聚合素和修饰素浓度增高。这些软骨的修复反应部分抵消了 MMPs 的分解效应。但是软骨细胞的破坏性反应总是超过或等于修复性反应，当破坏性反应超过修复反应时，软骨进行性破坏，而当两者相等时，软骨维持原状。目前认为，骨关节炎自然发展进程中，修复反应不可能超过破坏性反应，如此软骨发生渐进性破坏，骨关节炎也进行性发展。

在骨关节炎后期，部分软骨完全磨损，软骨下骨裸露，特别是骨髓开放暴露，组织会产生明显的修复反应，但所形成的软骨以纤维软骨为主，缺乏原透明软骨的生理特点。因而实际上仍未修复。

## 二、病理

骨关节炎的病理学特征是关节软骨退变、软骨下骨改建和骨赘形成，这三者构成了骨关节炎的主要病理变化。除此之外，滑膜、关节液、韧带、关节囊，肌肉都会发生各种病理变化，特别是滑膜及由之产生的关节液成分改变，在骨关节炎病理发展过程中起非常重要的作用。

1. 关节软骨退变

关节软骨表面正常为浅蓝色，半透明，软骨退变后，色泽转为白色、暗白色、黄色或褐色，不透明，无光泽。镜下可见软骨表面原纤维暴露，形成所谓原纤维化、随着病情的发展，病变向中、下层侵蚀，形成局灶性溃疡、裂纹、裂隙，以后裂纹、裂隙扩大，溃疡面积增大、深度加深，软骨完全剥脱，软骨下骨暴露。超微结构和生化分析显示，在软骨发生原纤维性变的同时或以前，软骨基质的分子网络出现松弛，蛋白聚糖的浓度和聚集性下降，软骨内水分增加，基质渗透性提高，软骨刚度下降，软骨细胞初期表现为增生、增殖，而后期则表现为明显变性、坏死。

2. 软骨下骨改建

骨关节炎另一重要病理变化是软骨下骨改建、硬化。软骨下骨髓关节受力的变化而进行的改建，是关节产生畸形的最主要原因。骨的改建和软骨的变化几乎同时出现，有人发现骨改建甚至早于软骨的变化。但大多数学者认为，在软骨发生原纤维化的早期，骨能精确感受骨所传递力的变化，而且骨比软骨对应力改变更为敏感，一旦软骨发生变化，骨不得不承受更为敏感、一旦软骨发生变化，骨不得不承受更大的力，通过骨代偿性改建，增加软骨下骨的密度，以承受较大的力。后期，由于长期的磨损，增厚变硬的骨板也可以变薄甚至出现疏松。

骨关节炎软骨下骨还出现囊性变，囊肿样骨腔内含有黏液样、纤维样或软骨样组织，囊腔边缘骨硬化增厚。

3. 骨赘

骨赘是骨关节炎的重要病理特征，这些纤维状、软骨性或骨性突起常形成于关节周围，沿软骨骨交界处生长的为边缘骨赘，沿关节囊附着处生长的是关节囊骨赘，从退变的关节软骨表面向关节腔内突出的叫中央骨赘。多数骨赘骨表面有软骨或纤维软骨覆盖，内为骨性基底，骨赘似乎是关节软骨内的延伸，通常认为是机体试图扩大关节承力面积的代偿性行为的结果。每个关节有各自特征性的骨赘形成方式，如髋关节，典型的骨赘沿髋臼盂唇形成骨赘，而盂肱关节，骨赘常沿肱骨头表面的内缘形成。

骨关节炎的病理变化还包括滑膜、韧带、关节囊及关节周围的肌肉等。骨关节炎早期，滑膜增生、包裹、吞噬脱落的软骨碎屑，导致滑膜炎性反应，产生 IL-1、IL-4、TNF-α、$PGE_2$ 等物质，这些物质进入关节液，并可能通过关节液进行软骨，加速软骨的破坏。骨关节炎后期，滑膜可出现广泛纤维化，增厚成结节样。韧带、关节囊均会发生挛缩，退变肌肉萎缩，纤维化。

### 三、临床表现

骨关节炎的临床症状主要表现为疼痛、关节僵硬、功能受限和关节畸形。

疼痛是最主要的主诉症状，透明软骨内设有神经纤维，因此，软骨退变本身并不直接引起疼痛，引起疼痛的机制可能有：

（1）滑膜增生引起滑液产生增多，导致关节内高压，关节内高压刺激关节囊内痛觉纤维和机构感受器引起疼痛。

（2）骨关节炎造成软骨下骨内压增高，刺激骨膜产生疼痛。

（3）骨关节炎造成软骨下骨微骨折，引起疼痛。

（4）关节畸形、结构改变，肌肉萎缩等原因使肌腱和滑囊的结构和功能发生变化，引起肌腱炎和滑囊炎。

不同机制引起的疼痛特点不同。例如，由机械性原因导致的疼痛和肌腱炎引起的疼痛均主要发生在活动关节时，炎症性机制引起的疼痛发生于休息时，骨内压增高引起的疼痛以夜间痛为主，这种疼痛表明损害严重，预后不良。

疼痛与关节破坏的严重程度并不完全相关，有时 X 线显示关节严重破坏，但疼痛并不明显。疼痛与 X 线表现相关最密切的是髋关节，其次是膝关节，在手和脊柱两者相关程度最差。

僵硬是另一主诉症状，常发生于长时间固定体位后的初始活动时。骨关节炎患者也可发生晨僵，特别是有焦磷酸盐代谢异常的患者，但一般持续时间短，很少超过 30 分钟，程度也不严重。

骨关节炎患者功能障碍的原因有两个：一是由于疼痛，二是由于活动范围减少。与疼痛有关的活动障碍在不同的关节往往具有特征性，如髋关节内旋、膝关节过伸、颈椎后伸、腰椎前屈等均易引起疼痛，因而也最早发生活动障碍。后期随关节畸形、关节周围组织挛缩和肌肉萎缩，关节活动范围越来越小，最严重的可固定于某一姿势。

关节表面不平整引起的关节咔嗒音、研磨感，异常骨改建引起的骨端增大、关节畸形、关节不稳定均是骨关节炎常见体征。不同程度的滑膜炎症可造成关节肿胀、表皮温度升高,以及关节间隙周围普遍压痛。

## 四、分类

多种不同的体内和体外因素都可引发骨关节炎,发生于不同关节的骨关节炎,由于其解剖结构、功能特点均有不同,因而其临床表现结果,以及治疗原则也不相同。以往的分类方法将骨关节炎分为原发性(无原因的)和继发性(有明显原因的)两种,但在具体工作时很难把握,因为:①不能找到原因的所谓原发性骨关节,实际是由目前尚不能确定的多种病因引起的疾病群。②很难确定"无明显原因"和"有明显原因"的标准,也很难确定继发于骨关节炎的病损是否是引起骨关节炎的真正原因,因而两组疾病间有明显重叠难以区分。

为此,除了从诱因角度,以下的一些特征也被用来作为分类的基础:①累及关节的部位;②累及关节的数量(单关节、少关节、多关节);③是否存在结晶体沉着;④临床是否存在明显炎症;⑤骨反应(萎缩性,增生性)。

据此进行的分类,注重骨关节炎的临床特征,能够区分出一些特殊类型的骨关节炎,但是在各组间仍然没有精确的区分标准,组与组间有重叠。具体分类如下。

1. 结节性全身性骨关节炎

这是最容易识别的类型,特征明显:①手指多个指间关节受累;②有 Heberden 结节和 Bouchard 结节;③女性多见;④中年好发;⑤功能预后良好;⑥以后累及膝、髋、脊柱的概率明显增加;⑦有明显的家庭遗传倾向。

2. 侵蚀性(炎性)骨关节炎

发病率不高,有如下特征:①手指间关节易受累;②有红肿等炎性表现;③X 线显示软骨下骨侵蚀性表现;④指间关节有明显的强直趋势。

3. 大关节骨关节炎

(1)髋关节骨关节炎:髋关节是骨关节炎的好发关节,国外的发病率远高于国内,髋关节骨关节炎还可分成两个不同的类型。

1)上部空洞型:本型多见,典型病例的髋臼顶部局限性软骨缺损,髋臼盂唇骨赘形成,股骨颈内侧骨皮质增厚,软骨下骨硬化,骨囊肿形成。本型的特征为:①男性好发;②多为单侧性;③进行性发展,股骨头向上外或上内侧移位;④通常继发于髋关节发育不完全、解剖结构异常。

2)中央型。本型特征为:①女性好发;②多为双侧性;③与结节性骨关节炎关系密切;④进行性发展趋势不明显,如出现,股骨头呈轴性向内移位。

常见的危险因素包括:以往的髋关节疾病如 Perthes 病、股骨头骨骺滑脱、髋臼发育不良、股骨头无菌性坏死、严重损伤、全身性结节性骨关节炎。

(2)膝关节骨关节炎:膝关节是骨关节炎最常见部位,双侧多见,女性多见。年龄对膝关节骨关节炎发病影响明显，高龄人群中膝关节骨关节炎患者比较很高。内侧胫股关节最易受累，因此，膝内翻畸形的患者较外翻畸形患者明显增多。髌股关节骨关节炎发生比例几乎与内侧胫股关节相等，而且是发生疼痛最主要的原因。

危险因素为创伤后（如半月板切除后）、肥胖、全身性骨关节炎、女性、股骨远端畸形等。

（3）结晶体骨关节炎：已经发现在骨关节炎滑液中有多种颗粒，其中重要的有二羟基焦磷酸钙和磷灰石，这些物质产生的机制尚不明确。与痛风类似，这些颗粒可以造成关节面损伤，并导致所谓结晶体沉积疾病。二羟焦磷酸钙和磷灰石可以导致滑膜炎，沉积于软骨表面的颗粒，造成软骨明显磨损。但是正常关节也可存在这些颗粒，因此，一些人对此损害机制表示怀疑。影响这些结晶体沉积的因素很多，其中代谢和生理因素最为重要。某些情况下，例如，假性痛风，结晶体可激发炎症，但通常情况下这些颗粒有蛋白质保护膜，因而不会直接与细胞接触，对软骨的机械性磨损作用也不像一般所想象的那么严重。

（4）其他关节的骨关节炎：与指间关节、髋关节或膝关节相比，肘关节、盂肱关节或踝关节骨关节炎相对较少。

肘关节骨关节炎与结节性全身性骨关节炎及焦磷酸沉积性骨关节有关，职业性损伤也是引起肘关节的主要危险因素，掌腕关节骨关节炎也有同样的特点。

脊柱的骨关节炎并不少见，特别是下颈椎和下腰椎更为常见。其他如趾关节、掌腕关节都是骨关节炎的好发部位，且均与结节性全身性骨关节炎有关。

## 五、诊断

骨关节炎没有严格的诊断标准和特异性试验，其诊断主要依据临床表现和放射学检查。骨关节炎X线改变非常普遍，但其中大多并无症状。因此，诊断的关键是确定引起症状的原因是否为骨关节炎，这主要依靠临床检查和临床医生的经验判断决定。

1. 实验室检查

实验室检查主要用于排除其他疾病。骨关节炎与关节外疾病无关，通常只有轻、中度滑膜炎，免疫学异常不明显，因而很少出现贫血、血小板增多、血沉升高、C反应蛋白阳性、自身抗体、免疫复合物阳性等异常。但是焦磷酸钙沉积的假性痛风在急性期可出现血沉增快和C反应蛋白阳性。而结节性全身性骨关节炎可有类风湿因子阳性，不能据此将其诊断为类风湿关节炎。

2. 影像学检查

影像学检查的目的是协助诊断、估计严重性、描述累及范围。影像学检查包括普通X线平片、磁共振、超声和X线断层摄影。

3. X线平片

尽管X线平片不能直接显示关节软骨的损害，不能发现软骨的局限性缺损，X线平片仍是最常用、最实用的辅助诊断方法。典型的骨关节炎X线平片可以发现关节间隙狭窄、骨赘、软骨下骨硬化等改变，反映了骨关节炎的主要病理改变。这些改变在大多数骨关节炎患者的 X 线片中都会出现，只是其程度存在差异。其他的 X 线表现包括关节内游离体、关节半脱位等，这些表现不会在每个骨关节炎患者的 X 线片中均出现。

膝关节骨关节炎患者建议加摄应力片，应力片可以更精确地显示关节间隙的距离以推测软骨的厚度，同时应力位片可检测软组织的松弛或挛缩程度，精确估测关节畸形情况。

4. 超声

相对价廉且无损伤，可用于了解软骨厚度，在检验早期软骨异常方面有一定价值。

5. 磁共振

价格较贵，而且普通的磁共振仍难以清楚区分软骨和滑液。

6. 生化检测指标

目前仍处于实验阶段。目的是通过检测某种生化指标，了解软骨破坏和再生活动。检测的基础来自两个假设：①软骨破坏后，其基质成分进入滑液、血清和尿液；②定量测定滑液、血清和尿液中该种基质成分，可以反映软骨代谢状况。这些基质成分包括聚合素、修饰素、硫酸角质素、Ⅳ型胶原、Ⅵ型胶原、C 端多肽 Ⅱ 型胶原等。

## 六、治疗

迄今为止，还没有一种治疗方法可以有效地逆转、终止骨关节炎病程，或改变骨关节炎病理变化，从病因和发病机制上治愈关节炎。但即使这样，我们仍有很多简单有效的手段，使大多患者可以获得一定的改善。骨关节炎治疗原则是：①患者指导；②缓解疼痛；③保持并改善关节和肢体的功能。

1. 患者指导

以往常被忽视，但由于骨关节炎是一种长期的慢性疾病，患者平时生活工作中对关节的使用与疾病的发生发展密切关联，因此，患者指导是治疗的重要组成部分。

单纯告诉患者骨关节炎是不可避免的、进行性的、老年性关节磨损性疾病，容易导致患者对疾病产生消极态度。例如，因为害怕磨损而减少一切活动，或为了增加活动度而进行过量的体育锻炼等。

过度和不平衡的负重对骨关节炎的发生发展都有明显的不利影响，肥胖、过度体育锻炼、生活和工作中长时期固定体位的压迫都会加大关节的负担。减肥、使用手杖都可以有效地减轻负荷。避免过度的体育锻炼，特别是避免高负荷情况下的活动，如上、下楼梯，下蹲或负重下蹲等。避免长时间固定体位，避免长时间重复无变化的、机械的活动。对于不平衡的负重，如下肢不等长，可应用矫形鞋、增高鞋跟来解决。

适当的关节活动不仅不会增加磨损，而且还可以通过关节活动，改善关节软骨的营养，舒展挛缩的关节周围软组织。肌肉的等长收缩锻炼可以增强肌力，改善肌肉对关节的控制能力，又不会增加关节的磨损。

2. 缓解疼痛

缓解疼痛是治疗骨关节炎最重要也是最核心的问题。缓解疼痛的方法很多，归纳起来有两方面，一是局部治疗，二是全身用药。

局部治疗有局部外用药物、热疗、冷疗、推拿按摩、水疗、局部注射药物、关节腔冲洗、局部神经阻滞等。

骨关节炎局部外用药物主要有中草药和外用消炎镇痛药两种，中草药的作用机制通常是增强局部血液循环，消除肿胀，减轻炎症反应，缓解局部软组织炎症。另一作用机制是通过皮肤刺激，使痛觉弥散，减轻局部疼痛。外用消炎镇痛药是将消炎镇痛药涂敷于局部，通过皮肤局部吸收，减少消炎镇痛药对胃肠道的副作用，但药物局部吸收的能力及效率往往不高。热疗、冷疗、推拿按摩、水疗等的作用机制和局部外用中草药的机理相似，均是试图通过对局部血液循环的刺激来改善症状。这些治疗不能改变骨关节炎的病程，治疗效果因人而异，要特别注意的是，外用药物和推拿按摩时，要保护皮肤，防止破损引起感染。

如果关节周围的肌腱炎或滑囊炎是产生疼痛的主要原因，而且压痛局限，可将局麻和激素类药物进行局部注射，疼痛的缓解即使是暂时的，让患者树立进一步治疗的信心有明显益处。

一些部位例如拇指基底部，单次局部注射就可以获得很好的疗效，缓解的疼痛时间有时相当长。

对于进行关节腔内激素注射有很大争议，一些研究证明，关节腔内注射激素和注射生理盐水的结果无明显差异，而且经常的注射可以导致软骨破坏。但也有实验证实，小剂量的激素注射对焦磷酸盐沉积引起的骨关节炎疗效明显，可以长期有效地控制滑膜炎症，从而缓解症状。

关节腔内注射透明质酸已有很长历史，其治疗的基本原理来自于黏弹补充理论。骨关节炎患者滑液中透明质酸的分子质量及浓度（量）均降低，因而造成滑液的弹性和黏性均低于正常关节滑液，而滑液黏弹性是维持关节内稳定的必要条件。这种内稳定包括三个水平的稳定：一是宏观水平，透明质酸有稳固和保护胶原纤维网状支架系统、细胞和痛觉感受器的作用；其次是局部水平，指关节液的交换、关节液的流动取决于滑液的黏弹性，黏弹性越高，通过组织间隙的液体越少，骨关节炎滑液黏弹性下降，关节液流率是正常关节的4倍以上；第三是微观水平，代表细胞和感觉纤维的微环境，黏弹性物质透明质酸可以抑制细胞移行、吞噬及单核细胞释放前列腺素等。

黏弹性物质的补充，特别是高分子质量的透明质酸（>700 000）的局部注射，可以从三个水平提高关节内环境的稳定性，而且还可以抑制关节组织中感觉传入纤维和疼痛受体的兴奋性，抑制由关节活动刺激产生的放电频率及波幅，从而缓解疼痛，改善关节功能，消退炎症。有时关节腔内注射生理盐水同样可以缓解症状，其主要作用机制是关节扩张。在欧洲，对髋关节骨关节炎患者用生理盐水扩张关节，取得了较好的疗效。

关节腔内用生理盐水或其他关节冲洗液灌洗关节也是一种有效地缓解症状的方法，在膝关节尤为常用，关节腔内灌洗的主要目的是消除关节腔内的游离组织碎屑及炎性介质，这些物质的清除可以有效缓解疼痛，疼痛缓解时间通常为几个月。

对于严重的、不能缓解的疼痛，也可考虑进行局部经皮神经电刺激或局部神经阻滞，这种方法在盂肱、髋关节较为有效，盂肱关节骨关节炎可阻滞或刺激冈上神经，而髋关节骨关节炎则阻滞闭孔神经。

解热镇痛药和非甾体类消炎药，都是常用的缓解骨关节炎患者疼痛的药物。首先必须明确，药物治疗是一种辅助的治疗手段，它不能替代其他的治疗方法，不能消除病因，不能逆转病程。大量的比较研究和我们自己的经验显示，在疗效上非甾体类消炎药（NSAIDs）并不一定强于解热镇痛药。因此，只要使用恰当，注意副作用，首先可试用简单的解热镇痛药，如果疗效不明显，再按一定的顺序使用各种非甾体类消炎药。目前还没有令人信服的资料显示哪一种NSAIDs在疗效上强于其他各种药物，大多数学者认为，各种不同的NSAIDs有其不同的特点，适用于不同的患者个体，作为医生，应帮助患者尽快地发现对其个体敏感的适用药物。各种NSAIDs的作用相似，但其副作用的大小相差较大，NSAIDs的副作用主要为胃肠道反应和肝肾损害，减小副作用的途径，一是改变剂型或加用保护胃肠道的药物，二是选用选择性COX-2抑制剂。

必须告知患者，服用药物的目的是减轻疼痛而不是完全消除疼痛，因此只有在症状明显时才可服用。对疗效明显的患者，应建议其尝试停药，以检验是否还需要服药。总之，不宜让病人长期服用NSAIDs。

骨关节炎治疗最大的进步是手术治疗，尤其是在常见的、导致残疾最严重的髋、膝关节骨关节炎的治疗上，手术治疗取得了相当大的成功。

髋关节骨关节炎的手术治疗方法很多，对于不同年龄和不同程度的病例，有多种不同的手术方法可供选择。对于年轻的、病变程度较轻的病例，主要应选择改善症状、防止病情进一步发展的手术，这类手术包括截骨术、闭孔神经切断术、钻孔减压术、髋关节周围肌肉肌腱松解术、滑膜切除术、滑囊切除术等，其中疗效确切、应用较广泛的是各种类型的截骨术。

截骨术是一种相对较古老的手术，由于人工髋关节置换所取得的巨大成功，使截骨术的应用逐渐减少。但现在人工关节置换面对越来越多翻修术的挑战，截骨术重又受到重视。截骨术可迅速缓解疼痛，而且疗效持久，只要选择病例合适，往往可以取得很好的效果，有效地延迟患者进行人工关节置换的时间，而且其疗效价格比优越。对年龄较小、关节活动范围尚未明显受限（髋关节屈曲大于70°）、关节存在明显髋内翻或髋外翻畸形或髋臼发育异常的患者，截骨术是有价值的手术。

截骨术包括股骨截骨术和骨盆截骨术，其手术设计思想是改变关节承重部位，使已经磨损、破坏的部位迁移到非承重区，改由原来尚好的软骨部位承重，同时矫正关节畸形，扩大有效承重面积，改善承重力线，减轻肌肉负荷。

对于主要由髋臼发育不良引起的继发性骨关节炎。应选择骨盆截骨术。骨盆截骨术有骨盆内移截骨术和髋臼旋转截骨术两类。骨盆内移截骨术以 Chiari 手术、Colonna-HeyGroves 手术等为代表，手术将髋关节的髋臼和股骨头整体向内移位，扩大股骨头的骨性覆盖，并可改善髋部肌肉的生物力学环境。

髋臼旋转截骨术则有 Salter 髂骨截骨术、Pemberton 髋臼成形术、Steel 三相髂骨截骨术、Sutherland 和 Greenfield 双髂骨截骨术、Eppright 旋转截骨术等多种术式，根据患者的年龄和手术者的经验，可选择其中的一种或几种手术方法对不同的患者进行治疗。

股骨截骨术可分为外翻截骨、内翻截骨和移位截骨等类型，通常对于有髋内翻畸形的患者应该行外翻截骨，而髋外翻的患者则行内翻截骨。截骨的部位一般在转子间或小转子下，无论内翻截骨或外翻截骨，均可将截骨远端的股骨内移后再行固定，以改善髋关节力线，减轻臀中肌、臀小肌的负荷。

人工关节置换术的进步和成功是提高骨关节炎治疗效果的关键。人工髋关节置换术已是成熟而疗效确切的手术。人工髋关节的种类很多，应该根据骨关节炎的程度和范围，以及患者的年龄和对活动的要求，选择假体的类型和固定方式。髋关节骨关节炎一般同时涉及髋关节的髋臼侧和股骨头侧，因此，需要同时置换髋臼和股骨头，单独置换股骨头疗效往往不满意。对于年龄较轻、病变仅限于软骨和软骨下骨、大部分软骨下骨尚完整的中青年患者，可选择髋关节表面置换。髋关节表面置换的优点是手术切除的骨骼少，髋关节的解剖关系和应力分布均接近正常状态，置入的异物量少，且可为二期补救手术包括再次表面置换、全髋置换、关节固定术等留下余地。做翻修术时，去除置于关节表面的杯状假体，也远较去除全髋假体简便得多。

全髋关节置换按假体的固定方式，可分为骨水泥固定型髋假体和非骨水泥假体，以及混合两种固定方式的混合固定全髋假体。骨水泥能充分充填假体 – 骨界面的空隙，对提高近、中期假体稳定性有良好作用，但现有骨水泥的疲劳寿命尚不足以保证更长期的稳定，而骨水泥本身的聚合热和单体毒性等会带来一系列的并发症。目前认为，骨水泥型髋假体适用于高龄和有明显骨质疏松的患者。非骨水泥髋假体依靠压配合获得初始的机械固定，然后通过骨组织长入假体多孔表面的孔隙内，形成骨与假体间的交叉嵌合固定，或与骨床形成化学结合，达到生物学固定效果以保证假体的长期稳定性。多孔表面的制造材料可以是金属、陶瓷、有机高分子聚合物，羟基磷灰石等，非骨水泥髋假体适用于年龄较轻，没有明显骨质疏松的患者。混合固定型髋假体是近年来出现的一种新的固定方法，主要是基于大宗病例的长时间随访，总结出髋臼侧假体宜采用生物学固定方法，而股骨侧则采用骨水泥固定。

膝关节是骨关节炎的好发部位，对于不同年龄、不同程度的膝关节骨关节炎，有一系列不同的手术治疗方法可供选择，这些手术包括关节镜手术、截骨术和人工膝关节置换术等。

膝关节镜手术是诊断和治疗膝关节疾病的有效手段。对于膝关节骨关节炎，可以进行关节清除术、关节刨削术、钻孔术和软骨移植术等。关节清理术是清除关节腔内增生的滑膜、软骨碎屑，摘除游离体，同时处理并发的半月板和韧带损伤。关节清理术疗效确切，特别是对早、中期的骨关节炎的疗效更佳。清理软骨碎屑和增生滑膜，对关节腔内进行冲洗，可以清除原有关节液内大量的炎性因子，减轻关节内的炎性反应，缓解疼痛。摘除游离体和处理半月板、韧带损害，更是解除了导致骨关节炎进一步恶化的诱因，根据我们的统计和文献复习，伴有游离体和半月板损伤的骨关节炎患者，在关节清理术后的疗效最好、维持缓解的时间最长，关节刨削术在关节清理术的基础上，对软骨退变部位进行刨削。钻孔术是在关节镜监视下，对软骨缺损部位进行磨削、钻孔，钻孔时必须穿透硬化的软骨下骨，至有明显的出血为止。一方面，钻孔术在软骨缺损区制造新鲜创面，使原先难以修复的软骨缺损处出现纤维软骨修复。有人认为，修复的纤维软骨虽然不及透明软骨耐压抗磨，但总比骨组织直接暴露要好。近年来，有人使用在软骨下骨制造微骨折的技术，也可收到同样效果。有研究表明，在钻孔后，加以关节持续被动活动，修复的纤维软骨中Ⅱ型胶原成分明显增加，软骨耐压抗磨能力也增加。另一方面，钻孔术还能同时减低软骨下骨内的高压，从而减轻疼痛。

膝关节骨关节炎很容易出现膝关节内、外翻畸形，其中内翻更为常见。而膝关节内、外翻畸形又进一步加剧骨关节炎。两者的因果关系目前还不明确，但有一点可以肯定，纠正内、外翻畸形可以有效地缓解疼痛、改善症状、防止骨关节炎进一步发展。胫骨高位截骨术是最常用的矫正膝关节内外翻畸形的手术，适用于病变局限于胫股关节的一侧，而另一侧关节未明显受累的患者。胫骨高位截骨平面多选择在胫骨关节面下 2～3 cm，截骨时应注意保护髌韧带止点和后方重要的神经血管。截骨后可用支持钢板、专用骑缝钉、角钢板固定，也可使用 Llizarov 外固定架固定或直接用石膏固定。如果病变与畸形主要在股骨髁侧，单纯矫正胫骨反而会使胫骨平台倾斜，此时应该选择股骨髁上截骨矫形。

截骨术通常可以解除疼痛，力线和畸形的纠正可使症状缓解很长一段时间，有效推迟甚至避免进行人工关节置换。膝关节周围的截骨术一般不会影响以后可能进行的人工关节置换术。因此，至今截骨术仍是治疗膝关节骨关节炎的常用手段之一。但合并髋关节畸形、膝关节不稳的患者不适宜进行截骨术。

人工膝关节置换也已经是一种成熟的，治疗膝关节骨关节炎的方法，目前，人工膝关节置换术的效果与人工髋关节置换相似，其长期疗效甚至可能超过人工髋关节。

在人工膝关节置换术的所有适应证中，骨关节炎是首选适应证，与其他适应证相比，其近、远期疗效均为最佳。

大多数膝关节骨关节炎患者应选择非制约型假体，因为骨关节炎很少发生侧副韧带严重损害。对于有严重关节内、外翻畸形，软组织平衡困难，或合并侧副韧带损伤的病例，可选择半限制型假体。

（叶阮炷）

## 第二节 股骨头缺血性坏死

股骨头缺血性坏死是临床常见疾病,是医学界的难点之一,普遍认为是激素、创伤、减压病、血液疾病、乙醇中毒等各种不同的病因,破坏了股骨头的血供,导致骨的有活力成分死亡,最终使整个髋关节功能丧失。一般认为,ANFH 的好发年龄为 30～50 岁,往往双侧发病,如未加治疗,70%～80% 股骨头坏死的髋关节会在 X 线片及临床上有病程进展表现,可出现渐进性股骨头塌陷、继发退行性骨关节炎、严重髋关节功能障碍而致残。其早中期主要的治疗方案被放眼于诸多保髋的姑息性手术上,如髓芯减压术、血管束植入术、带血运的骨移植或骨膜移植术、骨膜细胞移植术、截骨术及介入治疗等,但没有一种术式是完全满意的,晚期患者行人工关节置换术。因本病特有的力学、生物学等因素导致失败率较高,许多问题有待解决。

### 一、诊断

#### (一)临床表现

股骨头缺血性坏死早期可以没有特殊的临床症状,而是在拍摄 X 线片时发现的,而最先出现的症状为髋关节或膝关节疼痛,疼痛可呈持续性或间歇性。疼痛性质在早期多不严重,但逐渐加剧,跛行。也可在受到轻微外伤后骤然疼痛。经过非手术治疗症状可以暂时缓解,但过一段时间疼痛会再度发作。行走困难,甚至扶拐行走。早期髋关节活动可无明显受限;随疾病发展,体格检查可有内收肌压痛,髋关节活动受限,其中以内旋及外展活动受限最为明显。早期腹股沟韧带下压痛,髋内收、外展痛,"4"字试验阳性,到晚期则各方活动皆受限,Thomas 征阳性,重者肢体缩短,并出现半脱位征。

#### (二)临床分期

0 期:髋关节无症状,X 线片亦无异常,但因对侧已出现症状并确诊,而双侧受侵者又达 85% 以上,将此期称静默髋(silent hip),实际此时作同位素扫描,测骨内压或髓芯活检,已证明有改变,此时正是减压治疗的良好时机。

Ⅰ期:髋关节处有疼痛,可因外伤或劳累后发生,呈进行性,夜间重,内旋、外展略受限。X 线片可见部分区域稀疏,测压、活检皆表现阳性。此期减压治疗效果较好。

Ⅱ期:临床症状继续加重,X 线片表现为骨密度增高及囊样变,软骨下骨出现弧形透光带,称"新月状"征(Crescent sign),但股骨头外形仍正常。

Ⅲ期:病髋疼痛妨碍行动,各方活动已明显受限,X 线片股骨头边缘因塌陷而有重叠,或已失去圆形,硬化区明显。诊断虽易定,处理却已困难。

Ⅳ期:病程已至晚期,股骨头变形,关节间隙狭窄,髋臼硬化,出现明显的骨关节炎病征。

(三)影像学检查

1. X线检查

股骨头缺血性坏死的诊断仍以普通的X线片作为主要的手段,但在X线片上看到股骨头密度改变,至少需2个月或更长时间。骨密度增高是骨坏死后新骨形成的表现,而不是骨坏死的本身。①股骨头外形完整,关节间隙正常,但在股骨头持重区软骨下骨质密度增高,周围可见点状、斑片状密度减低区阴影及囊性改变。病变周围常见一密度增高的硬化带包绕着上述病变区。②X线片表现为股骨头外形完整,但在股骨头持重区关节软骨下骨的骨质中,可见1~2cm宽的弧形透明带,构成"新月征"。这一征象在诊断股骨头缺血坏死中有重要价值。③股骨头持重区的软骨下骨质呈不同程度的变平、碎裂、塌陷,股骨头失去了圆而光滑的外形,软骨下骨质密度增高。但关节间隙仍保持正常的宽度。Shenton线基本上是连续的。④股骨头持重区严重塌陷,股骨头变扁平,而股骨头内下方骨质一般均无塌陷。股骨头向外上方移位,Shenton线不连续。关节间隙可以变窄,髋臼外上缘常有骨刺形成。

应用普通X线片诊断股骨头缺血性坏死时,采用下肢牵引拍摄X线片,可对诊断有所帮助,牵引下使"新月征"显示更加清楚。股骨头的X线断层检查对发现早期病变,特别是对"新月征"的检查有重要价值,因此对疑有早期股骨头缺血坏死者,可做X线断层检查。

2. CT的表现

CT在股骨头缺血性坏死诊断方面的应用可达到两个目的。早期发现微小的病灶和鉴别是否有骨的塌陷存在及其延伸的范围,从而为手术或治疗方案的选择提供信息。股骨头坏死继发性病理改变在CT上可分三期。

早期:坏死骨开始被吸收时发生囊性变,骨小梁缺少;股骨头骨性关节面部分吸收、中断或增厚;有时髋臼可能有轻微骨质增生。

中期:股骨头内明确出现大小不等的囊状骨吸收区,单发或多发,囊状破坏区开始边缘模糊,逐渐表现囊变周围产生新生骨并形成硬化边,中心可见小块死骨或大块死骨,成像中可见中心死骨及环绕死骨的透亮吸收带、外围新生骨硬化带三层结构。

晚期:表现出股骨头塌陷变形。严重者整个股骨头1/3缺少,呈半脱位;髋臼亦发生囊变、增生、硬化和变形,髋臼盂唇骨化明显,整个关节变形。

诊断股骨头缺血性坏死,CT较普通线片可较准确地发现一些微小的变化,但是在早期诊断股骨头缺血性坏死,则核素扫描和MRI比CT更为敏感。

3. MRI表现

MRI是一种有效的非创伤性的早期诊断方法。MRI信号强度的改变是骨坏死的早期并且敏感的征象。在一些病例中当核素扫描结果尚未发现异常时,磁共振已出现阳性结果。

但是 MRI 检查的发现可以不是特异性的，同样可见于骨髓内其他病变，如骨肿瘤等所引起的改变。

4. 动脉造影

目前股骨头缺血性坏死的病因，多数学者认为是供应股骨头的血液循环受到损害所致。动脉造影中所发现动脉的异常改变，可为早期诊断股骨头缺血性坏死提供依据。

5. 放射性核素扫描及 γ 闪烁照相

放射性核素扫描及 γ 闪烁照相对于股骨头缺血性坏死的早期诊断具有很大价值。特别是当 X 线检查尚无异常所见，而临床又高度怀疑有骨坏死之可能者作用更大。放射性核素扫描及 γ 闪烁照相与 X 线摄片检查相比，常可提前 3~6 个月预报股骨头缺血性坏死。

## 二、治疗原则与方法

在股骨头缺血性坏死的治疗中首先应明确诊断、分期、病因等因素，同时也要考虑患者的年龄、身体一般状况、单髋或是双髋受损，以便选择最佳的治疗方案。

### （一）非手术疗法

非手术方法大多能改善患者症状及功能，延缓病程进展，甚至治愈一定数量患者，对于早期的患者不失为一种较好的方法，适用于青少年患者，因其有较好的潜在的自身修复能力，随着青少年的生长发育股骨头常可得到改建，获得满意结果。对成年人病变属Ⅰ、Ⅱ期，范围较小者也可采用非手术疗法。一般病变范围越小，越易修复。

（1）去除致病因素，如停止激素治疗、饮酒或放疗等。

（2）严格避免患肢负重，适用于Ⅰ、Ⅱ期病例。原则是减少或避免负重，以利于股骨头的自然修复，重建血运，防止塌陷。单侧者可扶拐、带坐骨支架、用助行器行走；双侧同时受累者，应卧床休息或坐轮椅；如髋部疼痛者，可卧床同时行下肢牵引常可缓解症状。这种治疗可配合理疗、股四头肌功能锻炼以避免肌肉萎缩，但持续时间较长，一般需 6~24 个月或更长时间。治疗中应定期拍摄 X 线片检查，至病变完全愈合后才能持重。但单独减轻负重疗效欠佳。从文献报道看，单纯采取避免负重的治疗方法效果并不理想，成功率低于 15%。

（3）药物治疗：只适用于早期病例，应用药物包括双氢麦角碱、长春胺、硝苯地平等，尚有一些血管活性药物及降脂药物正在试验中。比如大蒜素、川芎嗪、葛根素、银杏叶及辛伐他汀类药物。可选择应用抑制破骨细胞活性和骨吸收的药物，如降钙素类有鲑鱼降钙素和鳗鱼降钙素等，双膦酸盐类有阿仑磷酸钠和羟乙磷酸钠等，还有替勃龙和雌激素等。促进软骨修复的药物有氨基葡萄糖等。药物一定程度上影响肝肾功能，因此，用药过程中定期复查肝肾功能。

（4）电刺激治疗：电刺激可促进骨再生及新生血管形成，方法包括非侵入性的电磁场刺激、中心减压后插入电极进行直流电刺激、中心减压后进行非侵入性直流电刺激。这一方法的实验研究已取得了较好的效果。

（5）体外震波疗法：体外震波疗法的原理是将震波作用于坏死骨和正常骨交界的硬化区，以促进坏死区的血管化和骨组织修复。

### （二）中药治疗

中医治疗遵循《黄帝内经》中"经脉畅通，气血即行""通则不痛"的痹证理论。活血化瘀中药有改善循环促进骨组织复原的作用。可提高组织从微循环血管中摄氧能力或在循环水平上促进机体对氧的利用。只有活血化瘀才能使瘀血散去，经络通畅，骨得营血之濡养；另根据肾主骨生髓的理论，肾精虚少，骨髓空虚，则骨骼失养，故还应注意补肾壮骨。在活血化瘀的同时，佐以补肾壮骨，扶正祛邪。临床按发展过程辩证分为三期：早期，活血化瘀、通经活络、消肿止痛；中期，和营生新、接骨续损；后期，补益肝肾、强健筋骨。近年来，国内中医应用的内病外治的理论和内服中药的方法配合按摩、针灸、理疗等疗法对骨缺血性坏死开展了大量的研究，并积累了丰富的经验，取得了良好的效果。

### （三）手术治疗

目前认为，手术治疗的疗效相对比较肯定，是股骨头缺血性坏死早期治疗的主要方法。

1. 髓芯减压术

髓芯减压术的主要目的是减轻股骨头颈内高压，改善血液循环，给股骨头内再血管化及再骨化创造条件，主要适合于Ⅰ～Ⅲ期患者。其操作简单，以直径 8.0 mm 环钻于大转子下 2.0 cm，通过股骨颈钻至股骨头软骨下 2.0 mm 取出骨栓，刮除坏死组织，肝素盐水冲洗，填入自体髂骨条，不妨碍日后行髋置换术。若由于种种原因不能做更大的手术时，可应用中心减压作为一种姑息性疗法，减轻疼痛。

2. 截骨术

可分为转子间和经转子下截骨两大类。该术式目的是转移股骨头的负重力线，由股骨头坏死区转到非负重区，由健康骨起负重作用，从而防止关节面进行性塌陷。适用于Ⅱ～Ⅲ期、45 岁以下、有髋部疼痛、病灶小到中等旋转角＜20°、无长期服用激素的病例。单纯截骨术效果不佳，应同时辅以植骨术。旋转截骨术后的股骨头进行组织学研究发现，坏死区几乎没有任何新骨再生，新的负重区均有不同程度的塌陷，故认为单纯截骨术效果不佳，应同时配合清除死骨植骨术。截骨术虽然能在一定程度上减缓股骨头的塌陷，但可能会进一步破坏了股骨头的血供，使坏死区的修复更为困难。若截骨失败，增加将来髋关节成形术的难度。并且容易引起下肢不等长或跛行、并发症发生率高、对股骨近端的扭曲不利于以后的全髋关节置换，故临床应慎重使用。

3. 死骨清除股骨头成形术

这是近年来治疗的新技术，其原理是清除死骨后，用骨水泥或骨替代材料，如羟基磷灰石、脱骨钙等填充缺损，使塌陷的股骨头软骨面复位，恢复股骨头圆形轮廓。延迟全髋置换术。

4. 髋关节融合术

选用髋关节融合术治疗股骨头缺血性坏死应非常慎重。因为融合术后发生不愈合或延迟愈合机会较多，常需要再次手术。但如髋关节融合手术成功，则可解除髋关节疼痛，髋关节稳定，适于长时间站立或经常走动的工作。因此，对于不宜做其他手术的患者可选用髋关节融合术。

5. 不带血运的骨移植术

不带血管蒂的骨移植术用于Ⅱ～Ⅲ期，去除头内坏死骨，用自体松质骨和皮质骨填充，起减压、支撑和骨诱导作用。这一方法近期疗效较为肯定，远期疗效尚有争议。但借助骨移植加速股骨头修复是值得肯定的，结合生长因子、电刺激等促进骨愈合的方法可提高其疗效。但单独骨移植无血运，植骨愈合过程为爬行替代。术式较多，代表术式为活板门植骨术（trapdoor）。软骨移植可用于Ⅲ～Ⅳ期的患者，但其疗效有待进一步研究。

6. 带血供的骨移植

带血供的骨移植方法较多，移植骨可来自髂骨、大转子等。带血管蒂的骨转移或移植术可降低骨内高压，去除阻碍再血管化的死骨。填充松质骨，增加骨诱导作用，填入带血运的皮质骨起支撑作用。其良好血运可满足股骨头血供，加速骨愈合。代表术式有：带血管蒂骨膜移植。其不但重建了股骨头血运，且增加了成骨效应细胞，去除了骨移植时皮质骨对骨膜生发层细胞增殖的抑制，经传导或诱导作用在坏死骨小梁表面形成新骨，骨膜内层细胞可分化为成骨细胞，对股骨头坏死的修复具有积极的促进作用。其不足之处是缺乏支撑力。其他常用如吻合血管游离腓骨移植治疗股骨头坏死、带旋髂深血管蒂的髂骨瓣移植。

7. 人工关节置换术

对于晚期Ⅲ期或Ⅳ期患者，全髋置换术是最佳选择，全髋假体有骨水泥固定型及非骨水泥固定型两种，两种假体各有优缺点，长期结果是相似的。有人主张对于Ficat Ⅲ期髋臼较完整而且较年轻的患者行股骨头表面置换术，由于这一方法保留了完整的骨床，很容易进行返修术，可推迟行全髋置换术，因而是一种很好的过渡性疗法。一旦到晚期发生股骨头塌陷，人工全髋关节置换就成为缓解疼痛、重建关节功能唯一的、最佳的治疗方法。①股骨头表面置换：股骨头表面置换是中晚期股骨头坏死行全髋关节置换的一种过渡方法，因其切除股骨近端退变的软骨和软骨下死骨，髋臼影响小、创伤小、股骨头颈正常骨得以保留，不影响远期行髋关节融合术或全髋关节置换。②人工关节置换术：股骨头缺血性坏死晚期患者因髋关节疼痛、活动受限、股骨头严重塌陷、脱位或继发性骨关节炎，而又不适于做保留股骨头手术者，可考虑行人工关节置换。在50岁左右的股骨头缺血性坏死选用人工关节置换术可使髋关节获得不痛、稳定而持久的功能，这是其他任何一种类型的髋关节成形术所不能比拟的。③半髋关节置换术：半髋人工髋关节置换有固定式人工股骨头、组合式人工股骨头和双动式人工股骨头。适用于病期较短、股骨头已塌陷，但髋未发生继发性骨关节炎者。全髋关节置换术：全髋关节置换术适用于有症状的股骨头缺血性坏死晚期患者，目前已成为临床治疗的标准手术之一。人工全髋关节置换术作为一项成熟和经典的骨科治疗技术已经在髋关节疾病的治疗中取得了巨大的成功。

近年来，还有用钽棒微创植入结合自身干细胞联合移植治疗Ⅱ~Ⅲ期股骨头坏死报告，通过平均12.7个月随访，疼痛明显减轻，疼痛Harris评分可由术前36.7（28~53）分增加至术后75.8（68~88）分，股骨头塌陷未见进一步加重。为今后股骨头坏死的治疗提供了新的思路。

### （四）中西医结合介入治疗

近几年新采用的中西医结合的放射介入微创疗法。方法：在电视X线机监视下，采用动脉穿刺技术，选择性将导管置入供应股骨头坏死的血管中（旋股内外侧动脉，闭孔动脉），将多种有效药物直接注入供给股骨头血运的血管如旋股内、外动脉等，以达到治疗股骨头坏死的目的。局部应用溶栓、解痉及扩血管等药物，可以改善股骨头的血供，降低骨内压，促进坏死骨吸收及新骨形成，创造利于骨坏死区修复再生的环境。有缓解疼痛、改善关节功能。但此法尚处于尝试阶段，近期效果显著，其远期疗效尚需进一步观察。

（叶阮炷）

## 第三节　膝关节疼痛

### 一、概述

骨质增生，关节软骨变性、磨损对中老年来说是不可避免的，但不能解释膝关节OA引起膝痛的所有机制，对绝大多数膝关节痛患者来说膝关节OA不是主因，况且，膝关节X线检查无异常发现也不在少数。据研究发现，关节周围软组织无菌性炎症（血运降低、纤维化）、肌力低下是关节痛的主因。关节内的炎症也是疼痛的部分因素（痛的程度轻）。现代软组织是指硬性骨组织之外的人体组织系统。软组织无菌性炎症致痛理论是探讨以肌肉韧带为代表的软组织损伤诊治理论。古代中医学有"束骨而利机关"的"经筋"。经筋理论是沿十二条运动力线对人体肌肉韧带学的分布及其疾病诊治规律的总结。古今理论不只是时代问题，更重要的是两者从不同角度对软组织损伤诊治规律进行了总结。一个更加具象深入，一个更注重整体识病。

### 二、特征

1. 关节内病变

（1）疼痛较轻。

（2）压痛点近关节缘。
（3）推移髌骨多诱发疼痛。
（4）主诉多为膝内痛。
（5）运动疼痛较轻。

2. 关节外病变

（1）疼痛较剧烈。
（2）压痛点多位于肌组织间筋膜交界处或应力点（起止点）。
（3）运动受限较明显。
（4）易产生关节内、外翻畸形和病理性步态。

3. 其他

混合型病变。

### 三、膝关节致痛部位

膝痛大多数是关节周围疼痛，患者感觉的是以膝关节为中心，越远离该部位疼痛越强烈——膝内为轻度钝痛，持续时间长，就诊率不高。患者最烦恼的疼痛是膝关节周围的肌肉疼痛，从臀、腰部、大腿根部的肌肉病变均可以膝痛为主诉表现，有肌肉僵硬和痛阈低下，治疗效果好。

### 四、膝关节主要的伸展结构

（1）伸膝：股四头肌。
（2）内侧（缝匠肌、股薄肌、半腱肌、半膜肌、腓肠肌）——屈膝内旋（外侧头）。
（3）外侧（股二头肌、腓肠肌）——屈膝外旋（内侧头）。
（4）股外侧肌损伤对应后部的腓肠肌内侧头，股内侧肌损伤对应后部的腓肠肌外侧头。

### 五、膝关节周围肌肉疼痛的代偿

肌组织损害发生膝痛，身体有意无意会改变使用肌肉的方式，从而导致膝关节周围肌肉不良使用方式的恶性循环。

1. 膝关节前后的恶性循环

膝关节伸展结构负荷过重→为了不再增加伸展结构负担，机体就会代偿性使用膝关节内的肌肉→导致腓肠肌超负荷参与行走→腓肠肌会损害→继而膝关节伸展不全，伸展结构的力量渐渐降低→腓肠肌负荷进一步增加，损害加剧，形成恶性循环。

2. 膝关节内外的恶性循环

（1）人类行走左、右脚交替承重→重心从内侧开始移向外侧→膝关节内侧的关节面承重70%，外侧关节面承重不到30%。
（2）有膝内翻倾向内侧负荷更重→内侧软骨面减少，甚至挤出→进一步加重膝内翻→

内侧负荷增加，形成半有膝内翻的内侧型 OA 的恶性循环。

### 六、膝关节内侧痛

1. 关节囊内侧的附着部位

关节内的炎症——关节腔痛。

2. 膝关节前内侧痛

髌内侧支持带附着部位——骨膜痛。

3. 膝关节后内侧痛（半月板）

半膜肌附着部位疼痛——后方关节腔痛。

4. 膝关节下内侧痛（鹅足）

（1）半腱肌产生的紧张痛。

（2）伸展肌力低下或膝屈曲挛缩痛。

（3）膝外翻造成的内侧过度紧张疼痛。

5. 膝关节股骨内髁上处痛

股内侧肌远端附着部位——股内侧肌肌力下降或疲劳痛。

内侧缝匠肌、半腱肌、半膜肌呈鹅足样附着胫骨结节内侧，压痛多位于沿着肌肉走行方向止点的上方。

### 七、膝关节外侧痛

1. 膝关节外侧部位痛

可以说是一种保护膝内侧面产生的肌肉疼痛（特别是 O 型腿）。

2. 膝外侧肌附着处

从髂胫束到阔筋膜张肌的疼痛。

3. 膝外侧广泛部位疼痛

股外侧肌和腓肠肌疼痛。

4. 胫前肌附着部位疼痛

胫骨近端肌肉附着部位疼痛。

5. 外侧关节间隙

关节内病变不容易诊断 OA、外侧半月板损伤。

6. 外侧副韧带

盘腿时触诊与关节间隙痛鉴别。

### 八、股四头肌损害

1. 股直肌

屈膝髋，行走中腿刚离地时提供动力，腿向前摆动时屈髋伸膝。损害后引起膝盖和髌骨周围的疼痛，有时感到膝关节深部痛。严重的深部夜间痛（靠近髌上）。下楼梯痛重、无力。常因长、短收肌诱发。

2. 股内侧肌（膝关节屈伸障碍的肌肉）

上部的损害轻微运动障碍，不产生疼痛。下部损害感到膝关节内侧疼痛（深部锐痛）。1~3个月突然无痛，膝关节无力而导致屈曲。该肌不但参与小腿整个伸直过程伸膝最后10~15度是起到"锁扣"作用，稳定膝关节。该肌萎缩是继发性"O"形腿的病因，常因长时间跪位工作诱发。

3. 股外侧肌

强大有力，损伤不易被觉察。损伤引起的疼痛大腿的外侧和膝关节的外侧，损害轻微是疼痛较局限，深部是扩散大腿上下方。上部损害无法侧卧而影响睡眠。下部损害近髌骨损害卡压髌骨出现关节绞索。中部损害出现膝关节疼痛、无法侧卧休息。久坐不能快速站起行走，只能缓慢行进。常因臀小肌、阔筋膜张肌和外伤诱发。

4. 股中间肌

损害隐藏深，不易觉察。损害时症状位于膝关节上部。上楼梯是痛重，严重时久坐不能快速站起行走。另外膝关节弯曲困难与股中间肌同时合并腓肠肌有关。缝匠肌长诱发其发病。

## 九、腘窝疼痛

1. 腓肠肌外侧头肌腱部位

（1）压痛点大多集中在此。

（2）有时股二头肌的疼痛。

2. 股二头肌肌腱部分

股二头肌肌腱移行部、短头股骨附着部位、腓骨附着部位疼痛。

3. 内侧腘绳肌腱疼痛

疲劳痛。

4. 中间痛

大多是腘肌下蹲障碍。

5. 意识到潜在膝前疼痛情况

一般先治疗对应的组织。

（1）外侧腘窝痛要检查治疗股内侧肌。

（2）内侧腘窝痛要检查治疗股外侧肌。

（3）下蹲腘窝痛（障碍）要检查治疗腘肌。

（4）直腿抬高大腿后紧扯感检查治疗半腱半膜肌、股二头肌。

（5）不要忘记膑下脂肪垫导致的腘窝传导痛。

## 十、治疗

（1）改善关节活动受限和恢复肌力是基本

1）慢性炎性期：

①在获得关节周围组织的柔软性。②控制关节内的炎症（活动的限制、NSAIDs、膏药）。

2）骨痛期：①预防和消除关节活动度受限（维持关节活动度进行自我伸展训练和端坐动作）。②切断关节功能损害的恶性循环。

（2）预防消除肌力下降，进行肌肉等长训练。

（3）没有强制伸展痛和强制屈曲痛＝正常关节。

（叶阮娃）

## ◎ 左膝内侧间室骨性关节炎

### 【基本信息】

姓名：古×× 性别：女 年龄：58岁

主诉：反复左膝关节疼痛、活动受限10年余，加重1月。

现病史：患者有"原发性左膝关节病"病史10年余，反复左膝关节内侧疼痛、活动受限，曾多次在我院治疗（具体不详），患者诉经治后症状缓解明显，患者于近1月来自感左膝疼痛症状加重，无头晕头痛，无心悸胸闷，在家自行休息后症状无明显缓解，遂于昨日由家属陪同到我院门诊就诊。行X线片示："左膝关节退行性骨关节病"，现为求进一步治疗，门诊医师拟"原发性左侧膝关节病"收入我科住院治疗。轮椅入院。现患者神清，精神可，左膝关节内侧疼痛不适，行走不能，活动受限，纳可，眠差，二便正常。

过敏史：无。

### 【查体】

体格检查：左膝皮肤完整，轻度肿胀，左下肢无内外翻畸形，局部肤温稍高，内侧关节间隙压痛明显，无弹响，左膝关节活动度0°～60°，磨髌、挺髌试验（+），浮髌试验（-）、回旋挤压试验、挤压研磨试验、内翻应力试验（+），末端血运、感觉及趾动可。

辅助检查：影像结果见图7-1、图7-2。

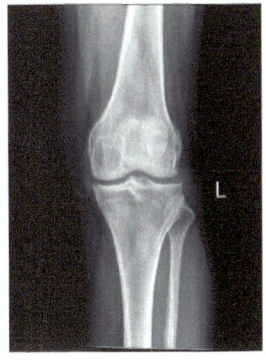 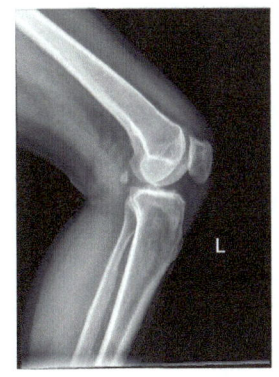 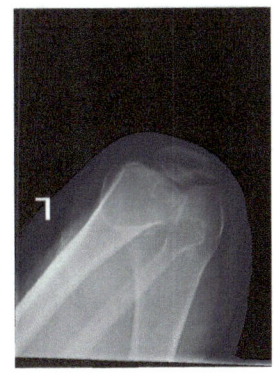 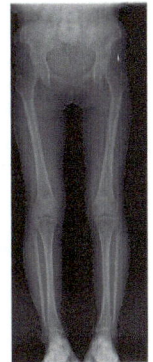

图 7-1　术前左膝正侧、髌骨轴位及双下肢全长 X 线

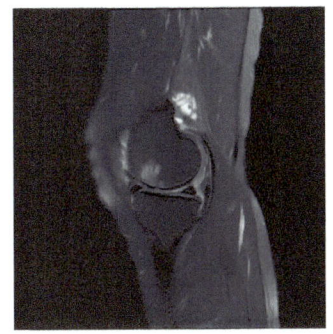 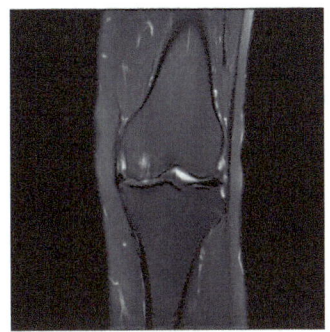 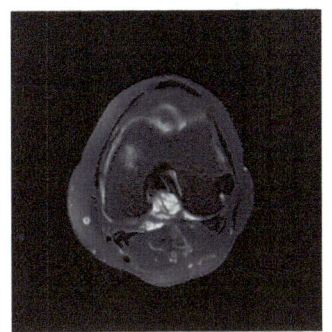

图 7-2　术前左膝 MRI

## 【诊断】

初步诊断：左膝内侧间室骨性关节炎。

鉴别诊断如下。

西医鉴别诊断。

1. 类风湿性关节炎相鉴别

类风湿性关节炎早期侵犯手关节等各个小关节，疼痛左、右对称，可表现为多个关节同时疼痛，通过 C- 反应蛋白或者是血液学检查、类风湿因子检测等可以诊断。

2. 风湿性关节炎相鉴别

该种疾病主要侵犯于大关节，主要表现为游走性的疼痛，患者同时会伴有风湿热的症状，但是多数在服用阿司匹林后，疼痛会得到及时缓解。

3. 感染性关节炎相鉴别

该种类型的关节炎疼痛较重，主要表现为夜间疼痛、关节肿胀、膝关节拒动、存在压痛，一般通过做关节穿刺取液化验可明确诊断，如果治疗不及时，很有可能遗留严重后遗症。

中医鉴别诊断。

1. 本病需与鹤膝风相鉴别

骨痹发病年龄多在50岁以上，肥胖患者多见，髋膝关节多发，关节间隙变窄，骨赘增生明显，软骨下骨皮质硬化并可见囊性变等，实验室检查多无特异性指标，X线片可鉴别。鹤膝风多见于20～40岁女性，多累及全身小关节，如手指关节、腕、足、踝、膝等，极少累及骶髂关节，发作时红肿热痛，晨僵，关节畸形甚至半脱位等，类风湿因子可以为阳性，X线片可见骨质疏松或有虫蚀样改变。

2. 本病当与骨痨相鉴别

骨痨患者症状多有低热、消瘦、盗汗、食欲不振与贫血等，多有肺部结核的病史。而本病患者虽然膝痛，但是无低热、消瘦、盗汗、食欲不振与贫血等症状，舌脉亦可鉴别。故而二者可相鉴别。

3. 本病当与膝部筋伤相鉴别

筋伤患者有明确外伤史，发病时间短，症状以膝部瘀血疼痛为主，主被动活动受限明显，非负重时疼痛减轻。而本病患者虽然膝痛，但是无外伤史且病史长，迁延未愈，负重行走时疼痛明显。舌脉亦可鉴别。故而二者可相鉴别。

最终诊断：左膝内侧间室骨性关节炎。

## 【诊疗经过】

入院后完善血常规、生化、凝血、感染等化验，完善彩超、心电图及左膝DR、MRI等检查，排除手术禁忌证后于腰硬联合麻醉下行"左膝内侧单髁关节置换术"。

手术经过如下。

麻醉实施成功后，患者取平卧位，然后常规消毒、铺巾，上止血带。

采用髌旁内侧切口，长约8 cm，进入关节囊暴露病变的内侧间室。检查髌股关节、外侧间室、交叉韧带情况，进一步确定手术指征。

先咬除股骨髁及胫骨平台骨赘，胫骨导向器定位截取胫骨内侧平台，截取深度在胫骨平台磨损最深部以下2～3 mm，需足以容纳胫骨试模4～5 mm厚衬垫。

股骨髓内插入定位杆，以定位杆为导向，安装股骨截骨导向器行股骨钻孔；而后安装股骨截骨模板，截取股骨后髁。再依照伸屈间隙相等原则在碾磨栓引导下磨除股骨内髁远端，安装试模复位，检查截骨后关节活动度及稳定性满意。

充分冲洗术野，调和骨水泥安装胫骨假体，待骨水泥完全硬化再安装股骨假体，最后将衬垫压入内髁假体间隙，屈伸膝关节活动满意。

生理盐水反复冲洗膝关节，松止血带，彻底止血。清点手术器械用品无遗漏后，分层缝合膝关节术口，加压包扎由膝直至足踝部，术毕，生命体征平稳，安返病房。术后复查左膝正侧、髌骨轴位及双下肢全长X线见图7-3。

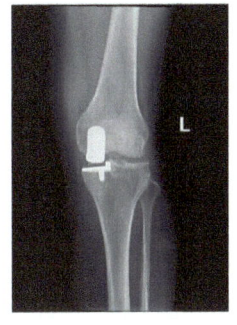 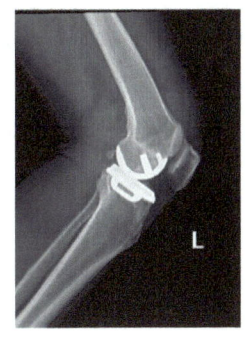 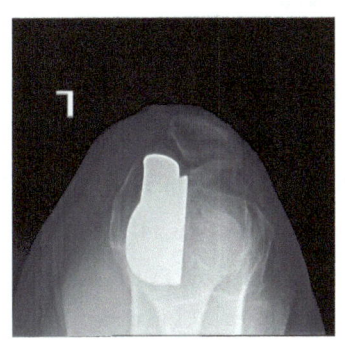 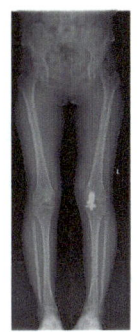

图 7-3　术后复查左膝正侧、髌骨轴位及双下肢 X 线

【出院情况】

术后 2 周，1 类切口甲级愈合，拆线出院。患者诉术口疼痛可忍，术后第 2 天即可借助行器下地全负重行走。

【总结体会】

膝骨关节炎是一种最常见的关节疾病，其临床表现为膝关节的肿痛、活动受限及骨质增生。临床上，膝关节是骨关节炎（osteoarthritis，OA）最常累及的部位，其次是手和髋关节[1]。在老龄化社会中患病率甚高，危害性极大。随着预期寿命的延长和人口结构的改变，膝骨关节炎已成为全球关注的、更加严重的公共健康问题[2~4]。膝骨关节炎在祖国医学属"骨痹"范畴，根据韩清民教授[5]等临床探索和前期研究，提出膝关节病发生、发展，存在从"筋痹"到"骨痹"的过程，是下肢生物力学传导的紊乱最终导致骨性改变的不可逆过程。

由于膝关节生物力学特点，大多数膝关节骨性关节炎早中期均以前内侧间室病变为主，膝关节单髁置换主要是针对恢复关节力学和运动功能，其术后力学与正常膝关节生物力学相接近，有效地阻止了关节炎向其他间室发展而达到治疗目的。并具有创伤少、恢复快、并发症少、术后关节本体感觉存在及患者接受度高的优点[6~7]。但由于其患者选择要求较高，其手术适应证范围较全膝关节置换狭窄而限制其手术的开展；同时全膝关节置换手术技术较成熟，远期疗效肯定。近年来，随着阶梯治疗方案在膝关节单间室骨性关节炎（osteoarthritis，OA）的应用，单髁置换术（unicompartmental knee arthroplasty，UKA）再度引起了广大关节外科专家的浓厚兴趣。早期的单髁置换术由于失败率较高，并未在关节外科领域得到广泛重视。随着近 10 余年材料学的发展，假体设计得以改良，手术标准操作流程改进，单髁置换术的临床疗效得到很大提高，甚至能与全膝关节置换术（total knee arthroplasty，TKA）疗效相当[8~9]，UKA 逐渐回归到膝关节骨性关节炎的治疗体系。如果能准确地把握手术适应证，选择合适的患者，进行精心的术前准备、熟练的手术操作，临床效果还是令人满意的。膝关节单髁置换应用于膝关节前内侧间室骨性关节炎具有广阔的前景[10]。

## 【参考文献】

[1] 胥少汀, 葛宝丰, 徐印坎. 实用骨科学 [M]. 北京: 人民军医出版社, 2012.

[2] PRIETO-ALHAMBRA D, JUDGE A, JAVAID M K, et al. Incidence and risk factors for clinically diagnosed knee, hip and hand osteoarthritis: influences of age, gender and osteoarthritis affecting other joints [J]. Ann Rheum Dis, 2014, 73 (9): 1659-1664.

[3] JÜNI P, HARI R, RUTJES A W, et al. Intra-articular corticosteroid for knee osteoarthritis [J]. Cochrane Database Syst Rev, 2015, 2015 (10): CD005328.

[4] FRENCH H P, SMART K M, DOYLE F. Prevalence of neuropathic pain in knee or hip osteoarthritis: A systematic review and meta-analysis [J]. Semin Arthritis Rheum, 2017, 47 (1): 1-8.

[5] 韩清民, 王跃辉, 黄旭东, 等. 膝骨关节炎从筋论治思路探讨 [J]. 新中医, 2009, 41 (1): 5-6.

[6] (英) 古德费洛 (Goodfellow J). 牛津膝单髁关节置换术 [M]. 郭万首. 译. 北京: 人民军医出版社, 2012.

[7] 马路遥, 郭万首, 程立明. 单髁关节置换术后膝关节运动学研究现状 [J]. 中华骨与关节外科杂志, 2015 (1): 97-100.

[8] EDMISTON T A, MANISTA G C, COURTNEY P M, et al. Clinical Outcomes and Survivorship of Lateral Unicompartmental Knee Arthroplasty: Does Surgical Approach Matter? [J]. J Arthroplasty, 2018, 33 (2): 362-365.

[9] FORNELL S, PRADA E, BARRENA P, et al. Mid-term outcomes of mobile-bearing lateral unicompartmental knee arthroplasty [J]. Knee, 2018, 25 (6): 1206-1213.

[10] GRIFFIN T, ROWDEN N, MORGAN D, et al. Unicompartmental knee arthroplasty for the treatment of unicompartmental osteoarthritis: a systematic study [J]. ANZ J Surg, 2007, 77 (4): 214-221.

（叶阮炷）

## ◎ 右膝关节病

### 【基本信息】

姓名: 李×× 性别: 男 年龄: 50岁

主诉: 右膝关节疼痛、跛行4月余。

现病史: 患者自述约于4月前劳累后感右膝关节疼痛, 休息缓解, 无右下肢麻木, 无夜间静息痛, 无发热; 自行外用膏药、口服止痛剂无明显好转, 近期感疼痛加重以致跛行,膝关节疼痛以内侧为重，自行于鞋跟外侧加垫后疼痛有缓解，行膝关节拍片检查示膝关节退行性变，内侧间隙变窄，继续保守治疗亦无好转，外院再行膝关节MRI检查示膝关节内侧半月板及股骨内侧髁、胫骨内侧髁骨软骨退变明显。门诊以"膝关节病"收入院治疗。患者神志清，精神可，饮食、入眠可，大小便正常。近期无发热。

过敏史：无。

【查体】

体格检查：T 36.8℃，P 66次/分，R 19次/分，BP110/70 mmHg。发育正常，营养中等，神志清，精神可，跛行，查体合作。皮肤及其黏膜无黄染。浅表淋巴结无肿大。头颅无畸形。毛发分布均匀，眼睑无水肿，巩膜无黄染，眼球运动灵活，视野无缺损，双侧瞳孔等大、等圆，对光反射存在。颈软，颈静脉无充盈，气管居中，甲状腺无肿大。胸廓无畸形，两侧呼吸动度相等，双肺部触觉语颤音，无胸膜摩擦感及握雪感。双肺部叩清音，胸式呼吸，双肺呼吸音清，无啰音。心律齐。腹部平坦，腹壁静脉无曲张，无胃肠型及蠕动波。柔软，肝脾肋缘下未触及，全腹无压痛及反跳痛，叩鼓音，肠鸣音正常，腹水征阴性。肛门、直肠及外生殖器正常。

专科检查：跛行，脊柱无畸形，活动无受限；四肢肌力正常，末梢感觉、血运正常；双侧Thomas征（-），4字试验（-）；右膝关节内翻畸形，无肿胀，皮温正常，髌骨运动轨迹外移，无脱位；髌周及膝关节外侧间隙无压痛，内侧间隙下方压痛，浮髌试验（-），膝关节内、外翻应力试验（-），Lachman征（-），轴移试验（-）；麦氏征（+）。膝关节屈曲0°～130°。

辅助检查。2019-07-10查膝关节MRI（外院）：内侧半月板损伤，股骨、胫骨内侧髁软骨退行性变。2019-07-14查血常规、血生化：无明显异常。2019-07-20查膝关节X线（图7-4）：膝关节退行性变、内侧间隙变窄。下肢血管B超无明显异常。胸部X线：心肺膈未见明显异常。心电检查正常。

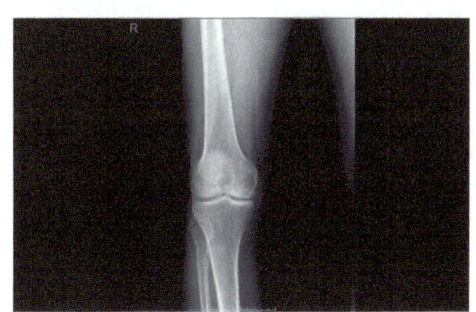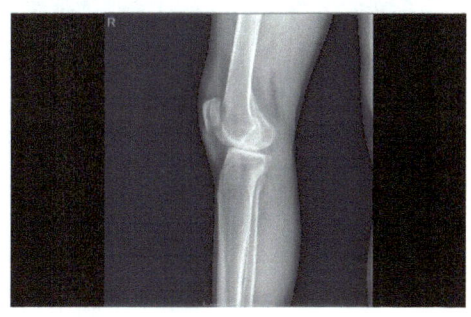

图7-4 膝关节X线

## 【诊断】

诊断：右膝关节病，膝关节内侧间室骨性关节炎，膝关节内侧半月板损伤。

鉴别诊断如下。

1. 类风湿性关节炎

患者常有类风湿病史，X线片示病变早期多累及软骨下骨，晚期破坏软骨面关节间隙消失、融合。本病可排除。

2. 膝关节韧带损伤

膝关节交叉韧带、内外侧副韧带损伤造成膝关节失稳，查体和影像检查可鉴别排除。

3. 急性滑膜炎

创伤或感染造成膝关节疼痛、肿胀，起病急骤，感染可伴有发热等全身症状，理化检查和查体可鉴别排除。

## 【诊疗经过】

入院后完善检查，拍下肢全长X线片，测量力线，确定胫骨关节外畸形，测量截骨高度；于2019-07-22在腰硬联合麻醉下行右膝关节镜检＋清理、半月板成型术＋胫骨高位截骨术＋植骨术；术中镜检证实内侧间室骨性关节炎、内侧半月板后角裂伤，行半月板成型。膝关节内侧切开约5 cm，显露鹅足腱，于其上缘确定水平截骨线，与胫骨结节外侧1.5 cm水平线形成110°夹角；向腓骨小头方向沿水平截骨线打入2枚克氏针，分别行冠状位、水平位截骨，撑开约10°，置入专用接骨板，依序置钉，加压。透视见力线至踝间嵴外侧。截骨间隙植同种异体骨。彻底止血后逐层缝合。手术顺利，麻醉满意，术毕安全送返病房。术中出血约50 mL，未输血。术后给予抗生素预防感染，给予抗凝剂预防静脉血栓形成。术后X线见图7-5。术后第2天下床站立，第3天助行器辅助行走；术后1月弃拐行走，术后2年取出内固定物。

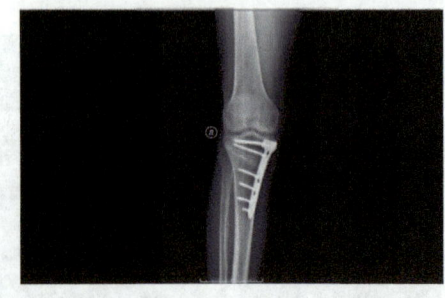 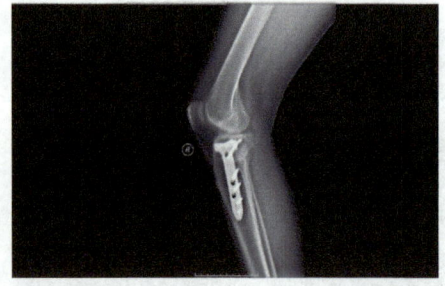

图7-5 术后X线

## 【出院情况】

患者一般情况好，无发热，饮食、入眠及大小便正常；右膝、小腿无肿胀，刀口愈合良好，局部皮温不高，助行器辅助行走锻炼，步态基本正常。换药见刀口无异常，予以拆线。

### 【总结体会】

该患者为内侧间室骨性关节炎，存在关节外畸形，术前测量胫骨近端内侧角约80°，可选择保守治疗或单髁置换术治疗，患者50岁，比较活跃，根据膝关节骨性关节炎的阶梯治疗原则，决定行HTO治疗，术中注意保护鹅足腱及血管、神经组织；注意截骨过程中保留"合页"，避免造成骨折。选择专用接骨板固定，注意固定顺序。术后预防静脉血栓形成，注意观察皮肤张力及血运情况。

（李国强）

## ◎ 右肩关节钙化性肌腱炎

### 【基本信息】

姓名：郑×× 性别：女 年龄：54岁

主诉：反复右肩关节疼痛、活动受限7年余，加重1月。

现病史：患者有"右肩关节疼痛"病史7年余，反复右肩部疼痛，活动受限，曾间断到私人诊所及外院门诊就诊，患者诉经治后症状时轻时重，疼痛缓解欠佳，患者于1月前突发右肩部疼痛加重，遂由家属陪同到我院门诊就诊，经行右肩MRI示："①右肩胛下肌腱肱骨头附着处前方异常信号，考虑钙化性肌腱炎；②右肩胛下肌腱及冈上肌腱损伤；③右肩峰下－三角肌下滑囊积液"，现为求进一步治疗，门诊医师拟"肩钙化性肌腱炎（右肩胛下肌腱）"收入我科住院治疗。现患者神清，精神可，表情痛苦，右肩部疼痛，无夜间明显，无力，活动受限，纳可眠差，二便正常。

过敏史：无。

### 【查体】

体格检查：右肩皮肤完整，右肩前外侧压痛明显，疼痛弧试验阳性，无方肩畸形，琴键征阴性，右肩活动受限，右桡动脉搏动可扪及，患肢远端血运及指动可。

辅助检查：影像结果见图7-6、图7-7。

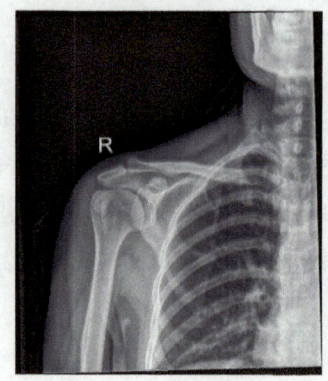
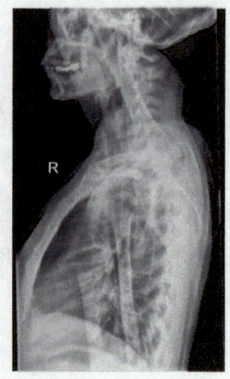

图 7-6　术前右肩正位、穿胸位 X 线片

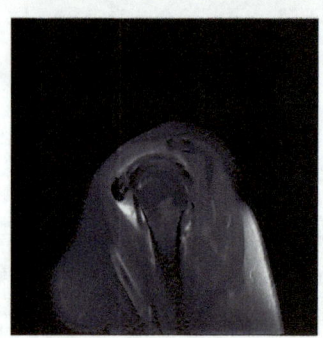
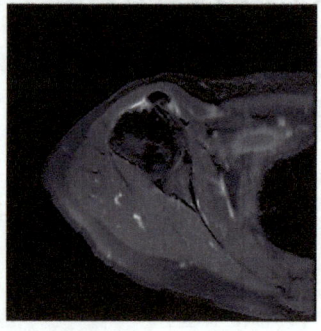

图 7-7　术前右肩 MRI

## 【诊断】

初步诊断：右肩钙化性肌腱炎（右肩胛下肌肌腱）。

鉴别诊断如下。

西医鉴别诊断。

1. 需与"肩关节脱位"相鉴别

本病有明显骨擦感、局部压痛敏锐，右肩关节无弹性固定，结合 X 线片、MRI 片可资鉴别。

2. 本病需与"Bankart 损伤"相鉴别

二者均有局部疼痛肿胀，活动受限，区别要点在于肩袖钙化性肌腱炎疼痛点在肩峰处，Neer 征、Hawkins 征、Jobe 征（+），患肢力弱，伴有疼痛弧试验阳性；Bankart 损伤疼痛点在于肩前下方，Crank test（+），O'Brein test（+），Neer test（-），Hawkins test（-），Jobe test（-），患肢肌力正常，活动无明显障碍，患者往往有肩关节前脱位病史。MRI 片可资鉴别。

中医鉴别诊断。

1. 需与"脱位"相鉴别

本病有明显骨擦感、局部压痛敏锐,右肩关节无弹性固定,结合 X 线片、MRI 片可资鉴别。

2. 需与"骨折"相鉴别

二者均有局部疼痛肿胀,活动受限,区别要点在于骨折疼痛和功能受限较重,且有畸形、异常活动及骨擦音。X 线片、MRI 片可资鉴别。

3. 需与"五十肩"相鉴别

二者均有局部疼痛肿胀,活动受限,区别要点在于后者疼痛点不固定,伴有肩关节的主被动活动受限,肩袖钙化性肌腱炎疼痛点在于钙化灶所在部分,肩关节主被动活动可。MRI 片可资鉴别。

最终诊断:右肩钙化性肌腱炎(右肩胛下肌肌腱)。

【诊疗经过】

入院后完善血常规、生化、凝血、感染等化验,完善右肩 DR、MRI 等检查,排除手术禁忌证后于全麻下行"右肩关节镜下钙化灶清理术"。

手术经过如下。

在插管全麻 + 右肌间沟麻醉起效后,患者取左侧卧位,患肢斜向上 45° 持续牵引,牵引重量为 5 kg。术中控制性降压,收缩压控制在 90 ~ 100 mmHg。

常规消毒铺无菌巾,作肩关节后侧、前上及前下入路切口各 1 cm,向盂肱关节置入关节镜。

建立后侧入路进入肩关节,关节镜监视下建立前方操作入路,仔细探查盂肱关节内结构,了解是否合并关节内结构损伤,如存在损伤则进行相应处理。

在肩胛下肌腱的关节侧寻找充血红肿的"草莓斑",找到后在此处置入硬膜外穿刺针并引入 PDS 线,初步定位肩胛下肌腱钙化灶。关节镜头转至肩峰下间隙,建立肩峰下间隙操作通道,刨刀或射频清理肩峰下炎性滑膜组织,扩大肩峰下间隙,找到 PDS 线定位点。

用硬膜外穿刺针多点穿刺该部位的肩袖组织,松软的钙化灶有乳白色呈石灰样物质溢出。用刮匙及刨刀分别清理干净。术中清理完钙化灶后全面评估肩袖受损情况,发现肩袖腱性部分损伤未累及肌腱深度的 50%,且损伤部位宽度不超过 1 cm,无须行肩袖修补。

冲洗肩关节后,关节腔内注射 0.5% 左旋丁哌卡因 5 mL 和曲安奈德注射液 5 mg,缝合手术切口,敷料包扎固定。术后复查影像结果见图 7-8。

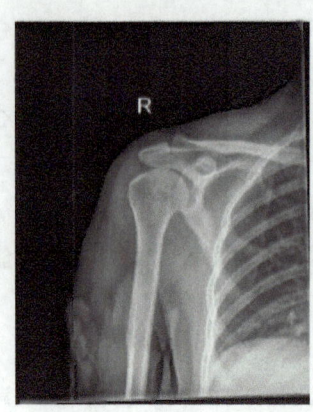
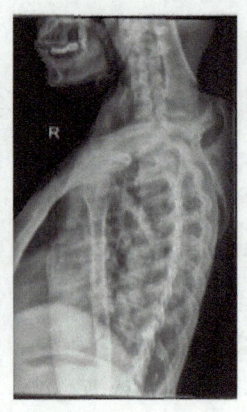

图7-8 术后复查右肩正位、穿胸位X线片

【出院情况】

术后5天，1类切口甲级愈合，拆线出院。患者诉右肩疼痛缓解明显，活动自如，术后第2天继续佩戴三角巾悬吊右上肢。

【总结体会】

肩袖钙化性肌腱炎为骨科临床的常见病，是引发肩关节疼痛的主要病因之一（约占7%），主要症状为疼痛、肩关节活动受限，严重影响患者的生活质量[1]。好发年龄为30~50岁，女性略多于男性[2~3]，患病率随年龄增加而升高，右侧较左侧多见。绝大多数发生在冈上肌肌腱，约占80%，其次为冈下肌肌腱，约占15%[4]。一般按病程进展可分为三期。①钙化前期：仅在病变细胞基质囊泡内发现了钙盐类物质，通常无明显临床症状和体征。②钙化期：随着钙盐的吸收，病变处细胞逐渐出现钙质沉积物，患肩逐渐出现疼痛伴明显活动受限，夜间症状较白天重。③钙化后期：钙质沉积物被完全吸收后自行消失，病变处被新生的肉芽组织、胶原纤维填充，部分患者疼痛明显减轻甚至消失[5~6]。

该疾病临床上要根据病程进展选择具体的治疗方法。本病在疾病早期一般采取保守治疗，部分症状未能缓解者需进行手术治疗[7]，目前的手术治疗方式主要分为开放性手术和关节镜下钙化灶清理术，而关节镜手术的优点在于手术创伤小、病灶清除彻底及术后恢复快，而且避免了开放手术对三角肌的损害，是目前治疗肩袖钙化性肌腱炎的首选方式[8]。

自1987年Ellman[9]报道了首例关节镜下行钙化灶清除术后，近年来随关节镜技术日趋成熟，外科治疗选择关节镜手术已是大势所趋。对于无法耐受剧痛的急性发作期患者，该方法是一种较为理想的治疗手段，值得临床推广。陈建海等[10]对比了急性钙化期和慢性钙化后期患者行关节镜下病灶清除的疗效，认为保守治疗无效时应尽早行关节镜手术，急性钙化期和慢性钙化期均有满意疗效且疗效相当。肖健等[11]指出关节镜下病灶清除术有以下优点：①不会遗漏肩关节内可能存在的其他病灶而避免漏诊；②对三角肌损伤小，术后疼痛较轻，早期即可行功能锻炼；③可观察到肩峰下间隙的情况，并及时进行相应处理。

本病例患者"右肩胛下肌腱钙化性肌腱炎"，术中见钙化灶位于肩前侧，用硬膜外穿刺针多点穿刺该部位的肩袖组织，松软的钙化灶有乳白色呈石灰样物质溢出，术中清理完钙化灶后全面评估肩袖受损情况，发现肩袖腱性部分损伤未累及肌腱深度的50%，且损伤部位宽度不超过1cm，未行肩袖修补，从而消除病患所在，达到良好的临床疗效。

【参考文献】

[1] 姜春岩, 冯华, 王满宜, 等. 钙化性肩袖肌腱炎的关节镜治疗[J]. 中华手外科杂志, 2005, 21(1): 3-5.

[2] DIEHL P, GERDESMEYER L, GOLLWITZER H, et al. Die Kalkschulter – Tendinosis calcarea [Calcific tendinitis of the shoulder][J]. Orthopade, 2011, 40(8): 733-746.

[3] YOO J C, PARK W H, KOH K H, et al. Arthroscopic treatment of chronic calcific tendinitis with complete removal and rotator cuff tendon repair[J]. Knee Surg Sports Traumatol Arthrosc, 2010, 18(12): 1694-1699.

[4] 薛辉. 肩关节镜下钙化灶清除术治疗钙化性肌腱炎的疗效分析[J]. 特别健康, 2021(3): 78.

[5] 赵李木子, 钟名金, 刘雨微, 等. 肩袖钙化性肌腱炎的治疗进展[J]. 中国骨与关节损伤杂志, 2021, 36(7): 778-779.

[6] SU X, LI Z, LIU Z, et al. Effects of high- and low-energy radial shock waves therapy combined with physiotherapy in the treatment of rotator cuff tendinopathy: a retrospective study[J]. Disabil Rehabil, 2018, 40(21): 2488-2494.

[7] BAZZOCCHI A, PELOTTI P, SERRAINO S, et al. Ultrasound imaging-guided percutaneous treatment of rotator cuff calcific tendinitis: success in short-term outcome[J]. Br J Radiol, 2016; 89(1057): 20150407.

[8] DE WITTE P B, KOLK A, OVERES F, et al. Rotator Cuff Calcific Tendinitis: Ultrasound-Guided Needling and Lavage Versus Subacromial Corticosteroids: Five-Year Outcomes of a Randomized Controlled Trial[J]. Am J Sports Med, 2017, 45(14): 3305-3314.

[9] ZHOU Y, WANG J H. PRP Treatment Efficacy for Tendinopathy: A Review of Basic Science Studies[J]. Biomed Res Int, 2016, 2016: 9103792.

[10] 陈建海, 张一翀, 张殿英, 等. 肩关节钙化性肌腱炎的关节镜治疗及急慢性期疗效比较[J]. 中华肩肘外科电子杂志, 2015(2): 28-34.

[11] 肖健, 崔国庆, 王健全. 肩袖钙化性肌腱炎的关节镜治疗[J]. 中华关节外科杂志(电子版), 2010, 4(1): 12-17.

（叶阮炷）

## ◎ 右膝关节骨性关节炎

### 【基本信息】

姓名：武×× 　　性别：男　　年龄：67岁

主诉：右膝部疼痛1年余，加重半年余。

现病史：患者于7年前扭伤右膝部，当时无明显疼痛感，无膝关节交锁、卡压、打软腿等现象，未予处理。伤后2年前出现右膝关节外翻畸形，畸形程度逐渐加重，1年前长距离行走及劳累后右膝部疼痛，予口服止疼药物治疗，半年前疼痛加重，并出现下蹲受限，行走跛行，予外敷膏药及口服止疼药物治疗，目前在不借助辅助工具的情况下单次行走100米即感右膝部明显疼痛，为求治疗就诊我院，今以"右膝骨性关节炎"收入我科。患者神志清、精神可，饮食、睡眠正常，小便正常，大便近一月较稀。体温正常，体重无明显变化。

过敏史：无。

### 【查体】

体格检查：T 36.2 ℃，P 88次/分，R 19次/分，BP 130/96 mmHg，身高177 cm，体重66 kg。发育正常，营养中等，神志清，精神可，跛行，查体合作。皮肤及其黏膜无黄染。全身浅表淋巴结未触及肿大。头颅无畸形。毛发分布均匀，眼睑无水肿，巩膜无黄染，眼球运动灵活，视野无缺损，双侧瞳孔等大、等圆，对光反射灵敏。外耳道无脓性分泌物溢出，鼻通气良好，鼻翼无煽动，口腔无异味，唇淡红，扁桃体无肿大，咽无充血，伸舌居中。颈软，颈静脉无充盈，气管居中，甲状腺无肿大。胸廓无畸形，两侧呼吸动度相等，双肺部触觉语颤音，无胸膜摩擦感及握雪感。双肺部叩清音，胸式呼吸，双肺呼吸音清，未闻及干湿性啰音。心律齐，各瓣膜听诊区未闻及病理性杂音。腹部平坦，腹壁静脉无曲张，无胃肠型及蠕动波。柔软，肝脾肋缘下未触及，全腹无压痛及反跳痛，叩鼓音，肠鸣音正常，腹水征阴性。肛门、直肠及外生殖器正常。腹壁反射、膝腱、跟腱、肱二、三头肌等深浅反射正常存在，巴斯基征、脑膜刺激征阴性。

专科检查：跛行，右膝关节伸直位外翻畸形，屈曲90°无外翻畸形；局部无肿胀，皮肤无破溃，皮温正常，局部无肿胀，皮肤无破溃，皮温正常，外侧间隙压痛明显，侧方应力试验阴性，前、后抽屉试验阴性，浮髌试验阴性，髌骨活动度可，膝关节活动度：90°～105°，踝关节及足趾自主屈伸活动无明显异常，末梢血运感觉可。

辅助检查：2021-04-21查下肢全长X线，示右侧膝关节退行性变。2021-04-25查心电图无明显异常。下肢血管超声未见明显异常。胸部X线心肺膈未见明显异常。心脏超声示左室舒张功能减退。血常规、血生化无明显异常。术前X线见图7-9。

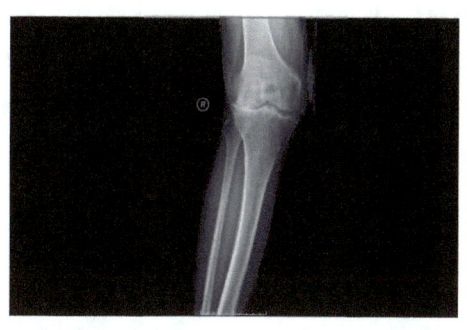 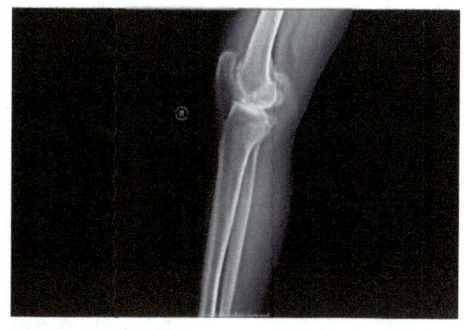

图 7-9 术前 X 线

## 【诊断】

初步诊断：右膝关节骨性关节炎（外翻畸形）。

鉴别诊断如下。

1. 类风湿性关节炎

常为多发性、游走性、对称性关节肿痛，也可有高热，往往伴有心脏病变，关节抽出液澄清，无细菌。愈后不留有关节功能障碍。

2. 膝关节结核

多有低热、盗汗、乏力病史，结核菌素试验阳性，病理可明确诊。

最终诊断：右膝关节骨性关节炎（外翻畸形）。

## 【诊疗经过】

入院后完善术前检查，包括血尿便常规，凝血系列，肝肾功，另外进行降钙素原、血沉、风湿两项等排除类风湿性关节炎和结核性关节炎。查心电图、下肢全长片、心脏B超、下肢血管超声排除静脉血栓和心血管疾病，评估心肺功能；测量下肢力线及测试屈曲、内外翻应力，外翻约35°，LDFA（股骨远端外侧角）约45°，股骨胫骨矢状位无畸形，确定 Krackow Ⅱ型。入院检查结果回报未见明显异常，根据患者病情、临床表现、影像学检查及体格检查情况，经过充分术前讨论，初步拟定手术方式为：右膝关节表面置换术，选择爱康A3假体。向患者和家属详细说明病情和手术方案，患者及家属表示理解和同意手术方案并签署手术知情同意书。通知手术准备手术器械及假体。术前常规准备（备血、口服非甾体类抗炎药物提前镇痛、全身清洁及术区备皮、碘附擦洗患侧足部、术前宣教康复计划及实操、标记手术侧等）。麻醉医师术前访视评估全身情况后决定拟行椎管内麻醉并签署麻醉知情同意书。手术过程顺利，手术时间约120分钟，术中出血约200 mL，未输血。术后处置措施：①术后持续心电监测和血氧饱和度监测，密切观察生命体征变化，病情稳定后去监护；②预防感染，术前30分钟预防性应用抗生素，术后48小时停用（注射用头孢呋辛钠静脉滴注 q12 h）；③预防血栓，术后口服利伐沙班 10 mg qd，气压治疗，踝泵运动等多种措施；④康复锻炼，术后早期行股四头肌静力性收缩训练，翌日拔管后助行器辅助站立、室内行走；⑤围手术期镇痛，多模式镇痛，非甾体类和小剂量阿片类联合应用，严密观察有无不良反应，必要时停用；⑥术后24小时内拔管，定期换药，观察切口渗出和愈合情况。术后病情恢复顺利，精神、饮食及入眠好。疼痛VAS评分2分，右膝关节屈曲0°～90°。复查术后X线见假体位置良好。术后2周顺利出院。术后影像结果见图7-10。

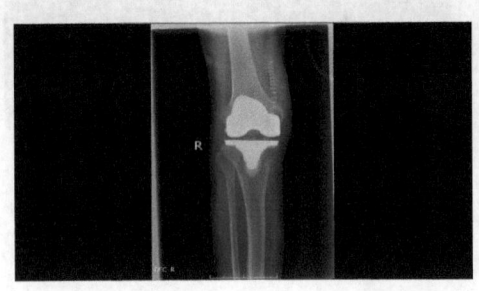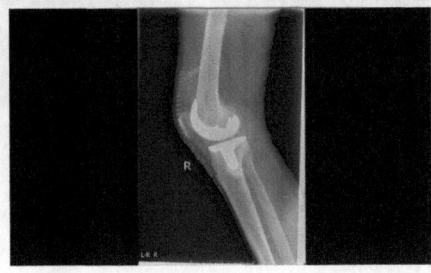

图7-10 术后影像

【出院情况】

患者一般情况好，无发热，神志清，精神好，助行器辅助行走无异常，步态改善。查体：右膝关节无肿胀，皮温正常，膝关节屈曲活动改善，换药见刀口愈合良好，予以拆线，指导进行功能锻炼，患者要求出院，告知注意事项后办理出院手续。

【总结体会】

膝关节外翻畸形膝关节置换的患者在膝关节置换术中的比例约为10%，在初次膝关节置换术中难度较大，尤其是外翻角度>15°的中、重度外翻畸形，主要原因为内侧副韧带松弛，采取髌内侧入路时显露困难；外翻膝多存在股骨外髁发育不良，定位截骨困难；该患者外翻角度>15°，疼痛影响日常生活，有明确手术指征，术前检查完善，无手术禁忌证；拟行膝关节表面置换术治疗。选择"PS"表面置换假体，常规髌内侧入路，术前半小时使用抗生素及氨甲环酸；手术时间预计90分钟，注意止血带时间及压力；术中需注意胫骨外髁后外侧骨缺损情况，保护好内侧副韧带；松解的重点是后外侧，保护的重要结构是内、外侧副韧带；外侧副韧带的松解可使用20号针头"拉花"式松解，避免出现"Sudden death"。试模测试不可出现过伸、允许伸膝延迟。术后多模式镇痛，拔管翌日下床站立、行走；1周内膝关节屈曲0°～90°。

（李国强）

# 骨关节疾病 第七章

## ◎ 左膝关节骨性关节炎

### 【基本信息】

姓名：张××　　性别：女　　年龄：67岁

主诉：左膝关节疼痛、畸形进行性加重10余年。

现病史：患者自述因自幼右下肢畸形，不能完全负重，左下肢持重为主，约于10余年前感左膝关节疼痛，休息缓解；10余年来左膝关节逐渐出现外翻畸形，疼痛进行性加重，行口服止痛剂、针灸、理疗等治疗效果差，近5月来疼痛不能耐受，不能行走。外院拍片示：左膝关节外翻畸形、骨性关节炎，今为进一步治疗来诊。收住院，患者饮食，睡眠可，大、小便正常。

既往史：左足底皮肤冻伤后不愈合2月。

过敏史：无。

### 【查体】

体格检查：T 36.8 ℃，P 81次/分，R 20次/分，BP 113/84 mmHg，身高140 cm，体重45 kg。发育异常，营养中等，神志清醒，强迫体位，面容正常，表情正常，检查合作。色泽正常，温度正常，弹性好，无水肿、无皮疹、无瘀点、无紫癜、无皮下结节、无肿块、无蜘蛛痣、无肝掌、无溃疡和瘢痕，毛发的生长及分布正常。无全身及局部淋巴结肿大，无局部皮肤红肿、无波动、无压痛、无瘘管、无疤痕。喉发音清晰颈部对称，无抵抗强直、无压痛、无肿块、无活动受限。颈动脉无异常搏动，未闻及杂音，颈静脉无怒张。气管位置居中。甲状腺大小正常、硬度正常、无压痛、无结节、无震颤、无血管杂音。双侧呼吸运动对称，节律规整。听诊双肺呼吸音正常，未闻及干啰音。心律齐。腹平软，全腹无压痛、无反跳痛，Murphy征（－），移动性浊音（－）。肝肋缘下未触及。脾未触及。肠鸣音正常。肛门、直肠、外生殖器无异常。

专科检查：跛行，骨盆倾斜；右下肢屈曲外旋，髋关节屈曲0°～90°，踝关节畸形，周径较左侧小约2 cm，短缩约4 cm，肌力4级；左膝关节外翻畸形，屈曲5°～110°；髌周压痛，髌股轨迹外倾，关节间线向内侧成角约20°。足跟部可见皮损，干燥，无异常分泌物，跖趾关节可见胼胝体。末梢感觉、血运正常。

辅助检查。2021-05-17查血常规：中性粒细胞百分数70.5%；抗链球菌溶血素O＜25.0 IU/mL，类风湿因子＜20.0 IU/mL，纤维蛋白原4.06 g/L，D-二聚体1.32 μg/mL，心电图正常。下肢血管B超：左侧髂静脉、股静脉、腘静脉及肌间静脉未见异常，左下肢皮下软组织淋巴水肿。左下肢X线（图7-11）：左膝关节外翻畸形、退行性变。心脏B超：左室舒张功能减退。

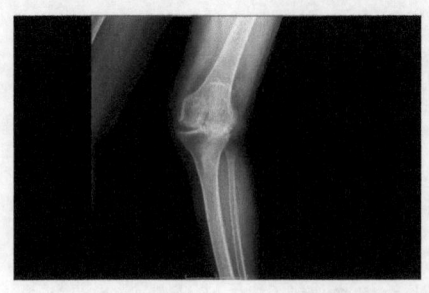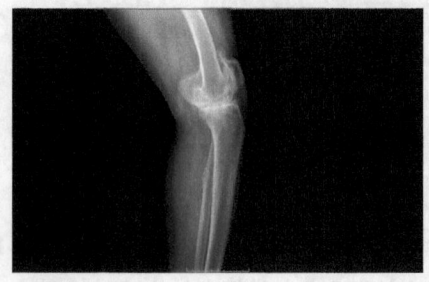

图 7-11　左下肢 X 线

【诊断】

诊断：①左膝关节骨性关节炎（外翻畸形）；②右下肢畸形；③足部皮肤不愈合。

鉴别诊断如下。

1. 类风湿性关节炎

多个关节畸形，类风湿因子检查阳性，该患者无晨僵现象，理化检查未见异常，可鉴别排除。

2. 创伤性关节炎

有关节内骨折病史，为继发性关节软骨损伤造成关节疼痛、畸形及功能障碍；病史和影像检查可鉴别排除。

3. 痛风

风湿免疫性疾病，急性期多累及第一跖趾关节。病史、症状及影像、理化检查，可资鉴别。

4. 膝关节结核

患者常有低热，盗汗，膝关节活动受限，压痛，拍片可见骨质的虫蚀样破坏。查体和病史、体征可以鉴别排除。

【诊疗经过】

入院后完善术前检查，包括：血尿便常规，凝血系列，肝肾功，另外进行降钙素原、血沉、风湿两项等排除类风湿性关节炎和结核性关节炎。查心电图、下肢全长片、心脏B超、下肢血管超声排除静脉血栓和心血管疾病，评估心肺功能；测量下肢力线及测试屈曲、内外翻应力，外翻约42°，LDFA（股骨远端外侧角）约45°，股骨胫骨矢状位无畸形，确定Krackow Ⅲ型。入院检查结果回报未见明显异常，根据患者病情、临床表现、影像学检查及体格检查情况，经过充分术前讨论，初步拟定手术方式为：左膝关节表面置换术，选择爱康A3假体，备CCK假体。向患者和家属详细说明病情和手术方案，患者及家属表示理解和同意手术方案并签署手术知情同意书。通知手术，准备手术器械及假体。术前常规准备（备血、口服非甾体类抗炎药物提前镇痛、全身清洁及术区备皮、碘附擦洗患侧足部、术前宣教康复计划及实操、标记手术侧等）。麻醉医师术前访视评估全身情况后决定拟行椎管内麻醉并签署麻醉知情同意书。手术过程顺利,手术时间约120分钟,术中出血约200 mL,未输血。术后处置措施:①术后持续心电监测和血氧饱和度监测,密切观察生命体征变化,病情稳定后去监护;②预防感染,术前30分钟预防性应用抗生素,术后48小时停用(注射用头孢呋辛钠静脉滴注q12 h);③预防血栓:术后口服利伐沙班10 mg qd,气压治疗,踝泵运动等多种措施;④康复锻炼,术后早期行股四头肌静力性收缩训练,翌日拔管后助行器辅助站立、室内行走;⑤围手术期镇痛,多模式镇痛,非甾体类和小剂量阿片类联合应用,严密观察有无不良反应,必要时停用;⑥术后24小时内拔管,定期换药,观察切口渗出和愈合情况。术后病情恢复顺利,精神、饮食及入眠好。疼痛VAS评分2分,右膝关节屈曲0°~90°。复查术后X线见假体位置良好。术后1周转眼科治疗白内障,1周后顺利出院。术后影像结果见图7-12。

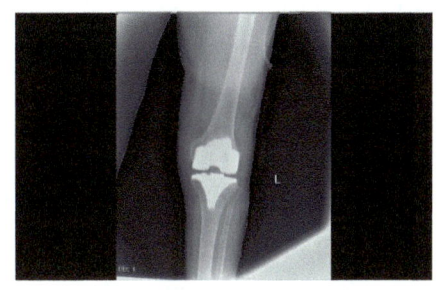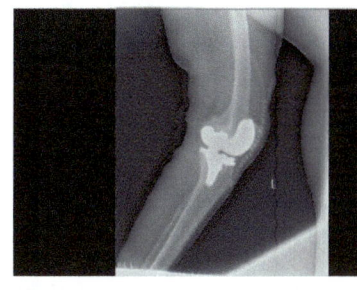

图7-12 术后影像

【出院情况】

体温正常,精神、饮食及入眠好。疼痛VAS评分2分,右膝关节屈曲0°~110°。复查术后X线见假体位置良好。助行器辅助行走步态改善。

【总结体会】

患者手术指征:膝关节疼痛、畸形进行性加重。拟施手术名称和方式:膝关节置换术。拟施麻醉方式:腰硬联合麻醉。

术前准备:术前健康宣教,术区皮肤消毒。术前假体准备:除表面假体外,备延长杆,如需滑移截骨,备锚钉等固定器械,术前30分钟静滴抗生素和预防术中出血药物,术中使用止血带并仔细分离周围组织,减少出血,缩短手术时间,避免止血带引起的损伤,术后放置引流管,充分引流,关于手术的必要性,关于术中及术后可能发生的危险及并发症以做充分估计,并向患者及家属说明,表示理解并签字。注意事项:综合运用等量截骨法和间隙测量法,避免损伤副韧带,术中需注意保护内侧结构,松解外侧结构时需注意腓总神经的保护。术后多模式镇痛,指导进行功能锻炼,促进康复。

(李国强)

## ◎ 双侧人工全膝关节置换

【基本信息】

姓名：彭×× 性别：女 年龄：69岁

主诉：反复双膝部疼痛、活动受限10年余，加重2月。

现病史：患者有"双膝骨性关节炎"病史10年余，反复双膝部疼痛、肿胀、进行性跛行，在外院及私人诊所间断治疗，现双膝关节疼痛明显，活动受限，无头晕头痛，无心悸胸闷，在家自行休息后症状无明显缓解，即于今日由家人陪同到我院门诊就诊，经行X线片检查双膝关节退行性骨关节病，现患者要求住院行双侧人工全膝关节置换术，门诊医师拟"双膝骨性关节炎"收入我科住院治疗。现患者神清，精神可，双膝关节疼痛不适，跛行，活动受限，纳可，眠差，二便正常。

过敏史：无。

【查体】

体格检查：双膝皮肤完整，轻度肿胀，双下肢呈外翻畸形，局部肤温稍高，外侧关节间隙压痛明显，无弹响，左膝关节活动度0°～90°，右膝关节活动度0°～80°双侧磨髌、挺髌试验（＋），浮髌试验、回旋挤压试验、挤压研磨试验（＋），侧方应力试验（－），末端血运、感觉及趾动可。

辅助检查：术前影像结果见图7-13。

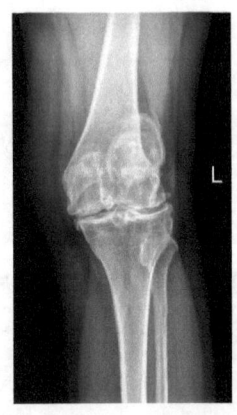 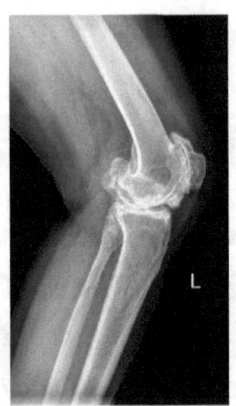 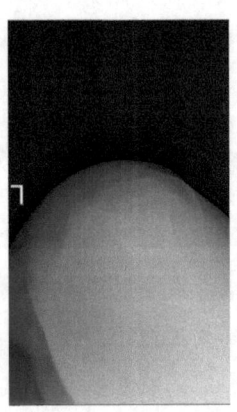 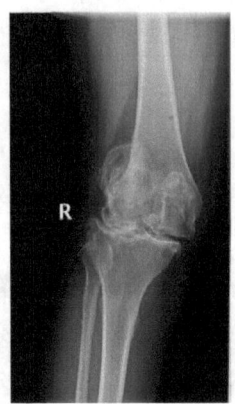

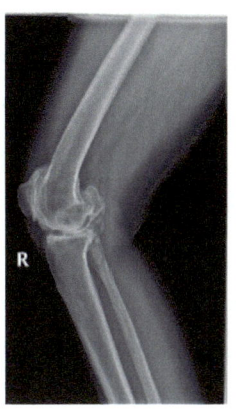
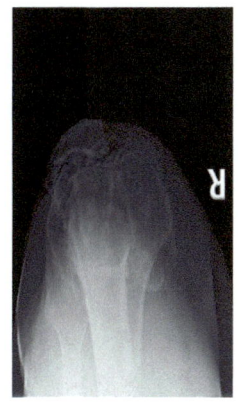
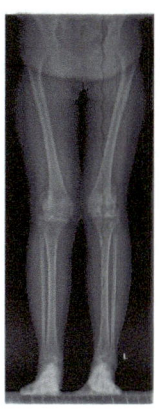

图 7-13　术前双膝正侧、髌骨轴位及双下肢全长 X 线

## 【诊断】

初步诊断：双膝骨性关节炎。

鉴别诊断如下。

西医鉴别诊断。

1. 本病需与骨坏死相鉴别

膝骨性关节炎和骨头坏死的区别是发病诱因、定义与性质不同。膝骨性关节炎通常由老年或肥胖引起，患者年龄越大体重越重，关节炎的相对发病率就越大。膝骨性关节炎是由原发性或继发性原因引起的关节软骨退行性改变，会出现相应的局部骨质增生，而骨坏死是由于各种原因造成的膝关节骨质局部血液供应系统障碍，从而导致局部骨软骨坏死。骨坏死患者软骨脱落之前关节间隙正常，而骨性关节炎患者发病前期就可能出现关节间隙变窄。致残率方面，骨坏死致残率高，患者常丧失劳动能力，严重影响生活质量，而骨性关节炎的预后一般良好，多无严重致残，仅有少数患者可发生畸形和活动受限。

2. 本病需与类风湿性关节炎相鉴别

两者均有局部的肿痛、畸形和功能障碍，其区别要点在于流行病学、病理生理、临床症状和体征，以及实验室检查和影像学检查。本病好发于老年患者，尤其是肥胖患者多见，男女比例接近；后者好发于青壮年，多见于女性。本病的病理生理实质是负重区关节软骨的磨损退变，导致关节间隙变窄，关节力线改变，影响关节正常的活动，并合并软骨下骨的硬化、囊变和周围的骨质增生、滑膜慢性炎症改变，最终导致关节的畸形、脱位和病废；后者的病理生理实质是关节的滑膜炎和关节外的血管炎，从而导致关节软骨、软骨下骨和关节周围软组织的破坏，最终导致关节的病变和内脏的改变。临床表现上本病的关节运动黏滞感，X 线检查关节间隙的不均匀变窄和类风湿因子阴性，可区别于后者的晨僵、关节间隙均匀变窄和类风湿因子阳性。

中医鉴别诊断。

1. 本病需与骨蚀相鉴别

骨蚀好发于中青年，病情发展较快，以膝关节突然出现疼痛为主要表现，可能出现软骨剥脱。膝痹好发于老年人，病情发展缓慢，早期症状不明显，多在活动时发生疼痛，休息后好转，极少发生塌陷。骨蚀致残率高，患者常丧失劳动能力，严重影响生活质量，而膝痹的预后一般良好，多无严重致残，仅有少数患者可发生畸形和活动受限。

2. 本病需与鹤膝风相鉴别

骨痹发病年龄多在50岁以上，肥胖患者多见，髋膝关节多发，关节间隙变窄，骨赘增生明显，软骨下骨皮质硬化并可见有囊性变等，实验室检查多无特异性指标，X线片可鉴别；鹤膝风多见于20～40岁女性，多累及全身小关节，如手指关节、腕、足、踝、膝等，极少累及骶髂关节，发作时红肿热痛、晨僵、关节畸形甚至半脱位等，类风湿因子可以为阳性，X线片可见骨质疏松或有虫蚀样改变。

最终诊断：双膝骨性关节炎。

## 【诊疗经过】

入院后完善血常规、生化、凝血、感染等化验，完善彩超、心电图及双膝DR等检查，排除手术禁忌证后于插管全麻＋腰硬联合麻醉下行"双侧全膝关节置换术"。

手术经过如下。

麻醉实施成功后，患者取平卧位，然后常规消毒、铺巾，上止血带。

先行左人工全膝关节置换，作左膝前正中纵形切口，起于髌骨近侧5.0 cm，向下经髌骨前方，止于胫骨结节内侧缘。

依次切开皮肤、皮下组织和筋膜，沿股四头肌肌腱中线，切开肌腱至髌骨上极，然后沿髌骨内侧缘切开，继续向下沿髌韧带内侧缘止于胫骨结节内侧。

将髌骨向外翻开，从关节内侧面切除脂肪垫，完全显露膝关节前部。屈膝90°，沿附着部锐性剥离关节囊，从而广泛显露膝关节内部。清理关节腔，切除半月板、增生的骨赘以及可能影响人工膝关节活动的过度增生的滑膜。仔细作软组织松解和评估软组织平衡。

骨端准备：股骨侧，依一定操作程序，凭借模板作股骨髁截骨（2号假体），安装假体试样；胫骨侧，根据髓内外结合定位，在胫骨截骨面上钻出相应孔槽，以容纳1.5号胫骨假体的插入固定；测定胫骨垫片为8 mm。

髌骨面准备：用电刀烧灼髌骨关节面周围，阻断末梢神经。

将骨水泥搅拌至合适程度，将各假体植入，稍加压，然后保持至骨水泥固化为止，使假体、骨水泥和骨面密切接触。同时去除多余骨水泥。

松止血带，使用肾上腺素稀释液浸泡血垫压迫止血5分钟，严密止血后，用大量生理盐水冲洗，清点器械、纱巾无误，逐层关闭。予以弹性绷带加压包敷。

以相同的步骤行"右人工全膝关节置换术"。术后安返病房。术后复查影像结果见图

7-14。

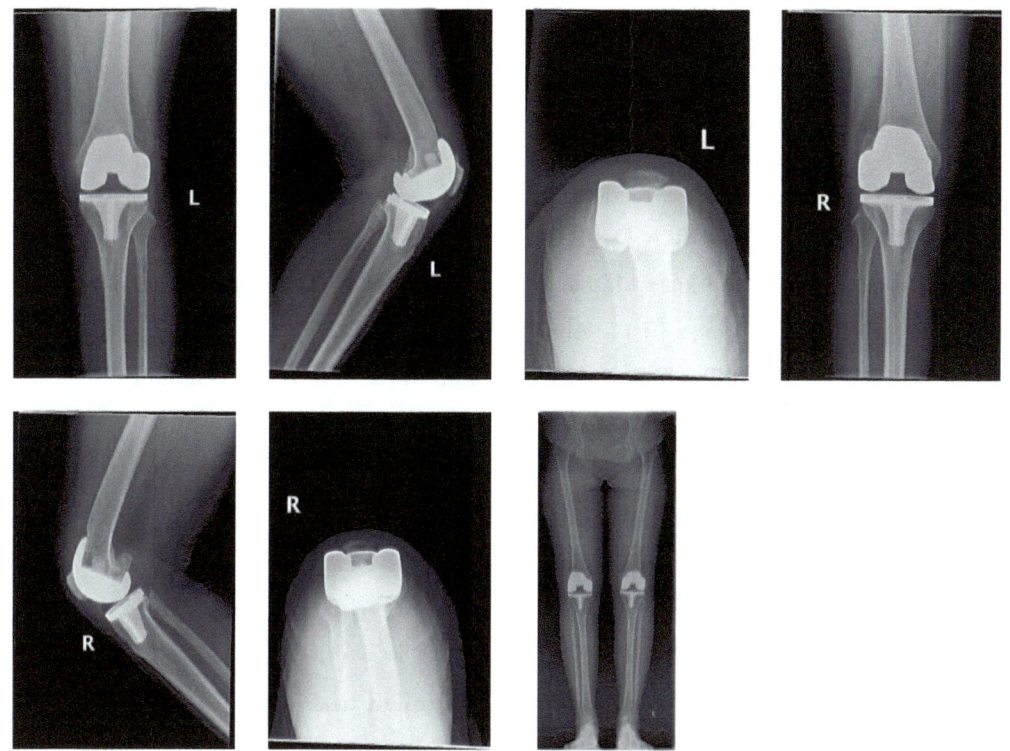

图7-14 术后复查双膝正侧、髌骨轴位及双下肢全长X线

## 【出院情况】

术后2周,1类切口甲级愈合,拆线出院。患者诉术口疼痛可忍,术后第2天即可借助行器下地全负重行走。

## 【总结体会】

膝骨关节炎(knee osteoarthritis,KOA)是一种多病因的、累及全关节的慢性致残性疾病,伴有关节软骨、软骨下骨、韧带、滑膜、关节囊和关节周围肌肉结构的病变[1~3]。其病理改变不是单纯被动的退行性或磨损性病变,而是关节组织破坏与修复失衡引起的主动动态改变[4]。年龄、体重、性别、关节结构改变及职业均是KOA的危险因素[5]。目前全球约有2.5亿人罹患OA,60岁以后,大约9.6%的男性和18.0%的女性会患有OA[6]。随着人类寿命的延长,肥胖人群比例的上升,关节创伤发生率的增加,KOA导致的个人和社会负担的经济成本显著增加。

目前,在膝骨性关节炎早期,可通过药物治疗、物理治疗等保守方法进行治疗,可有效缓解患者疼痛,改善生活质量,属于姑息治疗范畴,尚无终止甚至逆转全关节随着疾病进展。对于疾病发展至中晚期,即重度膝骨性关节炎患者,常规保守治疗已经难以控制疾病，对患者疾病控制的效果不佳[7]。人工全膝关节表面置换术属于一种治疗重度膝骨性关节炎有效的方式，其通过修整膝关节，将人工关节放置其中，使得患者膝关节功能恢复正常[8]，可有效缓解疼痛，促进关节功能恢复[9]。大多数患者需要接受终末期的手术治疗。

总而言之，对于重度膝骨性关节炎患者，采用人工全膝关节表面置换术治疗的效果显著，可改善患肢关节活动度，提高患者生活质量，具有推广价值。

## 【参考文献】

[1] PRIETO-ALHAMBRA D, JUDGE A, JAVAID M K, et al. Incidence and risk factors for clinically diagnosed knee, hip and hand osteoarthritis: influences of age, gender and osteoarthritis affecting other joints [J]. Ann Rheum Dis, 2014, 73 (9): 1659-1664.

[2] WOOLF A D, PFLEGER B. Burden of major musculoskeletal conditions [J]. Bull World Health Organ, 2003, 81 (9): 646-656.

[3] HILIGSMANN M, COOPER C, ARDEN N, et al. Health economics in the field of osteoarthritis: an expert's consensus paper from the European Society for Clinical and Economic Aspects of Osteoporosis and Osteoarthritis (ESCEO) [J]. Semin Arthritis Rheum, 2013, 43 (3): 303-313.

[4] CHEN ZY, GAO Y, CHEN W, et al. Is wound drainage necessary in hip arthroplasty? A meta-analysis of randomized controlled trials [J]. Eur J Orthop Surg Traumatol, 2014, 24 (6): 939-946.

[5] LOFTUS T, AGEE C, JAFFE R, et al. A simplified pathway for total knee arthroplasty improves outcomes [J]. J Knee Surg, 2014, 27 (3): 221-228.

[6] PRIETO-ALHAMBRA D, JUDGE A, JAVAID M K, et al. Incidence and risk factors for clinically diagnosed knee, hip and hand osteoarthritis: influences of age, gender and osteoarthritis affecting other joints [J]. Ann Rheum Dis, 2014, 73 (9): 1659-1664.

[7] ØIESTAD B E, QUINN E, WHITE D, et al. No Association between Daily Walking and Knee Structural Changes in People at Risk of or with Mild Knee Osteoarthritis. Prospective Data from the Multicenter Osteoarthritis Study [J]. J Rheumatol, 2015, 42 (9): 1685-1693.

[8] 何景力，唐满海，张琰冰，等. 人工全膝关节置换术治疗严重类风湿性关节炎和骨性关节炎的疗效观察 [J]. 临床医药文献电子杂志，2016，3（44）：8745-8746.

[9] 董凌岱，郏长建，李建林，等. 关节镜治疗无意向人工膝关节置换的中重度骨关节炎的疗效 [J]. 中国骨与关节损伤杂志，2017，32（2）：202-203.

（叶阮炷）

# 骨关节疾病 第七章

## ◎ 右侧人工全膝关节置换

### 【基本信息】

姓名：曾×× 性别：女 年龄：53岁

主诉：外伤后右膝部疼痛、活动受限2年余，加重半年。

现病史：患者4年前因跌伤致右股骨远端骨折、右膝前交韧带断裂在外院住院行手术治疗（具体不详），术后恢复良好，回家康复，近2年开始出现右膝关节内侧疼痛，并进行性加重，进展为右全膝关节疼痛、活动受限，曾多次在我院门诊治疗，患者诉经治后症状缓解明显，患者于近半年来自感右膝疼痛症状加重，跛行，在家自行休息后症状无明显缓解，遂由家属陪同到我院门诊就诊，行X线片示"右膝关节退行性骨关节病"，现为求进一步治疗，门诊医师拟"右膝创伤性关节炎"收入我科住院治疗。现患者神清，精神可，右膝关节疼痛不适，行走不能，活动受限，纳眠尚可，二便正常。

过敏史：无。

### 【查体】

体格检查：右膝皮肤完整，轻度肿胀，右下肢内翻畸形，局部肤温正常，内侧关节间隙压痛明显，无弹响，左膝关节活动度0°～100°，磨髌、挺髌试验（＋），浮髌试验（－）、回旋挤压试验、挤压研磨试验、内翻应力试验（＋），末端血运、感觉及趾动可。

辅助检查：术前影像结果见图7-15、图7-16。

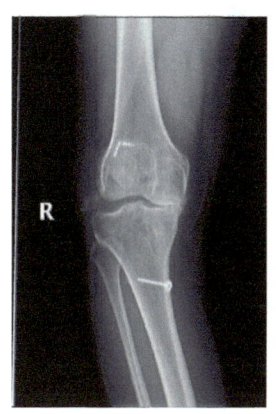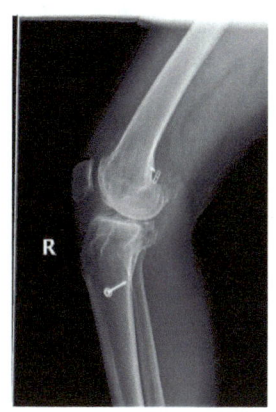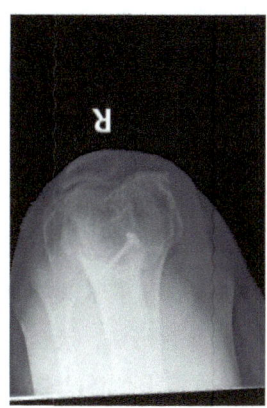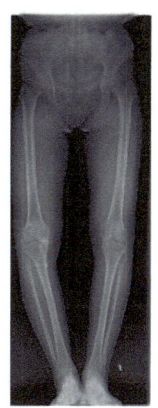

图7-15 术前右膝正侧、髌骨轴位及双下肢全长X线

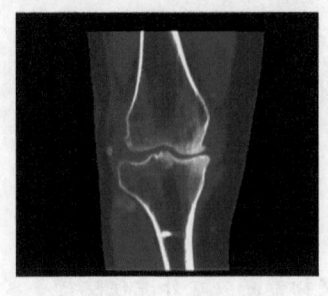
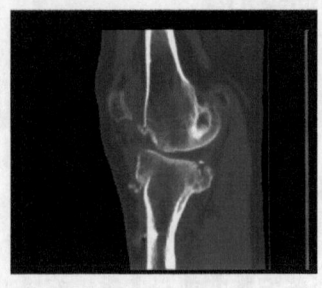
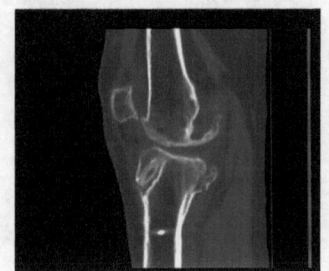

图 7-16 术前右膝 CT

【诊断】

初步诊断：右膝创伤性关节炎。

鉴别诊断如下。

西医鉴别诊断。

1. 本病需与原发性膝关节骨性关节炎相鉴别

两者均有局部的肿痛、畸形和功能障碍，其区别要点在：本病的病理生理实质是由于外伤导致了膝关节周围的骨折，引起关节面不平整从而发生的创伤性关节炎。这里包括关节内软骨的磨损和骨质增生，从而导致关节的部位的疼痛以及关节部位活动功能受限的一种疾病。而后者的病理生理实质是关节的滑膜炎和关节外的血管炎，从而导致关节软骨、软骨下骨和关节周围软组织的破坏，最终导致关节的病变和内脏的改变。

2. 本病需与类风湿性关节炎相鉴别

两者均有局部的肿痛、畸形和功能障碍，其区别要点在于本病有明显的外伤史。好发于青壮年，男女无明显差异；后者好发于青壮年，多见于女性。后者临床表现上本病的关节运动黏滞感、晨僵，X线检查关节间隙的均匀变窄和类风湿因子阳性。

中医鉴别诊断。

1. 本病需与鹤膝风相鉴别

骨痹发病年龄多以青壮年为主，男女无差异，可有明确外伤史，X线片可鉴别；鹤膝风多见于20～40岁女性，多累及全身小关节，如手指关节、腕、足、踝、膝等，极少累及骶髂关节，发作时红肿热痛，晨僵、关节畸形甚至半脱位等，类风湿因子可以为阳性，X线片可见骨质疏松或有虫蚀样改变。

2. 本病需与骨蚀相鉴别

骨蚀好发于中青年，病情发展较快，以膝关节突然出现疼痛为主要表现，可能出现软骨剥脱。膝痹好发于老年人，病情发展缓慢，早期症状不明显，多在活动时发生疼痛，休息后好转，极少发生塌陷。骨蚀致残率高，患者常丧失劳动能力，严重影响生活质量，而膝痹的预后一般良好，多无严重致残，仅有少数患者可发生畸形和活动受限。

最终诊断：右膝创伤性关节炎。

## 【诊疗经过】

入院后完善血常规、生化、凝血、感染等化验，完善彩超、心电图及右膝DR、CT等检查，排除手术禁忌证后于腰硬联合麻醉下行"右人工全膝关节置换术"。

手术经过如下。

麻醉实施成功后，患者取平卧位，然后常规消毒、铺巾，上止血带。

做右膝前正中纵形切口，起于髌骨近侧5.0 cm，向下经髌骨前方，止于胫骨结节内侧缘。依次切开皮肤、皮下组织和筋膜，沿股四头肌肌腱中线，切开肌腱至髌骨上极，然后沿髌骨内侧缘切开，继续向下沿髌韧带内侧缘止于胫骨结节内侧。

将髌骨向外翻开，从关节内侧面切除脂肪垫，完全显露膝关节前部。屈膝90°，沿附着部锐性剥离关节囊，从而广泛显露膝关节内部。

清理关节腔，切除半月板、增生的骨赘以及可能影响人工膝关节活动的过度增生的滑膜。仔细作软组织松解和评估软组织平衡。

骨端准备：股骨侧，依一定操作程序，凭借模板作股骨髁截骨（E号假体），安装假体试样；胫骨侧，根据髓内外结合定位，在胫骨截骨面上钻出相应孔槽，以容纳3号胫骨假体的插入固定；测定胫骨垫片为10 mm（size EF）。

髌骨面准备：用电刀烧灼髌骨关节面周围，阻断末梢神经。

将骨水泥搅拌至合适程度，将各假体植入，稍加压，然后保持至骨水泥固化为止，使假体、骨水泥和骨面密切接触。同时去除多余骨水泥。

松止血带，使用肾上腺素稀释液浸泡血垫压迫止血5分钟，严密止血后，用大量生理盐水冲洗，清点器械、纱巾无误，逐层关闭。予以弹性绷带加压包扎。术后安返病房。术后影像结果见图7-17。

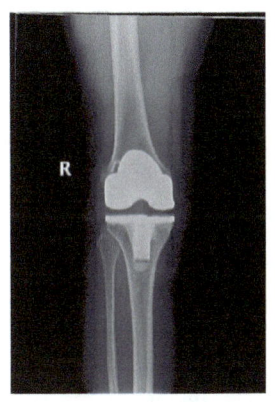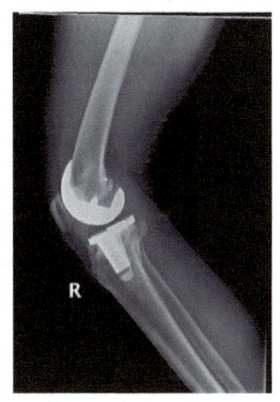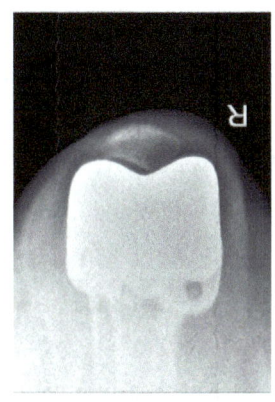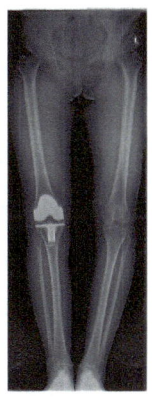

图7-17 术后复查右膝正侧、髌骨轴位及双下肢X线

## 【出院情况】

术后2周，1类切口甲级愈合，拆线出院。患者诉术口疼痛可忍，术后第2天即可借

助行器下地全负重行走。

【总结体会】

膝关节创伤性关节炎在膝关节创伤中较常见，为引起膝关节疼痛的原因之一，其主要病理改变为局限性、进行性关节软骨破坏及关节边缘的骨赘形成[1]临床表现为膝关节疼痛、僵直，影响行走及日常生活。膝关节创伤所致的骨关节炎，多为机械性外伤造成软骨损伤所致，而使软骨成分的"隐蔽抗原"暴露，引起自身免疫反应，而引起继发性损伤，关节软骨丧失弹性，增加了液压渗透性，而使软骨细胞承受的压应力增高，分解酶增加，润滑作用下降而使关节软骨表面破坏[2~3]。关节软骨局部软化、磨损和结构性破坏，继发的反应有超氧化物自由基、胶原酶和磷脂酶的激活，进一步导致软骨的损伤并引发关节相邻骨骼的骨性关节炎反应[4~6]。

目前，早期对创伤性关节炎治疗的目的在于缓解疼痛、防止功能丧失。临床上多采用非甾体类抗炎药物、玻璃酸钠、氨基葡萄糖片口服，同时配合物理治疗等保守方法进行治疗，可有效缓解患者疼痛，改善生活质量，属于姑息治疗范畴，尚无终止甚至逆转全关节随着疾病进展。对于疾病发展至中晚期，即重度创伤性膝骨性关节炎患者，常规保守治疗已经难以控制疾病，对患者疾病控制的效果不佳[7~8]。人工全膝关节表面置换术属于一种治疗重度创伤性膝骨性关节炎有效的方式，其通过修整膝关节，将人工关节放置其中，使得患者膝关节功能恢复正常[9]，可有效缓解疼痛，促进关节功能恢复[10]。大多数患者需要接受终末期的手术治疗。

总而言之，对于重度创伤性膝骨性关节炎患者，采用人工全膝关节表面置换术治疗的效果显著，可改善患肢关节活动度，提高患者生活质量，具有推广价值。

【参考文献】

[1] ALEXANDER P G, SONG Y, TABOAS J M, et al. Development of a Spring-Loaded Impact Device to Deliver Injurious Mechanical Impacts to the Articular Cartilage Surface [J]. Cartilage, 2013, 4(1): 52-62.

[2] LURIE Y, WEBB M, CYTTER-KUINT R, et al. Non-invasive diagnosis of liver fibrosis and cirrhosis [J]. World J Gastroenterol, 2015, 21(41): 11567-11583.

[3] QIAN J, REN C, XIA J, et al. Discovery, structural characterization and functional analysis of alpha-2-macroglobulin, a novel immune-related molecule from Holothuria atra [J]. Gene, 2016, 585(2): 205-215.

[4] PRIETO-ALHAMBRA D, JUDGE A, JAVAID M K, et al. Incidence and risk factors for clinically diagnosed knee, hip and hand osteoarthritis: influences of age, gender and osteoarthritis affecting other joints [J]. Ann Rheum Dis, 2014, 73(9): 1659-1664.

[5] LOFTUS T, AGEE C, JAFFE R, et al. A simplified pathway for total knee arthroplasty improves outcomes [J]. J Knee Surg, 2014, 27(3): 221-228.

[6] CHEN ZY, GAO Y, CHEN W, et al. Is wound drainage necessary in hip arthroplasty? A meta-analysis of randomized controlled trials [J]. Eur J Orthop Surg Traumatol, 2014, 24 (6): 939-946.

[7] 林强, 杨宝华, 祁文兵, 等. 中药凝胶治疗胶原诱导性关节炎大鼠的实验研究 [J]. 中国医药导报, 2016, 13 (16): 11-14.

[8] ØIESTAD BE, QUINN E, WHITE D, et al. No Association between Daily Walking and Knee Structural Changes in People at Risk of or with Mild Knee Osteoarthritis. Prospective Data from the Multicenter Osteoarthritis Study [J]. J Rheumatol, 2015, 42 (9): 1685-1693.

[9] 何景力, 唐满海, 张琰冰, 等. 人工全膝关节置换术治疗严重类风湿性关节炎和骨性关节炎的疗效观察 [J]. 临床医药文献电子杂志, 2016, 3 (44): 8745-8746.

[10] 董凌岱, 郏长建, 李建林, 等. 关节镜治疗无意向人工膝关节置换的中重度骨关节炎的疗效 [J]. 中国骨与关节损伤杂志, 2017, 32 (2): 202-203.

（叶阮炷）

## ◎ 双侧人工全髋关节置换

### 【基本信息】

姓名：钟×× 性别：男 年龄：57岁

主诉：反复双髋部疼痛，活动受限10年余，加重伴跛行1月余。

现病史：患者平素有饮酒史，于10余年前无明显诱因下出现右髋部疼痛不适，活动受限，曾于2020-10-10在外院行双侧保髋手术治疗，经治后症状时好时发，1月余前上述症状再次出现，并加重，伴双下肢跛行、双髋部活动受限，经外敷内服药物（具体不详），症状无缓解，并持续加重，不能正常下地行走，严重影响生活，遂家属陪同于今天来我院就诊，门诊予行X线检查示"双侧股骨头无菌性坏死并髋关节退行性骨关节病"，现为求进一步治疗，门诊医师拟诊"原发性双侧髋关节病"收入我科住院行手术治疗。跛行入科，现患者神清，精神可，双髋部疼痛，跛行，活动受限，无恶寒发热，无咳嗽咳痰，无潮热盗汗，纳眠可，二便调，近期无体重明显减轻。

过敏史：无。

### 【查体】

体格检查：双髋部疼痛，双侧股沟中点处压痛（+），双侧"4"字试验（+），双侧Trendelenburg征（+），双侧Alice征（+），双下肢无明显萎缩，双下肢远端血运及趾动情况好。双髋关节活动度如下。

| 前屈 | 后伸 | 内收 | 外展 | 内旋 | 外旋 | |
|---|---|---|---|---|---|---|
| 100° | 10° | 10° | 15° | 10° | 10° | （左） |
| 90° | 20° | 20° | 110° | 10° | 20° | （右） |

辅助检查：术前影像结果见图7-18。

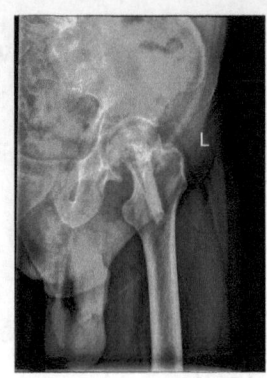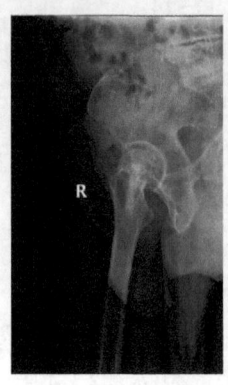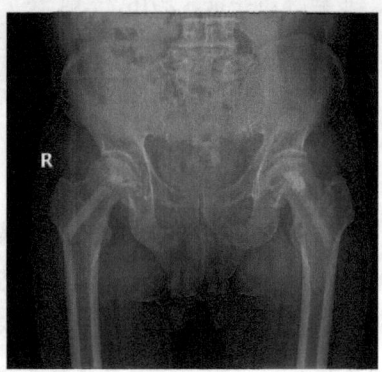

图 7-18　术前双髋骨盆及侧位片 DR

## 【诊断】

初步诊断：双侧股骨头坏死保髋术后。

鉴别诊断如下。

西医鉴别诊断。

1. 本病当与髋臼发育不良继发骨关节炎相鉴别

前者一般有饮酒、激素使用及外伤史，髋臼覆盖良好，股骨头塌陷；后者CE角小于30°，shenton氏现连续性中断，股骨头包裹不全，髋臼线在股骨头外上部，关节间隙变窄、消失，骨硬化、囊变，髋臼对应区出现类似改变，与ONFH容易鉴别。

2. 本病当与强直性脊柱炎累及髋关节相鉴别

后者常见于青少年男性，多为双侧骶髂关节受累，其特点为HLA-B27阳性，股骨头保持圆形，但关节间隙变窄、消失甚至融合，故不难鉴别。部分患者长期应用皮质类固醇可合并ONFH，股骨头可出现塌陷，但往往不严重。

3. 本病当与类风湿关节炎相鉴别

后者多见于女性，股骨头保持圆形，但关节间隙变窄、消失。常见股骨头关节面及髋臼骨侵蚀，鉴别不难。

中医鉴别诊断。

1. 本病需与股骨颈骨折相鉴别

本病无外伤史，有髋关节屈伸、旋转活动受限，结合X线拍片可鉴别。

2. 本病需与鹤膝风相鉴别

骨蚀发病一般与饮酒、激素使用及外伤有关，股骨头塌陷，关节间隙变窄，软骨下骨皮质硬化并可见有囊性变等，实验室检查多无特异性指标，X 线片可鉴别；鹤膝风多见于 20~40 岁女性，多累及全身小关节，如手指关节、腕、足、踝、膝等，极少累及骶髂关节，发作时红肿热痛、晨僵、关节畸形甚至半脱位等，类风湿因子可以为阳性，X 线片可见骨质疏松或有虫蚀样改变。

最终诊断：双侧股骨头坏死保髋术后。

### 【诊疗经过】

入院后完善血常规、生化、凝血、感染等化验，完善彩超、心电图及双髋 DR 等检查，排除手术禁忌证后在插管全麻＋腰硬联合麻醉下行"双侧人工全髋关节置换术"。

手术经过如下。

在麻醉起效后，先做左侧全髋，取右侧卧位，患肢在上，行常规消铺巾。

取左髋后外侧入路，做长约 15 cm 切口。切开皮肤、皮下、筋膜，分离臀大肌，显露转子间窝；于该部切断外旋肌止点，显露关节囊后壁；切开关节囊，显露骨折端。予切除增厚关节囊、盂唇及滑膜软骨，于小转子上约 1 cm 处截骨、切除唇样增生及肥厚股骨头圆韧带。

用打磨器打磨髋臼合适、松质骨点状出血、测试假体合适后，冲洗干洁术区，行"强生"钛丝涂层直径 54 mm 髋臼置换、置入高分子衬垫。

保护髋臼，再于股骨近侧端开口、用髓腔锉扩髓至合适后，冲洗干洁术区。

用试模测试假体合适后，用"强"标准 36 mm 粉陶头及偏心距 4 号钛丝股骨柄置换。

再次冲洗干洁术区，查无留置物后，复位髋关节。检查关节松紧适中、各向活动无明显脱位征后，再次冲洗干洁术区，逐层缝合伤口。术程顺利，术中患者生命体征平稳。

以相同的步骤行"右全髋关节置换术"。术后安返病房。术后影像结果见图 7-19。

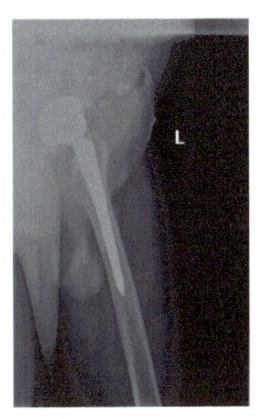 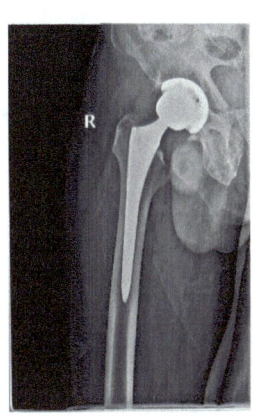 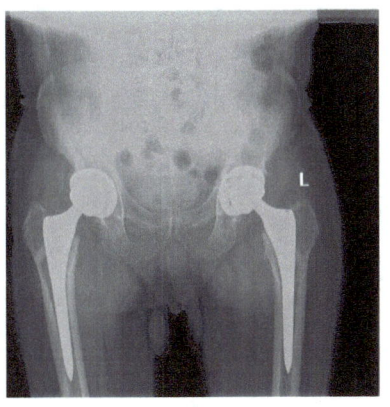

图 7-19　术后复查双髋正位、侧位片 DR

### 【出院情况】

术后 2 周，1 类切口甲级愈合，拆线出院。患者诉术口疼痛可忍，术后第 2 天即可借助行器下地全负重行走。

### 【总结体会】

股骨头坏死（osteonecrosis of femoral head，ONFH）又称股骨头缺血性坏死，是指股骨头血供受损或中断导致成骨细胞凋亡，继而股骨头结构发生变化，加之髋关节需要负重，最终导致股骨头塌陷和关节炎，影响全部髋关节[1~3]。ONFH 多见于 20～55 岁人群，是临床难治性运动系统疾病之一[4~6]。根据发病原因 ONFH 可分为创伤性 ONFH 和非创伤性 ONFH 两大类。非创伤性 ONFH 又可分为两种类型，一种是应用糖皮质激素引起的激素性 ONFH，另一种是由于酗酒引起的酒精性 ONFH。随着酒精性 ONFH 患者的逐渐增多，酗酒已成为我国非创伤性 ONFH 的首要病因[7]。作为一种临床常见病和多发病，酒精性 ONFH 具有极高的发病率和致残率，病情严重者往往需要行人工关节置换术，给社会和患者均造成较大的经济负担[8]。因此，探究酒精性 ONFH 的发病机制及防治措施具有重要的意义。目前 ONFH 的发病机制仍未明确，导致 ONFH 的防治较为困难。

酒精性 ONFH 的手术治疗主要包括植骨植入、髓芯钻孔减压以及人工关节置换等[9]。保髋手术的目的在于缓解疼痛、恢复股骨头的力学强度、促进坏死区的修复，同时避免对日后人工关节置换造成不利影响。其中，髓芯减压术能够缓解患者髓腔水肿，进而延缓病情，是早期 ONFH 最常用的手术方法之一。髓芯减压术一般用于股骨头无塌陷患者的治疗，治疗酒精性 ONFH 效果良好，是 Ficat Ⅰ 期和 Ⅱ 期首选的治疗方案之一。Ficat[10] 对 133 例非创伤性 ONFH 髓芯减压术患者进行随访研究，结果显示，约 90% 的患者获得了良好的疗效，术后平均随访 9.5 年，病情进展患者较少。

本病例患者经髓芯减压＋腓骨支撑保髋手术后，股骨头坏死未能有效控制，术后效果不佳，股骨头进行性塌陷，局部疼痛明显，活动受限，严重影响日常生活，故治疗该终末期股骨头坏死，行全髋关节置换术是首选。当然术中异体腓骨的植入也会增加 THA 手术的复杂性，延长手术时间、增加切口长度，原因可能是股骨头、颈内残余的皮质骨增加了截骨、扩髓、安装股骨假体柄等操作的难度。这在术前我们要有充分的考量。

### 【参考文献】

[1] AZZALI E, MILANESE G, MARTELLA I, et al. Imaging of osteonecrosis of the femoral head [J]. Acta Biomed, 2016, 87 Suppl 3: 6-12.

[2] SAKAMOTO Y, YAMAMOTO T, MIYAKE N, et al. Screening of the COL2A1 mutation in idiopathic osteonecrosis of the femoral head [J]. J Orthop Res, 2017, 35 (4): 768-774.

[3] YUAN H F, ZHANG J, GUO C A, et al. Clinical outcomes of osteonecrosis of the femoral head after autologous bone marrow stem cell implantation: a meta-analysis of seven case-control studies [J]. Clinics (Sao Paulo), 2016, 71 (2): 110-113.

[4] LI D, LI M, LIU P, et al. Core decompression or quadratus femoris muscle pedicle

bone grafting for nontraumatic osteonecrosis of the femoral head: A randomized control study [J]. Indian J Orthop, 2016, 50 (6): 629-635.

[5] 陈亦轩, 朱道宇, 殷俊辉, 等. 酒精性股骨头坏死研究进展 [J]. 国际骨科学杂志, 2018, 39 (1): 28-32.

[6] HOFFMAN A, TALESKI G, QIAN H, et al. Methylenetetrahydrofolate Reductase Deficiency Deregulates Regional Brain Amyloid-β Protein Precursor Expression and Phosphorylation Levels [J]. J Alzheimers Dis, 2018, 64 (1): 223-237.

[7] 刘铁钢, 陈卫衡. 非创伤性股骨头坏死的流行病学研究 [J]. 当代医学, 2008, 14 (24): 64-65.

[8] 甘迪, 张长青. 酒精性股骨头缺血性坏死的研究进展 [J]. 中国修复重建外科杂志, 2013, 27 (03): 365-368.

[9] 史风雷, 陈剑, 李晓辉, 等. 扇形减压异体腓骨支撑内固定治疗早期成人股骨头坏死 [J]. 中国组织工程研究, 2013 (44): 7758-7763.

[10] FICAT R P. Idiopathic bone necrosis of the femoral head. Early diagnosis and treatment [J]. J Bone Joint Surg Br, 1985, 67 (1): 3-9.

（叶阮炷）

# 第八章 中医骨科

## 第一节 膝痹病（膝骨关节炎）

### 一、中西医病名和诊断标准

#### （一）病名

中医病名：膝痹病，中医编码：BNV500。
西医病名：膝骨关节炎，ICD 编码：M17。

#### （二）疾病诊断

1. 中医诊断

中医诊断是指因劳损或增龄，膝部失去精血充养、经气不利所致，以膝部长期固定疼痛，活动时关节内有响声等为主要表现的肢体痹病类疾病。

2. 西医诊断

（1）疾病诊断：参照中华医学会骨科学分会《骨关节炎诊治指南》（2007年版）。

1）临床表现：膝关节的疼痛及压痛、关节僵硬、关节肿大、骨摩擦音（感）、关节无力、活动障碍。

2）影像学检查：X 线检查，骨关节炎的 X 线特点表现为非对称性关节间隙变窄，软骨下骨硬化和囊性变，关节边缘骨质增生和骨赘形成；关节内游离体，关节变形及半脱位。

3）实验室检查：血常规、蛋白电泳、免疫复合物及血清补体等指征一般在正常范围。伴有滑膜炎者可见 C- 反应蛋白（CRP）及红细胞沉降率（ESR）轻度升高，类风湿因子及抗核抗体阴性。

（2）具体诊断标准：①近 1 个月内反复膝关节疼痛；②X 线片（站立或负重位）示关节间隙变窄、软骨下骨硬化和（或）囊性变、关节缘骨赘形成；③关节液（至少 2 次）清亮、黏稠，白细胞 < 2000 个 /mL；④中老年患者（≥ 40 岁）；⑤晨僵 ≤ 30 分钟；⑥活动时有骨擦音（感）。

综合临床、实验室及 X 线检查，符合①+②条或①+③+⑤+⑥条或①+④+⑤+⑥条，可诊断膝关节骨性关节炎。

（3）疾病分级分期

1）根据单腿站立下 X 线片，包括膝关节的正侧位及髌骨的轴位片。根据 Kellgren-

Lawrence X 线片上的表现分为 5 级。

0 级：正常。

Ⅰ级：关节间隙可疑变窄，可能有骨赘。

Ⅱ级：有明显骨赘，关节间隙可疑变窄。

Ⅲ级：中等量骨赘，关节间隙变窄较明显，有硬化性改变。

Ⅳ级：大量骨赘，关节间隙明显变窄，严重硬化性病变及明显畸形。

2）根据临床与放射学结合，可分为以下 3 期。

初期或早期：可见骨赘、骨硬化像，无关节间隙狭窄（K-L 0 ~ Ⅱ级）。

中期：关节间隙狭窄（K-L Ⅲ级）。

晚期：胫骨负重面的磨损或缺损（K-L Ⅳ级）。

（4）临床特点

1）膝痛特点。

起步痛：坐起或刚下床起步行走时膝部疼痛较明显，活动后稍缓解，可以行走一段平路。

活动痛：行走平路一段时间后出现患膝疼痛加剧。

负重痛：膝部在负重状态下加重，如上下楼梯、上下坡或下蹲起身时膝痛加剧，或无法单腿上下楼、下坡等。

静息痛：极少部分人出现膝部在静息状态下疼痛，以夜间明显。

2）功能受限：膝关节功能随着疼痛加剧逐步加重，表现为膝关节屈伸功能受限。

体征：急性发作，膝部肿胀、浮髌试验阳性，主动检查膝关节功能差，被动不负重时膝关节功能改善，中后期可出现膝内外翻畸形，膝部骨骼形态改变如骨性膨大、骨突边缘或韧带附着处压痛，膝关节周边肌肉萎缩、肌力下降。

发病特点：起病隐匿，发病缓慢，多见于中老年。

3. 证候诊断

（1）瘀血阻滞（气滞血瘀）证：关节疼痛，刺痛为主，痛有定处，夜间痛甚或伴有关节畸形，活动不利，发病多有外伤史。兼有面色晦暗。舌质紫暗，脉沉或细涩。

（2）风寒湿痹证：肢体关节疼痛重者，遇寒湿天气加重，恶风寒，怕冷喜暖，夜间及晨起痛甚，活动后好转。有如刀割或有明显重着感或患处表现肿胀感，关节活动欠灵活，畏风寒，得热则舒兼有畏寒，肢体困重。舌质淡，苔白腻，脉紧或濡。

（3）肝肾亏虚证：关节疼痛以隐隐作痛为主，或伴有腰膝酸软，腰腿不利，俯仰转侧不利，遇劳更甚。兼有头晕，耳鸣，耳聋，目眩。舌淡红，苔薄白，脉细。

（4）肾阳虚衰证：肢体关节厥冷、疼痛，屈伸不利，天气变化加重，昼轻夜重，遇寒痛增，得热稍减。兼有形寒，四肢不温。舌淡，苔白，脉沉细缓。

## 二、治疗方案

1. 治疗原则

采用筋、骨、肉并重的中医特色治疗，强调在治疗膝骨关节及筋（韧带）等病变的同时，指导患者科学的不负重为主的功能锻炼、肌力训练以提升肌力和膝关节周围肌力的平衡，实现筋肉病变的逆转，打破膝骨关节病的恶性循环。

突出膝关节患部的直接治疗，同时结合全身用药调治，以求标本兼治。直接治疗以病位中药针剂注射、膝部的中药硬膏（痹痛膏）外敷、中药五籽散封包和中药熏药、理伤推拿手法、针灸及温热式理疗仪（如TDP等）。

全身调治包括全身辨证用药内服，或使用专科制剂以达到标本兼治的作用。临床上按辨证分型进行治疗。

2. 应急处理措施

如患者膝关节出现肿胀明显，浮髌试验阳性，考虑关节内大量积液时，采取穿刺抽出关节内积液，必要时予注射曲安奈德1 mL，并用弹力绷带固定。症状十分严重者予以石膏托外固定1周。如膝关节反复出现上述症状时，给予关节镜检查并进行关节滑膜清理、关节冲洗手术治疗。

3. 中医外治疗法

（1）理伤推拿手法：早期以轻柔手法松解局部紧张的肌肉筋膜组织，并可以循经取穴镇痛，待局部炎症改善后，给予关节松动、推髌、夹胫牵膝手法治疗。

（2）患膝外敷痹痛膏（中药硬膏），每天1次。

（3）中药五籽散封包（药熨）治疗患部，每天1～2次。

（4）中频或低频治疗患肢，每天2次；TDP照射治疗患肢，每天1～2次；联合超声治疗、激光穴位照射治疗，每天1次。

（5）肌力训练（运动疗法）：根据病情轻重选择适宜的专科运动康复操锻炼。不负重主动双下肢蹬腿以锻炼股四头肌为主的肌力训练，循序渐进，逐步加大运动量，在不负重状态下适当在患肢踝关节处持重（1～2 kg）锻炼。器械抗阻力股四头肌、股二头肌肌力训练，逐渐增加重量和运动量。

（6）痛点明显者，采用小针刀治疗。

4. 中药及中成药辨证分型论治

（1）瘀血阻滞（气滞血瘀）型

1）治则：活血祛瘀，通络止痛。

2）中成药：选用活血化瘀中成药如舒血宁或脉络宁注射液等局部穴位注射治疗，每膝两处，每处用药量为舒血宁或脉络宁注射液2.5 mL+2% 利多卡因0.2 mL，每隔5天注射1次。可静脉滴注活血化瘀药物如舒血宁、脉络宁、疏血通注射液等，每天1次；静滴鹿瓜多肽、骨瓜提取物或骨肽以改善骨代谢、消炎镇痛。

3）内服专科制剂：跌打散瘀胶囊，每天3次，每次3粒，口服。

4）内服中药：以身痛逐瘀汤为基础方加减（《医林改错》）。

当归、川芎、桃仁、红花、秦艽、羌活、牛膝、地龙、香附、甘草、赤芍。

（2）风寒湿痹型

1）治则：祛风散寒，除湿剔痹。

2）中成药：穴位注射每处用药量鸡矢藤注射液2.5 mL+2%利多卡因0.2 mL，每隔5天注射1次。内服追风透骨胶囊，每天3次，每次3粒；静滴鹿瓜多肽、骨瓜提取物或骨肽以改善骨代谢、消炎镇痛。

3）内服中药：以乌附麻辛桂姜汤为基础方加减（《伤寒论》）。

川乌头、附子、干姜、甘草、远志、麻黄、桂枝、细辛、薏苡仁、牛膝、木瓜、白芍。

（3）肝肾亏虚型

1）治则：补益肝肾，通络止痛。

2）中成药：选用参麦注射液局部穴位注射治疗，每膝2处，每处用药量参麦注射液2.5 mL+2%利多卡因0.2 mL，每隔5天注射1次。可静脉滴注参麦注射液，每日1次；静滴鹿瓜多肽、骨瓜提取物或骨肽以改善骨代谢、消炎镇痛。

3）内服专科制剂：补肾强筋胶囊，每日3次，每次3粒。

4）中药内服：以左归丸为基础方加减（《景岳全书》）。

熟地黄、山药、山茱萸、杜仲、菟丝子、牛膝、威灵仙、独活、赤芍药、甘草。

（4）肾阳虚衰型

1）治则：温阳补肾，散寒剔痹。

2）中成药：选用参附注射液局部穴位注射治疗，每膝2处，每处用药量参附注射液2.5 mL+2%利多卡因0.2 mL，每隔5天注射1次。可静脉滴注参附注射液，每日1次，30～50 mL；静滴鹿瓜多肽、骨瓜提取物或骨肽以改善骨代谢、消炎镇痛。

3）内服专科制剂：温阳通络胶囊，每日3次，每次2粒。

4）中药内服：以右归饮为基础方加减（《景岳全书》）。

熟地黄、山药、山茱萸、杜仲、菟丝子、牛膝、威灵仙、独活、赤芍药、甘草、熟附子、鹿角、巴戟天、锁阳、骨碎补。

5. 手术治疗

对于病情较重、具有相应适应证的患者，可以选择关节镜清理、截骨、软骨移植和膝关节表面置换术或单髁置换术等治疗。

### 三、疗效评定标准

1. 评价标准

（1）临床治愈：膝痛、肿胀完全消失，行走及上下楼梯无不适感。

（2）显效：静息无膝痛，无肿胀，偶有活动时疼痛，行走时无疼痛，不影响工作及生活。

（3）有效：膝痛时发时止，行走时仍有轻度疼痛，上下楼稍感不便，关节活动稍受限。

（4）无效：膝痛、肿胀及活动时疼痛无明显改善。

2. 疗效评定方法

采用计分的方法对治疗前后效果进行评定。

（1）膝关节疼痛及压痛的 VAS 评分（图 8-1）：采用目测模拟标尺法（VAS），请患者根据自我感觉膝关节疼痛的程度在标尺上相应位置标出。

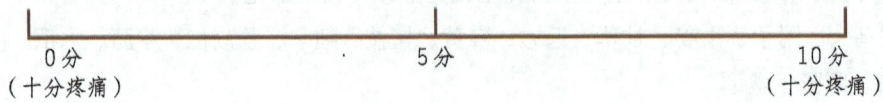

图 8-1　VAS 评分

（2）WOMAC 骨关节炎指数：WOMAC 量表即 Western Ontario 大学和 McMaster 大学关节炎量表，是目前国际上较通用的评价骨关节炎药物疗效的方法，中华风湿病学会 1999 年 3 月 25 日在北京召开的全国治疗关节炎药物疗效评价标准研讨会第 1 次会议上也推荐骨关节炎采用 WOMAC 评价标准。指导患者回答 48 小时内关节的每一个情况。

（叶阮炷）

## 第二节　腰痹病（腰椎间盘突出症）

### 一、中西医病名和诊断标准

#### （一）病名

中医病名：腰痹病。中医编码：BNV330。

西医病名：腰椎间盘突出症。ICD 编码：M51.202。

#### （二）疾病诊断

1. 中医诊断

腰痹病是指因劳损或增龄，腰部失去精血充养、经气不利、筋脉闭阻所致，以腰部疼痛酸软，常伴有下肢痹痛麻木等为主要表现的腰椎四肢痹病类疾病。

2. 西医诊断

（1）发病特点：有腰部外伤、慢性劳损或受寒湿史；好发于中老年人，中青年患者多为腰部扭伤引起。

（2）临床表现特点：腰痛向臀部及下肢放射，腹压增加如咳嗽、喷嚏时疼痛加重；脊柱侧弯，腰生理弧度消失，病变部位椎旁有压痛，可向下肢放射，腰活动受限。下肢受累神经支配区有感觉过敏或迟钝，病情严重者可出现肌肉萎缩。直腿抬高或加强试验阳性，膝、跟腱反射减弱或消失，足拇趾背伸或跖屈肌力减弱，甚至消失。

（3）X线摄片检查：脊柱侧弯，腰生理前凸消失，病变椎间隙可前宽后窄，日久形成Schmorl结节，相邻边缘有骨赘增生。CT或MRI检查可显示椎间盘突出的部位及程度。

（4）疾病分期

1）急性期：腰腿痛剧烈，活动受限明显，不能站立、行走，肌肉痉挛。

2）缓解期：腰腿痛缓解，活动好转，但仍有痹痛，不耐劳。

3）康复期：腰腿疼痛症状基本消失，但有腰腿乏力，不能长时间站立、行走。

（5）病理分型

1）根据突出物在椎管内的位置分为以下3种。

侧突型：髓核从后纵韧带旁突出压迫神经根，多数为单侧突出，少数可发生双侧突出。

中央型：髓核从椎管中央突出压迫马尾神经和双侧神经根。

极外侧型：髓核突出于关节突下面或其外侧，压迫同一节段神经根。

2）根据突出物的程度分为以下3种。

膨出型：髓核突出于纤维环内，使之膨隆，但纤维环未完全破裂，椎间隙未变窄，粘连少，可还纳。

脱出型：髓核已突破纤维环，其状态为纤维软骨性实体，与周围组织可有粘连，椎间隙变窄，还纳困难。

游离型：髓核完全脱离椎间隙，进入椎管内，成为游离组织，与周围组织有粘连，椎间隙变窄，无还纳可能性。

3. 证候诊断

（1）肝肾亏虚证：腰酸痛，腿膝乏力，劳累更甚，卧则减轻。兼有咽干口渴，面色潮红。舌红少苔，脉弦细数。

（2）肾阳虚衰证：腰腿冷痛，活动不利，喜揉按，天气变化加重，昼轻夜重，遇寒痛增，得热稍减。兼有形寒，四肢不温。舌淡，苔白，脉沉细缓。

（3）湿热痹阻证：腰部疼痛，腿软无力，痛处伴有热感，恶热口渴，小便短赤。兼有遇热或雨天痛增，活动后痛减。苔黄腻，脉濡数或弦数。

（4）风寒湿痹证：腰腿冷痛重着，转侧不利，静卧痛不减，受寒及阴雨加重。兼有肢体发凉，四肢不温。舌质淡，苔白或腻，脉沉紧或濡缓。

（5）气滞血瘀证：腰腿痛如刺，痛有定处，日轻夜重，痛处拒按。兼有腰部板硬，俯仰旋转受限。舌质暗紫，或有瘀斑，脉弦紧或涩。

## 二、治疗方案

采用骨筋肉并重专科特色疗法，方法如下。

### 1. 三位动"正"整脊手法治疗

通过整合多个名家整脊手法的优点，结合自己的多年临床经验，创立了三位动"正"整脊手法，包括站位整脊、坐位整脊和卧位整脊，集徒手骨盆牵引、旋扳、冲压手法于一身，此外在整脊全过程中更强调患者主动按要求配合活动，以求动中求"正"，更有利于改变腰椎间盘和神经根或硬膜囊之间的毗邻关系、迅速减轻或缓解突出椎间盘对神经的压迫程度，实现快速见效。特别是发明并研制了整脊床，运用该整脊床整脊能迅速解除病椎疼痛，高效、安全。三位动"正"整脊手法治疗腰椎间盘突出症标准操作如下。

（1）坐位旋转整脊：患者先端坐于整脊椅上，调好坐姿，使大腿内侧挡板正好舒适卡顶住患者双侧大腿内侧根部，不适可通过自动升降泵升高或降低；双下肢自然垂直踩踏于脚踏板上，双上肢屈肘交臂于胸前，L4/5椎间盘突出症患者保持身体屈曲约45°，L5/S1椎间盘突出症患者则保持身体屈曲约60°，医者站立于患者健侧偏后，医者一手紧握住患侧肘后部，另一手掌正好顶压患节病椎部，先嘱患者上半身主动向健侧旋转，患者旋转至极限时，医者顺势牵拉患者肘部，同时另一手掌用力顶压病椎部，此时可触及"咯咯"声，连续整脊3次，同法整脊对侧。

（2）站位反向整脊：患者站立于诊床旁，先用一枕头垫放床边后躯体趴压其上，以整脊右腰腿痛患者为例，先嘱患者有上肢屈肘、上举后伸并右手掌抱住后枕部，左手按住床边，右下肢屈膝约90°，一助手双手紧握患者右侧踝部并向后下方用力牵拉，施术者站立于患者左侧旁提起右下肢屈膝将膝部顶住患者右腘窝部稍上，左手握住患者右肩部，右手掌顶压病椎棘突上，让患者腰背部向右后上方旋转活动，在患者旋转过程，术者利用身体重量用力向下顶压患者右下肢，左手握住右肩向患者背侧用力扳拉，同时右手用力按压腰部，即可听到"咯咯"声，同法整脊对侧。

（3）侧卧斜扳整脊：取侧卧位，下位肢体伸直，上位肢体屈曲，术者在患者前侧，屈双肘，一肘放于髂骨后外缘，一肘放于患者肩前，双肘对抗扳动使腰部旋转，然后更换体位，另一侧再做1次。

### 2. 辨证中药穴位注射治疗

创新性应用痛点封闭、神经阻滞、椎间孔注射等西医技术，将中药针剂（参麦、舒血宁等注射液）直接注射到病位组织，对病变组织发挥治疗作用。腰椎间孔注射疗法标准操作规程如下。

患者采用俯卧位，若行L5/S1椎间孔注射则先将对侧髂前上棘部用枕头垫高。注射穿刺点选择：病节椎间隙（L3/L4或L4/L5）棘突旁开6～10 cm处，无菌操作，用牙科穿刺针经穿刺点快速入皮向内倾斜35°～45°直达椎骨后，在往头方向下压10°～15°继续缓慢推进，一旦阻力消失，针尖可能进入椎间孔外口处；病节椎间隙 L5/S1 注射穿刺点为棘突旁开 1 cm 处往骶部方向呈 5°～10° 穿刺进入 1 cm 后，往外侧倾斜继续缓慢推进，若有落空感后即已接近椎间孔，稍往前推进 0.5 cm，回抽无脑脊液回流即可注药，若触及神经根产生下肢神经放射痛，应将针头略后退至神经放射痛消除后注药。注射参麦注射液 0.5 mL+2% 利多卡因 0.2 mL，注药后观察 15 分钟，无不适方可离开。治疗周期：每 5 日注射 1 次，连续注射 6～12 次为 1 个疗程。

3. 微创针刀疗法

广泛开展小针刀治疗脊柱、四肢部位之筋膜组织病变，特别对筋膜粘连、挛缩、神经卡压等病变疗效显著。此外还广泛开展各种针刺疗法如腹针、平衡针、电针、温针、围针、子午流注等治疗各种病症，取得较好疗效。小针刀治疗腰椎间盘突出症标准操作如下。

患者取俯卧位，寻找病变椎间盘的棘间点和横突间压痛点及腰臀部压痛点，常规消毒。棘突间施术：刀口线与脊柱纵轴平行，垂直刺入，超过棘突顶端，进入棘间，将刀口线调转 90°，在棘间韧带切开剥离 3～4 刀。横突间施术：在病变间隙（棘突间）水平旁 3～3.5 cm 处定点，刀口线与脊柱纵轴平行，垂直刺入，先达横突骨面，将刀锋移到横突下缘，调转刀口线 90°，与横突下缘平行，紧贴横突下缘骨面，由外向内切开横突间韧带和横突间肌直到横突根部和椎弓根部，刀下有松动感出针刀。腰部和下肢压痛点施术：在患侧臀部及下肢寻找敏感压痛点，针刀垂直于皮面，施术部位避开重要神经和血管，垂直刺入后，患者有明显的胀感，即纵行切割数刀再予横行剥离，若患者有触电或疼痛感时，稍微退一下针刀，改变方向后再进针刀，以免损伤神经或大血管。

4. 中医外治疗法

（1）患膝外敷痹痛膏（中药硬膏），每日 1 次。

（2）中药五籽散封包（药熨）治疗患部，每日 1～2 次。

（3）中频或低频治疗患肢，每天 2 次；TDP 照射治疗患肢，每日 1～2 次；联合超声治疗、激光穴位照射治疗，每日 1 次。

（4）肌力训练（运动疗法）：根据病情轻重选择适宜的专科运动康复操锻炼。

5. 中药及中成药的辨证使用

（1）肝肾亏虚证

1）治则：补益肝肾，通络止痛。

2）中成药：选用参麦注射液局部穴位注射治疗，每处用药量参麦注射液 2.5 mL+2% 利多卡因 0.2 mL，每隔 5 日注射 1 次。可静脉滴注参麦注射液，每日 1 次；静滴鹿瓜多肽、骨瓜提取物或骨肽以改善骨代谢、消炎镇痛。

3）内服专科制剂：补肾强筋胶囊，每日 3 次，每次 3 粒。

4）中药内服：以左归丸为基础方加减（《景岳全书》）。熟地黄、山药、山萸肉、杜仲、菟丝子、牛膝、威灵仙、独活、赤芍药、甘草。

（2）肾阳虚衰证

1）治则：温阳补肾，散寒剔痹。

2）中成药：选用参附注射液局部穴位注射治疗，每处用药量参附注射液 2.5 mL+2% 利多卡因 0.2 mL，每隔 5 日注射 1 次。可静脉滴注参附注射液，每日 1 次；静滴鹿瓜多肽、骨瓜提取物或骨肽以改善骨代谢、消炎镇痛。

3）内服专科制剂：温阳通络胶囊，每日 3 次，每次 2 粒。

4）内服方药：以右归饮为基础方加减（《景岳全书》）。

熟地黄、山药、山萸肉、杜仲、菟丝子、牛膝、威灵仙、独活、赤芍药、甘草、熟附子、鹿角、巴戟天、锁阳、骨碎补。

（3）湿热证

1）治则：清利湿热，通络止痛。

2）中成药：选用苦碟子注射液局部穴位注射治疗，每处用药量：苦碟子注射液 2.5 mL+2% 利多卡因 0.2 mL，每隔 5 日注射 1 次。可静脉滴注苦碟子注射液，每日 1 次；静滴鹿瓜多肽、骨瓜提取物或骨肽以改善骨代谢、消炎镇痛。

3）内服药：四妙散加减。

4）方药：以四妙散为基础方加减（《丹溪心法》）。

黄柏、知母、白术、萆薢、苍术、牛膝、赤芍、甘草。

（4）风寒湿痹证

1）治则：祛风散寒，除湿剔痹。

2）内服药：追风透骨胶囊，每日 3 次，每次 3 粒；静滴鹿瓜多肽、骨瓜提取物或骨肽以改善骨代谢、消炎镇痛。

3）方药：以乌附麻辛桂姜汤为基础方加减（《伤寒论》）。

川乌头、附子、干姜、甘草、远志、麻黄、桂枝、细辛、薏苡仁、牛膝、木瓜、白芍。

（5）气滞血瘀证

1）治则：活血祛瘀，通络止痛。

2）中成药：选用舒血宁、脉络宁等注射液局部穴位注射治疗，每处用药量：中药注射液 2.5 mL+2% 利多卡因 0.2 mL，每隔 5 日注射 1 次。可静脉滴注舒血宁、脉络宁等注射液，每日 1 次；静滴鹿瓜多肽、骨瓜提取物或骨肽以改善骨代谢、消炎镇痛。

3）内服专科制剂：跌打散瘀胶囊口服，每日 3 次，每次 3 粒。

4）方药：以身痛逐瘀汤为基础方加减（《医林改错》）。

当归、川芎、桃仁、红花、秦艽、羌活、牛膝、地龙、香附、甘草、赤芍。

6. 手术治疗

对于病情较重、具有相应适应证的患者，可以选择腰椎间盘射频＋臭氧消融、椎间孔镜、单纯椎间盘摘除和椎管减压脊柱后路内固定术等治疗。

（叶阮娃）

## 第三节 项痹（颈椎病）

### 一、中西医病名和诊断标准

#### （一）病名
中医病名：项痹病。中医编码：BNV400。
西医病名：颈椎病。ICD 编码：M50。

#### （二）疾病诊断

1. 中医诊断

项痹病是指因劳损或增龄，颈部失去精血充养、气血不通、筋脉闭阻所致，以颈部疼痛不适，常伴有头晕或者上肢部分区域痹痛、麻木、无力等为主要表现的颈椎痹病类疾病。

2. 西医诊断

（1）临床表现特点：颈、肩背疼痛，头痛头晕，颈部板硬，上肢麻木。颈部活动受限，病变颈椎棘突，患侧肩胛骨内上角常有压痛，可摸到条索状硬结，可有上肢肌力减弱或肌肉萎缩；臂丛牵拉试验阳性、压顶试验阳性。

（2）发病特点：多发于40岁以上中年人，长期低头工作或习惯于长时间看电视者，或有颈椎先天性畸形、颈椎退行性病变；往往呈慢性发病。

（3）病因病机特点：因长期低头工作或年老正虚，使经气不利，脑髓失养，致颈部疼痛、麻木，连及头、肩、上肢，并可伴有眩晕等。本病属本虚标实证。

（4）X线摄片检查：正位摄片显示，钩椎关节增生，张口位可有齿状突偏歪，侧位摄片显示颈椎曲度变直，椎间隙变窄，有骨质增生或韧带钙化，斜位摄片可见椎间孔变小。CT及磁共振检查对定性定位诊断有意义。

3. 证候诊断

（1）肝肾亏虚证：眩晕头痛，耳鸣耳聋，失眠多梦，肢体麻木。兼证有面红目赤；舌红少津，脉弦细。

（2）肾阳虚衰证：肩臂部冷痛，活动不利，喜揉按，天气变化加重，昼轻夜重，遇寒痛增，得热稍减。兼有形寒，四肢不温，面色苍白。舌淡，苔白，脉沉细缓。

（3）风寒湿痹证：颈、肩、上肢窜痛麻木，以冷痛为主，颈部僵硬，活动不利，遇寒冷加重，得热缓解。兼有头有沉重感，恶寒畏风，形体虚胖。舌淡胖嫩，边有齿痕，苔薄白，脉沉迟。

（4）气滞血瘀证：颈肩部、上肢刺痛，痛处固定。兼有肢体麻木，舌质暗，脉弦。

4. 病理分型

按临床表现分为：神经根型（颈臂型）颈椎病、脊髓型颈椎病、椎动脉型（颈脑型）颈椎病、交感型颈椎病、混合型颈椎病等。

## 二、治疗方案

采用骨筋肉并重的专科特色治疗，方法如下。

1. 手法治疗

三位立体动"正"整脊手法治疗：通过整合多个名家整脊手法的优点，结合自己的多年临床经验，创立了三位动"正"整脊手法包括站位整脊、坐位整脊和卧位整脊，集徒手骨盆牵引、旋扳、冲压手法于一身，此外在整脊全过程更强调患者主动按要求配合活动，以求动中求"正"，更有利于改变颈椎间盘和神经根或硬膜囊之间的毗邻关系、迅速减轻或缓解突出椎间盘对神经的压迫程度，实现快速见效。特别是发明并研制了整脊床，运用该整脊床整脊能迅速解除病椎疼痛，高效、安全。

三位动"正"整脊手法治疗颈椎病操作方法：患者先仰卧于治疗床上，胸背部垫薄枕，头略后仰，术者站于或坐于患者头端。先在颈肩背部行轻柔揉、捏、推、拿等松筋手法，缓解局部肌肉紧张。术者一手托牵下颌部、一手放置于枕部，同时助手扳扶患者双肩做对抗，术者顺势一松一紧地水平拔伸牵引，力量由轻至重逐步加大，以患者能耐受为度，反复施法约1分钟，然后屈颈10°～15°。在维持旋转的同时左右旋转各1次，顺势而为，注意速度与力度，先健侧后患侧，以能听到"咯嗒"声为佳。患者再分别取左（右）侧卧位，实施同上手法，此时助手双手抱拉患者右（左）肩做对抗牵引。最后取俯卧位旋拉，患者胸前垫枕，术者先行上述旋牵，再实施推旋手法，即患者俯卧位，头转向一侧，术者立于其头侧，一手推顶患者肩部，另一手托牵患者下颌部施法。术者双手交叉同时用力操作，以能听到"咯嗒"声为佳。同样注意顺势而为，避免粗暴强硬手法，不强求小关节摩擦音；此外，取俯卧位颈椎旋扳整脊手法：上颈椎整脊采用俯卧仰头位，下额部顶压枕头，施术者站立患者头顶部一侧，一手拇指按压颈2或颈3棘突处作为支点，另一手掌顶压患者头额部使颈椎与胸椎相对"锁定"，让患者主动向两侧旋转摇晃头颅，在患者旋转到一侧极限时，两手同时相反用力扳压整脊，此时往往听到"咔哒"响声；施术者站立患者头顶部另一侧同法整脊对侧（施术者左右手按压、顶扳患者位置调换）。下颈椎整脊，患者采用自然状态俯卧位（即头略屈曲25°），鼻嘴趴睡于枕头上，施术者站立患者头顶部一侧一手拇指按压颈5或颈6棘突处作为支点，另一手掌顶压患者头额部使颈椎与胸椎相对"锁定"，让患者主动向两侧旋转摇晃头颅，在患者旋转到一侧极限时，两手同时相反用力扳压整脊，此时往往听到"咔哒"响声，施术者站立患者头顶部另一侧同法整脊对侧（施术者左右手按压、顶扳患者位置调换）。

2. 中医外治疗法

（1）患膝外敷痹痛膏（中药硬膏），每日1次。

（2）中药五籽散封包（药熨）治疗患部，每日1~2次。

（3）中频或低频治疗患肢，每日2次；TDP照射治疗患肢，每日1~2次；联合超声治疗、激光穴位照射治疗，每日1~2次。

（4）肌力训练（运动疗法）：根据病情轻重选择适宜的专科运动康复操锻炼。躺在床上进行不负重背伸运动如五点式支撑、四点式支撑、三点式支撑及飞燕式腰背伸主动功能锻炼。器械腰背伸抗阻肌力训练；条件好转后，可逐步开始进行负重运动，如慢步跑、练习投篮动作等；吊高球练习打羽毛球；往背后挥绳练习跳绳运动；游仰泳等，逐渐增加运动量，以增强腰背肌的力量和各肌群的协调协作性，从而起到代偿保护作用，达到治疗和预防的功效。

3. 针刀疗法

广泛开展小针刀治疗脊柱、四肢部位之筋膜组织病变，特别对筋膜粘连、挛缩、神经卡压等病变疗效显著。此外还广泛开展各种针刺疗法如腹针、平衡针、电针、温针、围针、子午流注等治疗各种病症，取得较好疗效。

小针刀治疗颈椎病操作标准如下：患者取坐位低头，在颈椎棘上或两侧横突周围寻找压痛点，常规消毒，使刀口线和大血管、神经及肌肉纤维走向平行。将针体和进针部位骨平面垂直进针，使刀口线和颈椎棘突顶线平行，进针后在颈椎痛点处寻找酸胀感，在酸胀感处行平行于棘突纵向切开3~5刀，然后在椎板和横突上横排切开3~5刀，针刀切忌超过横突切割，避免损伤神经根。在胸锁乳突肌、斜方肌、前斜角肌、肩胛提肌及大小菱形肌等处寻找压痛点，常规消毒，针刀与骨面垂直进针，在骨面上寻找到酸胀感后，纵向、横向各切开3~5刀，感觉切开处肌肉及筋膜松弛即可。

4. 辨证使用中药及中成药

（1）肝肾亏虚证

1）治则：补益肝肾，通络止痛。

2）中成药：选用参麦注射液局部穴位注射治疗，每处用药量参麦注射液2.5 mL+2%利多卡因0.2 mL，每隔5日注射1次。可静脉滴注参麦注射液，每日1次；静滴鹿瓜多肽、骨瓜提取物或骨肽以改善骨代谢、消炎镇痛。

3）内服专科制剂：补肾强筋胶囊，每日3次，每次3粒。

4）中药内服：以左归丸为基础方加减（《景岳全书》）。熟地黄、山药、山萸肉、杜仲、菟丝子、牛膝、威灵仙、独活、赤芍药、甘草。

（2）肾阳虚衰证

1）治则：温阳补肾，散寒剔痹。

2）中成药：选用参附注射液局部穴位注射治疗，每处用药量参附注射液2.5 mL+2%利多卡因0.2 mL，每隔5天注射1次。可静脉滴注参附注射液，每日1次；静滴鹿瓜多肽、骨瓜提取物或骨肽以改善骨代谢、消炎镇痛。

3）内服专科制剂：温阳通络胶囊，每天3次，每次2粒。

4）内服方药：以右归饮为基础方加减（《景岳全书》）。熟地黄、山药、山萸肉、杜仲、菟丝子、牛膝、威灵仙、独活、赤芍药、甘草、熟附子、鹿角、巴戟天、锁阳、骨碎补。

（3）风寒湿痹证

1）治则：祛风散寒，除湿剔痹。

2）内服药：追风透骨胶囊，每天3次，每次3粒；静滴鹿瓜多肽、骨瓜提取物或骨肽以改善骨代谢、消炎镇痛。

3）方药：以乌附麻辛桂姜汤为基础方加减（《伤寒论》）。川乌头、附子、干姜、甘草、远志、麻黄、桂枝、细辛、薏苡仁、牛膝、木瓜、白芍。

（4）气滞血瘀证

1）治则：活血祛瘀，通络止痛。

2）中成药：选用舒血宁、脉络宁等注射液局部穴位注射治疗，每处用药量中药注射液2.5 mL+2% 利多卡因0.2 mL，每隔5天注射1次。可静脉滴注舒血宁、脉络宁等注射液，每日1次；静滴鹿瓜多肽、骨瓜提取物或骨肽以改善骨代谢、消炎镇痛。

3）内服专科制剂：跌打散瘀胶囊口服，每日3次，每次3粒。

4）方药：以身痛逐瘀汤为基础方加减（《医林改错》）。当归、川芎、桃仁、红花、秦艽、羌活、牛膝、地龙、香附、甘草、赤芍。

（叶阮烓）

# 第四节　肩周炎

肩关节周围炎是指肩关节的周围肌肉、肌腱、韧带、关节囊等软组织的无菌性炎症，以肩关节疼痛和功能障碍为主要特征，简称肩周炎。因好发于中老年人，尤以50岁左右年龄人发病率最高，又称五十肩、老年肩；晚期肩部功能障碍又称冻结肩、肩凝症等。

## 一、病因病理

中医学认为本病多由于年老体弱，肝肾亏损，气血不足，筋肉失养，若受外伤或感受风寒湿邪，导致肩部经络不通，气血凝滞，不通则痛。西医学认为外伤或劳损及内分泌紊乱等原因引起局部软组织发生充血、水肿、渗出、增厚等炎性改变，若得不到有效治疗，久之则肩关节软组织粘连形成，甚至肌腱钙化导致肩关节活动功能严重障碍。

## 二、诊断要点

### （一）主要病史
患者常有肩部外伤、劳损或着凉史。

### （二）临床表现
（1）好发于中老年人，尤其是 50 岁左右者，女性多见。
（2）多数为慢性起病，患者先感到肩部、上臂部轻微钝痛或疼痛。
（3）肩部疼痛逐渐加重甚至夜间痛醒，部分呈刀割样痛，可放射到上臂和手。
（4）肩部疼痛早期为阵发性，后期为持续性，甚至穿衣梳头受限。
（5）晨起肩部僵硬，轻微活动后疼痛减轻。疼痛可因劳累或气候变化而诱发或加重。
（6）若身体营养状态不良，单侧起病后可出现双侧性病变，或病痛治愈后又复发。

### （三）体征检查
（1）肩部广泛压痛，压痛点位于肩峰下滑囊，肱骨大、小结节、结节间沟，肩后部和喙突等处。
（2）肩关节各方向活动均受限，但以外展、外旋、后伸最明显。粘连者肩关节外展时，出现明显的耸肩（扛肩）现象。
（3）病程长者可见肩部周围肌肉萎缩，以三角肌最为明显。

### （四）辅助检查
X 线检查一般无异常。后期可出现骨质疏松，冈上肌钙化，肱骨大结节处有密度增高的阴影，关节间隙变窄或增宽等。

## 三、鉴别诊断

（1）神经根型颈椎病：主症为颈项部疼痛伴上肢放射性疼痛麻木，肩部无明显压痛点，肩关节活动无异常，椎间孔挤压试验、分离试验、臂丛神经牵拉试验阳性，颈椎 X 线片多有阳性改变。
（2）风湿性关节炎：多见于青少年，疼痛呈游走性，常波及其他多个关节，且具有对称性特点。肩关节活动多不受限，活动期血沉、抗链球菌溶血素"O"升高，严重者局部可有红肿、结节，抗风湿治疗效果明显。
（3）冈上肌肌腱炎：肩部外侧疼痛，压痛点局限于肱骨大结节（冈上肌止点）处，当患侧上臂外展至 60°～120° 范围时出现明显疼痛，超过此范围则无疼痛。
（4）项背筋膜炎：主症为项背疼痛，肌肉僵硬发板，有沉重感，疼痛常与天气变化有明显关系，但肩关节活动无障碍，压痛点多在肩胛骨的内侧缘。

## 四、治疗

本病多能自愈，但时间较长，患者痛苦。其治疗应贯彻动静结合的原则，早期患者以疼痛为主，应减少肩关节活动；中后期以活动障碍为主，以手法治疗为主，配合药物、理疗及练功等方法。

### （一）手法治疗

原则为消除疼痛，松解粘连，恢复肩关节活动功能。

（1）按法：点按肩髃、肩井、天宗、缺盆、曲池、外关、合谷等穴。

（2）推法：医者一手抬起患肢前臂，另一手掌指部着力从前臂外侧经肩部向背部推数次。再从前臂内侧向腋下推数次。

（3）揉法：医者一手扶住患肢上臂部，另一手拇指着力按揉上臂和肩部，重点揉肩部。

（4）拨法：医者用拇、示、中指对握患侧三角肌，做垂直于肌纤维走行方向拨动数遍；然后医者一手按拨肩关节痛点，另一手将患肢做前屈、后伸及环转活动。

（5）摇肩法：医者一手扶住患肩，另一手握住前臂远端作环转摇动拔伸。

（6）提拉法：医者立于患者背后，一手扶住健侧肩部，另一手握住患肢前臂远端，从背后向健肩牵拉上提，逐渐用力，以患者能忍受为度。

（7）搓抖法：嘱患者患侧上肢放松，医者双手紧握患侧腕部，稍用力拔伸，做上下波浪状起伏抖动数次，再由肩部到前臂反复搓动数遍，从而结束手法治疗。

### （二）药物治疗

1. 中药治疗

（1）风寒型：肩部疼痛，关节活动轻度受限，感受风寒后疼痛加重，得温痛减，舌质淡，苔薄白，脉浮紧或弦。治宜祛风散寒，舒筋通络。可用三痹汤或桂枝加附子汤加减。

（2）瘀滞型：肩部疼痛或肿胀，入夜尤甚，肩关节活动功能受限，舌有瘀点，苔薄白或薄黄，脉弦或细涩。治宜活血化瘀、行气止痛。可用身痛逐瘀汤加减。

（3）气血亏虚型：肩部疼痛，劳累后痛剧；关节活动受限，部分患者伴有肩部肌肉萎缩，舌质淡，苔薄白，脉细弱或脉沉。偏气虚者症见少气懒言、四肢无力，治宜益气舒筋、通络止痛，可用黄芪桂枝五物汤加减。偏血虚者症见头晕眼花、心悸耳鸣等，治宜养血舒筋、通络止痛，可用当归鸡血藤汤加减。外用药常用海桐皮汤熏洗，外贴狗皮膏或奇正消痛贴等。

2. 西药治疗

疼痛剧烈时可内服解热镇痛剂及解痉止痛药，如双氯芬酸钠、复方氯唑沙宗片等。

### （三）其他疗法

（1）练功疗法：早期疼痛较重，要适当减少活动。中后期要加强肩关节各个方向的运动，如手指爬墙法、环绕练习法、手拉滑车法等。

（2）针灸疗法：取阿是穴、肩井、肩髃、肩髎、臂臑、条口等穴用温针灸，也可使用热敏灸，疗效较佳。

（3）封闭疗法：醋酸泼尼松龙 25 mg 加 1% 利多卡因 5 mL 行痛点封闭，每周 1 次，3～5 次为 1 疗程。

（4）穴位注射疗法：在肩部取阿是穴、秉风、天宗、肩髃、肩髎等穴，使用祖师麻、夏天无等注射液注入。每日或隔日 1 次，7～10 次为 1 疗程，每疗程结束后休息 3～5 天。

（5）物理疗法：可酌情应用各种热疗，中药离子导入治疗等。

（6）小针刀疗法：在肩周痛点行切开剥离法或通透剥离法。

### 五、预防调护

（1）急性期以疼痛为主，肩关节被动活动尚有较大范围，应减轻持重，减少肩关节活动；慢性期关节粘连要加强肩部功能锻炼。

（2）平时注意保暖防寒，并经常进行肩关节的自我锻炼活动。

（叶阮炷）

## 第五节　腰肌劳损

腰肌劳损是指腰部积累性的肌肉组织的慢性损伤，是引起慢性腰痛的常见疾患之一。病变主要在腰部深层肌肉纤维及筋膜组织，好发于腰背部、骶髂部及髂嵴部，多见于青壮年。发病原因多因损伤、受寒冷刺激、风湿病、脊椎病或慢性感染而引起。

### 一、病因病理

引起腰肌劳损的原因较多，若劳逸不当、气血筋骨活动不调，或长期腰部姿势不良、长期从事腰部持力及弯腰活动，或长期在潮湿、寒冷的环境下生活、工作等，可引起腰背肌筋膜损伤，产生慢性疼痛。部分患者由于急性腰肌劳损缺乏充分的治疗或治疗不及时，使肌肉、筋膜因损伤而出血、渗液，产生纤维性变，导致肌肉、筋膜粘连，造成腰背痛。另外，先天性脊柱畸形、老年性驼背、脊椎骨折畸形愈合力线不正、肌肉韧带牵拉力不协调、脊椎稳定性减弱，或下肢功能性缺陷，如小儿麻痹症、股骨头无菌性坏死、髋关节结核等，走路姿势不平衡，致腰肌劳损，出现腰痛。

## 二、临床表现

部分患者有腰急性扭伤史,腰背部疼痛或胀痛、隐痛、重坠痛是本病主要症状,时轻时重。经常反复发作,休息后减轻,常感弯腰动作困难,怕做弯腰动作,弯腰稍久疼痛即加速,有时用拳叩击腰部可使疼痛减轻。与天气变化和居住环境有关,每遇阴雨寒冷天气,环境潮湿或受风寒湿侵袭时疼痛加剧。

## 三、诊断

（1）腰部隐隐作痛,时轻时重,反复发作。
（2）慢性腰痛,休息后减轻,劳累后加重,适当活动或变换体位时减轻。
（3）弯腰工作困难,若勉强弯腰则疼痛加剧。
（4）常喜双手捶腰,以减轻疼痛。
（5）可出现臀部及大腿后侧上部胀痛。
（6）检查时脊柱外观多属正常,俯仰活动多无障碍,一侧或两侧骶棘肌处、髂骨嵴后部或骶骨后面腰背肌止点处有压痛。
（7）X线检查可显示腰椎侧弯、平腰,或见第五腰椎骶化、第一骶椎腰化、隐性脊柱裂等先天变异,或见腰椎有骨质增生等。

## 四、针灸治疗

### （一）毫针法

处方一：肾俞、气海俞、大肠俞、志室、命门、腰眼、腰阳关及相应的挟脊穴。

操作：穴位常规消毒后,用1寸毫针向脊椎方向针刺,用中强刺激,留针20 min；每日1次,6次为1疗程。

处方二：天柱。

操作：患者端坐微垂首,在双侧天柱穴稍做点按后,用30号1寸毫针迅速进针0.5～0.8寸,针尖向椎间孔方向。进针后不做任何提插捻转等手法。边留针边嘱患者站立,活动腰部,范围由小到大。留针20 min,每日1次,8次为1疗程。

处方三：手三里与曲池连线之中点。

操作：患者取立位,手半握拳端平,针刺深约1.5寸,针感麻、胀、重。针后同时加腰部活动,主要向疼痛方向。留针20 min,注意右侧腰痛取左侧穴位,左侧腰痛取右侧穴位,中间腰痛取双侧穴位。取针后医者站于患者前方,用一手按扶在肩前部,另一手按扶在髂骨后外侧部,双手对称地施以腰部旋转,直至最大角度。

### （二）穴位注射法

处方：阿是穴。

操作：用10%葡萄糖注射液10～20 mL或加维生素$B_1$ 100 mg,在肌肉痉挛压痛处按一针多向透刺原则，分别向几个方向注入药液，将50%葡萄糖注射液5 mL加妥拉苏林5 mg或5%当归注射液2～4 mL，注入压痛最明显处。3～4日1次，10次为1疗程。

### （三）刺络拔罐法

处方：肾俞、腰阳关、次髎。

操作：患者俯卧，皮肤严格消毒后，医者持三棱针在痛点散刺（豹纹刺），刺出血数滴，然后在痛点行拔罐术（用大号罐）。每次留罐10～15 min，每日1次，5次为1疗程。

### （四）灸法

处方：阿是穴、命门、肾俞。

操作：将当归、白芍、红花、川断、狗脊、公丁香、桑白皮、升麻、川芎、木香各10 g，没药、乳香各6 g，全蝎3 g共研细末，同时以75%酒精调制成厚约3 cm的药饼，并用细针在药饼上戳数孔，置于命门、肾俞及阿是穴，再放上艾炷点燃隔药施灸，每穴5～7壮。每日1次，10次为1疗程。

### （五）针挑法

处方：阿是穴。

操作：患者取两腿跨骑坐位，俯伏椅背上，皮肤常规消毒后，用0.5%～1%普鲁卡因在穴位上注一皮丘。左手持消毒棉签，右手持特制钢针挑开皮肤，挑起皮下丝状纤维样物，拉出剪掉，一般只挑皮下纤维样物，也可深达筋膜层。术毕以1片生姜盖上，再贴上跌打风湿膏药。4～7日1次，8次为1疗程。每次挑2～4穴为宜。

### （六）耳针法

处方：腰椎区、腰痛点、神门、皮质下、肾上腺。

操作：严格消毒耳郭，快速进针，捻转后留针15～20 min。每日1次，无效时可埋针1～7日。

### （七）耳压法

处方：腰、肾、肛、神门。

操作：将王不留行籽按压在腰、肾、肛、神门等穴位上。3日1次，1个月为1疗程。

## 五、推拿治疗

1. 舒筋理筋法

操作：患者取俯卧位，先使用点穴、擦法、揉按等手法，舒筋活络。先从胸椎至骶部两侧，自上而下点按华佗夹脊诸穴及委中穴，在局部由轻渐重地施以滚法。在疼痛处用掌根进行揉法。揉时配合拨络法，然后以双手相叠沿脊柱及其两侧自上而下施按法。

2. 揉拍止痛法

操作：让患者俯卧于治疗床上，施术者先用双手掌着力，反复揉按脊柱两侧肌肉，边揉边向下移动，直达骶部，反复3~5遍。再用双手拇指着力，反复点揉脊柱两侧肌肉及华佗挟脊穴，并重点点揉腰椎两侧肌肉穴位。再用双拳滚按法，反复攘按脊柱两侧肌肉及其经络穴位，反复3~5遍，并重点滚按腰椎两侧肌肉穴位。再用双手拿揉法，反复拿揉腰椎两侧肌肉及其穴位，对其疼痛之处进行重点拿揉。用拇指点揉环跳、承扶、委中、承山等穴。拍打腰背及下肢后侧肌肉。

3. 弹经活络法

操作：患者俯卧，术者立于患者足下，弹左足用右示指，弹右足用左示指放在昆仑穴上，向下用力压，然后向外踝方向滑动，术者感觉指下有一根筋在滚动，患者感觉麻、痛或触电感向足心放散，左右昆仑各弹拨3次。

4. 㨰按揉推法

操作：患者俯卧，先沿双侧骶棘肌自上而下施行㨰法，在腰部终痛处及其周围施行按㨰法或一指推法，配合按肾俞、大肠俞、阿是穴。根据具体情况，适当配合相应的被动运动。

## 六、中药治疗

1. 寒湿型

方用甘姜苓术汤加味：干姜12 g，炙甘草9 g，白术15 g，茯苓20 g，杜仲、独活各12 g，狗脊20 g，川牛膝15 g。上药水煎取汁，1日1剂，连服7剂。

2. 湿热型

方用四妙散加减：苍术、黄柏各12 g，薏苡仁30 g，忍冬藤、萆薢各20 g，木瓜、防己、海桐皮、川牛膝各15 g，甘草6 g。上药水煎2次，1日1剂，分2次服。

3. 肾虚型

方用左归丸加减：熟地黄20 g，山药、枸杞子各15 g，山茱萸、菟丝子、茯苓、牡丹皮各12 g，桑寄生、龟板（先煎）各30 g，牛膝15 g，牡丹皮、泽泻各10 g。若肾阳虚者，去牡丹皮、泽泻、龟板，加熟附子12 g，杜仲15 g，肉桂5 g，淫羊藿12 g。上药水煎2次，1日1剂，分2次服。

4. 瘀血型

方用补肾壮筋汤：熟地黄12 g，当归12 g，牛膝10 g，山茱萸12 g，茯苓12 g，续断12 g，杜仲10 g，白芍10 g，青皮5 g，五加皮10 g。肾阴虚者，加女贞子10 g，龟板（先煎）15 g；肾阳虚者，加巴戟天12 g，补骨脂10 g，仙茅10 g，淫羊藿10 g；急性发作而疼痛较甚者，加乳香5 g，钩藤10 g，丝瓜络6 g；气血虚弱者，加黄芪15 g，何首乌30 g。上药水煎取汁，1日1剂，分2次服。

（叶阮烓）

# 参考文献

[1] 靳安民, 汪华桥. 骨科临床解剖学[M]. 济南：山东科学技术出版社, 2020.

[2] 陈世益, 冯华. 现代骨科运动医学[M]. 上海：复旦大学出版社, 2020.

[3] 毛军胜, 毛立彪, 龙海涛. 骨科疾病基础与临床[M]. 天津：天津科学技术出版社, 2018.

[4] 朱定川. 实用临床骨科疾病诊疗学[M]. 沈阳：沈阳出版社, 2020.

[5] 罗卓荆, 胡学昱, 罗贝尔. 骨科检查评估[M]. 北京：人民卫生出版社, 2020.

[6] 吉旭彬. 骨科疾病诊疗思维[M]. 北京：科学技术文献出版社, 2019.

[7] 徐忠, 常瑞, 吴涛. 骨科基础与临床治疗[M]. 延吉：延边大学出版社, 2019.

[8] 王世辉. 临床骨科手术技巧与进展[M]. 武汉：湖北科学技术出版社, 2018.

[9] 高复峪. 现代骨科临床诊疗[M]. 天津：天津科学技术出版社, 2019.

[10] 王刚. 骨科常见疾病诊疗实践[M]. 天津：天津科学技术出版社, 2019.

[11] 孟凡龙. 现代实用骨科基础及临床诊疗[M]. 青岛：中国海洋大学出版社, 2020.

[12] 周劲松, 贺宝荣. 骨科神经损伤学[M]. 西安：陕西科学技术出版社, 2018.

[13] 吴文娟. 骨科影像及治疗学[M]. 天津：天津科学技术出版社, 2019.

[14] 张万祥, 周晓东, 张林山. 临床骨科综合诊断与治疗方案[M]. 北京：科学技术文献出版社, 2018.

[15] 周怀东, 纪楠. 骨科疾病防与治[M]. 北京：中国中医药出版社, 2018.

[16] 武远鹏. 临床骨科疾病诊疗学[M]. 贵阳：贵州科技出版社, 2019.

[17] 吴修辉, 孙绪宝, 陈元凯. 实用骨科疾病治疗精粹[M]. 北京：中国纺织出版社, 2020.

[18] 王文革. 现代骨科诊疗学[M]. 济南：山东大学出版社, 2021.

[19] 张宝峰. 骨科常见疾病治疗与康复手册[M]. 北京：中国纺织出版社, 2021.